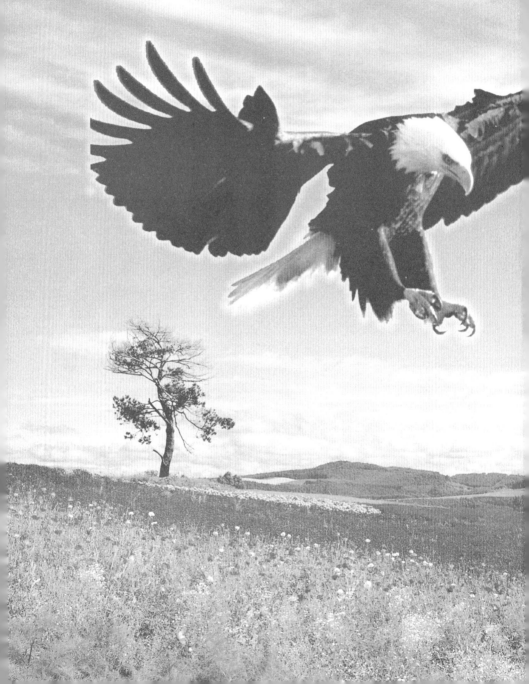

大展好書　好書大展
品嘗好書　冠群可期

大展好書　好書大展
品嘗好書　冠群可期

中醫保健站：62

楊天鵬

骨傷科治療真傳

張繼祥
曾一林 主編

大展出版社有限公司

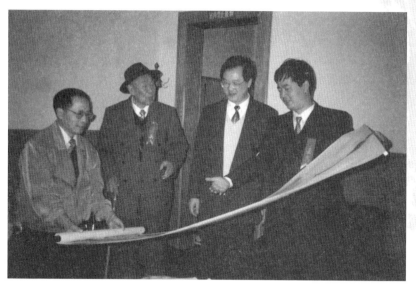

1995 年 10 月，楊天鵬教授在成都中醫藥大學受到時任衛生部副部長張文康接見並獲贈張部長親筆題字。（左起：周太安、楊天鵬、張文康、張繼祥）

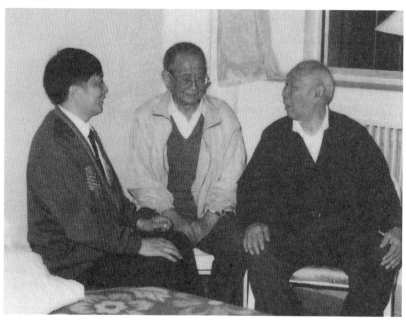

1994 年楊天鵬教授在「洛陽中醫骨傷國際學術研討會」期間，與國家級專家尚天裕教授親切交談。（左起：曾一林、尚天裕、楊天鵬）

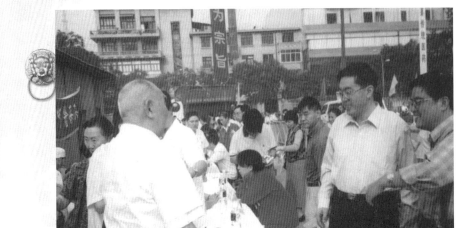

1999 年楊天鵬教授（背對鏡頭著白衣者）在成都市體育中心參加「世界傳統醫藥日」義診活動。（右 2 為原成都市衛生局局長楊青）

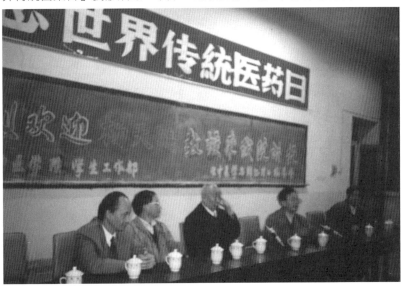

1994 年 10 月，楊天鵬教授於成都中醫學院參加「世界傳統醫藥日」紀念活動時作專題報告。（ 左起：李忠泉、周太安、楊天鵬、王久源、曾一林）

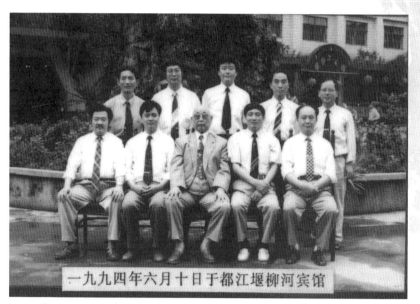

1994 年 6 月，編寫《楊天鵬骨傷科治驗心法》籌委會成員在都江堰柳河賓館合影。（第 1 排左起：周興開、張繼祥、楊天鵬、曾一林、李忠泉；第 2 排左起：張德孚、謝忠誠、彭科榮、楊文忠、周太安）

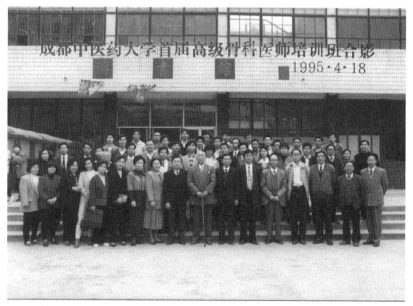

1995 年 4 月，成都中醫藥大學首屆高級骨科醫師培訓班合影。（前排正中扶杖者為楊天鵬教授）

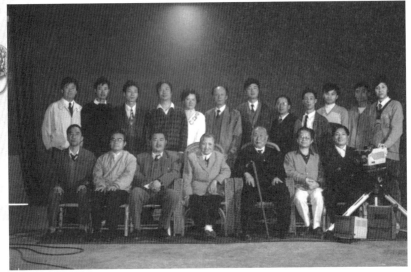

1995 年拍攝《楊天鵬理筋手法》攝製組成員合影。（第 1 排左起：楊文忠、魏明成、周興開、李普榮、楊天鵬、張維金、曾一林；第 2 排左起：彭科榮、？、？、謝忠誠、曹承琳、李忠泉、張繼祥、周太安、龔榮生等）

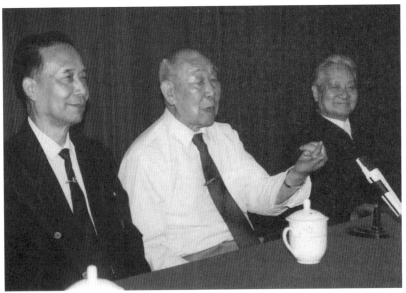

1998 年楊天鵬教授在「四川天鵬長壽研究所」成立大會上作演講。（左起：原四川省政協醫衛委員劉吉明主任醫師、楊天鵬教授、原四川省政協副主席李克光教授）

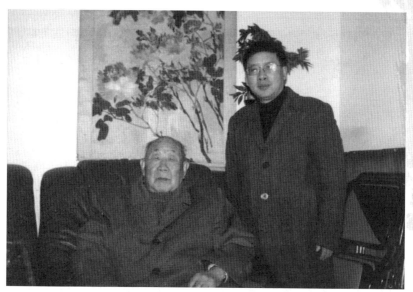

1998 年在楊天鵬教授家中師徒合影。（左為楊天鵬教授，右為徒弟周太安主任中醫師）

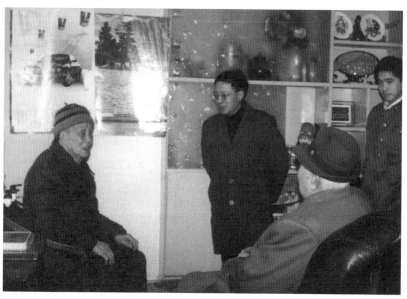

1999 年 12 月，時年 97 歲的楊天鵬教授在原成都軍區後勤部政委金世柏家中，為 93 歲的金世柏少將診療。（左起：金世柏、周太安、楊天鵬、警衛員）

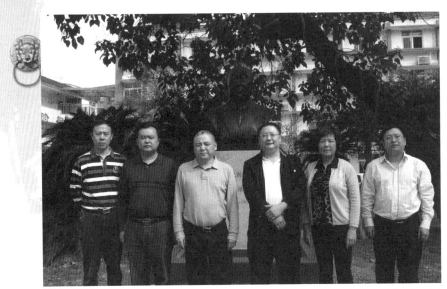

成都骨科醫院現任領導班子（左起：馮樹生副院長、曾勇副院長、周奉皋院長、唐小波書記、劉俊副書記、李明遠副院長）

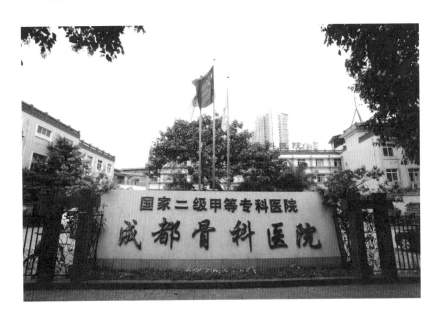

百岁寿星的养生秘笈

昨天已满百岁的长寿专家杨老，他的长寿秘诀是：

一、比划"长寿功"

已逾百岁的杨老，慈眉善目，耳聪目明，端坐在客厅的真皮沙发上时，俨然一尊长寿佛。他自己创造的"长寿功"(即壮元益寿功)每天清晨5点起床后，他将练三椎功，练颈椎、胸椎、腰椎，为了让人明白，他将练三椎的长寿功演示给大家看。只见他轻轻地抬头，前后左右顺逆时针扭动起来。并两手弯曲，轻控两臂，一张一翕，其神形颇似体操的"空"胸动作。

二、常吃"长寿丸"

在沙发边的茶几上，放着一个塑料盒子，里面放着一些黑色的椭圆形的东西，杨老说，那可是他的宝贝，是他自己用包括人参、枸杞、海马等40余味中药熬制而成的，美其名为"长寿丸"，是杨老70岁的时候研制出来的，自己每天早晚各服一丸，养生益寿。而且服用方法也挺有讲究，要用泡的人参或盐开水冲服，白开水服会影响疗效。

三、关键是"三通"

杨老的养生之道关键是"三通"，即思想通、气血通、二便通。用杨老的话，就是尽量心平气和，摒弃杂念，大小便要通畅顺利。气血运行要通达和顺，各脏器官组织功能协调正常，使得身轻体健，精力充沛。思维敏锐，这样才会健康长寿。

百岁的杨老说，他现在胃口依然很好，每日以稀饭为主，他一顿午餐能吃两只鸡蛋，三包麦片，一碗稀饭。杨老每天下午还生吃打麻将，其眼力之精锐，思维之敏捷，不逊于年轻人，砌牌时还如同年轻人一样，砌花架子呢。　　张崇禹

苦瓜霜征文启事

无论您是医护人员还是普通的读者，您都或许在医患之间有一两件令人难忘的故事；或我们将奉送给您夏季时令保健品苦瓜霜含片和一季的清凉。欢迎您来稿，苦瓜霜含片请作者见报后到本报专刊领取礼品。

来稿请寄成都庆云南街19号《成都经济》经济专刊部医药版收　邮编：610017

健康关怀

成都晚报　金色池塘

1999 年 8 月 26 日　星期四　第九版

长寿人热心为老人服务

杨天鹏事业乐长寿

8月18日上午8点过,在青城山脚下四川青城山老年康疗院避暑、休养的一些老人,便来到院门口,等候98岁高龄的骨伤泰斗杨天鹏的来临。

10点40分老寿星终于来到了。呀,你看他,满面红光,声如洪钟,想咨询、求医治的老人们早依序坐好。杨老一为其义务诊治,68岁的彭家治老人,和杨老交谈一番后高兴地说:"我身体不好,今天见到了你,你整整大我30岁都这么硬棒,又鼓起了我健康长寿的勇气。我一定要学你'三通'的长寿之道,做到思想通、气血通、水火(大小便)通。还要练你教的长寿功夫。68岁的陈家良大姐热天一直在这里休养,本来前两天就要回

成都,听说杨老要来,便一直等着,一来睹睹寿星风采,二来看看腰腿寿质增。杨老仔细为她作了检查,又叫徒弟为其按摩、抖腰。"怎样?""舒服多了。"头天才来的马家

惹老人笑着说:"我运气好,有福气,有福。"这对杨老来说简直是小菜一碟。只见他把着她的右手,用大指揉揉,立竿见影,她额头上出了点汗,手痛也大大减轻,她笑道:"黄神!"

驱车返回成都,已快晚上9点,杨老尽管中午未休息,劳累了一天,车上他仍精神很好,谈风甚健。

本报记者　龙必锟

序

　　楊翁天鵬先生，四川安岳人，中國農工民主黨黨員、成都市東城區任政協常委委員 45 屆人大代表，全國著名中醫骨傷科專家，四川楊氏骨傷流派創立人。生前任四川成都骨科醫院名譽院長，中華中醫藥學會骨傷分會、《中醫骨傷》雜誌、《中醫正骨》雜誌顧問。

　　先生生於 1902 年，卒於 2005 年，以 103 歲仙壽駕鶴西去，是近代中醫骨傷醫師中長壽者之一。原衛生部崔月犁部長讚譽先生「杏林奇翁」，尚天裕教授讚譽先生為「老壽星」。

　　15 年前，天鵬先生將自己 80 年臨床經驗和養生秘訣整理成冊付梓，書名《楊天鵬骨傷科治驗心法》，頗受讀者喜愛，出版之年即被評為北方十省優秀圖書。

　　該書有以下三個特點：

　　其一治傷之法論點鮮明──「來路即是去路」是正骨手法的依據，「剛柔相濟、借力發揮、辨傷施法」是理筋手法的突出特點。其代表性的手法操作獨到，如「八字分拍法」是在獨創的楊氏手法木凳上實施，對腰椎生理曲度改變所致腰腿痛確有事半功倍的效果。

　　其二治傷用藥思路廣博：主張治傷切忌寒涼，活血尤重行氣，治傷重調肝腎，通痹重在溫養，通竅首當逐風，臨床運用確有較好的參考價值。

　　其三養生秘訣獨具一格──注重「三寶」、「三通」論，強調精、氣、神和肝、脾、腎在養生中的重要作用；

創立了「壯元益壽功」，該功法易學易懂，持之以恆則能收到健身益體的作用，先生的長壽就是最佳實例。

近 15 年來先生的弟子及門人在學習、繼承楊老的學術經驗中又取得了新進展。作者將原書內容進一步更新、充實，包括以下新的內容。（1）增添「練功」一節內容。先生強調骨傷科醫師除具備良好的醫德醫術外，尚需有強壯的身體以適應臨床工作需要。（2）運用力學觀點闡述正骨手法的實質。對進一步運用機器人代替人工手法的研究具有重要意義。（3）對楊氏紙製小夾板力學性能、防潮性能及製作工藝等方面進行了研究。（4）闡發楊氏理論指導臨床實踐的體會。對頸椎病，腰椎間盤突出症，骨缺血性壞死、骨折遲緩性癒合、骨不連，骨結核，骨髓炎等病症治療取得了滿意效果。

全書既有楊翁天鵬先生 80 年治傷之經驗，又有其門人弟子學習研究，闡發其經驗的新內容。楊氏治傷、養生特色突出，案例典型，可供讀者借鑑。

是書已成，即將付梓。《楊天鵬骨傷科治驗心法》的再版，將為中醫藥寶庫增加一份新的財富，為民眾健康作出新的貢獻，欣然執筆作序以記之。

中華中醫藥學會副會長
中國中醫科學院首席研究員
中華中醫藥學會骨傷分會主任委員
孫樹椿

⚫ 仁醫妙手寫春秋

——紀念恩師楊天鵬教授誕辰 110 週年

2012 年，恩師楊天鵬教授已誕辰 110 週年，恩師雖以 103 週歲高齡仙逝，但他對中醫骨科的貢獻是永存的。獨具特色的楊氏學術，是中國醫藥寶庫中的一枝奇葩，他為後世來人留下了一筆寶貴財富，無疑是利在當今，功垂千秋。繼承和發揚楊氏學術，是我們義不容辭的責任。

恩師楊天鵬教授在中國中醫骨科界享有很高聲望。曾任中華全國中醫骨科學會顧問、成都骨科醫院名譽院長、成都中醫藥大學客座教授、四川楊天鵬長壽研究所首任所長。他 100 歲高齡時，仍精神健旺，思維敏捷，耳聰目明，還孜孜不倦地為中醫事業貢獻餘熱。凡見到他或經他診治過的病人，無不為他的妙手回春之術讚歎不已。

楊天鵬教授出生於 1902 年 5 月 24 日（清・光緒二十八年壬寅四月十七日），原籍四川省安岳縣。其父在成都以推車為業，其母在家鄉務農。他自幼就讀於私塾堂，由於家庭經濟困難，僅讀了兩年多就隨父楊長興推車維持生活。他目睹當時社會腐敗淪落，很多窮苦百姓為生存勞累奔波而致傷，又因無錢醫治而致殘，因此，他立志要學習中醫骨科，以解除病人的傷痛。楊先生知道，要為病員解除疾苦，沒有高超的本領和強健的身體是不行的。所以，他先後在 1922 年和 1926 年拜師於周雲武、劉元福師傅，學習中醫骨科兼少林武術，同時隨師傅上山採藥，為民眾

醫治傷疾。8 年的艱苦學習與實踐，為他後來的骨科事業奠定了堅實的基礎。1930 年，他正式出師，以醫治窮苦百姓的傷疾為業。曾先後到過內江、自貢、江津、合江、瀘州、重慶、宜賓、江安、打鼓、新場及貴州遵義、赤水一帶懸壺行醫。楊先生為人忠厚，而且非常注重醫德修養，他常說：作為一名好醫生，應該做到「精」與「誠」，精，就是對醫術的精益求精；誠，就是以誠意之心待人。對待病人，切不能以其地位高低，衣著華樸，關係親疏來區分貴賤，都要一視同仁，應把病人的痛苦當成自己的痛苦。在他醫治的病員中，大多為船伕、車伕、挑腳伕等下層人物。對一些無錢付醫藥費的為苦人，他給予免費，甚至有的還饋送路費。因而他的聲譽日增，贏得了廣大病員的欽佩和崇敬。

楊老先生廣博才學，勇於探索。他每到一處，必拜訪當地名醫，請求指點教誨，他先後參拜師傅二十餘人，從中精取各家之長，不斷地充實和完善自己，以求百尺竿頭，更進一步。在貴州期間，曾拜少林寺遊雲高僧圓空長老為師，得到師傅真傳，學到了他的治傷絕技和養生功法──「壯元益壽功」。他常說：「井淘三遍出好水，人投九師技藝高，只有這樣，才能達到精研博究，不謀得失。」

1940 年，楊老先生在自貢自流井新橋旁創辦了「天元堂」診所，以他的高尚醫德，精湛醫術，贏得了大眾的歡迎。1943 年他將「天元堂」診所從自貢遷到成都，在東門口開設了成都「天元堂」診所（原成都市下東大街 73 號成都骨科醫院舊址）。為滿足越來越多的病員需求，

他於 1948 年將「天元堂」診所重新擴大，修建成面積約
100 多平方米的三層樓房。

1956 年楊老先生參加了「成都衛生工作協會」，並將
自己的「天元堂」診所無私地奉獻給了人民政府，更名為
「成都市東城區正骨科聯合診所」，並擔任所長。在楊老
先生不斷地增收徒弟，增添設備的基礎上，1964 年診所
發展更名為「成都市東城區骨科醫院」。隨著醫院的不斷
壯大，1982 年又更名為「成都骨科醫院」。該院現已由當
初的幾個人，發展成為擁有職工近 300 人，住院病床 300
餘張的國家二級甲等中醫骨傷專科醫院。

他謹遵前人「膽欲大而心欲小，智欲圓而行欲方」
的格言，要求徒弟們看病時既要敢想敢做，當機立斷，又
要小心謹慎，周密思考；既要靈活多變，又不能墨守成
規，必須按照客觀規律辦事，不能主觀武斷。他這些具有
創見性的辨證思想，很值得我們學習推崇。他親手培養的
60 多名徒弟，有的已成為該院的各級領導幹部，大多已
成為醫院的業務骨幹。

楊老先生對他的學生、弟子們既愛護，又嚴格要
求。他要求每個醫務工作者，都要有熱情周到的服務態
度，對病人要有同情心，要有嚴謹認真，一絲不苟的醫療
作風。他的一呼一吸，都與病員息息相關，竭盡全力挽救
病人，是他生活的全部樂趣，就連他在上世紀 60 年代身
陷逆境遭到迫害時，仍對黨和國家充滿信心和希望。為挽
救傷病員的疾苦，他常常冒著風險，利用夜間為病人義務
診治，這是多麼高尚的情操啊！

1976 年，已是 74 歲高齡的楊天鵬老先生，仍然顧全

大局，不計得失，重新振奮精神，老當益壯地為病人救死扶傷，為學生們精心傳授他的醫學技術。1982年6月成都市成立骨科學會，他被推選為學會常委。黨和政府沒有忘記他這一赤誠之心，他曾多次被評為四川省、成都市及東城區的先進工作者，被選為成都市東城區四、五屆人民代表，成都市東城區政協屆常委、委員等職。1982年1月晉陞為中醫骨科副主任醫師，1985年5月成都市衛生局授予他「成都市名老中醫」稱號。1987年晉陞為中醫骨科主任醫師，1995年被成都中醫藥大學聘為客座教授。他先後參加了在長沙、武漢、石家莊、洛陽、西安、無錫、攀枝花、樂山、宜賓、成都、什邡等地舉行的國際、全國和省、市級學術會議。在1987年5月的武漢會議上，被推選為中華全國中醫骨科學會顧問。1990年在四川省第三次骨科學術研討會上，他無私地將自己的秘方「虎穴散」獻了出來，受到與會者們的熱烈歡迎和高度讚揚，四川省中醫藥學會給予大會表揚，並頒發了榮譽證書。1994年10月，已是92歲高齡的楊老先生，攜弟子曾一林、楊文中前往洛陽參加國際骨科學術會議，在大會上作了特別演講和專題講座，作了言傳與示範相結合的交流，受到國內外參會學者的熱情讚譽。

　　楊老先生淵博的專業知識，嚴謹的治學態度，誨人不倦的高尚師德，寬以待人的崇高風範，樸實無華、平易近人的人格魅力對我們影響深遠。他不但讓我們學到紮實的專業知識，還使我們明白了許多待人接物與為人處世的道理。為了弘揚楊氏學術，為了中醫骨科事業後繼有人，為了讓更多的患者受益。1994年12月，以楊老先生及其

弟子為主編導拍攝的《楊天鵬理筋手法》專題片，由中華醫學音像出版社正式出版發行。1995 年 2 月，楊堯親自出演的專題養生片《壯元益壽功》專題片，分別在 BTV-3《健康指南》養生益智節目、CETV-2 連續多次播出。該專題片已作為高等中醫院校的教學片，為我國中醫骨傷科學和民眾健康保健留下了寶貴的財富。

楊老先生先後在全國和省級刊物上發表論文 37 篇，代表作有「理筋手法應用心得」，「肩周炎的治療經驗」，「胸部傷筋的治療經驗」、「損傷內治三法的臨床應用體會」等。楊老先生在用藥方面，不拘泥骨折的初、中、後三期的治療常規，強調：「治損重在固腎」，「溫養方能通痺」，「通竅當從風治」，「活血尤重行氣」。在具體施用手法時，他強調要辨證施法，因人而異，力求醫患合作。在手法的應用上，則要求手法熟練、剛柔相濟。

他具有獨創特色的理筋手法有「八字分拍法」、「近節牽拉法」、「四指撥絡法」等。在骨折的整復治療上，他主張一次性整復成功，這樣既可減少病人的痛苦，又可防止反覆性整復造成癒合的障礙等。施用手法時，他不主張施用暴力，力求借力發揮來治骨折、脫位、筋傷。由於有他廣博的學識、嚴謹的治學精神和對病人的赤誠之心，孜孜不倦的探索使楊氏骨傷科形成了獨具特色的學術流派。

楊老先生對老年性關節病很有研究，他常說：「人老先從關節老，無事蹬腳三百腿」，「男子以精為貴，女子以血為主」，實為言簡意賅，這是他半個多世紀的經驗總結之精髓。1998 年，楊老先生雖已 96 歲高齡，仍不辭辛

勞，希望能辦一所造福於人類長壽的研究所，讓廣大患者能祛病延年，益壽強身。時任衛生部部長張文康知道這一消息後，毅然揮筆寫下了「弘揚岐黃醫術，保障人民健康」的題詞。前衛生部部長崔月犁寫下了「高壽九十五，杏林一奇翁」的題詞。「四川楊天鵬長壽研究所」在兩任衛生部長的關心和支持下，於 1998 年 4 月 8 日在成都市一環路西三段 7 號掛牌成立。同時，「四川楊天鵬長壽研究所」附設的「楊天鵬診所」正式開診，為廣大傷病患者提供優質的醫療服務。

正是楊老先生這種老驥伏櫪，志在千里的精神。這一勇於探索，堅持實踐第一，急病人所急，想病人所想的人道主義職業精神和道德，不知挽救了多少病人的傷殘乃至生命。他那崇高的醫德、卓越的學識、精湛的醫術，深深地教育了一代又一代的臨床醫務工作者，永遠受到他的同事、學生和病人的崇敬與愛戴。

弟子：**曾一林**　敬撰

2012.6

原版序

　　巴山蜀水　人傑地靈　觀今閱古　名醫輩出　天鵬先生　杏林壽星　傑出代表　同道欽敬　先生春秋　九十有五　年逾耄耋　精神矍鑠　體魄健壯　思維敏捷　行動矯健　真乃異人

　　先生青年時代　正值清末民初　感國祚之衰疲　痛蒼生之苦疾　立研習岐黃之志　懷仁人惻隱之心　不為良相匡國政　欲為良醫救萬民　先生天性睿智　勤奮好學　敏悟深思　足跡遍川黔滇之地　廣投名師　求精學藝　歷數十載　博採眾家之長　融匯一己之經驗　終成大器　創楊氏傷科之流派　為一代巴蜀之名醫療疾逾百萬之眾　弟子布數省之多　懸壺行醫八十春　名噪西南已半紀　全國美稱西南王　同道相敬謂泰斗

　　自開放以來　政通人和　國呈百年之盛世　先生及諸弟子為之鼓舞　欣然將先生八十載治傷經驗和養生秘訣整理成冊以饗同道造福蒼生

　　觀是書　集治傷和養生於一冊　識傷窮望聞問切之理　施法宗辨證論治之機　手到病除之功立現　患者尤有遇神之感　骨折脫位畸形變　來路去路即復原　活血尤須重行氣　通則不痛痛則不通　內外用藥忌偏寒　除痹止痛溫可躅　開竅醒腦當逐風　虎穴散到七竅通　治傷最需固根本　補肝益腎脾運動　欲要傷損預期克　房勞之忌掛胸中　書中條條皆佳驗　可供同道借與鑑　養生之法尤更妙　易學易行亦不奧　十步功法圖文並茂　持之以恒必見功效

是書已成　即將付梓　感先生耄耋已逾　卻志在千里
懷壯志熱情　奉一生之至驗　獻養生之秘訣　富醫林之寶
庫　益社會之民眾　故欣然命筆　作序以記之

尚天裕

1994年7月

☙ 目錄

楊天鵬—骨傷科治療真傳—

楊天鵬
—骨傷科治療真傳—

楊天鵬

——骨傷科治療真傳—

第一章
楊氏骨傷科檢查法

　　傷科檢查目的是透過檢查發現客觀體徵以判斷就診者氣血皮肉筋骨是否發生病變及其所在部位和性質。

　　傷科檢查要體現中國醫學整體觀念的重要特色。不能只注意損傷局部或單個肢體，除了病因病史明確，病情簡單的個別病例外，都應在全身檢查的基礎上，然後系統地和重點地進行局部檢查，以免發生漏診伴隨或多發的病證。例如患者從高處墜落腳跟著地，除跟骨損傷外常併發脊椎骨折者。

　　傷科檢查必須與人體正常解剖和運動機能情況對比觀察，一般採用與健側對比方法，檢查患部應從病變以外的區域開始，先查健肢或症狀較輕的肢體，尤其是小兒患者更應如此，如直接檢查患部小兒會因疼痛而拒絕繼續檢查。

　　傷科檢查方法透過望問聞切四診合參，結合 X 光，化驗室檢查及其他特殊檢查，將所收集的資料綜合分析而作出臨床診斷，傷科檢查望聞問切四診是基礎。X 光，化驗檢查及其他特殊檢查起證實作用，有時也可起主要依據作用，臨床醫生應將這兩者有機聯繫起來，結合人體解剖，生理機能，病因，症狀體徵互參，方能作出正確全面的診斷，X 光，化驗室檢查和其他特殊檢查是傷科檢查方法的延伸和深入。孤立地依靠 X 光和化驗室檢查而作出診斷是片面的，有時易造成誤診。

傷科檢查時應注意室溫，儘量暴露傷部身體大部，特別是受檢部位，以便全面檢查。檢查女病人應有護士或親屬陪同，檢查時所見應及時記錄，有些骨科情況如畸形、腫瘤用繪圖記錄比文字描述更簡明易懂，應儘量採用，有條件時可拍 X 光片。現將傷科檢查方法的望聞問切四診介紹於下。

第一節　望　診

望診，運用視覺觀察病員的神色形態，舌苔，二便和其他分泌物，從而取得臨床診斷的資料方法，一般以神色為重點，傷科檢查將形態列為主要內容。

醫生看見病員即是望診開始，傷科檢查對病員透過望診進行全面觀察，望診時既要系統全面又要以損傷局部為重點，透過望診可以初步確定損傷的部位性質和輕重。

望診是最簡便易行的檢查法，但也是不易做好的一項工作。粗心大意地觀察誠然不行，詳盡觀察如缺乏基本概念和方法也是徒勞的。

望診不僅要求能看到明顯的異常，並且要善於從微細變化中找到正常與異常的差異，故臨床醫生必須十分熟悉瞭解人體解剖及機能活動的正常範圍情況，望診易把注意力集中在病人主訴部位，僅在顯露的一小部分區域觀察，實際上許多傷科疾患可以同時牽涉幾個部位和結構，局部的觀察顯然是不全面的，因此做好望診，首先是顯露足夠範圍，一般檢查上肢和肩胛帶時應裸露出上半身軀幹，檢查脊柱。骨盆，下肢時，最好脫去全部衣著，當然

如果已明確多處損傷或伴有休克的患者不在此例。

望診時體位應適當，檢查上肢和肩胛帶以直立位或坐位，檢查脊柱，骨盆下肢以立位為佳，或在俯臥位下進行檢查，有時尚需採用不同體位檢查，以排除身體的其他因素帶來的干擾。臥位檢查必須在硬板床或長條桌上進行，使脊柱、骨盆和下肢的畸形不至於受柔軟的襯墊物所影響而不易發現，立位檢查應赤足。

望診應以自然光充足明亮為佳，尤其是觀察皮膚色澤、舌苔及血液循時至關重要。

望診一般包括觀察病員的神態和動態，靜態主要的觀察病員形態姿勢，動態是觀察病員功能活動狀況。

一、望神色

經曰：「得神者昌，失神者死。」神之有無預示疾病預後轉歸的吉凶。楊氏指出，「天之三寶，日月星，臟之三寶，肝脾腎，人之三寶，精氣神，」神乃精氣所化生，神是精氣的表現，精氣是神的源泉。精充氣足神旺，以精養氣。以氣養神。精虧氣虛神疲，凡損傷者，神色如常。傷勢較輕或傷雖重。一般預後尚佳，如神情沮喪，面容晦暗，是精氣已傷，瘤情較重。若神志恍惚，襲情淡漠，面色蒼白或煩躁不安，額部冷汗或氣急喘促者為傷勢重，須防止休克發生（氣厥，痛厥），面容青白。蠟黃無華，神疲乏力多因陳傷精氣虧損，至肝脾腎虛。

二、望形態

主要是觀察病員的稟賦強弱，體型胖瘦及肢體體

位，一般傷科病員重點是觀察病員肢體姿勢和體位。由於
受傷時體位及暴力大小和部位小同，病員會出現不同的表
現，如下肢骨折，病員一般即不能站立行走。脊柱骨折，
除不能站行之外有的常併發脊髓不同性的損傷呈現出癱
瘓。上肢骨折或脫位。多以健側托扶，顳頸關節脫位多用
手托住下頜，急性腰部扭傷，身體多向患側佝僂。下腰骶
後關節紊亂，病員立即腰不能伸立需人扶助。

三、望腫脹和瘀斑

經曰「氣傷痛形傷腫」，損傷之證，氣血首當其衝，
故氣滯血瘀，瘀血凝聚不散溢於肌表則為腫脹，瘀斑。

腫脹程度，淤紋色澤不同可區別新舊之傷，新傷腫
脹較為明顯，瘀斑呈青紫彌佈於傷部有的淫於遠端，陳傷
者腫脹和色澤變化不明顯，臟腑氣機失調導致水液失調，
所致水腫不伴瘀斑可資區別。

四、望畸形

畸形一般發生在骨折或脫位。由於骨折兩斷端移位
或脫位故在。外形上可有明顯畸形。觀察肢體體表標誌是
否異常即可判斷是否有畸形，如突起，凹陷，成角，彎
曲，傾斜，旋轉，增長短縮粗細等。

如肢骨頸骨折或粗隆間骨折，患肢多呈短縮外旋畸
形；成年人橈骨下端骨折常呈餐叉式或刺刀樣畸形。脫位
是由於構成關節的兩骨端離開原來正常的位置，故常可發
生關節凹陷、空虛。肩關節脫位的典型方肩畸形；小兒橈
骨小頭半脫位患兒的患肢常呈伸直下垂位，不願抬舉，提

物，故觀察患者肢體的特殊位置，常能提示損傷的性質。

五、望創口

對開放性損傷者，則應注意傷口大小，深淺，是否清潔，邊緣是否整齊，傷口顏色，出血情況。

傷口出血紫暗，而浮有游珠者為開放性骨折特徵之一；骨折端是否外露，傷口出血鮮紅呈噴射狀為動脈損傷；傷口有膿液為已感染，則應注意膿液的色澤、氣味、數量、性質等。陳傷創口應注意創面肉芽組織生長情況，膿液多少，引流是否通暢。若傷口周圍紫黑，殊臭。有氣冒出者，可能為特殊感染（氣性壞疽），對小而深污染重的傷口尤應特別警惕。

六、望肢體功能

望肢體功能是否正常是傷科檢查內容之一，凡損失都會肢體活動功能造成一定障礙。

如上肢的靈活度及下肢負重度。肩關節可作六向運動。瞭解肢體活動障礙，凡上肢外展未滿 90°，而外展時肩胛骨一起移動，說明外展活動受限；當肘關節屈曲，正常肩關節內收時肘尖可接近中線，肘尖如不能接近中線說叫肩內收功能受限；患者梳頭動作受限，即說明外旋功能受限；若患者手背不能置於背部說明內旋功能受限。肘關節雖然僅有伸直屈曲功能，而上下尺橈關節的聯合功能可使前臂旋前旋後活動。

如活動有障礙，則應進一步瞭解是何種活動障礙。為了精確掌握其障礙情況，除傷者主動活動檢查外，注意

需結合摸、比、量結合進行，透過對比方法測定其主動和被動功能活動範圍，又需望診確定其性質。

七、望舌苔

望舌是中醫辨證的重要組成部分，是不可缺少的客觀指標。《臨證驗舌法》指出：「凡內外雜證。亦無一不呈其形，著其色於舌據舌以分虛實，而虛實不爽焉；據舌以分陰陽，而陰陽不謬焉；據舌以分臟腑，配主方，而臟腑不差，主方不誤焉。危急疑難之傾，往往證無可參。脈無可按，而唯以舌為憑；婦女幼稚之病，往往聞之無息，問之無聲，而唯有舌可驗。」辨舌質，可辯五臟之虛實，視舌苔，可察六淫之淺深。

舌質舌苔可反映人體內氣血津液，精氣臟腑之氣的盛衰及體內邪氣的性質。故舌象的變化能較客觀地反映正氣盛衰，病邪深淺，邪氣性質。病情進退，從而正確判斷病的轉歸和預後及採取有效措施。損傷患者證屬危急疑難之候，以舌象的變化為辨證提供依據尤顯得更為重要，一般來講，望舌質以氣血變化為重點，望舌苔以脾胃變化為重點。兩者結合互參以供臨床參考。

舌質，正常者一般是顏色淡紅而紅活鮮明，其體柔軟，靈活自如，胖瘦老嫩大小適中，無異常形態，常見病理舌質色如下：

淡白舌：舌較正常人的淡紅色淺淡，主寒證或氣血兩虧證。

紅舌：較淡紅色深的，甚至呈鮮紅色者稱紅舌，主實熱或虛熱。

紅絳舌：較紅舌更深的紅色稱為絳色，主裏熱實證，感染性炎熱以及創傷，大手術後。

紫舌：舌色呈紫色，主熱盛，寒盛，瘀血。

舌苔：正常者色白，顆粒均勻，薄薄地分佈於舌面，揩之不去，其下有根，乾濕適中，不黏不膩，它可以反應病邪之深淺，性質及進退。

白苔：如為薄白則為外邪尚未傳裏，故主表證，苔白而濕潤，主損傷，寒證或寒濕之證。

少苔或無苔：主脾胃虛弱，傷後脾胃功能低下。

薄白而乾燥苔：寒邪化熱或傷後氣血津液受損所致。

白如積粉苔：主創傷感染或熱毒內蘊之證。

舌紅光剝無苔：主胃氣虛或陰液傷，老年性股骨頸骨折多見之。

黃苔：主熱證，主裏熱證，創傷感染，瘀血化熱時所致。

臟腑為邪熱所擾，能使白苔轉黃。薄黃而乾，為熱邪傷津，黃膩為濕熱積聚，淡黃薄潤表示濕重熱輕，黃白相間表示由寒化熱，由表入裏，白、黃、灰黑色澤變化標誌著人體內寒熱以及病邪發生變化。若由黃色而轉為灰黑苔時表示病邪較盛，多見於嚴重創傷感染伴有高熱或失水等。

第二節　問　診

病史是診斷疾病的第一手資料，故其可靠程度將直接影響診斷的準確性，病人或外傷現場目擊護送者及其生

活關係密切的親屬能較為詳細地陳述，故一般除了小孩或神志及記憶力有障礙的病人詢問其家屬或外傷現場目擊者外，一般應詢問病員本人。

但是，病員不大可能系統全面地向醫師陳述病史，在詢問病史時應根據主訴對傷病要有一定概念再詢問病史，讓病員陳述病情，病員在敘述病史如與本病無關的情況時可予以阻斷，採用追問方法瞭解有關資料，但不應用暗示方法以免造成假象，貽誤診斷。

《四診抉微》指出：問為審查病機之關鍵，透過問診可以對損傷病史、自覺症狀、既往史、家族史有一個全面瞭解，從而為醫生分析病情判斷病位，掌握病性，辨證治療提供可靠依據，結合損傷病員專科特點詢問患者受傷時間、地點、原因，受傷時體位，是否經過治療及其方法，既往史、家族史等主要內容。

一、主訴

問病員的現在主要症狀及該症狀的發生時間和與此有關的各種內容，主訴可以提示病變性質及患者來就診的主要原因，傷科患者的主訴症狀主要包括疼痛，畸形（骨折、脫位、腫塊、攣縮）及運動功能障礙。

二、傷勢

問受傷時的部位，受傷時的姿勢，受傷時的過程，傷後是否有暈厥，暈厥時間，如有暈厥則要問清暈厥時間，再暈厥的情況及急救措施，該點對頭部損傷是否腦震盪及其程度有十分重要臨床意義。

三、受傷時間

問何時受傷及受傷時間長短，此點區別急性或慢性損傷的性質。

四、受傷時的原因及體位

問何種暴力致傷，如跌撲、閃挫、扭捩、墮傷等，同時要問清暴力的性質方向和程度以及患者當時所處的體位。如彎腰提物不慎易發生腰骶關節傷，彎腰勞動則損傷易發生在腰部，傷時在高空作業，足跟著地跌倒，則可發生跟骨、脊柱或頭部損傷，如傷時正在與人爭執或情緒激動時則可兼七情內傷。

五、傷處

問損傷的部位及各種症狀，包括局部的外形，疼痛的程度、功能活動障礙，如係開放性損傷，則還須觀察傷口的情況，出血的多少以及有無骨折斷端或骨骼的外露等。

六、疼痛

詳細詢問疼痛的開始日期、部位、性質、程度以及有無伴隨脹、酸、麻等症狀，同時還應注意詢問疼痛呈持續性或間歇性，是加重或減輕。對疼痛的性質則宜分清是劇痛、銳痛、掣痛、鈍痛。是否伴有放射痛，向何處放射，在服藥和休息後是否緩解或減輕，在負重、咳嗽、噴嚏等腹內壓增加時對疼痛有無影響以及季節氣候變化或白

畫疼痛程度是否有變化。

七、肢體功能

如肢體功能有障礙，應是傷後立即發生的或過了一段時間後才發生的或傷前即有功能障礙，一般骨折或脫位肢體功能活動多立即喪失（線形嵌入骨折例外），傷筋一般不立即產生功能障礙，傷前即有功障又當追問原造成功能障礙的原因，以資鑑別診斷。

八、胸腹

胸腹部損傷者，應詳細詢問胸腹部是否痞滿、脹痛等，如氣滯者常有胸腹部悶脹，痛無定處等特點，血瘀者常有局部表紫，刺痛，痛有定處等證，如有小便異常，則應注意尿道受損，對有腹腹刺激症狀者，應密切觀察有無內臟破損。

九、耳目

在顱腦損傷中，往往會出現耳鳴、耳聾、復視、視物模糊等現象，某些慢性疾病也常伴有耳鳴、視物模糊等證，故需詳細詢問，以利辨證論治。

十、寒熱

問寒冷、發熱的時間和程度以及與損傷的關係。如傷後瘀血內蘊，鬱而發熱則可能是低熱。如因邪毒感染，熱勝肉腐，則可出現高熱等。

十一、問汗

透過對汗液流洩情況的詢問，可以瞭解患者津液的盛衰和損傷的輕重緩急。如大汗淋漓、四肢厥冷、脈微欲絕，則為亡陽之證。如汗出如油，舌尖紅，則為亡陰之證。夜間盜汗為陰虛，自汗為陽虛。

十二、過去史

詢問與目前損傷有關的病史，尤其應瞭解有無結核、外傷史，腫瘤、血液病史。

十三、家庭及個人生活史

問家庭成員或經常接觸的人有無慢性傳染病，如結核等疾病，個人生活史方面應著重詢問出生、居住地、嗜好、職業及工種情況。女性患者應瞭解月經、妊娠等情況。

十四、治療經過

詢問醫治經過和效果以及目前存在問題，以便全面瞭解病情，為進一步治療提供依據。

十五、問飲食

對慢性病患者或損傷後期階段，尤應重視食慾狀況，久臥或運動減少必然造成脾胃功能減弱，脾胃為後天之本，氣血生化之源，脾胃功能是否正常直接影響康復，故楊氏提出「損傷重在固腎，固腎亦當實脾。」

第三節 聞 診

聞診除了診察病人的聲音、語氣、呼吸、咳嗽、嘔吐、呃逆、太息、腸鳴等各種聲音和嗅病人的各種氣味，分泌物，排泄物之外，在傷科中還包括一些特有聲音，現就傷科常見聞診要點簡述如下：

一、聽骨擦音或骨擦感

骨擦音是骨折的特有體徵，只有骨折兩斷端相互摩擦才能產生，但嵌入型骨折例外。因嵌入型骨折兩斷端互相接觸密切，故一般無明顯骨擦音。《傷科補要》云：「骨若全斷，動則轆轆有聲。如骨損未斷，動則無聲，或有零星敗骨在內，動則漸漸有聲。」不同部位骨折可發生不同的骨擦音，如長骨骨幹骨折的骨端摩擦音較響，骨骺分離的骨擦音則較柔和，故骨不同的骨擦音有助鑑別診斷，產生骨擦音患者疼痛增加。所以，只有在診斷不明確時作為補充檢查方法，如果骨折診斷已明確，如局部畸形明顯或X片已證實時，則不應作骨擦音或骨擦感的檢查。

二、聽入臼聲

關節脫臼復位時，由於關節面之間相互碰撞，此時會發生特有的聲音，常能聽到「格得」一聲，即是入臼聲，是復位成功的聲音。無此聲即未復位。故《傷科補要》指出：「凡上骱時，骱內必有響聲活動，其骱已上；若無響聲活動者，其骱未上也。」一旦復位不必再繼續牽引，而給予適當固定，以利於肌肉、韌帶、關節囊的修

三、聽筋響聲

（一）關節摩擦音或摩擦感

檢查時囑病人作關節主動活動，檢查者用手觸摸關節並耳聞其聲，或一手握在關節遠端肢體，一手放在關節部則能查出有無摩擦感。

1. 正常兒童的關節在運動時不應有關節摩擦感，如有常說明為慢性滑膜炎或關節軟骨病。

2. 老年人關節運動時大多有關節摩擦感，一旦原有摩擦感突然消失，表示關節已發生積液。

3. 粗糙的關節摩擦音（感），提示關節軟骨面不平滑，應考慮骨關節炎。柔和的關節摩擦音是關節面粗糙引起，常發生在慢性亞急性關節疾患中。尖細的聲音在關節運動某一角度的反覆出現表示關節內有移位的軟骨或游離體。攪砂樣擦音在關節運動時持續發生又無疼痛症狀是神經性關節炎的特徵。

（二）腱鞘炎與腱周圍炎的摩擦音

如腱鞘發生炎症而變得粗糙與增厚，在肌腱滑動時就會產生摩擦音或摩擦感，若形成纖維骨管的腱鞘增厚，在肌腱滑動時就可能產生一定的響聲。

1. 腱擦感多見於手部，在橈骨莖突處常為損傷性，在掌部與手部結核性屈肌腱鞘炎中，摩擦感最明顯。

2. 屈拇與屈指肌腱狹窄性腱鞘炎患者作屈伸手指時，可聽到彈響聲。這是肌腱由肥厚的腱鞘所產生，一般又把屈指肌腱鞘炎稱為「彈響指」。

3. 腱周圍炎在檢查時常可聽到捻發音，一般常見於有炎性滲出液的腱鞘周圍，好發於前臂的伸肌群，大腿的股四頭肌和小腿的跟腱部。

四、聽關節彈響聲

膝關節半月板損傷或關節內有游離體時，作膝關節屈伸旋轉活動，可發生較清脆的彈響聲。如短促較大較粗糙的軋音同時伴有明顯關節震動，則提示為生理性盤狀半月板且有破裂。

五、聽啼哭聲

一般常用於小兒患者。由於小兒不能正確地說出受傷的部位及姿勢，故檢查時摸到某一部位小兒發生啼哭或哭聲加劇，則提示該處可能是傷病所在。

六、創傷引起的皮下氣腫摩擦音

當創傷後發生大面積皮下組織有不相稱的慢性腫脹時，則可能產生皮下氣腫。此時，把手指作扇形分開，輕輕揉按患部，就可聽到或感到「捻發音」或「捻發感」。皮下氣腫來源一般可分為三類：

（一）創傷性

最常見的如肋骨骨折後有皮下氣腫的表現，常提示肋骨斷端刺破肺臟，空氣滲入皮下組織。有時這種皮下氣腫可以延伸到頸、腹部甚至陰囊等處。有時額竇骨折、鼻竇壁骨折、咽喉破裂等都能產生皮下氣腫，因此檢查時一定要詢問最先出現氣腫的部位，以便確定氣腫的來源。

（二）感染性

在開放性骨折併發氣性壞疽時，形成一定量的氣體充溢於皮下，可有捻發音。此時除有皮下氣腫外，常伴有傷口分泌奇臭的膿液及毒血症表現。

（三）手術性

在手術創口周圍組織中，當縫合時殘留少許空氣在創口中，以致手術後數天可能觸及皮下捻發音。

七、嗅（聞）創口氣味

膿液略帶腥味，一般病情較輕，膿液腥穢惡臭提示病情危重。

第四節　切　診

傷科切診分脈診和摸診。兩者均是用雙手對病員體表進行觸摸、按壓、比量，從而獲得重要的辨證資料的診病方法。脈診是以手三部脈，推測人體氣血、虛實、表裏、寒熱的內部變化。摸診是對傷者的不同部位的皮肉筋骨病變進行按壓觸摸，主要是瞭解損傷的輕重深淺。此法在傷科的辨證運用十分廣泛，佔有重要的地位。

一、脈診

《救傷秘旨》說「六脈綱領曰浮沉遲數滑濇，浮沉以部位而言，遲數以至數而言，滑濇以形象而言。」下面簡要介紹傷科常見脈象。

（一）浮脈：輕按應指即得，重按反覺脈搏動力量稍

減，舉（即輕按）之泛泛有餘，多見於新傷瘀腫或兼表證時，或腦震盪眩暈前期大出血或損傷後期常見正氣不足，氣血虛弱之證。

（二）沉脈：輕壓不得，重按始得。屬裏證，多由於內傷氣血，腰脊損傷疼痛。

（三）遲脈：脈搏至數緩慢，每息脈來不足四至。一般遲脈主寒、陽虛，常見於傷筋攣縮，瘀血凝滯。

（四）數脈：每息超過五至以上，數而有力多為實熱，虛數無力多屬陽虛。在一般損傷發熱時多見之。

（五）滑脈：往來流利，如盤走珠，應指圓滑，常見於胸部損傷血實氣壅及妊娠期。

（六）澀脈：指脈行不流利，細而遲，往來艱澀，如輕刀刮竹，主氣滯、血虛、血瘀、精血不足之症，氣滯血瘀以陳傷多見之。

以上常見脈象為綱領，傷科其餘常見脈象還有：

（七）弦脈：脈形端直以長，如按琴絃，主諸痛，肝膽疾患、陰虛陽亢，常見胸部損傷以及各種損傷劇烈疼痛，高血壓、動脈硬化等患者，弦而有力者謂緊脈，主外感寒盛腰痛。

（八）濡脈：浮而細軟，脈氣乏力以動，與弦脈相對，多見於勞傷氣血兩虛。

（九）洪脈：脈來如洶湧波濤，來盛去衰，多見於經絡熱盛傷陰、血瘀生熱者。

（十）細脈：脈細如線，應指顯然，主氣血不足，諸虛勞損或久病體弱者。

（十一）芤脈：浮大中空，多見於損傷後各種大出血

患者。

（十二）結、代脈：間歇脈之統稱。脈來緩慢而時一止，止無定數為結脈；脈來動而中止不能自還，良久復動為代脈。因損傷疼痛劇烈，脈氣不銜接時見之。

二、傷科脈法綱要

（一）瘀血停積者多係實證，脈宜堅強而實，不宜虛細而澀洪大者順，沉細者逆。

（二）失血過多係虛證，故脈宜虛細而澀，不宜堅強而實；故沉小者順，洪大者惡。

（三）六脈模糊者，證雖輕而預後惡。

（四）外證雖重而脈來緩和有神者預後好。

（五）在重傷痛極時，脈多弦緊，偶然出現結代脈，係疼痛而引起的暫時脈象並非惡候。

三、附傷科脈訣

傷科之脈，須知確切。蓄血之症，脈宜洪大；失血之脈，洪大難握。蓄血在中，牢大卻宜，沉澀而散，速癒者稀；失血諸證，脈必現芤，緩小可喜，數大堪憂；浮芤緩澀，失血者宜，若數且大，邪勝難醫；蓄血脈微，元氣必虛，脈證相反，峻猛難施。左手三部，浮緊而弦，外感風寒。右手三部，洪大而實，內傷蓄血。或沉或伏，寒凝氣束；乍疏乍散，傳變難度。沉滑而緊，痰淤之作；浮滑且數，風痰之惡。六脈模糊，吉凶難摸；緩和有神，雖危不哭。重傷痛極，何妨代脈，可以醫療，不必驚愕，欲知其要，細心學習。

四、摸診

摸診即摸法，是傷科診斷方法中重要方法之一。關於摸診的重要性及作用歷代文獻中有許多記載。《醫宗金鑑·正骨心法要旨》指出「以手捫之，自悉其情」，「捫即摸也」，「摸者，用手細細摸其所傷之處，或骨斷、骨碎、骨歪、骨整、骨軟、骨硬、筋強、筋柔、筋歪、筋正、筋斷、筋走、筋粗、筋翻、筋寒、筋熱以及表裏虛實，並所患之新舊。」透過醫者細心觸摸可幫助瞭解損傷性質，有無骨折、脫位及其移位方向等。

在沒有 X 線設備的情況下，臨床經驗豐富的醫生運用摸法能對損傷性疾病獲得較正確的診斷。摸診在傷科的檢查中具有十分重要的作用。

（一）摸診內容

1. 摸壓痛處：根據壓痛的部位、範圍、程度來鑑別損傷的性質、種類。直接壓痛可能是局部有骨折或筋傷，而間接壓痛（如縱向叩擊痛）常提示骨折的存在。長骨幹完全骨折時，在骨折部多有環狀壓痛，骨折斜斷時，壓痛範圍較橫斷為寬。

2. 摸畸形：觸摸體表骨突變化，可以判斷骨折和托位的性質、位置、移位方向、重疊、成角、旋轉等情況。

3. 摸膚溫：從局部皮膚冷熱程度，可以辨別是寒證或是熱證及瞭解患肢血運情況。熱腫一般表示新傷或局部瘀熱感染；冷腫表示寒性疾患；傷肢遠端冰涼、麻木、動脈搏動減弱或消失，則表示血運障礙。摸膚溫時一般用手背測試最為適宜。

4. 摸異常活動：在肢體及非關節處出現了類似關節的活動稱異常活動。一般骨或關節原來不能活動的方向出現了活動，是骨折或韌帶斷裂的體徵。檢查骨折病人時，不宜主動去尋找異常活動。以免增加患者的痛苦和加重局部損傷。

5. 摸彈性固定：脫位的關節，由於周圍肌肉、肌腱、韌帶的牽拉，常使其固定在一定的畸形位置，觸摸時可有彈力或阻力，是關節脫位的特徵之一。

6. 摸腫塊：區別腫塊的解剖層次，明確其質地、性質、形態、大小、邊界、活動度、深淺。

7. 摸凸出凹陷：沿脊柱棘突觸摸時，除生理弧度自然彎曲外，一般無凸突凹陷的存在。如有凸凹表現，則提示該椎體有後（或前）突的改變，是腰背痛的原因之一。

（二）摸診方法

1. 觸摸法：用手指細細觸摸傷處，認真體驗，以達到心中有數，從而辨明傷處局部情況。

2. 擠壓法：用手擠壓患處上下、左右、前後，根據力的傳導作用以診斷骨骼是否有骨折，如檢查肋骨骨折時常擠壓胸廓。骨盆骨折時，擠壓兩側髂骨翼等，此法可用於鑑別是骨折還是軟組織損傷。

3. 叩擊法：利用對肢體遠端的縱向叩擊所產生的衝擊力來檢查有無骨折。如檢查股骨、脛腓骨骨折，常用足跟叩擊法；檢查脊椎常用叩擊頭頂方法；檢查四肢骨折是否癒合亦常使用縱向即擊法。

4. 旋轉法：用手握住傷肢遠端，作輕度旋轉動作，以觀察傷處有無疼痛，活動障礙及特殊響聲，旋轉法常與

屈伸關節的手法配合應用。

5. 屈伸法：用手握住傷處部位的關節作屈伸動作，根據屈伸的度數作為測量關節活動功能的依據。

對比摸診是一種重要方法，我們要綜合運用望、摸、比方法，善於用患側與健側對比，發現局部有無異常。否則，由於先後天畸形等因素影響診斷的準確性。治療前後的對比有助於我們瞭解是否達到治療目的，或尚需如何治療，以擬定治療方案，

第五節 軀幹檢查法

一、胸廓部

（一）局部應用解剖

胸廓由胸骨、12 對肋骨和 12 個胸椎及椎間盤、胸壁固有肌、神經、血管、淋巴等組織構成，內包含心、肺等重要臟器，胸廓上口是由胸骨柄上緣、第 1 對肋弓和第 1 胸骨體所組成的骨環。

肋骨 12 對，上 7 對肋骨借助肋軟骨與胸骨相連，稱真肋，第 8～10 對肋骨借第 7 肋軟骨間接與胸骨相連，稱假肋。第 11、12 肋骨前端游離，故又稱浮肋，見圖 1-5-1。

肋骨分體及兩端、後端肋骨頭與胸椎相關節，結節與胸椎橫突相關節，頭與結節間較狹窄部分為肋骨頸，肋骨體上緣圓鈍，下緣銳利，形成肋間溝，其間有肋間神經和血管通過。

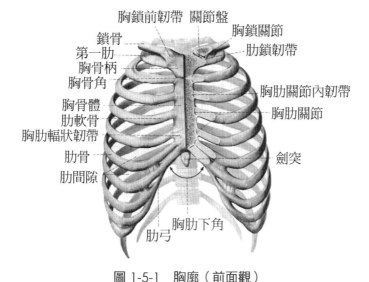

胸鎖前韌帶　關節盤
胸鎖關節
鎖骨
胸鎖關節
第一肋
肋鎖韌帶
胸骨柄
胸骨角
胸肋關節內韌帶
胸骨體
胸肋關節
肋軟骨
胸肋輻狀韌帶
肋骨
劍突
肋間隙

胸肋下角
肋弓

圖 1-5-1　胸廓（前面觀）

　　肋骨前連軟骨，後有關節，肋間本身又富彈性、有緩衝外來暴力作用，第 1～3 對肋骨短小，又因上臂、肩胛、鎖骨的保護，故不易受傷，浮肋彈性大，亦不易骨折，一般骨折常發生於第 4～9 肋。

　　胸骨分柄、體、劍突三部，柄體之間成一鈍角，向前方突出，稱胸骨角，此角兩側與第二肋軟骨相連，可作計算肋骨的標誌，劍突與肋弓所構成的夾角叫劍突肋軟骨角，左側角是心穿包刺時進針點之一。

　　與肋骨有關的軟組織有內外肋間肌，與呼吸運動密切相關。

　　肋間神經、血管在胸後壁同位於肋骨下面的溝內，至胸前壁肋間神經、血管分開，分別位於肋骨上、下緣。因此，在胸後壁穿刺時應從肋骨上緣刺入，在前壁應於肋

間隙中間。作肋間神經封閉時則相反。

胸廓下口為膈肌所封閉，為胸腹腔的分界。膈肌為一扁平肌，周圍起於胸骨肋骨和腰部，中部為中央腱。

胸膜腔由兩層胸膜組成，是一個完整而封閉的腔，其中含有極微量漿液。如果胸部受傷，胸膜的完整性和封閉性遭到破壞，空氣進入胸腔，傷側肺在吸氣時不能擴張或擴張不完全，肺活量下降，氣體交換不良，引起缺氧及二氧化碳瀦留，肺呼吸機能失調。

如果胸腔內或心包內壓力增大（血胸、氣胸、張力性氣胸、開放性氣胸），影響血液流回心臟，即可引起循環障礙或衰竭。

（二）胸部檢查法

胸部檢查應脫去上衣，注意胸部雙側的對稱性及呼吸動度情況。

1. 望診

(1) 望畸形

多根肋骨多處骨折時，胸壁下陷，呼吸時與正常胸廓相異，出現反常呼吸（矛盾呼吸）。吸氣時，骨折部分胸壁塌陷（正常時應擴張），呼氣時，骨折部位胸壁隆起（正常則反之）。肋軟骨部分隆凸，可能為損傷或勞損所致肋軟骨炎，胸骨體、柄交界處有畸形，因外傷所致提示有骨折。

(2) 望腫脹

「氣傷痛，形傷腫」，胸肋部凡傷氣血、軟組織及骨骼均有明顯腫脹，均屬「形傷」，腫脹所在部位常提示損傷處。

(3)望凹陷

多根肋骨多處骨折，在傷部可出現凹陷畸形，失去正常的胸廓形態。

(4)望呼吸動度

胸肋部損傷，因深吸可使疼痛加劇，故患者呼吸表淺而輕柔。

2. 聞診

(1)骨折後局部可聞及骨擦音。

(2)鼓音、濁音呼吸：胸廓叩呈清音，呼吸音減弱或消失，一般是氣胸所致，胸廓叩呈濁音，呼吸音或語顫音減弱或消失，提示有血胸的產生。

3. 切診

(1)壓痛：損傷局部壓痛，痛點固定不移，多係「形傷」，常提示軟組織傷或骨折所在部位，痛點不明顯或範圍較大或移動不定，局部發生疼痛多係氣傷。

(2)擠壓痛：雙手前後擠壓，或左右擠壓胸廓，局部發生疼痛且與壓痛點一致，為「擠壓徵陽性」，一般提示有骨折產生。

二、脊柱

（一）局部應用解剖

脊柱在全身骨骼中具有十分重要的作用，主要是支持保護內臟，保持全身平衡。椎管內包裹著整個脊髓，脊柱骨折和脫位可以造成脊髓損傷，重者可引起截癱甚至死亡。根據脊柱的解剖部位及其功能可以分為頸段、胸段、腰及骶尾段，見圖 1-5-2。

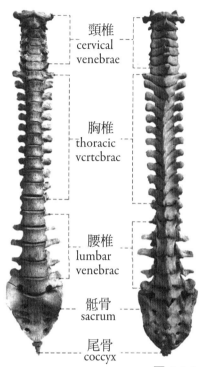
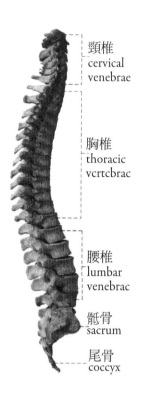

頸椎
cervical
venebrae

胸椎
thoracic
vcrtcbrac

腰椎
lumbar
venebrac

骶骨
sacrum

尾骨
coccyx

頸椎
cervical
venebrae

胸椎
thoracic
vcrtcbrac

腰椎
lumbar
venebrac

骶骨
sacrum

尾骨
coccyx

圖 1-5-2

　　頸段脊柱由 7 個脊椎構成，第 1 頸椎（亦稱環椎）無椎體和棘突，由前後弓和其間的側塊構成，側塊上下各有關節面，分別與枕骨和第 2 頸椎形成關節。第 2 頸椎（亦稱樞椎）的椎體只有齒狀突向環椎的環內前部突起，環椎內有強有力的橫韌帶拉住齒狀突，防止其向後或向椎管內移位，見圖 1-5-3。

　　頸椎的活動範圍最大，它能作旋轉、前屈、後伸和左右側彎，旋轉活動主要是在環樞椎之間發生，頸椎第 3～7 負責屈伸及側彎活動。

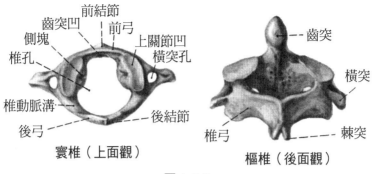

前結節
齒突凹　　前弓
側塊　　　　　　上關節凹
椎孔　　　　　　橫突孔
　　　　　　　　　齒突
椎動脈溝　　　　橫突
後弓　　　　後結節
環椎（上面觀）
椎弓　　　棘突
樞椎（後面觀）

圖 1-5-3

　　由於第 1、2 頸椎無典型椎體，暴力作用僅可引起樞椎骨折及環椎脫位，嚴重可伴脊髓損傷而危及生命。頸第 3～7 椎的各小關節面呈水平位，故易脫位而骨折發生較少。

　　胸段脊柱包括 12 個脊椎，胸椎的小關節面呈斜位或近似冠狀位，即上關節面突向前，下關節面突向後，胸椎透過肋橫突關節和肋脊關節而與肋骨發生密切聯繫。胸椎第 1～10 的活動範圍極少有伸屈和旋轉，胸椎第 11～12 活動度僅次於頸椎，它與腰椎共同完成背伸前屈和側彎活動。

　　腰段脊柱由五個脊椎構成，腰椎椎體寬大而厚實，棘突呈水平狀向後伸展，腰椎的小關節面垂直位，即上關節面突向後，下關節面突向前；下腰椎的橫突比較大，有的橫突過度肥大可與髂骨形成假關節，還有第 5 腰椎與骶骨融合成一整塊，兩者均稱為腰椎骶化，見圖 1-5-4。

　　骶尾段脊柱由 5 個骶椎融合為一整塊。骶骨脊柱是骨盆組成之一，尾椎一般是四個椎體，到成人時亦多合成一

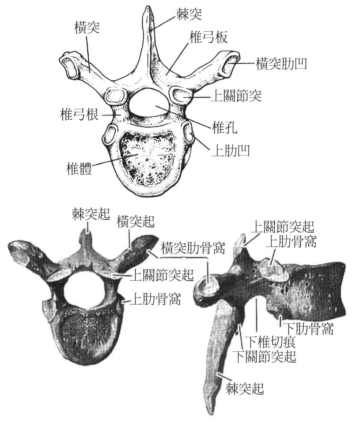

圖 1-5-4

節。除頸椎第 1～2 及骶尾骨外，各椎體間均有一椎間盤，椎間盤破裂的發病率以腰 4～5 椎間和腰五、骶一椎間最高，其次為頸椎，如破裂的纖維環及髓核向後突出，則可引起神經根或脊髓受壓症狀。

　　脊柱的椎體之間有堅強的韌帶連接，前縱韌帶、後縱韌帶、棘上韌帶和項韌帶均為連續的結構，脊柱的棘突

間有棘間韌帶，椎弓間有黃韌帶及橫突間韌帶相連，脊柱除本身的韌帶外還有與骨盆相聯繫的髂腰韌帶以及與肋骨相聯繫的肋橫突韌帶。見圖 1-5-5。

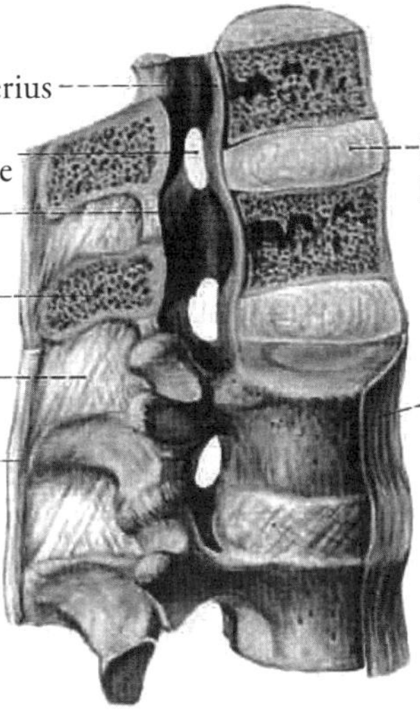

後縱韌帶
Lig. longitudinale posterius
椎間孔
Foramen intervertebrale
黃韌帶
Lig. flavum
棘　突
Processus soinosus
棘間韌帶
Lig. interspinale
棘上韌帶
Lig. supraspinale

椎間盤
Discus intervertebralis

前縱韌帶
Lig. longitudinale anterius

圖1-5-5

骶棘肌雖然是脊柱的伸肌，但該肌是由許多肌肉聚合而成，故其關係不只限於脊柱範圍。腰大肌、腰方肌、腹直肌、腹斜肌以及肩胛帶的肌肉如斜方肌、菱形肌和提肩胛肌等均可直接或間接地影響脊柱。

（二）脊柱檢查法

一般檢查應取坐、臥、立三種體位進行，立位時應儘量脫去上衣，臥位檢查應在硬板檢查床上進行。

1. 望診

(1)望畸形

斜頸，屬先天性者多同時有面部不對稱；外傷性者

多為頸椎小關節脫位或半脫位。頭前傾畸形，可由環樞椎骨折脫位或頸椎雙側小關節脫位或半脫位。頸部變直（生理弧度減弱或消失）多係頸椎病或頸椎間盤突出症。頸椎後凸畸形多見於頸椎骨折脫位或頸椎結核，胸腰、腰段脊柱是否正中，有無後凸、前凸及側彎畸形。

①後凸有兩種類型：一種是弧形後凸，或稱圓背，多見於姿勢性後凸，青年性後凸（椎體骨骺炎）、類風濕性（強直性）脊柱炎。另一種呈角狀後凸，或稱駝背，見於椎體壓縮性骨折。

②前凸（又稱挺腰畸形）多見於脊柱滑脫症，先天性髖關節脫位或髖關節其他疾病致屈曲畸形所致。

③脊柱側彎，應注意側彎方向及形狀如 C 形或反 C 形、S 形及反 S 形。脊柱側彎的原因很多，腰椎間盤突出症多表現為單純性的側彎，原發性的脊柱側彎伴有旋轉和兩側胸廓的不對稱，如果站立有側彎而坐位或臥位時消失即為代償性側彎（如雙下肢不等長）或為功能性側彎，否則即為器質性側彎。

(2)望姿勢

頭部轉動受限可能是失枕，用手扶頭可能是頸椎骨折脫位或頸椎間盤突出症，彎腰扶臀面容痛苦，行動不便者多屬腰部急性損傷，腰椎間盤突出患者行走時，有疼痛的一側，下肢不敢用力著地而呈跛行。

2.切診

(1)壓痛

應注意壓痛部位所在局解關係及是否引起放射痛。

①頸椎棘突壓痛：如壓痛且有硬性條索狀物即可能

是項韌帶鈣化；扭傷或「落枕」多在棘間韌帶或頸部有壓痛；頸椎病或頸椎間盤突出症，壓痛多在患惻的下部頸椎椎旁及肩胛內上角處，且向患者上肢放射。

②胸腰段脊柱棘上韌帶或棘間韌帶的損傷以及腰肌扭傷常有明顯固定的壓痛點，其壓痛一般較表淺，手指輕壓之即痛。

③下腰部及骶骨部某些韌帶損傷及其疼痛可沿坐骨神經向下肢放射。

④腰椎間盤突出症常發生於腰 3、4、5 和骶一之間，其患部椎間盤約 1.5 公分處有深在壓痛且向患者後側放射，據壓痛部位一般可考慮詠處椎間盤突出部。

⑤腰椎橫突上有腰肌的起止點，腰椎急性損傷時，常在橫突上有不同程度的壓痛。

(2)叩擊痛

深部的椎體病變如壓縮骨折、結核或脊柱炎等以叩診槌或手指叩擊時，出現深部疼痛，而壓痛不明顯或較輕。此點亦可與淺表韌帶損傷相區別。

(3)摸法（楊氏觸摸法）

患者俯臥位，檢查以棘突為中心，以手指腹沿棘突由上向下，滑動觸摸，如局部出現凹陷或突凸，提示有椎體輕度向前或後移位，楊氏稱骨錯縫。

3. 運動檢查法

脊柱運動個體差異很大，一般運動範圍隨年齡增大而減少。即使同一年齡運動範圍亦不一定相同。

脊柱運動分前屈後伸、側彎和旋轉四種，分主動和被動兩種檢查法。立位檢查主動運動最方便。

(1)主動運動

①前屈運動：病人從立正姿勢開始作前屈彎腰動作，檢查者可密切注意棘突的運動，是否逐漸變成一個均勻的彎弧，亦同時觀察骶棘肌有無痙攣表現，測量手指離地面距離（正常雙手指可達自身雙足尖部）。

引起脊柱前屈運動受限的原因頗多，骶棘肌痙攣（疼痛性）、脊柱強直、坐骨神經炎、臀肌、膕繩肌和小腿肌肉的短縮、腰脊柱疼痛性疾病、骶棘肌保護性痙攣使腰脊柱保持平直位。檢查幼兒時可誘導作拾物動作而觀察其脊柱運動。如患兒腰椎有病，常呈屈髖屈膝動作下蹲拾物，腰部失去正常前屈弧度（又稱「拾物試驗」陽性）。

②後伸運動

應瞭解患者的職業及正常時脊柱的後伸運動情況。

③側彎運動

正常脊柱側彎運動可使脊柱變成一個均勻的彎弧，否則有疾病存在。尤其是本身存在側凸畸形的病人，在該運動中側凸是否改變，可以初步估計側凸畸形是否已固定或可矯正。在後伸位下進行側彎時可使椎間盤突出的患者症狀加重。

④旋轉運動

檢查頸椎旋轉時雙肩不能同時旋轉，檢查胸腰段脊柱時，應固定骨盆，病人雙手抱住枕骨部作旋轉動作。

以上運動時，應隨時詢問患者有無疼痛及記錄疼痛發生的運動範圍。

(2)被動運動

①頸脊柱致前屈、後伸運動受限，一般與頸椎病、

失枕、頸部軟組織傷或骨折、脫位等有關。

側彎運動受限可見於頸部肌纖維炎、頸椎病或頸椎間盤突出等。

②胸椎段被動運動檢查主要是透過觸摸瞭解在屈伸、側彎或旋轉運動中，其棘突間隙大小或方向的改變而明確局部運動範圍是否正常及病變所在部位。

1) 前屈和後伸運動（坐位法）檢查上胸椎屈伸運動時，檢查者用右手使病人頸部前屈和後伸，用左手拇指指腹觸摸胸椎棘突；檢查下胸椎前屈運動時，檢查者右手繞過病人右腋，把住項背部進行前屈運動，用左拇指指腹作滑動觸診；檢查下胸椎後伸運動時，先讓病人兩前臂交叉抱住後舉高，檢查者用右手握住其左臂作後伸運動，用左拇指指腹作滑動觸診。

彈性試驗：病人俯臥，檢查者用手掌向下壓其胸椎，並體察其彈性。本試驗是檢查胸椎後伸運動的方法，如彈性試驗減弱或消失，即表示後伸運動受限。

2) 側彎運動（坐位法）檢查上胸椎時，檢查者立於病人的右後方，用右手把住病人頭頂部向左側彎曲運動，用左拇指指腹摸定棘突作觸診；檢查下胸椎時，檢查者右腋貼住病人右肩，右手經病人胸前抱住其左腋作側彎運動，用左拇指指腹作觸診。

3) 旋轉運動（坐位法）：囑病人用右手按住枕骨，檢查者用右手穿過病人肘前，把住項背作軀幹右旋運動，用左拇指指腹測定棘突間的運動大小。

③胸腰椎被動運動檢查法

胸腰椎部包括胸十至腰一椎段，此部亦為骨折好發

部位。

1) 前屈運動：病人向右側臥，兩膝和髖關節蜷曲，檢查者用右手抱住其兩腿並用腹部推壓其膝部，用左手食指指腹觸摸其棘間距離。

2) 後伸運動：應用俯臥位，檢查者用左手托起病人的上半身，右拇指指腹進行觸診。

3) 側彎運動和旋轉運動方法同胸椎。

④腰椎被動運動的檢查法

1) 前屈運動：同檢查胸腰椎部前屈運動。

2) 後伸運動：病人俯臥位，檢查者用右手托起雙腿使腰椎過伸，用左手觸診。

3) 側彎運動（坐位法）：病人兩臂交叉抱定檢查者用右臂環繞其右肩，經胸前抱住其左腋，此後使病人的軀幹向右側彎（腰椎形成左側凸），用右拇指腹作觸診。

4) 旋轉運動（坐位法）：病人兩臂交叉抱定，檢查者用右手環繞其右腋經胸前抱住其左肩使病人的軀幹旋轉，用左拇指觸診。

⑤特殊檢查法

1) 雙腿伸直試驗：坐骨神經痛病人，在坐位下不能完成兩腿同時伸直的動作，但可作左右交替伸腿動作。

2) 壓頂試驗：本試驗用於診斷頸椎間盤突出症。病人頸部過伸並彎向患側（上肢有症狀的一側），檢查者用手按其頭頂。此法可加重頸椎間孔內頸神經根的壓迫，如症狀加劇即陽性。

3) 頸牽引試驗：本試驗作用與壓頂試驗相反，亦有助於頸椎間盤突出症的診斷，檢查者用雙手抱住病人頭部

後向上牽引，如症狀緩解即為陽性。

4) 直腿抬高試驗：病人仰臥，兩腿伸直，檢查者用一手壓住其膝部，另一手把住其足跟將腿徐徐抬起，若在一定範圍病人出現疼痛且檢查者也感到一定阻力，即為陽性。根據腿與床面的角度，描述為直腿抬高試驗是否陽性，n°，並註明左側與右側。

此試驗常用以檢查有無坐骨神經痛，在椎間盤突出病人中患側多呈陽性，亦可有健側陽性，還有「對側陽性」（即健側試驗對側疼痛）。

5) 屈頸試驗：本試驗有助診斷脊柱損傷，病人仰臥於硬板床上，檢查者以一手按其胸骨使胸、腰脊椎不發生前屈運動，用另一手托起病人頭部使頸脊柱逐漸前屈，壓縮骨折的椎體因受擠壓而產生疼痛。

有此體徵和直腿抬高試驗對側陽性的病人常提示根性坐骨神經病變。

6) 髖膝屈曲試驗：用以檢查腰脊柱或腰骶關節疾病。病人仰臥，檢查者使兩膝兩髖儘量屈曲，然後把膝部朝病人頭部方向推，同時往下壓，此時腰脊柱隨之發生前屈運動；如果進行單側髖膝屈曲試驗，病人的一側下肢保持伸直位，檢查者使另一側的髖膝儘量屈曲，骶髂關節和腰骶關節均可隨之運動，如有病變則發生疼痛，即為陽性。

三、骨盆

（一）局部應用解剖
骨盆由骶尾骨和兩個髖骨連接而成骨環，兩側髖骨

與骶骨構成骶髂關節，髖臼與股骨頭構成髖關節，兩側恥骨借纖維軟骨構成恥骨聯合。骨盆是脊柱與下肢的橋樑，軀幹的重量由骨盆傳達到下肢，下肢的震盪也由骨盆上達到脊柱。

骨盆前後分別有兩個束弓和負重的主弓，前方束弓不如後方的主弓堅強有力，故受外傷時最易受損。

人體直立時，骨盆向前傾斜，骨盆上口即左右髂前上棘與左右恥骨結節四點的連線構成的平面與水平面所成夾角：男性 55°～60°，女性平均約 60°，骨盆下口與水平面成一定角度，女性約 15°，此即骨盆的傾斜角，此角度的增減均可影響脊柱在矢狀面的重力線傳遞，角度增加，重心前移，脊柱勢必前傾。如欲保持脊柱平衡腰椎必須增加其前凸弧度；反之則可使脊柱腰段生理弧度減弱或消失，產生代償性後凸。

骨盆對盆腔內的臟器如生殖泌尿器官，血管和神經等有保護作用。

髖臼的形態和結構直接關係到髖關節的穩定性，淺斜的髖臼是形成先天性髖關節脫位的重要原因之一，骨盆骨折移位，如影響髖臼的正常關係，日後即可發生髖關節炎。

骶椎由腰骶椎間盤和腰骶關節與脊柱發生聯繫，腰骶椎之間成 120°鈍角稱腰骶角，該角可隨脊柱弧度的改變而增減，腰骶部結構異常是下腰背痛常見原因之一。

骶尾形成骶尾關節，外傷坐跌臀部著地可發生骨折或脫位。腰部扭傷常累及腰骶椎間的韌帶，骶髂關節後韌帶或髂腰韌帶。

（二）骨盆檢查法

1. 望診：

骨盆檢查一般取立位檢查。

(1)望畸形

骨盆前傾角的增減影響脊柱側位的生理曲度。骨盆傾角增大，脊柱必向前傾，形成腰椎「前凸畸形」；反之，骨盆傾角減少，腰椎正常前凸減少則成「平背畸形。」

(2)望瘀斑

會陰部（恥骨支及坐骨支）以及髂前上棘皮膚出現瘀斑，常提示骨盆有骨折發生。

2. 切診

(1)壓痛

在下腰部疼痛的病人中，腰骶椎棘突間以及髂後上棘處常有觸痛，用拇指進行觸診時常有固定的壓痛點，髂後上棘的外側方是臀肌的附著點，內側方則是骶髂關節後韌帶。

恥骨支、坐骨支以及接近骶髂關節的髂翼由於骨結構比較薄弱，是骨折的好發部位，疑有骨盆損傷時，應重點檢查這些部位有無壓痛。

婦女產後恥骨聯合和會陰部發生疼痛，甚至引起行動困難，一般屬於非化膿性恥骨炎，檢查時可發現恥骨聯合、恥骨支、坐骨支以及骶髂關節後韌帶處壓痛敏銳。

骶尾部外傷或跌坐，局部壓痛亦明顯。

(2)對比法

骨盆環同側如有兩處發生骨折一般易發生移位，用

皮尺測量胸骨劍突至髂前上棘之間的距離，向上移位者其長度縮短。

髖臼中心性脫位合併骨折，用皮尺測量髂前上棘至同側內踝尖之間的長度，患肢距離略有短縮。

(3)特殊檢查法

①骨盆擠壓試驗

病人仰臥，檢查者用雙手擠壓病人的兩髂嵴，或病人側臥，檢查者擠壓其上方髂嵴，或俯臥位下壓骶骨，本試驗所施外力擠壓作用結果是使骶髂關節分離，當其有病變時，患處出現疼痛即為陽性。本試驗亦可用於骨盆骨折檢查。

②骨盆分離試驗

其作用機理與上述試驗相反，病人仰臥檢查者雙手交叉撐開其兩髂骨嵴，此時兩骶髂關節的關節面湊合得更緊，如出現疼痛則為陽性。

第六節　上肢檢查法

一、肩部

（一）局部應用解剖

肩部是上肢運動的基礎，它包括由肩胛骨、鎖骨、肱骨及相關韌帶、肌肉、關節囊相互連接而構成的四個關節：肩肱關節、肩鎖關節、胸鎖關節和肩胛胸壁關節。在正常肩部運動中，四個關節的運動彼此協調且有節律性，其任何一個關節運動障礙都會影響肩部的活動範圍。

楊天鵬—骨傷科治療真傳—

　　肩肱關節一般稱肩關節，由於肩胛盂淺而小，肱骨頭大而圓，關節囊韌帶較鬆弛，故關節的穩定性較差，而肩關節又是全身中運動範圍最大的關節，故容易發生脫位。

　　使肩關節保持穩定的韌帶有：盂肱韌帶，起於肱骨解剖頸的前下部，向上、向內止於關節盂上結節和關節盂唇，分為盂肱上、中、下三個韌帶，尤以盂肱韌帶重要，如此韌帶缺如則關節囊前壁薄弱而易產生關節脫位。

　　喙肱韌帶：起於喙突下，止於肱骨大小結節，肩凝症患者此韌帶固定於短縮的內旋位，限制肱骨頭外展，故肩肱關節活動受限。

　　肩鎖韌帶、喙鎖韌帶連接鎖骨和肩胛骨。

　　肩喙韌帶，連接肩峰和喙突。

　　胸鎖韌帶，連接鎖骨和胸骨，見圖 1-6-1。

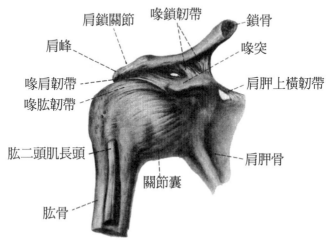

圖 1-6-1

對肩關節保持穩定的肌肉有：

肩袖：又稱腱袖，由岡上肌、岡下肌、小圓肌和肩胛下肌組成，四組肌肉扁闊的腱膜牢畫地附著於關節囊的外側和肱骨外科頸。肩袖發生損傷，可嚴重影響肩部主動活動，肩袖中尤以岡上肌作用重要，在上臂主動開始外展運動時，該肌將肱骨頭穩定於肩胛盂內，三角肌才能發揮其作用。

肩部滑囊較多，以肩袖與三角肌、肩峰之間的肩峰下滑囊最重要，此滑囊與其鄰近蜂窩組織一起對肩關節的滑動十分有利，故有第二肩關節之名。40 歲以後該滑囊萎縮變性，肩部活動要受到影響，見圖 1-6-2。

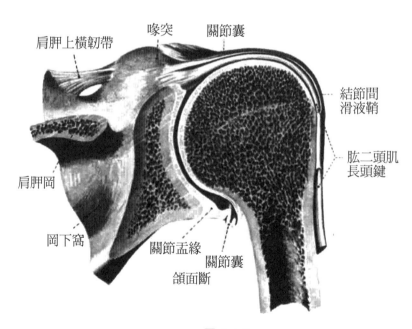

圖 1-6-2

（二）肩部檢查法

1. 望診

肩部望診患者應裸露雙肩，端坐，雙手放在雙膝上，檢查者從前方、後方、側方進行仔細觀察，並兩肩應作對比檢查。

(1)望姿態：患者以手托肘，頭偏向患側並有肩部下斜者，該側可能有肩關節脫位，肱骨外科頸骨折，鎖骨骨折或肩鎖關節脫位。

(2)望畸形

方肩：肩部喪失正常圓滿膨隆的輪廓，肩峰突出，肩部變平或方形，由肩峰至肱骨外上髁拉一皮尺時呈直線，多數係肩關節脫位，少數因腋神經麻痺致三角肌萎縮瓣形亦像方肩，但用手細摸，肩部仍為圓利。肱骨外科頸骨折移位時易誤診為脫位，但骨折一般無彈性固定，見圖1-6-3。

鎖骨遠端上凸，應與健側對比。上突不明顯為肩鎖關節半脫位，上突明顯者為全脫位。

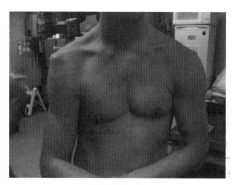

圖 1-6-3

(3) 望腫脹

①肩部腫脹在損傷早期不明顯，肱骨外科頸骨折瘀腫沿皮下表現在上臂前內側，由於肩部肌肉豐厚，肩關節內有中度積液有時亦不易被發現。鎖骨位於皮下，成人發生骨折時腫脹明顯。

②引起肩部急性腫脹常見原因是肩關節化膿性關節炎，病人常伴有全身發熱及肩部疼痛，肩關節被動活動時，疼痛加劇。

③若肩部出現進行性腫脹，伴有疼痛，則應疑及可能有惡性腫瘤，肩部惡性腫瘤以肉瘤居多。

④急性三角肌下滑囊炎，亦易引起肩部腫脹。

(4) 望萎縮

肩部肌肉萎縮是肩部疾病和損傷中最常見的體徵。

①肩袖損傷時，肩外展疼痛，一般有三角肌及岡上肌發生廢用性萎縮。

②如肱骨外科頸骨折或肩關節脫位，亦可由於最終活動度不能完全恢復而導致肩部肌肉萎縮，其程度的輕重因運動限制的程度而定。

③肩凝症（肩周炎）有肩部明顯的肌肉萎縮，是因肩關節運動受限之故。

④肩關節結核亦可造成肩部肌萎縮，肩關節結核病變因呈乾性壞死，臨床上故無腫脹而以肌萎縮現象突出。

⑤腋神經損傷所致三角肌麻痺以及脊髓灰質炎引起的肩部肌肉弛緩性癱瘓，均可有肩部肌肉萎縮的表現。但這種麻痺性肌萎縮被動活動不受限制。此點可與肩凝症之肩部肌肉萎縮相鑑別。

2. 聞診

肩痛而運動無障礙的病人應進行聞診檢查。檢查者用手輕按肩部囑病人主動作肩部各向運動，則可辨別發生響聲的部位和性質。

(1) 彈響聲：

彈響聲位於肩肱關節，其特點是關節運動到一定角度時可出現響聲。有的病人還掌握引起響聲的特殊動作。產生彈響聲的原因很多，主要有以下幾種：

肩袖損傷：該部位損傷合併三角肌下滑囊炎，由於囊內黏連或囊壁增厚，活動時囊壁的摩擦或囊壁皺摺後突然與肩峰撞磨而發生響聲。

肩鎖關節損傷（含脫位，軟骨盤損傷，關節病變）：由於關節面的錯位，不平整或有關節游離體發出的響聲。

肩胛骨下滑囊炎：一般在肩部活動時肩胛骨下有響聲。

三角肌或肱二頭肌短頭的部分纖維增厚，與肱骨結節發生摩擦而產生響聲。

肱二頭肌腱滑脫：病人兩手各持 2.5 公斤重物，兩臂完全舉直並外旋（即握重物的手背向後），檢查者用手指壓在結節間溝上，當病人兩臂向兩側平放到水平位時，可觸及或聞及彈響聲，且局部有銳痛。

(2) 肩關節摩擦音（或摩擦感）：

在肩關節的運動範圍內可觸及或聞及粗糙的摩擦音或摩擦感。多係滑膜增厚或關節軟骨面不平整所致。

(3) 骨擦音：

鎖骨、肩胛骨頸部、肱骨外科頸發生骨折而有移位

時，在作檢查時可聞及骨擦音或骨擦感。

3. 切診

患部切診以觸、摸、比、按、壓、量等方法對局部是否有損傷及其損傷種類和性質能作一定的探知。

(1)摸法：

胸鎖關節、肩鎖關節的局部軟組織較薄。鎖骨位於皮下，能觸及其全長。檢查時應從內側端向外側端摸診。如有骨折，局部腫脹、壓痛明顯。骨擦音一般可捫及。常有外形畸形。小兒皮下脂肪較多，骨折多屬青枝型，家長及小兒有時不能明確提供受傷的體位及姿勢，而且不易發現。醫者可抱抬患兒雙腋下，如患兒哭叫加劇則提示可能有骨折存在。若鎖骨內側端隆起，壓痛並有彈跳感，則提示胸鎖關節脫位。鎖骨外側端向上突起且有彈跳感、壓痛，則提示肩鎖關節脫位。

肩關節脫位時，摸診時肩峰下空虛，在腋下、喙突下或鎖骨下可摸到脫位的肱骨頭且上臂呈輕度外展的彈性固定姿勢。

肩胛骨的內側和外側緣、肩胛岡、肩峰均易摸及，喙突位於肩峰內側方的鎖骨下窩內，亦易摸到，肩胛骨發生骨折時，除有血腫使肩部運動障礙外，局部常有壓痛和骨擦音，肩胛頸部骨折時，由於其部位較深不易摸到。檢查此處骨折，檢查者一手置於患肩進行摸診，另一手輕輕上下推擠，在肱骨、鎖骨無骨折的情況下，若肩關節有異常活動或骨擦音，則提示肩胛骨頸部有骨折存在。

(2)擠壓法

根據肩部壓痛點的部位常能推斷肩部的受傷情況。

肱二頭肌腱炎：肱二頭肌腱由肱骨大小結節間溝，在結節間溝有固定的壓痛點，提示肱二頭肌腱炎或腱鞘炎。外傷時常有岡上肌腱斷裂或肱骨大結節骨折、肱骨外科頸骨折等，亦為肩凝症的主要病因之一。

壓痛點侷限在肱骨大結節尖部，提示岡上肌腱傷，壓痛範圍擴大到大結節外下方則岡下肌、小圓肌亦有損傷，肩袖損傷嚴重時，可在肩峰下觸及一溝狀凹陷。

壓痛點在肩胛岡上角，提示肩胛肌損傷，項背痛在棘突及兩側，一般與長期伏案工作有關，屬慢性勞損。

縱向擠壓叩擊痛：患肢屈肘，檢查者一手壓住患肩部，另一手握住患肢肘部，兩手對向擠壓或叩擊肘部，肱骨上端有疼痛。一般提示可能有骨折發生。

(3)對比法

肩關節脫位，肱骨頭移位在鎖骨下或喙突前，肩峰至肱骨外上髁的距離較健側短。肱骨頭在盂下時，該距離則增長。

(4)特殊檢查法

①搭肩試驗：病人右手搭在左肩上（或左手搭在右肩上），若肘不能貼著胸壁，即為陽性，提示肩關節脫位。復位是否成功，亦可用此法鑑別。

②屈肘抗阻試驗：病人抗阻力屈肘同時前臂抗阻力旋後，肱骨上端前內側發生疼痛，提示肱二頭肌腱腱鞘炎。

(5)運動檢查

肩部運動廣泛，可作外展、內收、前屈、後伸、內旋、外旋等六個方向的運動。上臂向上舉直動作是肩部的

特殊運動。無論上臂由外展或前屈向上舉直，均是這六個方向上的運動的綜合。故上臂能夠完成舉直運動就表明肩部功能基本良好。

其次，肩部還可作以肩關節為中心的環轉運動，此運動可沿冠狀面、矢狀面、橫切面中的任何一面進行。

肩部運動檢查分主動運動和被動運動兩種：

①主動運動：包括外展舉直，內收、前屈、後伸、外旋和內旋。

1) 外展舉直：正常肩肱關節自身最大外展 120°，其餘 60°是由肩胛胸壁關節完成，因此，檢查肩肱關節外展角度時應將肩胛骨固定關節活動。如不能完成 120°外展角度，則表示肩關節活動受限。能造成肩肱關節外展活動受限的常見原因有：肩周炎、肩袖損傷。當肩外展到 60°~90°時常出現疼痛，這是肩袖損傷，特徵（疼痛弧），見圖 1-6-4。

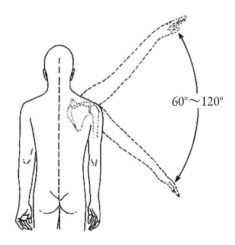

60°～120°

圖 1-6-4

　　岡上肌腱斷裂：外展至 60°（肩胛骨擺動角度）即不能再主動抬起，需外力幫助才能外展至 90°直至舉到180°。

　　2) 內收：正常上臂內收屈肘時，手可摸到對側耳輪。檢查時應將肩胛骨固定。肩周炎患者該動作受限。

　　3) 前屈舉直：進行前屈舉直運動時軀幹應保持挺直，同時應比較雙側舉直時兩臂可與軀幹在同一平面。

　　4) 後伸：正常後伸動作可達 45°左右。

　　5) 外旋：肘部屈曲 90°上臂緊貼體側，上臂外旋運動，正常時兩臂可與軀幹在同一平面。

　　6) 內旋：上臂內旋掌背可放置上胸背（10~12 棘突）處。內旋運動受限時，手背僅能貼放在下胸背或腰部。

　　② 被動活動：主動運動有受限的表現則應檢查被動活動。檢查時用一手固定肩胛骨，另一手則牽動上臂進行外展、內收、前屈、後伸、內旋和外旋活動。

　　1) 外展運動受限：肩關節外展 60°~120°時發生疼痛，而其餘範圍內無痛時，提示岡上肌腱傷。

　　2) 旋轉運動受限：為肩周炎的早期表現。

　　3) 各個方向運動均受限甚至強直，是典型肩周炎的表現。

　　其他各方向運動受限，可因挫傷、扭傷、勞損、骨折、脫位及肱二頭肌腱炎等，結合病史可以鑑別。

二、肘部

（一）局部應用解剖
肘關節由肱骨下端，尺骨上端和橈骨頭構成的肱尺

關節、肱橈關節及上尺橈關節三部分組成一個復合關節。其中肱骨滑車和尺骨半月切跡構成肱尺關節，肱骨小頭和橈骨頭構成肱橈關節，橈骨頭和尺骨構成上尺橈關節。肘關節從整體來看是由肱尺關節為主，主要進行屈伸運動和參與使前臂作旋前旋後運動，見圖 1-6-5。

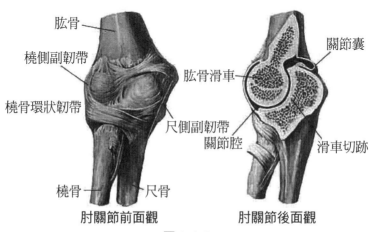

圖 1-6-5

保持肘關節穩定的主要韌帶有橈側副韌帶，尺側副韌帶，橈骨環狀韌帶。關節囊的纖維層在後方薄弱，兩側較強勁，前方有環狀韌帶，此亦關節不易前脫位的解剖原因。

肱骨下端扁平，冠狀窩和鷹嘴窩薄弱，肱骨小頭與肱骨幹之間呈 30°~50°的前傾角，解剖上的特點，說明肱骨髁（兩髁）上部位易發生骨折，此類骨折多見於兒童。

肱骨下端和尺橈上端在生長發育過程中，先後將出現 6~7 個骨化中心，在兒童和青少年肘部損傷時，骨骺分離較多見，常見是肱骨外髁和內上髁骨骺分離。

成人冠狀突較短，故肘關節後脫位機會多。

腕和手的屈肌皆起於肱骨內上髁，伸肌皆起於外上髁，肌肉的強烈的收縮作用即可造成肱骨內上髁或外上髁的撕脫骨折及骨折塊移位。

肘前方有比較堅韌的深筋膜，肘部損傷時，軟組織水腫和血腫可因受肘前方筋膜的約束而壓迫深部的肱動脈引起前臂和手部缺血性攣縮。

肘部正中神經伴行於肱動脈內側，尺神經在肱骨內上髁和鷹嘴間溝中走行，然而經尺側腕屈肌二頭間進入前臂；橈神經位於肱二頭肌腱外側，正處在肱橈肌和肱肌之間的間隙內，肘部骨折或脫位時一定要仔細檢查正中神經，尺神經和橈神經的功能。

肘部主要滑囊有肘後滑囊和三頭肌腱下滑囊。

肘的攜帶角：當肘伸直時，前臂與上臂軸線成向外翻 15°左右的角度，又稱提攜角，當手腫脹範圍包括全肘部，一般提示有骨折或脫位發生。

（二）肘部檢查法

1. 望診

(1)望畸形：

肘急性損傷，其外觀形態呈靴樣畸形，常提示有肱骨髁上骨折，或肘關節後脫位發生。

肘內翻和肘外翻畸形，多係兒童期肱骨髁部遭受外傷或整復欠佳畸形癒合或骨骺遭到破壞而造成發育障礙所致。

橈骨頭骨折，尺骨鷹嘴骨折，肱骨髁間及內外髁骨折均可造成肘部外觀形態的改變。

(2)望腫脹

①局部腫脹，有時不太明顯易被忽視，肘部關節外翻時，橈骨頭與肱骨外髁的碰擊易引起肱橈關節腫脹，臨床上需仔細檢查才能發現尺骨冠狀突前，肘前部亦有輕微腫脹，肱骨內上髁撕脫骨折局部瘀腫明顯，尺骨鷹嘴位於皮下，發生骨折後，局部腫脹亦較明顯。

②軟組織腫脹呈瀰漫性，在肘部急性損傷腫脹範圍包括全肘部，一般提示有骨折或脫位發生。

③關節腫脹：肘關節內積液的早期表現為鷹嘴兩旁正常凹陷由消失變豐滿，關節內積液提示關節有炎症，有膿毒血症的病人中肘關節出現積液提示為化膿性關節炎。肘關節呈梭形慢性腫脹者多屬結核，應加以重視。

(3)望凹陷：

屈肘鷹嘴處凹陷，提示鷹嘴骨折，肱三頭肌有凹陷者提示肱三頭肌腱斷裂或撕脫骨折。

2. 聞診

肘部急性損傷，在檢查可聞及骨擦音或低鈍骨音，根據其產生部位常提示該部有骨折或骨骺分離。

骨擦音發生在肘內側，多係肱骨內上髁骨折，發生在外側提示肱骨外上髁或外髁骨折。發生在肱骨下端提示髁上骨折，如聲音低鈍及有彈跳感多係肱骨遠端骨骺分離。

3. 切診

(1)摸法

①摸肘後三角：肘後三角是指肱骨內外上髁與尺骨鷹嘴三點關節。屈肘時，三點呈等腰三角形。肘關節伸直時，三點在一條直線上。肱關節後脫位時，鷹嘴突向後上

方移位，三點關係破壞，肱骨髁上骨折三點關係不變。故肘後三角可判別肘部肱骨髁上有移位的骨折（伸直型）和肘關節後脫位，見圖 1-6-6。

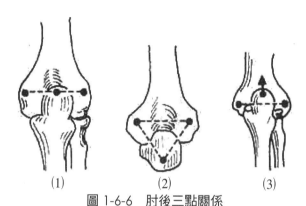

(1)　　　　　　(2)　　　　　　(3)

圖 1-6-6　肘後三點關係

(1)正常伸直位 (2)正常屈曲位 (1)脫位後三點不在一線上

②摸局部腫塊：根據腫塊的部位、硬度及活動可以判別腫塊性質。鷹嘴突部囊性腫塊多係鷹嘴滑囊炎，肘後部可觸摸到硬性活動小塊，多係關節游離體，該游離體如嵌入關節之間，可引起關節伸屈功能的暫時障礙。肘前肌肉內有大小不一的硬塊，如有肘部受傷血腫史，應考慮多係骨化性肌炎。

(2)擠壓法

根據壓痛點的性質及位置可以瞭解病變部位性質。一般認為，屬於關節病變所引起的壓痛範圍較廣泛，而損傷所引起的壓痛較侷限。

肱骨外側壓痛明顯且侷限於肱骨外上髁或肱橈關節間提示肱骨外上髁炎，肘關節創傷性滑膜炎壓痛點在肘後關節間隙，肘內外側副韌帶傷壓痛侷限於韌帶部，肱三頭

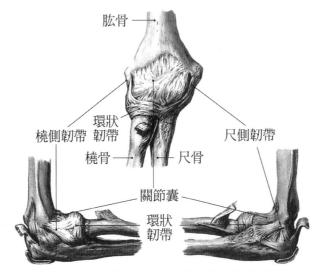

肱骨

環狀
韌帶

橈側韌帶

橈骨   尺骨

尺側韌帶

關節囊

環狀
韌帶

圖 1-6-7　肘部的骨、韌帶和附帶結構前面

肌腱下止點處壓痛可能是鷹嘴骨折或肌腱止點撕傷及滑囊炎，見圖 1-6-7。

(3)對比法

患肘腫脹半屈狀與健肢相比，前後徑加大後突，前臂短縮，一般是肱骨髁上骨折或肘關節後脫位。

(4)運動檢查

①主動運動

1) 肘關節伸屈運動受限一般屬損傷性後遺症，包括肘部軟組織損傷，骨折後復位不良等。未恢復其正常生理解剖結構關係，肘周圍韌帶關節囊因血腫機化黏連等。

肘關節強直性屈曲位畸形多因化膿性關節炎或類風濕性關節炎所致。

2) 肘旋轉前臂運動受限，提示有橈骨小頭骨折或橈

骨頸骨折（排除前臂骨折及尺橈下關節病變的因素）。

新生兒前臂不能主動和被動旋轉，提示可能為上尺橈關節先天性融合所致。

小兒肘部遭牽拉後發生運動障礙，患兒將患肢垂直於身旁，患肢呈旋前姿勢，拒絕牽拉及旋轉運動，考慮多係小兒橈骨小頭半脫位。臨床診斷只能依靠病史及體徵，X線檢查呈陰性。

3) 伸直運動障礙：鷹嘴骨折伴肱三頭肌腱擴張部破裂時，主動伸直運動受限。檢查方法：囑病人將兩上肢外展並內旋，患側前臂即垂落。

②被動運動

1) 肘部外傷性滑膜炎、骨關節病、關節鼠或脫臼後關節囊鈣化及因軟組織不同程度的增生或黏連易造成肘關節被動屈伸受一定限制。

2) 肱骨外上髁炎（網球肘）：患肘屈曲，屈腕屈指，前臂旋前，被動使肘緩緩伸直，如肱骨外髁出現疼痛者為陽性。

3) 側方運動：肘關節在完全伸直時，內外側副韌帶緊張故無側方運動，如果檢查時出現側方活動為異常，常提示有側副韌帶破裂，外髁骨折，內上髁骨折或橈骨小頭骨折。檢查方法是肘關節完全伸直，檢查者一手握住其上臂，另一手握其前臂作外展和內收運動。

三、腕和手部

（一）局部應用解剖

腕和手是人類肢體最靈活精巧的部位。

尺橈骨遠端關節由尺骨小頭的環狀關節面、橈骨的尺骨切跡以及尺骨小頭的遠端尺骨頭與三角骨間的三角纖維軟骨盤，軟骨盤外接橈骨關節軟骨面，內接尺骨莖突，掌背側與掌背側韌帶相接。這些組織共同構成下尺橈關節，見圖1-6-8。

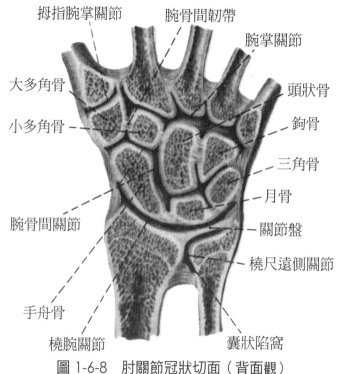

拇指腕掌關節　　　腕骨間韌帶　　腕掌關節

大多角骨　　　　　　　　　　　　頭狀骨

小多角骨　　　　　　　　　　　　鉤骨

　　　　　　　　　　　　　　　　三角骨

　　　　　　　　　　　　　　　　月骨

腕骨間關節　　　　　　　　　　　關節盤

　　　　　　　　　　　　　　　　橈尺遠側關節

手舟骨

橈腕關節　　　　　　　　　　　　囊狀陷窩

圖 1-6-8　肘關節冠狀切面（背面觀）

　　手關節包括橈腕關節、腕橫關節、腕掌關節、掌指關節、指間關節。由橈骨下面和關節盤下面構成關節窩。正常橈骨的下端向掌側傾斜 10°~15°，向尺側傾斜 20°~25°，因此橈骨莖突比尺骨莖突下 1~1.5cm，同時屈和收範圍分

別大於伸和展，當橈骨下端骨折時，不但橈骨下端關節面的角度改變，背側的腱溝也會發生移位、扭曲，故復位不良易造成腕及手指的功能障礙。

腕骨由 8 個小骨分列兩排拼成，腕橫關節近側由橈側至尺側的順序分別是：舟狀骨、月狀骨、三角骨、豌豆骨；遠排由橈側至尺側的順序是：大多角骨、小多角骨、頭狀骨、鉤骨。

腕骨遠排遠端與五個掌骨構成掌腕關節。

掌骨遠端（除拇指兩節外）各有指骨三節，分別構成掌指關節和指間關節。

以腕和掌指的運動為基礎，按功能類別將肌肉分別歸為以下四種。

1. 前臂旋轉運動肌肉

(1)旋前：旋前圓肌、旋前方肌、橈側腕屈肌、掌長肌。

(2)旋後：肱二頭肌、旋後肌、肱橈肌。

2. 腕關節運動肌肉

(1)背伸：橈側腕長伸肌、橈側腕短伸肌、尺側腕伸肌、指總伸肌等。

(2)掌屈：橈側腕屈肌、尺側腕屈肌、拇長展肌、指淺屈肌、指深屈肌、掌長肌。

(3)橈偏：橈側腕屈肌和橈側腕長、短伸肌配合。

(4)尺偏：尺側腕屈肌和尺側腕伸肌配合。

3. 拇指的運動肌肉。

(1)拇指內收：拇收肌、拇長伸肌、拇指對掌肌，指長屈肌、拇短屈肌。

(2)拇指外展：

①橈側外展：拇長展肌、拇短伸肌。

②掌側外展：拇短展肌、拇短屈肌、拇長展肌、拇指對掌肌。

拇指掌指關節伸屈：

1) 伸：拇短伸肌、拇長伸肌。

2) 屈：拇短屈肌、拇長屈肌、拇短展肌、拇收肌。

拇指指間關節伸屈

1) 伸：拇長伸肌、拇短展肌、擇短伸肌、拇收肌。

2) 屈：拇長屈肌。

拇指對掌：拇指對掌肌、小指對掌肌、拇短屈肌、拇短屈肌尺側頭、拇短展肌、拇長屈肌、小指短屈肌、掌長肌、拇長展肌。

4. 手指運動肌肉

①手指內收：掌側骨間肌、指深屈肌、指淺屈肌。

②手指外展：背側骨間肌、小指展肌、蚓狀肌、指總伸肌。

掌指關節伸屈：

1) 伸：指總伸肌、食指固有伸肌、小指固有伸肌。

2) 屈：骨間肌、蚓狀肌、指淺屈肌、指深屈肌。

手指近節指間關節伸屈

1) 伸：骨間肌、蚓狀肌、指總伸肌。

2) 屈：指淺屈肌、指深屈肌。

手指遠節指間關節伸屈

1) 伸：骨間肌、蚓狀肌、指總伸肌。

2) 屈：指深屈肌。

手部肌腱止點特點：伸指肌腱於手指處分為三束，中間腱束止於中節指骨基底背側，主近節指間關節和中節指間關節伸展運動，兩側腱束止於末節指骨基底背側，主遠節指間關節伸直運動。

屈指淺肌腱止於中節指骨基底掌側，主近側指間關節屈曲功能。屈指深肌止於末節指骨基底掌側，主遠側指間關節屈功能。

伸拇長肌止於拇指末節基底部背側，伸拇短可止於拇指末節基底背側，伸拇短肌止於近節指骨基底背側。此兩肌腱在腕橈側形成「鼻煙窩」的兩側，此處是腕舟骨骨折時特異壓痛點和腫脹區。

背側：背側及掌側骨間肌分別主指的外展和內收，皆由尺道神經支配。

（二）腕和手的檢查法

1. 望診

(1) 望畸形

①橈骨下端骨折，骨折遠端向背側移位呈餐叉樣畸形，向橈側移位呈刺刀樣畸形。

②爪形手，畸形特徵是掌指關節過伸、指間關節屈曲，形成鳥爪樣。常見原因有尺神經損傷，正中神經和尺神經聯合損傷，臂叢神經損傷，脊髓空洞症，進行性肌萎縮，手背缺血性肌攣縮及掌骨骨折等，見圖1-6-9。

③猿手：手部有兩個橫弓，一個在掌骨頭處，另一個在遠排腕骨處。主要由大魚際肌群和小魚際肌群來維維。在正常情況下，掌心是凹陷的，當正中神經和尺神經聯合損傷時，兩橫弓消失，掌心變為扁平，狀如猿手，故

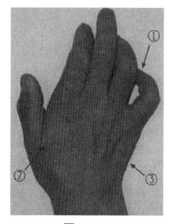

圖 1-6-9

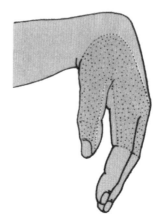

圖 1-6-10

名「猿手」，因手掌扁平，亦叫扁平手。

④鵝掌畸形：畸形表現為掌指關節屈曲，近側指關節過伸，遠側指關節屈曲或伸直，嚴重著，拇指還處於掌側內收位。鵝掌畸形是因手內部肌肉攣縮。引起攣縮的病因較多，常見的有：前臂和手的嚴重創傷或燒傷、類風濕性關節炎，大腦性癱瘓，臂叢神經損傷以及麻風病等。

⑤垂腕：橈神經麻痺，伸腕伸指肌麻痺，致腕不能背伸，腕被動背伸時指不能伸直。個別病例可因前臂背側伸肌群傷斷所致，見圖 1-6-10。

(2) 望腫脹

①腕關節腫脹：急性損傷，關節腫脹呈瀰漫性，受傷部位有明顯壓痛。腕關節內腫時為橫形腫脹。伸指長肌腱鞘腫脹，局部呈縱形腫脹。在手背中央，腕的背側侷限性圓形腫脹腱鞘囊腫，早期囊腫內質地柔和，後期質地較硬。腕舟骨骨折時只在鼻煙窩凹處有輕度腫脹，結合壓痛

可確診。類風濕性關節炎呈多發性、對稱性，急性發作時，關節呈梭形腫脹，晚期關節發生畸形和強直；腕關節結核，多為單發，關節呈梭形腫脹，以腕背明顯，晚期可形成竇道。

腕背正中腫脹亦可由月骨缺血性壞死或軟組織損傷所致。

腕背尺側及腕尺側腫脹，該處腫脹伴壓痛，多係腕尺側副韌帶損傷或腕三角軟骨損傷。

②指及指間關節腫脹

指骨外傷性腫脹，多係指骨骨折所致。

指間關節梭形腫脹，如單發性，一般急性損傷為扭傷或骨折或指間關節側副韌帶損傷（如關節能一側過度活動，則提示側副韌帶斷裂）。呈慢性者多係結核，呈多發性應考慮為類風濕性關節炎。

(3)望萎縮

①整個前臂肌群萎縮：

輕度萎縮係廢用性，重度萎縮多係臂叢神經損傷，或上臂正中神經、尺神經、橈神經聯合損傷。

②前臂屈肌群萎縮：

肌肉萎縮限於尺側，提示尺神經或正中神經可能有損傷。若僅限於橈側，提示橈神經可能有挫傷；若整個前臂屈曲肌萎縮且質地較硬，多係前臂缺血性攣縮所致。

③大魚際肌群萎縮：

輕度萎縮一般是腕管綜合徵或頸椎病的一種表現；嚴重萎縮常由於正中神經麻痺，個別係魚際肌群本身的損傷所致。

④小魚際肌群萎縮：

小魚際肌群萎縮，一般提示尺神經有損傷或肘管綜合徵、頸肋、臂叢神經、血管受壓征波及尺神經所致。

2. 聞診

(1)前臂捻發音：

拇長展肌和拇短伸肌位於前臂遠端橈側、背側，並斜越橈側腕伸肌，當發生損傷性炎症（橈側伸腕肌腱周圍炎）時，除該肌腹有腫脹和壓痛外，常可在屈伸腕關節時，於前臂遠端背面產生捻發音。

檢查捻發音的方法：用手握住前臂遠端，指腹緊貼患腕背側，囑患者伸屈腕關節時，即可感覺和聞及。

(2)手指彈響聲：

彈響是由手指屈曲時，肌腱由狹窄的腱鞘管產生的，以伸指時多見。

檢查彈響的方法：檢查者的拇指置於患指掌指關節屈面，其他各指置於背面，囑患者作屈伸運動時，即能清楚地感到和聞及彈響聲，見圖 1-6-11。彈響是屈指肌腱鞘

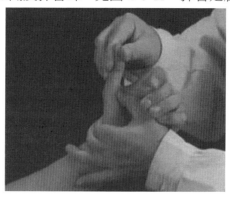

圖 1-6-11

炎的特有徵象，故又名彈響指或扳機指。

彈響亦可發生在 3～4 歲兒童中的拇指，患者不能主動伸直，被動伸直時即產生彈響，主要是拇長屈肌腱侷限性增生或腱鞘狹窄所致，應屬先天性狹窄性腱鞘炎。

(3)腕部響聲：

當前臂旋轉時下尺橈關節有響聲產生或按壓尺骨小頭時在尺側聽到或感到有響聲產生，多為三角軟骨損傷。

橈骨下端骨折或掌、指骨骨折在檢查中均可聞及骨擦音或骨擦感。

3. 切診

(1)腕關節壓痛：

全腕關節壓痛，為關節炎，根據病史、症狀可分為創傷性，類風濕性或結核性三類：

①鼻煙窩壓痛：鼻煙窩有明顯的壓痛及腫脹，一般是舟骨骨折。檢查鼻煙窩壓痛時患手拇指及舟骨結節部應處於掌側外展位，以排除因加壓引起橈神經分支所產生疼痛。

②腕背正中壓痛：壓痛侷限於腕背正中且伴侷限性腫脹時，提示腕月骨缺血性壞死。

③腕尺側壓痛：壓痛在下尺橈關節前後及尺骨小頭周圍，提示腕三角軟骨損傷，腕尺側副韌帶損傷，下尺橈關節半脫位。

④腕三角軟骨盤損傷：臨床上易與下尺橈關節半脫位症狀相似，用三角軟骨擠壓試驗鑑別。

檢查方法：檢查者一手握住前臂下端，另一手握住患手，使腕關節掌屈尺偏，再以患手不斷向尺骨小頭擠

壓，若腕尺側產生疼痛即提示為陽性。

⑤腕尺側副韌帶損傷：壓痛點主要在腕尺側正中，腕關節向橈側偏斜時疼痛加劇。

⑥下尺橈關節半脫位：尺骨小頭觸診時有彈跳感，且下尺橈關節周圍壓痛明顯。

(2)橈骨莖突部壓痛

壓痛侷限於橈骨莖突部位，提示拇短伸肌，拇長展肌腱鞘炎。檢查方法：囑患者拇指屈於掌心內，餘四指握住，主動或被動向尺側偏傾，橈骨莖突處出現疼痛，提示陽性。本方法又稱橈骨莖突腱鞘炎試驗。

(3)腕橈側隆起處壓痛：

此隆起包括舟骨結節和大多角骨結節，為拇短展肌和拇指對掌肌的起點。此處易發生侷限性腫脹、疼痛、壓痛，提示肌起點有撕裂傷，挫傷或滑囊有炎症存在。

(4)掌指關節掌面壓疼：

指屈指肌腱腱鞘炎。此處壓痛明顯，有時可觸及硬結（增厚的鞘副韌帶），不隨肌腱活動。患指伸屈時更易觸及硬結。

(5)指間關節壓痛：

指間關節側方有壓痛及腫脹時，提示側副韌帶損傷或關節附近有骨折存在，若關節四周均有壓痛，表示整個關節受傷或關節炎（多屬類風濕型）。

(6)縱向擠壓痛：

握住手指，向腕部縱向擠壓推頂，第一、二指腕部疼痛者為舟骨骨折，第三、四指腕部疼痛者為月狀骨缺血性壞死（軟骨炎），掌指骨處痛者為掌骨或指骨骨折。

(7)腕關節對比測量法：

正常腕關節伸和屈均可達 50°左右，兩腕的伸屈活動範圍可用對比測量的方法：先將兩手手指及兩掌相對接觸，兩腕充分背伸而測量其角度進行對比，然後再使兩手手背靠攏，雙腕充分屈曲而測量對比，如果一側活動受限可測出，造成腕部活動受限的原因有腕部及周圍的骨折、脫位、韌帶等的損傷所致。

(8)運動檢查法

①腕部下尺橈關節參與前臂旋轉運動。前臂旋轉運動除需正常的肌肉及其神經支配外，還需正常的上、下尺橈關節和尺橈骨幹、主動運動和被動運動有障礙，表示骨與關節有病變，如上、下尺橈關節病變或尺橈骨幹骨折畸形癒合等。僅主動運動障礙、被動運動良好時，表示神經和肌肉病變。例如：臂叢神經損傷，上臂正中神經損傷等。

②腕關節運動：正常人腕關節運動範圍：背伸 35°～60°，掌屈 50°～60°（被動掌屈背伸可達 90°），橈偏 25°～30°，尺偏 30°～40°。

正常的腕關節運動除需正常的肌肉及神經支配外，還需正常的腕關節。包括橈腕關節、腕橫關節、腕掌關節和下尺橈關節，以橈關節和腕橫關節為主。

腕關節主動和被動運動出現障礙者，表示骨與關節病變或軟組織黏連攣縮。

1) 骨與關節病變

外傷性：腕部骨折或脫位、關節囊攣縮、強直、創傷性關節炎以及月骨無菌性壞死。

炎症性：如結核及化膿性感染、類風濕性關節炎等。

2) 軟組織黏連或攣縮：如皮膚疤痕攣縮，肌腱黏連或攣縮。主動運動障礙，被動運動良好時，表示肌肉或神經有病變。常見病因有：上臂橈神經損傷、臂叢神經損傷、上臂正中神經與尺神經聯合損傷以及脊髓前角灰質炎後遺症等。

③拇指對掌及手指指間關節的屈伸運動有賴相關肌肉及支配神經的正常，尚需各掌指、指間關節及諸骨正常，其中某一器官發生病變均可造成相關部位的功能障礙。

一般主動運動和被動運動同時發生障礙多係相關骨與關節發生病變，或骨折、脫位，或肌腱關節囊黏連攣縮或係骨病所致，如結核、類風濕性關節炎等。

如僅主動運動障礙，被動運動良好時，則表示相關肌肉或神經發生病變。如肌腱斷裂或臂叢神經、正中神經、橈神經、尺神經損傷或麻痺所致。結合臨床檢查，病史分析和解剖部位不難作出診斷。

第七節　下肢檢查法

一、髖部

（一）局部應用解剖

髖關節是下肢諸關節中最重要的關節，靜態時承受體重，動態時確保穩定。

髖關節是全身最大的杵臼關節，由髖臼和股骨頭構成，可在矢狀、冠狀、橫切三個面上進行運動。雖然與肩

關節同屬三軸向關節，但由於功能上要求不同，故構造上差異較大。在保持關節的穩定性方面，遠比肩關節強，如股骨頭深陷在髖臼內，關節周圍韌帶裝置強壯有力，此點就限制了髖關節活動不如肩關節靈活。

關節囊緊張而堅韌，上方附著於髖臼及髖橫韌帶，下方在前面到達粗隆間線及大粗隆根部，後面附著在股骨頸後方，股骨頸下外側不包在關節囊內，故股骨頸骨折有囊內和囊外之分。關節囊韌帶纖維多縱行走向，以前上方較堅厚，有阻止直立時股骨向前方移動的作用；後下方薄弱，股骨頭有時可從後下部脫出，故髖關節以後脫位多見。頸部關節囊深層纖維呈環形增厚為輪匝帶，能約束股骨頭向外脫出。

增強髖關節囊的韌帶有：

1. 髂股囊韌帶

位於關節囊下方，起於恥骨上支，斜往下外與關節前面外下方止於粗隆間線（又稱 Y 型韌帶），主要作用是防止大腿過度後伸。

2. 恥骨囊韌帶

位於關節囊下方，起於恥骨上支，斜往下與關節囊相融合，此韌帶限制大腿外展及外旋運動。

3. 坐骨囊韌帶

與關節囊密切融合故不明顯，起於坐骨體斜往上外，止於大粗隆根部，有限制大腿內旋的作用。

4. 髖臼橫韌帶

位於關節囊內，通過髖臼切跡並圍成一孔，供血管、神經通過。

5. 股骨頭韌帶

為關節囊內三角形纖維帶，起自髖臼橫韌帶，止於股骨頭小凹，為滑膜纖維囊，內有血管通過，此韌帶在髖關節半屈曲後內收時緊張，外展時鬆弛。

髖關節可作三軸向的屈伸，收展，內、外旋等運動，但活動度有限。在屈膝時，屈髖可達 114°，伸膝時則只能達 80°左右。伸髖時因受髂股韌帶限制僅達 32°。內收外展運動範圍為 45°，屈髖：時可增加，旋內、旋外運動範圍約 40°～50°，其中旋外運動大於旋內，髖關節尚可作環轉運動。

股骨頸與幹之間成角男 135°，女 127°，謂頸幹角，該角度減小為髖內翻，增大為髖外翻，股骨頸與體之間有一前傾角約 12°～15°，前述角度在治療時應充分注意，見圖 1-7-1。

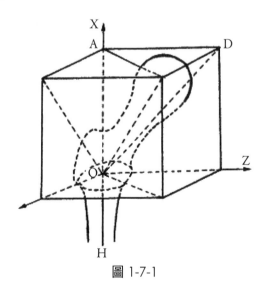

圖 1-7-1

（二）髖部檢查法

髖部檢查時，除髖部損傷致不能站立或行走的病人外，一般應首先觀察病人步態，許多髖部疾患，常表現出步態異常。

檢查時應注意室溫，病人應儘量暴露被檢部位，以便明確瞭解脊柱、骨盆、下肢的實際情況。由於髖關節位置較深，周圍肌肉韌帶組織豐厚，望診和切診時尚需借助一些間接體徵以判斷其病情。

一般髖部應採取立位或臥位兩種檢查體位。

1. 望診

(1)望步態（站立動態位）

①跛行

絕大多數跛行主要原因是髖關節病變所致。主要分為疼痛性跛行和關節強直性跛行。

1) 兒童急性疼痛性跛行

係髖關節結核或髖關節滑膜炎或髖部急性扭挫傷，少數可能為股骨頭骨軟骨炎。

2) 成年人逐漸發生的疼痛性跛行

多係髖關節退行性改變如骨關節炎等。病人行走時一般髖膝稍屈曲，患肢輕落慎放並迅速抬起更換健肢負重，故步態不穩。

3) 關節感染致髖關節肌肉攣縮或者周圍軟組織黏連致髖關節強直，造成跨步動作受限而發生跛行。

此類患者走路時，身體側轉移動，有患側髖部呈整塊向前運動的趨向，如同時有髖關節屈曲畸形，走路時有突臀和重心上下移動等現象。

4) 臀肌麻痺性跛行

由先髖脫位、髖內翻、陳舊性股骨頸骨折等所致。臀中肌和臀小肌麻痺以及由於其他原因引起臀肌作用力的減弱而發生跛行，走路時兩側搖擺。

②鴨步步態

多係先天性雙髖脫位，走路時形如鴨步。

③剪刀步態

多見於腦性癱瘓病人，因雙側股內收肌群痙攣，大腿處於內收屈曲和內旋姿勢，故行走時兩腿呈交叉姿勢。

④臀大肌究全麻痺的病人，走路時多用手按壓臀部，患腿邁步持重時，手用力向前抬送患髖，身體呈反弓形，然後再邁健肢。

(2)望姿勢（仰臥位）

髖部損傷病人，觀察其傷肢姿勢，一般能比較正確地判斷損傷性質。

①髖關節脫位

不同方向，關節脫位，下肢的姿勢：亦不同。

1) 後脫位

髖關節以此類脫位多見，其解剖上的結構特點如前述。髖關節屈曲，傷肢呈內收內旋位短縮畸形，傷肢膝部緊靠健肢大腿，稱黏膝徵陽性，此為髖關節後脫位之重要體徵，見圖 1-7-2。

2) 前脫位

髖關節屈曲，傷肢呈外展外旋位，較健肢增長，黏膝徵陰性。故黏膝徵可鑑別髖關節前後脫位。

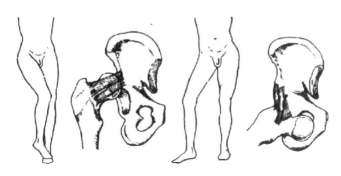

圖 1-7-2

②股骨頸及粗隆間骨折

老年人髖部受傷後，傷肢呈外旋畸形，常為股骨頸或粗縫間骨折，外旋程度因部位和損傷程度不同而異，無移位的粗隆間骨折和嵌入型股骨頸骨折一般無外旋畸形。

(3)望畸形（站立位）

①髖關節屈曲畸形：

病員站立時，腰椎呈前突畸形或足尖著地。囑病員屈曲髖部，前突畸形即消失。如病員脊柱已強直，病人要站立則只有靠足尖著地，多見於骨關節炎所致關節強直或髖關節脫位、雙側髖關節先天性脫位等。

②髖關節內收畸形：

髖關節後脫位，患側骨盆升高，脊柱側突。

③髖關節外展畸形：

髖關節前脫位，骨盆向患側傾斜，故傷肢較長，脊柱側突。

④短縮畸形：

髖關節後脫位或有移位的股骨頸骨折及粗隆間骨折。

⑤髖關節負重功能試驗（Trendefenhurg 屈倫登堡氏徵）：

病員用傷肢站立，健肢抬起，健側臀皺襞下降或不動（正常應為上升）為陽性。引起該試驗陽性的疾病有：股骨頸骨折、髖內翻（頸幹角減小）、臀中肌麻痺、股骨頭骨垢滑脫等，見圖 1-7-3。

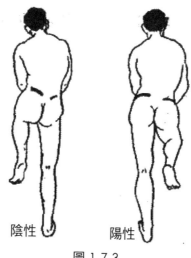

陰性　　　　陽性

圖 1-7-3

(4)望腫脹瘀斑

髖關節較深，一般股骨頸骨折腫脹不明顯，粗隆間骨折腫脹明顯，有瘀斑浸於皮下。

2.聞診

(1)彈響髖，髖部運動時能聞及或感到有彈響，響聲清脆多係關節面不平整所致，響聲低濁可能是髂脛束與大粗隆間摩擦所致。

(2)股骨粗隆間骨折可聞及骨擦音。

3. 切診

(1) 摸法

髖部周圍軟組織柔韌性和彈性的改變，提示不同病變。軟組織柔韌性增加，提示關節周圍炎症病變，彈性增加提示有關節積液。

兒童髖關節炎以結核性為多見，其次為滑膜炎，摸診時其軟組織與健側有一定差異。急性化膿感染者，一定有髖關節刺激症狀，一般以髖部彈性感來確定有無關節積液，必要時可作關節穿刺證實。

髖部軟組織的柔韌性與彈性的正常與否應與健側對照觸診更為明確。

(2) 壓痛法

髖部骨折、脫臼後傷部壓痛明顯，有移位的骨折及脫位畸形特徵亦十分顯著，臨床不難辨別。

縱向叩擊痛：囑患肢伸直，檢查者一手用掌微抬起傷肢足跟，另一手叩擊足底，如髖關節有病變和無移位的股骨頸，粗隆間骨折均可出現疼痛。

大粗隆部壓痛，局部滑囊增厚，提示大粗隆滑囊炎。

小粗隆部壓痛，屈髖外旋位時明顯，提示髂腰肌在小粗隆部的末端病變。

(3) 對比法

① 測量大腿周徑，瞭解有無肌萎縮。被測量健患兩側要在對稱體位，如以臀皺襞為標準或以髂前上棘下12～15 公分的水平周徑為準均可，兩下肢對比即可瞭解有無萎縮及其程度。

② 楊氏內踝對比試驗。病人仰臥，雙下肢放鬆伸直

中立位，檢查者雙手握住病人雙足微用力讓雙足內踝併攏對比。雙踝尖相對平齊為正常。患肢較健肢增長 1～2公分（少數呈短縮）為異常，提示髖關節半脫位。

③測量下肢長度。從髂前上棘開始，下至內踝高點，測量時雙下肢仍必須放在對稱的位置。如髖關節屈曲畸形時，測量可下至膝關節外側關節間隙或股骨外髁尖部。

④雙側髂前上棘大粗隆連線（Schoemarker 氏線）。兩側股骨大粗隆與髂前上棘連線向腹壁延長線相交，正常應相交於臍上或腹中線，如有股骨頸骨折或髖關節脫位，患側大粗隆則上移，兩線相交於健側腹壁。

⑤髂前上棘與坐骨結節連線（Nelaton 氏線）。由髂前上棘（相當於鼠蹊韌帶止點處）至坐骨結節（相當於臀皺襞部）作一連線，正常情況下，當髖關節屈曲 135°時，此連線應經過大粗隆最高點。若大粗隆頂端高出此線，則提示有髖關節脫位、股骨頸骨折、股骨頭骨垢滑脫、先天性髖關節脫位等。

⑥髂隆三角（Bryant 氏三角）。患者仰臥位，先取髂前上棘與股骨大粗隆頂點連線 AB，再由髂前上棘 A 作一直線垂直於檢查床面和過大粗隆頂點 B 作直線垂直相交於該線的 C 點。

比較肢體左右 BC 線段的長度，即可看出大粗隆是否有上移，上移時 BC 線變短。此法宜用於股骨頸骨折。

(4)特殊檢查

①套疊試驗。凡大粗隆上移病人，除髖部急性損傷外，均應作套疊試驗檢查。檢查方法：檢查者一手固定骨盆，另一手握住病人大腿作來回推拉動作，如大粗隆隨推

拉而上下移動為套疊試驗陽性。本檢查有助於發現先天性髖關節脫位,亦可作髖關節穩定性的測試方法。

②「4」字試驗:本試驗包括髖關節屈曲,外展,外旋三種運動,對髖關節疾病診斷有重要價值。

方法如下:病人平臥於檢查床上屈曲患肢:將外踝放置在健側肢體髕骨上方,檢查者用手下壓患側膝部,若髖部出現疼痛而使膝部不能觸及床面即為陽性。因本試驗受個體差異影響,故應作雙側對比檢查,兩側方法標準應一致,方具有臨床意義,見圖 1-7-4。

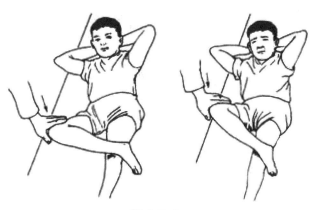

圖 1-7-4

(5)運動檢查法:

在檢查髖關節運動時,必須注意防止骨盆參與運動,即應注意使骨盆固定不動。神經損傷或小兒麻痺患者應先作自我運動檢查外,一般均可直接作被動運動檢查。

①內外旋運動

髖關節有病,首先是旋轉運動(尤其是內旋)受限和發生疼痛。本檢查對確定關節是否正常有重要臨床意

義。

　　病人雙下肢自然伸直，肌肉放鬆，檢查者用手掌在大腿上內外滾動，如引起疼痛，則其他方法檢查應謹慎。

　　如髖關節攣縮不能伸直，可將髖膝均屈曲至 90°，以小腿作槓桿而行內外旋檢查。

　　髖關節結核、骨關節炎、化膿性關節炎、類風濕性關節炎等均可使內外旋運動受限，先天性髖關節脫位和陳舊性外傷後脫位則可內旋範圍增大而外展受限。

　　②內收和外展

　　病人雙下肢自然伸直，檢查者站於檢查床頭以雙手分別握住患者兩足跟，使兩腿充分交叉，觀察兩髖內收度；再將兩腿充分分開，觀察兩髖外翻度。

　　髖內翻、髖關節後脫位及炎性疾患時外展均受限制。

　　髂脛束攣縮時，髖內收受限。

　　③屈曲和伸直

　　1) 屈曲運動：先將患肢膝關節屈曲，然後將膝部推向前胸部，儘量使髖關節屈曲，正常時膝部可貼緊前胸部。

　　2) 伸直運動：檢查患側伸直運動時，先將健側髖部完全屈曲，假如此時患髖下肢不能伸直而呈屈曲狀則為陽性，又稱托馬斯氏徵陽性（Thomas 氏徵），提示患側髖關節屈曲畸形。

二、膝部

（一）局部應用解剖

膝關節是人體最複雜的關節，由股骨內外側髁、脛

骨內外側髁和髕骨連接而組成。由於內外半月板的存在使關節分化成股—半月板、半月板—脛、股—髕三組連接，三者被包裹在同一關節腔內。膝關節承載體重，股脛兩骨相對關節面在全身諸關節中最大，兩側有強大的韌帶制約以增強其穩定性。

膝關節位置表淺，有利於進行各項檢查。多發性關節炎如果累及膝關節即能借助膝部的體徵來推斷其他關節的情況。

髕骨對伸膝運動有增強機械效能的作用，在治療髕骨損傷時，保持髕骨關節面的平整對該功能有重要作用。

對膝關節半月板軟骨的損傷和機理研究，一般認為與膝關節在伸屈運動時相對小腿內外旋動作不協調的關係密切。當下肢負重時，膝關節處於一定屈曲位置之下，若驟然扭轉和伸直，則易造成半月軟骨頓傷。我國外側半月板比內側半月板的發病率高，與國人外側半月板多係盤狀結構有關。

膝關節的穩定主要靠韌帶和肌肉。

脛側副韌帶：為膝關節最重要的韌帶，其深層纖維與關節囊融合，部分與半月板相連，故脛側副韌帶破裂時，常伴內側半月板邊緣撕裂，嚴重時還可合併前交叉韌帶傷，臨床上稱「膝部三聯傷」，見圖 1-7-5。

前後十字交叉韌帶：其走向為後十字韌帶由外上向內下，前十字韌帶為內上向外下。前十字韌帶防止脛骨向前錯動，後十字韌帶防止脛骨向後移動。

膝外側副韌帶、半月板均有保持關節穩定或緩衝股脛兩關節端衝擊力的作用，見圖 1-7-6。

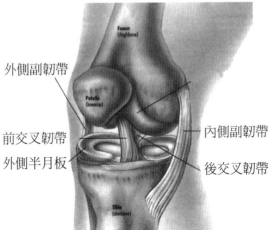

外側副韌帶

前交叉韌帶

外側半月板

內側副韌帶

後交叉韌帶

圖 1-7-5

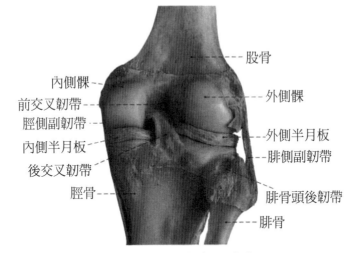

股骨

內側髁

前交叉韌帶

脛側副韌帶

內側半月板

後交叉韌帶

脛骨

外側髁

外側半月板

腓側副韌帶

腓骨頭後韌帶

腓骨

圖 1-5-1　胸廓（前面觀）

　　膝關節肌肉按其功能有屈伸、內外旋肌，其中以伸肌最為重要。伸肌由股直肌，股內側肌，股外側肌，股中間肌合成為股四頭肌，其肌力約為屈肌的三倍，司伸膝運

動，對膝關節穩定性有重要作用，膝關節韌帶損傷患者，只要股四頭肌強壯有力，則可彌補受傷韌帶的功能。股四頭肌中尤其以股內側肌重要，因伸直膝最後 10°～15°活動由它完成，如股內側肌無力則膝關節不能主動伸直，下樓梯動作即感不適。

膝關節周圍肌肉附著點大多有滑囊，常因損傷而出現積液，熟悉它們的解剖對於明確診斷具有重要的臨床意義，常見的髕滑囊炎有：髕前滑囊炎、髕上滑囊炎、髕下滑囊炎、脛前淺滑囊炎等，見圖 1-7-7。

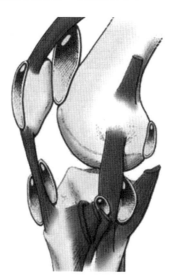

圖 1-7-7

膝關節周圍肌肉多，韌帶多，滑囊多，故經曰「膝為筋之府。」

（二）膝部檢查法

檢查時，病人應脫去長褲，只穿短褲，以便雙膝對

比，仔細檢查。

1. 望診

(1) 望畸形

患者站立，兩腿靠攏。正常人髂前上棘與第一趾蹼間連線經過髕骨內緣，兩膝及兩踝同時可併攏。膝內翻，又稱「O 型腿」，兩踝併攏兩膝分開，幼兒期有輕度生理性內翻，3～4 歲以後內翻逐漸消失。膝外翻又稱「X 型腿」，兩膝併攏而兩內踝分開，成人女性可有 10°左右的生理外翻，男性可有 1～10°的生理外翻，大於或小於此生理角度即為膝外翻或膝內翻。

膝內外翻和反張畸形，多係佝僂病、小兒麻痺所致。成年膝內、外翻多係關節內骨折（股骨髁或脛骨平台骨折）骨位不良或關節面受疾患破壞所致。

正常膝關節能輕度超伸，如過伸即為膝反張，股四頭肌無力或股四頭肌麻痺時可發生膝反張，嚴重的膝關節屈曲畸形常有脛骨上端向後半脫位，半月板損傷後交鎖（經適當活動後畸形可消除）、關節內黏連、膝關節結核及類風濕性關節炎晚期也可發生。

後十字韌帶斷裂，仰臥位雙膝屈曲並置床上，患肢脛骨常有塌陷。

(2) 望腫脹

檢查時應注意腫脹是屬關節內或關節外，然後再區別腫脹是囊性還是實質性的，有無波動感及其質地等。

①關節內腫脹（由於髕上囊與關節腔相通，所以當腫脹積液多時髕上囊凸出，全膝關節飽滿，有波動摩，以一手壓迫髕上囊將液體擠入關節腔內，又以另一手的手指

反覆壓迫髕骨，可感到髕骨的漂浮感（浮髕試驗陽性）。關節內積血積液均有此症狀。多係急性創傷性滑囊炎，風濕性、類風濕性關節炎的急性期，波及關節面的骨折如髕骨骨折、脛骨平台骨折等，骨關節病、結核、血友病、慢性滑膜炎等所致。

②關節外局部腫脹

1) 髕骨前方局部腫脹凸起，多係髕前滑囊炎所致。

2) 髕骨疲勞性骨折，先天二分髕骨，髕骨局部突出。

3) 脛骨結節處突出腫大，多為脛骨結節骨軟骨炎或髕骨下滑囊炎，前者多發生於好運動的男性少年。

4) 內外關節間隙處的侷限性腫物多係半月板囊腫、半月板損傷或半月板周圍炎，腫物特點是腫脹面光滑而有韌性，前後徑比上下徑大，膝關節伸直時明顯，屈曲時變小或消失。

5) 關節游離體的腫塊，可出現在任何部位，時隱時現，可以活動。

6) 髕腱兩側脂肪墊處腫起，可能是脂肪墊肥厚或脂肪墊炎。

7) 膕窩處波動性囊性腫物多係膕窩囊腫或半膜肌滑囊腫，前者多與關節相通，一般是骨關節病的表現，後者多在膕窩內側，一般呈縱行。膕窩部的檢查易被忽略，臨床應注意防止漏診。

③望凹陷

1) 髕骨骨折凹陷在髕骨處，新鮮骨折合併關節內腫脹。

2) 股四頭肌伸肌腱斷裂時，凹陷在髕骨上方股四頭

肌腱處。

3) 髕腱斷裂時，凹陷在髕骨下方，屈膝時尤其明顯。

關節周圍不規則腫脹並伴有劇痛，常提示有惡性腫瘤。

④望萎縮

任何膝關節器質性病變均必然導致股四頭肌萎縮，因此股四頭肌萎縮一般可反映關節情況。檢查股四頭肌重點是股內側肌有無萎縮（可行對比和測量）。

2. 聞診

正常兒童膝關節伸屈時無響聲產生，成年如有極輕微的摩擦音亦屬正常。

髕骨軟骨炎或慢性滑囊炎，膝關節伸屈或磨髕試驗時，髕後出現粗糙摩擦音。

關節間隙一側鈍性彈響多為盤狀半月板，聲音清脆多為半月板損傷。

髕骨骨折（線折除外）可觸聽到兩骨端骨擦音，分離較大者，不能聞及。

3. 切診

膝關節位置表淺，切診所得資料臨床意義又較大，切診時手指用力大小應根據病變部位性質和深淺而定。一般以指腹切診為主，可辨明組織的柔韌度和彈性是否正常。

(1)摸法

①觸摸局部溫度高於膝關節上下兩端時（一般應低於兩端），多為新鮮關節內損傷出血或炎症。

②股四頭肌萎縮時，肌肉的韌度及彈性皆減弱。

③正常滑膜不能觸摸，但任何性質的慢性炎症，均可使滑膜囊增厚，病史不同，滑膜增厚程度及性質不同。

1) 慢性滑膜炎關節囊韌帶增厚，有肥厚感。

2) 類風濕性關節炎或結核性滑膜炎更明顯，關節囊韌帶柔韌而肥厚。

3) 色素沉著絨毛結節性滑膜炎關節韌帶如海綿樣。

(2)擠壓法

①浮髕試驗：病人仰臥，膝關節伸直，股四頭肌完全放鬆，使髕骨能隨意向兩側移動，檢查者一手壓住髕上囊，驅使積液流入關節腔，用另一手食指尖輕柔而快速地點壓髕骨，即能感到髕骨叩撞股骨髁後立即彈回，本試驗即為陽性。

②根據壓痛點結合解剖關係，可以判斷是何組織有病，見圖 1-7-8。

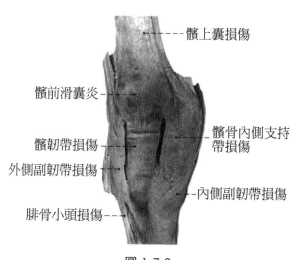

圖 1-7-8

1) 側副韌帶損傷時，壓痛除韌帶上下止點處外，也可在韌帶中點。

2) 半月板損傷壓痛可在關節間隙半月板邊緣的任何一點。

3) 脂肪墊損傷時，膝關節伸直時壓痛明顯。

4) 髕腱區壓痛，多係髕腱炎，或髕腱下滑囊炎，或脛骨結節皮下滑囊炎等。

5) 股骨髁軟骨區壓痛，可能為股骨髁軟骨損傷，應與表面的軟組織傷相區別。

6) 脛骨結節骨骺炎，在脛骨結節局部有明顯壓痛。

7) 髕骨表面壓痛。患者膝關節伸直（不應過伸），檢查者用手掌沿髕面垂直方向用力向上下左右按壓髕骨，如髕骨下疼痛即為陽性，提示髕軟骨病。

(3) 對比測量法

膝關節各種器質性病變均可導致股四頭肌萎縮，其中尤以股內側肌明顯，要瞭解是否萎縮及其程度，可與健側對比，利用皮測量，則可清楚。

(4) 特殊檢查法

①抽屜試驗：病人仰臥，屈膝 90°，足平放檢查床上，檢查者以一時壓住病人足背以固定之。兩手握住小腿上端前後推拉，正常情況下可見輕度的前後活動，如向前或後活動度過則表示前十字韌帶或後十字韌帶有斷裂或鬆弛。即抽屜試驗陰性。

(5) 運動檢查法

①主動運動

正常膝關節活動約 150°，被動屈曲可使足跟部接近

或碰觸臀部，伸膝時可有輕度過伸，在膝關節半屈曲位時，膝內外側副韌帶後方均較鬆弛，關節可作以下被動活動，側向 5°～12°，內旋 20°～30°外旋 6°～8°以及輕微的前後運動，此點檢查韌帶損傷應引起注意。

1) 主動屈伸受限，可見於關節腫脹有積液，關節交鎖或黏連。

2) 過伸痛或伸直受限，見於脂肪墊炎，半月板前角損傷，關節游離體等。

3) 屈曲受限，半月板後角損傷，交鎖及滑膜炎，內側副韌帶鈣化等症。

4) 主動屈伸痛：髕骨處痛多為髕骨軟骨炎，常在110°～150°範圍內發生病變。

外側痛，膝外側疼痛證候群。

半月板損傷，滑膜皺襞嵌入。

5) 單足半蹲試驗：患者患膠支撐蹲起，膝痛膝軟即為陽性，髕骨股骨軟骨炎，軟骨炎及伸膝裝置筋膜炎呈陽性，髕腱周圍炎，半月板損傷亦可為陽性，根據疼痛部位加以鑑定。

6) 全蹲痛、後側痛，可能為半月板後角損傷或滑膜炎，前側痛為髕腱腱周炎。

7) 抗重力直腿抬高試驗，患者仰臥，患肢主動伸膝直抬，不能伸膝抬高為陽性，髕骨骨折，髕腱斷裂或股四頭肌斷裂時呈陽性。

② 被動運動

1) 浮髕試驗（參見本節切診擠壓法項）

2) 膝提拉擠壓試驗：患者俯臥，一助手用雙手壓住

患肢大腿後側，檢查者雙手握住患肢小腿向上提拉，同時內收（外展），如發生疼痛則外側（內側）的關節囊和韌帶有損傷，如雙手將小腿向下擠壓並內（外）旋小腿發生疼痛，則痛側的半月板或關節面有損傷。

3) 過伸試驗：被動將膝關節過度伸直時疼痛為陽性。脂肪墊肥厚或損傷、半月板前角損傷及股骨髁軟骨損傷時呈陽性。

三、踝和足部

（一）局部應用解剖

踝與足主要由脛腓骨下端距、舟、跟、骰、楔及蹠趾骨組成。其中踝關節由脛腓下端和距骨滑車組成，內踝較外踝略短 1～15 公分左右，內側副韌帶呈三角形，力量較強，故踝部扭傷以內翻常見，其中距腓韌帶最易受傷。

踝部深筋膜除在肌腱通過的部位增厚而形成約束肌腱的支持帶外，並且發出間隔，附著於深處骨骼形成骨纖維管。在內踝的後方，分裂韌帶增厚（外傷氣滯血瘀）可以壓迫踝管內的結構而產生症狀稱「踝管綜合徵」，外踝後方的骨纖維管內有腓骨長短肌腱通過，偶爾可發生狹窄性腱鞘炎，踝前方有三個長纖維管，內側管有脛前肌腱，中間管為拇長伸肌腱，脛前血管和腓深神經，外側管有四條趾長伸肌腱和第三腓骨肌。麻痺性畸形足常據此解剖關係而查各肌腱是否病變及程度。

足的功能是支持和運動，足部的骨骼排成呈兩個縱弓和一個橫弓。內側縱弓由跟骨、距骨、舟骨、三個楔骨

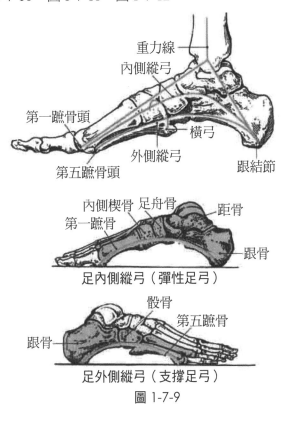

以及內側三個趾骨組成。距骨頭和舟骨為弓的頂部，外側弓則由距骨、骰骨和第四、五蹠骨組成，骰骨位於弓的中點。橫弓由五個蹠骨頭組成。

　　足弓主要是依靠足底的韌帶、筋膜和肌肉來維持，踝部較大韌帶內側韌帶深淺兩層分別是：深層有距脛後韌帶、距脛前韌帶、舟脛韌帶，淺層為跟脛韌帶；外側韌帶有距腓後韌帶、距腓前韌帶、跟腓韌帶、跟骰韌帶等。足弓的改變是產生足部病變的一個重要原因，見圖1-7-9、圖1-7-10、圖1-7-11、圖1-7-12。

重力線
內側縱弓
第一蹠骨頭
橫弓
外側縱弓
第五蹠骨頭
跟結節

內側楔骨　足舟骨　距骨
第一蹠骨
跟骨
足內側縱弓（彈性足弓）

骰骨　第五蹠骨
跟骨
足外側縱弓（支撐足弓）

圖1-7-9

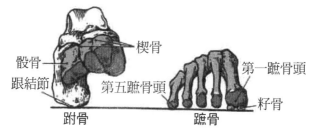

骰骨　楔骨
跟結節　第五蹠骨頭　第一蹠骨頭　籽骨
跗骨　蹠骨

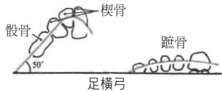

楔骨　骰骨　蹠骨
50°
足橫弓

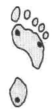 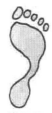 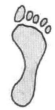 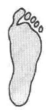

彈性足弓　正常足弓　輕度扁平足　較重的扁平足

圖 1-7-10

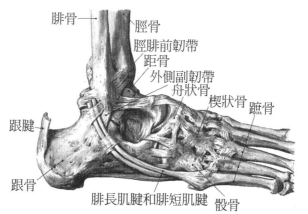

腓骨　脛骨
脛腓前韌帶
距骨
外側副韌帶
舟狀骨
楔狀骨　蹠骨
跟腱
跟骨
腓長肌腱和腓短肌腱　骰骨

圖 1-7-11　踝關節和骨韌帶　外側觀

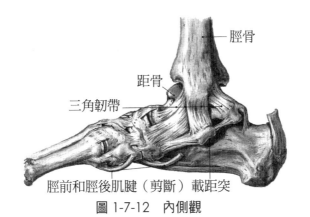

胚骨

距骨

三角韌帶

脛前和脛後肌腱（剪斷）載距突

圖 1-7-12　內側觀

以上結構的生物力學分析，足底承重最大部位為跟骨，餘為第一蹠骨頭和第五蹠骨頭部，按一個體重 60 公斤的人靜止狀態站立位，其重量分佈為：跟骨 30 公斤，第一蹠骨 10 公斤，其餘四個蹠骨共 20 公斤。

足部的關係中，以距跟舟三骨組成跟距、距舟和跟骰關節最重要，三者全稱三關節，功能上互相聯繫，司足的內外翻運動。

足部的肌腱和血管在足的開放性損傷中最易受傷，其中腓骨短肌腱止於第五蹠骨基底部，腓骨短肌的強烈收縮可引起第五蹠骨基底部骨折，此骨骨折在踝內翻損傷時易見。

（二）踝足檢查法

檢查時應將兩足鞋襪脫去，以便對比，臨床分站立位和坐位檢查。

【站立位檢查】

1. 望診

應注意足的負重點是否在跟骨、足的外側及諸蹠骨

頭上。正常人內踝較外踝偏低而略偏後。

(1) 望畸形

① 扁平足

正常人站立時，足的縱弓下可插入一個手指。輕度扁平足則是足弓下降，手指不能插入，但足弓尚未著地。較重度的扁平足則足內緣著地，舟狀骨明顯向內隆起，甚至接觸地面，足呈外翻外展姿勢，跟腱向外偏斜。典型扁平足呈跟骨外翻，前足外展畸形。

造成本畸形的原因有先天性和後天性兩種。後天性又分姿勢性、損傷性、麻痺性，以姿勢性多見。損傷性多因足部骨折畸形癒合及有韌帶，肌腱損傷所致。

② 馬蹄足

站立時僅以足尖著地，跟腱攣縮。踝關節伸肌麻痺，腓腸肌仍有力所致。

③ 內翻足

站立或行走時僅以足外側負重，跟腱向內偏斜，腓骨肌麻痺所致。馬蹄足與內翻足常合併存在，故稱馬蹄內翻足。

④ 外翻足

畸形與內翻足相反，是內側縱弓下陷，脛前脛後肌麻痺而腓骨肌和趾長伸肌仍有力。

⑤ 仰趾足（跟足）

站立時負重以足跟為主，有時前足不能著地，此畸形仍為腓腸肌和比目魚肌癱瘓引起。

⑥ 弓形足

足弓較正常高，但不一定有症狀。

⑦拇外翻

較常見，不一定有症狀。拇趾向外側偏斜，較重者位於第二、三趾下將第二趾頂起，此時可併發第二、三趾錘狀畸形。足橫弓變寬下陷，因而在足跗部可發生胼胝。第一趾骨內收是造成拇外翻的主要原因，也有可能是同時存在畸形，蹠骨頭膨大，其內側可發生拇囊炎，亦常合併扁平足。

⑧錘狀趾或爪狀趾

以第二趾多見，臨床表現跖趾關節背伸，趾間關節跖屈、足趾背側有雞眼或胼胝並有疼痛產生，此畸形主要繼發於高弓足或外翻平足。

⑨疊趾

常發生第五趾疊於第四趾上，為發育異常或鞋過緊窄所致。

⑩第五蹠骨頭滑囊炎腫

第五蹠骨頭向外移或骨疣，故局部經常受到摩擦，而繼發慢性滑囊炎。

⑪雞眼胼胝

兩者均因皮膚不斷受壓和摩擦所致，雞眼一般發生在骨突軟尖位及皮下組織較薄之處，多見於足趾背側；胼胝則常發生骨突較圓鈍及皮下組織較厚之處，在扁平足中常見於見底，相當於第2～4蹠骨頭部。

⑫垂足

腓神經麻痺引起，因外傷損傷腓神經所致，主要表現是足不能主動背伸。

⑬踝及足部骨折、脫臼畸形

內外踝骨折、三踝骨折、踝關節脫位，跖趾關節脫位、跗骨脫位等相關部位發生畸形。

(2)望腫脹

外踝與內踝前側及跟腱兩旁，正常時比較低陷，如這些部位出現飽滿即提示有腫脹發生。踝部扭傷時，受傷局部一般即可發生血腫和腫脹。

(3)望凹陷

跟腱斷裂，局部出現凹陷或原跟腱部正常隆起變窄變平。

2.聞診

踝部骨折，蹠骨幹骨折及踝關節退行性病變檢查時可聞及骨擦音和關節摩擦音。

3.切診

(1)壓痛

踝足的內外翻扭傷常在傷部都有固定的壓痛點，根據痛點，一般可確定損傷性質。

①在踝關節內翻扭傷中，外踝部除表現出血腫外，一般在外踝前方凹陷處可有壓痛點，多係距腓前韌帶損傷。

②內側副韌帶以三角韌帶損傷為主，如有內踝骨折，位置表淺，除壓痛敏銳外，多數可觸及骨斷端裂隙，平足症患者，由於韌帶勞損，內踝下方亦可出現壓痛點。

③舟骨結節部突出且壓痛明顯，多係舟骨結節炎或副舟骨炎所致，副舟骨一般呈雙側性。

④引起跟骨壓痛的原因頗多，需根據疼痛部位加以

判斷。跟骨下面壓痛多係跟骨受蹠腱膜和足內小肌肉的經常性牽拉而產生的慢性勞損或形成骨刺所致。跟骨後上部相當於跟腱止點處突起或壓痛，一般是跟腱滑囊炎，兒童跟骨痛應考慮骨骺炎，尚須注意是否平足，跟骨骨膜炎一般是跟骨骨折後遺症或因感染，壓痛點在跟骨側方、後方或下方。

⑤足內翻扭傷，足外側邊緣出現腫脹壓痛，應考慮為第五蹠骨基底部骨折，此處如發生骨折，即使臨床癒合後亦可較長時間發生疼痛。

⑥第二、三蹠骨幹局部變粗、壓痛、無明顯外傷史，多係疲勞性骨折。

⑦第二蹠骨頭缺血性壞死，好發於女性青年，亦可發生在第三蹠骨頭，局部可出現突起及壓痛，無明顯損傷史。

⑵擠壓痛

前足橫位擠壓痛，痛在蹠間隙多係蹠間肌損傷，蹠骨縱軸向擠壓痛多為該蹠骨幹骨折，跟骨內外側對向擠壓痛敏銳，應考慮跟骨骨折的可能性。

⑶特殊檢查

提小腿三頭肌試驗：患者俯臥位，足置床沿外，正常情況下，檢查者提小腿三頭肌時足即蹠屈，如不能蹠屈則跟腱斷裂。

⑷運動檢查法

①主動運動

通常包括踝關節的背伸蹠屈以及足旋後和旋前運動，前足的內外翻及收展活動主要是跟距、距骰、距舟諸

關節進行，正常蹠拇的蹠趾關節自動背伸可達 45°左右。

② 被動運動

踝與足被動運動受限的原因可以是急性踝足部扭挫損傷、骨折、軟組織的黏連攣縮（肌肉韌帶關節囊和筋膜）或者足骨關節畸形均可導致踝足被動運動受限。

1) 背伸限制：踝部內外翻損傷及骨折脫臼及踝關節病，足背各伸趾肌腱炎、跟腱炎等。

2) 足旋後（內翻並內收）限制：足舟骨、內踝骨折、內側韌帶斷後嵌入關節間隙，足外側諸韌帶損傷，第五蹠骨基底部骨折。

3) 足旋前痛（足外翻並外展）受限：足內踝韌帶撕裂傷。

4) 內外翻限制：跟距關節感染以結核性居多，波及關節面的踝、跟等骨折，強直性平足的體徵之一即內外翻受限。

（審校：曾人傑）

第二章
楊氏骨傷科外治法

楊氏傷科外治法仍遵循中國醫學整體觀念和辨證論治兩大基本原則；楊氏骨傷科在秉承上述原則的基礎上，積 90 餘年之經驗，總結出一套完整、系統、獨具特色的治傷之法，提出了許多形象鮮明論點：「來路即是去路」是指導骨折、脫位的整復手法的原則；理筋手法應「嫻熟、剛柔相濟，醫患合作，借力發揮」；「治傷切忌寒涼」、「活血尤重行氣」、「治傷重調肝腎」、「治痺重在溫養」、「通竅首當逐風」等一系列的用藥指導思想，「三通一動」的養身論點；手法後、手術後練功養身的「壯元益壽功法」等。

我院及楊氏流派長期的醫療實踐證明了這些論點及功法的科學性與實用性，茲分述如下。

第一節　楊氏骨傷科正骨手法

《醫宗金鑑》說：「夫手法者……誠正骨之首務哉。」楊氏深諳手法在治傷中的地位，常以「七分手法三分藥」來闡明手法的重要性，強調實施手法必須從整體出發，局部與整體並重，辨證（位）清楚，要達到「以手捫之，自悉其情」的地步，力求手法熟練，穩妥，剛柔相濟，準確無誤，確保手到病除的奇效。

在治療骨折、脫位方面，楊氏提出「來路即是去路」

的手法原則。也就是說，必須以肌肉、骨骼槓桿力學和作用力的方向為依據，認真詳細地分析清楚造成骨折各種畸形的原因和過程，脫位的過程和運動方向，從而就找到了它正確的「來路」，以此反向推導到歸位即是它的去路，這種反向推導的演繹過程，就是骨折整復、脫位歸位所施手法的最好途徑。只有素知其體相，識其部位，才能「手隨心轉，法從手出。」根據「來路即是去路」的論述，透過我們長期臨床實踐，有力地證明了這一論述的科學性、普遍性和實用性。既減輕了病員痛苦，又為骨折早期癒合創造了有利條件。

在實施手法中，楊氏反對手法粗暴，蠻力硬拉，加劇局部損傷，給病員增加更大痛苦的行為，主張醫患合作，借力發揮，「機觸於外，巧生於內」，以四兩之力，撥千斤之物，力求做到手法一次成功。這就是楊氏治療骨折、脫位的手法原則和特點，具體手法在臨床中的應用，將在有關章節中介紹。

第二節　楊氏骨傷科理筋手法

楊氏骨傷科在 90 餘年的醫療實踐中，深研敏悟，總結出一套行之有效的治傷方法，其理筋手法尤為擅長，非同一般，已自成一家，形成別具一格的體系。

一、楊氏骨傷科的理筋手法具有三大特點：

（一）辨證施法

楊氏骨傷科認為，人的差異很大，不僅有稟賦、年

齡、性別、職業的差異，而且又有病變部位的不同及病變新舊之分。手法不能千篇一律。他強調施行難的手法之前應注意辨明以下幾點。

1. 首先應辨明病變的深淺。作用於肌腱，肌肉的手法與作用於皮膚、皮下組織的手法差異很大。前者的手法深透，後者的手法表淺，手法所產生的效應當然也就不一樣。

2. 辨明肢體的延長或縮短，以此來判斷關節是否有半脫位或脫位。

3. 辨明脊柱的生理弧度是否有異常改變以確定能否實施相應手法。

4. 辨明患者身體的強弱和筋肉的鬆軟或堅實，再施以恰當的手法。

（二）借力發揮

在診治疾病中，他利用病人自身的體重和體位的變化，利用地心引力及病人自身腹內壓力，再施行手法，這就是楊氏獨創的「外牽引力」和「內牽引力」的學說。

何為「外牽引力」呢？利用醫者施力、自身體重、體位和力謂之「外牽引力。」囑病人鼓氣產生的作用力則為「內牽引力。」在這兩種力的疊加作用下再進行手法，就會產生事半功倍的效果。

（三）剛柔相濟

施手法前，根據病變部位皮肉的肥與瘦、堅與軟，病變發生的新與舊的差異後，再確定手法的「剛」或「柔」，配合應用。

楊氏的手法多數都是復合手法。手法時要求先用輕手法疏理，然後才能應用較重的手法，形成「剛柔相

濟」、「舒運結合」的施法原則。

二、常用手法介紹

（一）拍擊法

拍擊法是用手在病變部位進行擊打的治法。拍擊法有通督脈，通關竅，散瘀結等功效。根據病變的差異，又將其分為以下兩類：

1. 八字分拍法：

術者雙手指微屈曲，大小魚際內收，著力點在大小魚際，雙手分拍狀如「八」字。

八字分拍法宜用於腰腿痛、腰背痛以及脊柱生理弧度加大或凹陷者。

步驟是：讓患者俯臥於楊氏特製高凳上（高凳凳面長35公分、寬25公分、高88公分），囑患者鼓氣增加腹內壓力，形成內撐開力（或叫內牽拉力）。術者雙手在病變部位旁開2公分，向醫者左右兩個方向分拍。八字分拍法的動作要領為雙手動作要協調，剛柔相濟，快慢適中，一氣呵成。

2. 掌根拍擊法：

此法是術者五指稍向上翹，掌根部突出，用掌根突出部在病變處拍擊。此手法有調節錯縫振奮精神作用，用於脊柱病變部位高突處為宜。

此手法的操作步驟是：頸椎病宜坐位，頭略前傾。腰椎、胸椎則宜俯臥位。用掌根在大椎穴或胸胺段棘突擊打3～5次。動作要領為：著力點要準確，用力時要剛中略帶柔，拍擊時患者應將口張開，放鬆全身肌肉。

（二）鬆旋法

鬆旋法利用舒筋手法與旋轉手法的組合作用，解除肌肉的僵硬和黏連。鬆旋手法具有通經活絡、通利關節、調整筋位及解除黏連等功效。主要用於退行性關節病和傷筋後出現的關節黏連、肌肉僵硬等。

此手法操作步驟是：先用舒筋手法鬆解痙攣，調整筋位，然後再進行關節的旋轉運動。旋轉運動的動作要協調，旋轉的速度由慢至快，並應按順時針和逆時針方向交替進行。

（三）抖動法

抖動法是在有牽引力下進行抖動。抖動法又分為以下五種：

1. 持節牽抖動法：

術者牽拿之手要握緊患部關節，牽引下進行抖動。此法多用於近關節的扭挫傷。

2. 離節牽抖法：

此法在操作時，術者把握之手要跨離患部關節，在牽引力下抖擺，多用於關節的陳舊性損傷。

3. 提抖法：

提抖法是將患者抱住提起，雙腳離地垂吊，以醫生的身體上下運動而帶動患者隨之抖動。可連續提抖 4～6 次。

4. 反提抖法：

讓患者俯臥於硬板床上，雙手抓穩床緣，放鬆全身肌肉，醫生將雙踝握穩向上提起，有節奏地過伸位提抖。

5. 反背抖法：

術者與患者背靠背站立，醫生兩肘套住患者肘彎

部，然後將患者反背起，使其雙腳離地，再作有節奏的抖動，以抖4～6次為宜。

抖動法具有行氣通竅，通利關節，鬆弛肌肉，理順筋位，解除黏連以及關節交鎖等功效。

（四）托點法

托點法是用於腰腿痛、腰背痛、頸椎病等以脊柱側彎畸形為特徵的疾病。托點法操作時患者取坐位，術者用一手肘部夾持患者頭頸部向上提提起，利用其體重形成外牽引力；然後用另一手拇指在病變部位點推棘突或小關節，並逐漸旋動頭部。點推與旋動要協調，剛柔相濟。

托點法具有通絡止痛，調整筋位，解除黏連，矯正畸形等功效。

（五）撥絡法

撥絡法是用於在人體一定部位順其筋位進行撥理的治法。本法通常分為四指撥絡法和單指撥絡法。

1. 四指撥絡法：

四指撥絡法用的是除拇指以外的其餘四指，手形為四指的掌指關節呈半屈曲狀。操作時應該剪去指甲，防止劃傷皮膚，用手指之指尖與其筋的走向垂直進行撥理。四指撥絡法可用單手四指，亦可用雙手四指（即八指撥絡）。

2. 單指撥絡法：

單指撥絡法即指術者用拇指指尖或指腹在病變部位撥理。此法指力深透有力，宜用於病位較深，面積狹小的部位或穴位。

撥絡法具有解除痙攣，調整筋位，消除黏連，通經活絡等功效。

（六）墊頂法

墊頂法是將「楊氏萬能包」墊頂於脊椎有高突畸形的部位，起到「凸者平之」的作用。

「楊氏萬能包」是內裝川烏、草烏、菟絲子、北細辛等中藥粉末製成的小布袋，先製成大小不同的規格備用。

墊頂前應先進行體格檢查，查準病變所在部位後，再確定「萬能包」的安放位置。囑患者充分放鬆肌肉，再用四指撥絡手法以消除痙攣的肌肉。四指撥絡法後，再將「萬能包」和與之配套用的小墊板放置於患者高突處。小墊板用一小木板外包軟布製成，可加強「萬能包」的墊頂效果。

以上準備就緒後，再將病人平臥於硬板床上。在「萬能包」的作用下，便會逐漸將高突的畸形矯正。此法每次可墊頂 20 ～ 30 分鐘，每日 2 ～ 3 次。墊頂畢後，再施以揉摩法調理筋位。

墊頂法具有通督脈，開關竅，調經絡，通氣血和矯正高突畸形之功效。

（七）推拉法

推拉法是由術者一手握住關節的遠端，另一手把握住關節的近端，然後持續有力地進行推拉。楊氏多用此法治療「髖關節的半脫位」或關節錯縫：先作下肢的長短對比檢查，查準在操作此法前，患側後，再進行髖部的鬆解手法。鬆解手法後，再進行推拉手法。

（八）揉摩法

揉摩法楊氏將其分為「指揉法」和「掌摩法」。此法是用於理筋手法的準備手法和收尾手法。

指揉法是用拇指的指腹緊貼皮膚作迴旋的揉動，可作順時針和逆時針揉。主要適應於較狹小的部位。

掌摩法則是用手掌緊貼皮膚作迴旋的運動。此法適宜於面積較寬的部位。此法可作順時針或逆時針方向的運動。

揉摩法具有調和氣血、疏通經絡、鬆弛肌肉、消腫散結等功效。

以上我們分別介紹了楊氏的「理筋八法」，從中我們可以看出，它不但具有獨創性、完整性、規律性的一面，而且手法易於操作，療效確切。

第三節　楊氏骨傷科小夾板外固定療法

固定療法是傷科疾病的一種重要治療方法。主要用於骨折脫位經手法復位後，維持其整復後骨與關節的位置相對穩定以及較嚴重的軟組織挫傷的局部制動。目的是為損傷局部創造良好的修復條件，從現代骨科觀點看來具有消腫、止痛及改善局部血循障礙，利於炎性產物的吸收和轉移等作用，是處理創傷性疾患的一般性原則。

楊氏骨傷科經過多年臨床實踐摸索和驗證，從固定的穩定性和材料的塑形方便出發，使用多層紙板和繃帶配合固定的方法。

一、小夾板固定

主要用於四肢長骨骨折或脫位復位後的固定治療，對於較嚴重的軟組織損傷，楊氏也用小夾板作超關節固定製動，在臨床上有肯定療效。

楊氏主張用多層紙板隨症塑形，視其體質強弱、骨骼粗細、肌力大小、部位形態以及所需體位而製作，內襯棉墊，外用小布帶拴牢，再用繃帶捲繞在小夾板外，起到固定作用。

楊氏在長期臨床實踐中，摸索出一套適用於不同部位的塑形裁剪樣式（如圖 2 - 3 - 1 至圖 2 - 3 - 5），我們在臨床工作中使用起來是可靠和實用的。

二、單純繃帶固定

主要用於急性軟組織損傷時的局部制動和加壓包紮。目的是為傷處創造良好修復環境。利於損傷的修復。

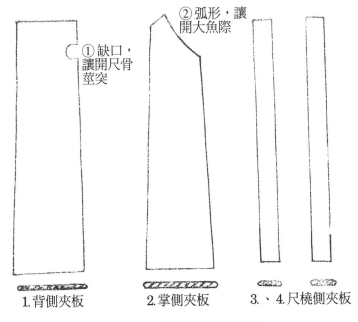

①缺口，讓開尺骨莖突

②弧形，讓開大魚際

1.背側夾板　　2.掌側夾板　　3.、4.尺橈側夾板

圖 2-3-1　前臂骨折塑形夾板

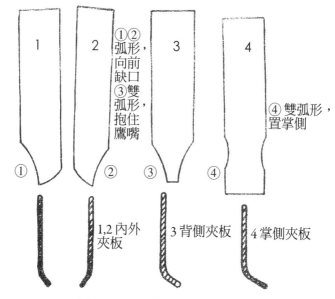

圖 2-3-2　髁上骨折塑行夾板

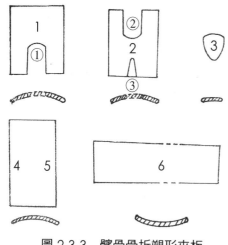

①② 缺口，卡住髕骨
③ 缺口，讓開脛骨結節
1. 近側夾板
2. 遠側夾板
3. 蓋板
4. 5. 內外側夾板
6. 後側托板

圖 2-3-3　髕骨骨折塑形夾板

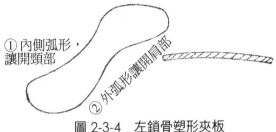

① 內側弧形，
讓開頸部

② 外弧形讓開肩部

圖 2-3-4 左鎖骨塑形夾板

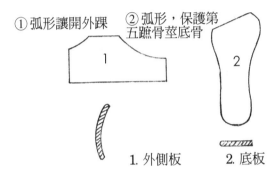

① 弧形讓開外踝

② 弧形，保護第
五蹠骨莖底骨

1

2

1. 外側板

2. 底板

圖 2-3-5 第五跖骨莖底骨折塑形夾板

根據不同體型和部位的需要，所選用繃帶的型號和捲繞的
方法也有差異。

如：外踝韌帶損傷，繃帶的纏繞方向在足底應從內
而外，以防止踝關節的再次內翻加重損傷。

三、關節彈力帶固定

主要用於關節急慢性損傷的長期固定和保護，如護
膝、護踝、護腕等，對慢性關節部位損傷有一定療效。

四、牽引固定

主要用於股骨骨折、股骨頸骨折等四肢粗壯長骨骨

折復位後的長期固定，透過皮牽引或骨牽引，維持復位後的斷端相對位置，直至其恢復。

　　牽引固定可克服傷處強大的肌肉收縮，使肢體保持正確體位，避免患肢的畸形癒合。

第四節　楊氏骨傷科手術療法

　　（一）楊氏骨傷科手術療法是傳統中醫治療與現代西醫手術治療理念的結合的體現。

　　經過幾代楊氏人的學習與總結，有了具有楊氏特色的手術療法理念，楊氏骨傷科手術治療主要體現「古今並重，中西結合，承繼創新。」對於手術指針明確，需要手術治療的病人，在手術治療的基礎上，整個圍術期治療過程中均融入楊氏的骨科治療方法，做到楊氏骨傷科的中西結合特色。

　　1. 術前處理：

　　對於骨折的病人，運用楊氏骨傷科正骨手法予以整復，再運用楊氏骨傷科小夾板外固定，運用楊氏的特色方劑藥物予以外敷內服，幫助術前患肢的消腫止痛，活血化瘀。

　　2. 術中處理：

　　遵照 AO 及 BO 理念，按照標準，實施手術治療。

　　3. 術後處理：

　　術後處理還融入了楊氏的特色藥物予以內服，幫助術後的初期恢復。中後期予以楊氏骨傷科理筋手法幫助病人的功能恢復及對症處理。

（二）經過幾代楊氏骨科人的努力，現在楊氏骨科已能結合自己特色完成創傷、關節、脊柱等三大類骨科手術。

1. 創傷類

楊氏骨科現已開展全身多處創傷骨科的手術治療，並且擁有成都市重點中醫專病──脛腓骨骨折，在傳統AO鋼板的基礎上，跟上現代潮流，開展了PFNA治療股骨粗隆骨折，MIPPO技術治療骨幹骨折等相關微創手術，取得了滿意的療效。

2. 關節類

在關節方面楊氏骨科擁有成都市重點中醫專病──股骨頸骨折專病病區，並且在髖關節置換（半髖置換、全髖置換）方面，楊氏骨科結合自身理法方藥特點，總結出一系列有特色的治療方法，使病員術後能取得滿意的療效。

3. 脊柱類

楊氏骨科擁有成都市重點中醫專病──胸腰椎骨折專病病區，楊氏在傳統手法治療脊柱骨折方面有其一直傳承的獨特理念及治療手段，因此對於大多數脊柱骨折採取保守治療。因在脊柱手術方面起步較其他兩類晚，隨著現代骨科理念的深入，對於手術指徵明確，非手術治療指徵喪失的病員，楊氏也會堅定的執行手術治療，現在楊氏已開展胸椎至骶椎的各椎體的手術治療，並且結合楊氏自身傳統的藥物及手法治療，病員的術後均能有滿意的恢復。

（審校：潘良春）

第三章
楊氏骨傷科內治法

第一節　楊氏骨科常用中藥

一、解表藥

麻　黃

【性能】辛、微苦，溫。歸肺、膀胱經。

【功效】發汗解表，宣肺平喘，利水消腫。

【應用】

1. 風寒感冒。本品味辛發散，性溫散寒，主入肺與膀胱經，善於宣肺氣、開腠理、透毛竅而發汗解表。

2. 咳嗽氣喘。本品辛散苦泄，溫通宣暢，可外開皮毛之鬱閉，內降上逆之氣。

3. 風水水腫。本品上宣肺氣、發汗解表，下輸膀胱以下助利尿之力。

4. 散寒通滯，可用治風寒痹證，陰疽，痰核。

【用法用量】水煎服，2～9g。發汗解表宜生用，止咳平喘多炙用。

【使用注意】本品發汗宣肺力強，凡表虛自汗、陰虛盜汗及肺腎虛喘者均當慎用。

桂　枝

【性能】辛、甘，溫。歸心、肺、膀胱經。

【功效】發汗解肌，溫通經脈，助陽化氣。

【應用】

1. 風寒感冒。本品辛甘溫煦，甘溫通陽扶衛，其開腠發汗之力較麻黃溫和，而善於宣陽氣於衛分，暢營血於肌表。

2. 寒凝血滯諸痛證。本品辛散溫通，具有溫通經脈，散寒止痛之效。

3. 痰飲、蓄水證。本品甘溫，既可溫扶脾陽以助運水，又可溫腎陽、逐寒邪以助膀胱氣化，而行水濕痰飲之邪。

4. 心悸。本品辛甘性溫，能助心陽，通血脈，止悸動。

【用法用量】水煎服，3～9g。

【使用注意】本品辛溫助熱，易傷陰動血，凡外感熱病、陰虛火旺、血熱妄行等證，均當忌用。孕婦及月經過多者慎用。

紫 蘇

【性能】辛，溫。歸肺、脾經。

【功效】解表散寒，行氣寬中。

【應用】

1. 風寒感冒。本品辛散性溫，發汗解表散寒之力較為緩和，輕證可以單用，重證須與其他發散風寒藥合用。

2. 脾胃氣滯，胸悶嘔吐。本品味辛能行，能行氣以寬中除脹，和胃止嘔，兼有理氣安胎之功。

3. 能解魚蟹毒，對於進食魚蟹中毒而致腹痛吐瀉者，能和中解毒。

【用法用量】水煎服，5～9g，不宜久煎。

生 薑

【性能】辛，溫。歸肺、脾、胃經。

【功效】解表散寒，溫中止嘔，溫肺止咳。

【應用】

1. 風寒感冒。本品辛散溫通，能發汗解表，祛風散寒。

2. 脾胃寒證。本品辛散溫通，能溫中散寒，可收祛寒開胃、止痛止嘔之效。

3. 胃寒嘔吐。本品辛散溫通，能溫胃散寒，和中降逆。

4. 肺寒咳嗽。本品辛溫發散，能溫肺散寒、化痰止咳。

5. 對生半夏、生南星等藥物之毒以及魚蟹等食物中毒，均有一定的解毒作用。

【用法用量】水煎服，3～9g，或搗汁服。

【使用注意】本品助火傷陰，故熱盛及陰虛內熱者忌服。

香 薷

【性能】辛，微溫。歸肺、脾、胃經。

【功效】發汗解表，化濕和中，利水消腫。

【應用】

1. 風寒感冒。本品辛溫發散，其氣芳香，多用於風寒感冒而兼脾胃濕困，可收外解風寒、內化濕濁之功。

2. 水腫腳氣。本品辛散溫通，外能發汗以散肌表之水濕，又能宣肺氣啟上源，通暢水道，以利尿退腫。

【用法用量】水煎服，3～9g。用於發表，量不宜過大，且不宜久煎；用於利水消腫，量宜稍大，且須濃煎。

【使用注意】本品辛溫發汗之力較強，表虛有汗及暑熱證當忌用。

荊 芥

【性能】辛，微溫。歸肺、肝經。

【功效】祛風解表，透疹消瘡，止血。

【應用】

1. 外感表證。本品辛散氣香，長於發表散風，且微溫不烈，藥性和緩，為發散風寒藥中藥性最為平和之品。

2. 麻疹不透、風疹瘙癢。本品質輕透散，祛風止癢，宣散疹毒。

3. 瘡瘍初起兼有表證。本品能祛風解表，透散邪氣，宣通壅結而達消瘡之功。

4. 吐衄下血。本品炒炭，其性味已由辛溫變為苦澀平和，長於理血止血。

【用法用量】水煎服，4.5～9g，不宜久煎。發表透疹消瘡宜生用；止血宜炒用。

防 風

【性能】辛、甘，微溫。歸膀胱、肝、脾經。

【功效】祛風解表，勝濕止痛，止痙。

【應用】

1. 外感表證。本品辛溫發散，氣味俱升，以辛散祛風解表為主，又能勝濕、止痛，且甘緩微溫不峻烈。

2. 風疹瘙癢。本品辛溫發散，能祛風止癢。

3. 風濕痹痛。本品辛溫，功能祛風散寒，勝濕止痛，為較常用之祛風濕、止痹痛藥。

4. 破傷風證。本品既能辛散外風，又能熄內風以止痙。

5. 可用於脾虛濕盛，清陽不升所致的泄瀉。

【用法用量】水煎服，4.5～9g。

【使用注意】本品藥性偏溫，陰血虧虛、熱病動風者不宜使用。

羌　活

【性能】辛、苦，溫。歸膀胱、腎經。

【功效】解表散寒，祛風勝濕，止痛。

【應用】

1. 風寒感冒。本品辛溫發散，氣味雄烈，善於升散發表有較強的解表散寒，祛風勝濕，止痛之功

2. 風寒濕痹。本品辛散祛風、味苦燥濕、性溫散寒，有較強的祛風濕，止痛作用。

【用法用量】水煎服，3～9g。

【使用注意】本品辛香溫燥之性較烈，故陰血虧虛者慎用。用量過多，易致嘔吐，脾胃虛弱者不宜服。

白　芷

【性能】辛，溫。歸肺、胃、大腸經。

【功效】解表散寒，祛風止痛，通鼻竅，燥濕止帶，消腫排膿。

【應用】

1. 風寒感冒。本品辛散溫通，祛風解表散寒之力較溫和，而以止痛、通鼻竅見長。

2. 頭痛，牙痛，痺痛等多種疼痛證。本品辛散溫通，長於止痛。

3. 鼻淵。本品祛風、散寒、燥濕，可宣利肺氣，升陽明清氣，通鼻竅而止疼痛。

4. 帶下證。本品辛溫香燥，善除陽明經濕邪而燥濕止帶。

5. 瘡癰腫毒。本品辛散溫通，對於瘡瘍初起，紅腫熱痛者，可收散結消腫止痛之功。此外，本品祛風止癢，可用治皮膚風濕瘙癢。

【用法用量】水煎服，3～9g。外用適量。

【使用注意】本品辛香溫燥，陰虛血熱者忌服。

細　辛

【性能】辛，溫。有小毒。歸肺、腎、心經。

【功效】解表散寒，祛風止痛，通竅，溫肺化飲。

【應用】

1. 風寒感冒。本品辛溫發散，芳香透達，長於解表散寒，祛風止痛，宜於外感風寒，頭身疼痛較甚者。

2. 頭痛，牙痛，風濕痺痛。本品辛香走竄，宣洩鬱滯，上達巔頂，通利九竅，善於祛風散寒，且止痛之力頗強。

3. 鼻淵。本品辛散溫通，芳香透達，散風邪，化濕濁，通鼻竅。

4. 肺寒咳喘。本品辛散溫通，外能發散風寒，內能溫肺化飲。

【用法用量】水煎服，1～3g；散劑每次服 0.5～1g。

【使用注意】陰虛陽亢頭痛，肺燥傷陰乾咳者忌用。不宜與藜蘆同用。

藁　本

【性能】辛，溫。歸膀胱經。

【功效】祛風散寒，除濕止痛。

【應用】

1. 風寒感冒，巔頂疼痛。本品辛溫香燥，性味俱升，善達巔頂，以發散太陽經風寒濕邪見長，並有較好的止痛作用。

2. 風寒濕痹。本品辛散溫通香燥之性，又能入於肌肉、經絡、筋骨之間，以祛除風寒濕邪，蠲痹止痛。

【用法用量】水煎服，3～9g。

【使用注意】本品辛溫香燥，凡陰血虧虛、肝陽上亢、火熱內盛之頭痛者忌服。

蔥　白

【性能】辛，溫。歸肺、胃經。

【功效】發汗解表，散寒通陽。

【應用】

1. 風寒感冒。本品辛溫不燥烈，發汗不峻猛，藥力

較弱，適用於風寒感冒，惡寒發熱之輕證。

2. 陰盛格陽。本品辛散溫通，能宣通陽氣，溫散寒凝，可使陽氣上下順接、內外通暢。

3. 外敷有散結通絡下乳之功，可治乳汁鬱滯不下，乳房脹痛；治瘡癰腫毒，兼有解毒散結之功。

【用法用量】水煎服，3～9g。外用適量。

薄 荷

【性能】辛，涼。歸肺、肝經。

【功效】疏散風熱，清利頭目，利咽透疹，疏肝行氣。

【應用】

1. 風熱感冒，溫病初起。本品辛以發散，涼以清熱，清輕涼散，其辛散之性較強，是辛涼解表藥中最能宣散表邪，且有一定發汗作用之藥，為疏散風熱常用之品。

2. 頭痛眩暈，目赤多淚，咽喉腫痛。本品輕揚升浮、芳香通竅，功善疏散上焦風熱，清頭目、利咽喉。

3. 麻疹不透，風疹瘙癢。

4. 肝鬱氣滯，胸悶脅痛。

5. 本品芳香辟穢，兼能化濕和中，還可用治夏令感受暑濕穢濁之氣，脘腹脹痛，嘔吐泄瀉。

【用法用量】水煎服，3～6g；宜後下。薄荷葉長於發汗解表，薄荷梗偏於行氣和中。

【使用注意】本品芳香辛散，發汗耗氣，故體虛多汗者不宜使用。

牛蒡子

【性能】辛、苦，寒。歸肺、胃經。

【功效】疏散風熱，宣肺祛痰，利咽透疹，解毒消腫。

【應用】

1. 風熱感冒，溫病初起。本品辛散苦洩，寒能清熱，升散之中具有清降之性。

2. 麻疹不透，風疹瘙癢。本品清洩透散，能疏散風熱，透洩熱毒而促使疹子透發。

3. 癰腫瘡毒，丹毒，痄腮喉痹。本品辛苦性寒，於升浮之中又有清降之性，能外散風熱，內解熱毒，有清熱解毒，消腫利咽之效。

【用法用量】水煎服，6～12g。炒用可使其苦寒及滑腸之性略減。

【使用注意】本品性寒，滑腸通便，氣虛便溏者慎用。

蔓荊子

【性能】辛、苦，微寒。歸膀胱、肝、胃經。

【功效】疏散風熱，清利頭目。

【應用】

1. 風熱感冒，頭昏頭痛。本品辛能散風，微寒清熱，輕浮上行，解表之力較弱，偏於清利頭目、疏散頭面之邪。

2. 目赤腫痛。

3. 本品祛風止痛之功，也可用治風濕痹痛。

【用法用量】水煎服，5～9g。

柴　胡

【性能】苦、辛，微寒。歸肝、膽經。

【功效】解表退熱，疏肝解鬱，升舉陽氣。

【應用】

1. 表證發熱及少陽證。本品辛散苦洩，微寒退熱，善於祛邪解表退熱和疏散少陽半表半裏之邪。

2. 肝鬱氣滯。本品辛行苦洩，性善條達肝氣，疏肝解鬱。

3. 氣虛下陷，臟器脫垂。

4. 退熱截瘧，又為治療瘧疾寒熱的常用藥。

【用法用量】水煎服，3～9g。解表退熱宜生用，且用量宜稍重；疏肝解鬱宜醋炙，升陽可生用或酒炙，其用量均宜稍輕。

【使用注意】柴胡其性升散，古人有「柴胡劫肝陰」之說，陰虛陽亢，肝風內動，陰虛火旺及氣機上逆者忌用或慎用。

升　麻

【性能】辛、微甘，微寒。歸肺、脾、胃、大腸經。

【功效】解表透疹，清熱解毒，升舉陽氣。

【應用】

1. 外感表證。本品辛甘微寒，性能升散，有發表退熱之功。

2. 麻疹不透。

3. 齒痛口瘡，咽喉腫痛，溫毒發斑。本品甘寒，以清熱解毒功效見長，為清熱解毒之良藥，可用治熱毒所致

的多種病證。

4. 氣虛下陷，臟器脫垂，崩漏下血。

【用法用量】水煎服，3～9g。發表透疹、清熱解毒宜生用，升陽舉陷宜炙用。

【使用注意】麻疹已透，陰虛火旺以及陰虛陽亢者，均當忌用。

葛　根

【性能】甘、辛，涼。歸脾、胃經。

【功效】解肌退熱，透疹，生津止渴，升陽止瀉。

【應用】

1. 表證發熱，項背強痛。本品甘辛性涼，輕揚升散，具有發汗解表，解肌退熱之功。

2. 麻疹不透。本品味辛性涼，有發表散邪，解肌退熱，透發麻疹之功，故可用治麻疹初起，表邪外束，疹出不暢。

3. 熱病口渴，消渴證。本品甘涼，於清熱之中，又能鼓舞脾胃清陽之氣上升，而有生津止渴之功。

4. 熱洩熱痢，脾虛泄瀉。

【用法用量】水煎服，9～15g。解肌退熱、透疹、生津宜生用，升陽止瀉宜煨用。

二、清熱藥

石　膏

【性能】甘、辛，大寒。歸肺、胃經。

【功效】生用：清熱瀉火，除煩止渴；鍛用：斂瘡生

楊天鵬

——骨傷科治療真傳——

肌，收濕，止血。

【應用】

1. 溫熱病氣分實熱證。本品性味辛甘寒，性寒清熱瀉火，辛寒解肌透熱，甘寒清胃熱、除煩渴。

2. 肺熱喘咳證。

3. 胃火牙痛、頭痛、消渴證。

4. 潰瘍不斂、濕疹瘙癢、水火燙傷、外傷出血。本品火煅外用，有斂瘡生肌、收濕、止血等作用。

【用法用量】生石膏水煎服，15～60g，宜先煎。煅石膏適量外用，研末撒敷患處。

【使用注意】脾胃虛寒及陰虛內熱者忌用。

知　母

【性能】苦、甘，寒。歸肺、胃、腎經。

【功效】清熱瀉火，生津潤燥。

【應用】

1. 熱病煩渴。本品味苦甘而性寒質潤，苦寒能清熱瀉火除煩，甘寒質潤能生津潤燥止渴。

2. 肺熱燥咳。本品主入肺經而長於瀉肺熱、潤肺燥。

3. 骨蒸潮熱。本品兼入腎經而能滋腎陰、瀉腎火、退骨蒸。

4. 內熱消渴。本品性甘寒質潤，能瀉肺火、滋肺陰，瀉胃火、滋胃陰，瀉腎火、滋腎陰，可用治陰虛內熱之消渴證。

5. 腸燥便秘。本品功能滋陰潤燥，可用治陰虛腸燥便秘證。

【用法用量】水煎服，6～12g。

【使用注意】本品性寒質潤，有滑腸作用，故脾虛便溏者不宜用。

蘆　根

【性能】甘，寒。歸肺、胃經。

【功效】清熱瀉火，生津止渴，除煩，止嘔，利尿。

【應用】

1. 熱病煩渴。本品性味甘寒，既能清透肺胃氣分實熱，又能生津止渴、除煩，故可用治熱病傷津，煩熱口渴者。

2. 胃熱嘔噦。本品能清胃熱而止嘔逆。

3. 肺熱咳嗽，肺癰吐膿。

4. 熱淋澀痛。本品功能清熱利尿，可用治熱淋澀痛，小便短赤。

【用法用量】水煎服，乾品 15～30g；鮮品加倍，或搗汁用。

【使用注意】脾胃虛寒者忌服。

天　花　粉

【性能】甘、微苦，微寒。歸肺、胃經。

【功效】清熱瀉火，生津止渴，消腫排膿。

【應用】

1. 熱病煩渴。本品甘寒，既能清肺胃二經實熱，又能生津止渴。

2. 肺熱燥咳。本品既能瀉火以清肺熱，又能生津以

潤肺燥。

3. 內熱消渴。本品善清肺胃熱、生津止渴。

4. 瘡瘍腫毒。本品既能清熱瀉火而解毒，又能消腫排膿以療瘡，用治瘡瘍初起，熱毒熾盛，未成膿者可使消散，膿已成者可潰瘡排膿。

【用法用量】水煎服，10～15g。

【使用注意】不宜於烏頭類藥材同用。

梔　子

【性能】苦，寒。歸心、肺、三焦經。

【功效】瀉火除煩，清熱利濕，涼血解毒。焦梔子：涼血止血。

【應用】

1. 熱病心煩。本品苦寒清降，能清瀉三焦火邪、瀉心火而除煩。

2. 濕熱黃疸。本品有清利下焦肝膽濕熱之功效。

3. 血淋澀痛。本品善清利下焦濕熱而通淋，清熱涼血以止血。

4. 血熱吐衄。本品功能清熱涼血，可用治血熱妄行等證。

5. 目赤腫痛。本品清瀉三焦熱邪。

6. 火毒瘡瘍。本品功能清熱瀉火、涼血解毒。

焦梔子功專涼血止血，用於血熱吐血、衄血、尿血、崩漏。

【用法用量】水煎服，5～10 克。外用生品適量，研末調敷。

【使用注意】本品苦寒傷胃，脾虛便溏者不宜用。

夏枯草

【性能】辛、苦，寒。歸肝、膽經。

【功效】清熱瀉火，明目，散結消腫。

【應用】

1. 目赤腫痛、頭痛眩暈、目珠夜痛。本品苦寒主入肝經，善瀉肝火以明目。

2. 瘰癧、癭瘤。本品味辛能散結，苦寒能洩熱。

3. 乳癰腫痛。本品既能清熱去肝火，又能散結消腫。

【用法用量】水煎服，9～15g。或熬膏服。

【使用注意】脾胃寒弱者慎用。

黃芩

【性能】苦，寒。歸肺、膽、脾、胃、大腸、小腸經。

【功效】清熱燥濕，瀉火解毒，止血，安胎。

【應用】

1. 濕溫、暑濕、胸悶嘔惡，濕熱痞滿、黃疸瀉痢。本品性味苦寒，功能清熱燥濕，善清肺胃膽及大腸之濕熱，尤長於清中上焦濕熱。

2. 肺熱咳嗽、高熱煩渴。本品主入肺經，善清瀉肺火及上焦實熱。

3. 血熱吐衄。本品能清熱瀉火以涼血止血。

4. 癰腫瘡毒。本品有清熱瀉火，清解熱毒的作用。

5. 胎動不安。本品具清熱安胎之功。

【用法用量】水煎服，3～10g。清熱多生用，安胎多

炒用，清上焦熱可酒炙用，止血可炒炭用。

【使用注意】本品苦寒傷胃，脾胃虛寒者不宜使用。

黃　連

【性能】苦，寒。歸心，脾、胃、膽、大腸經。

【功效】清熱燥濕，瀉火解毒。

【應用】

1. 濕熱痞滿、嘔吐吞酸。本品大苦大寒，清熱燥濕力大於黃芩，尤長於清中焦濕熱。

2. 濕熱瀉痢。本品善去脾胃大腸濕熱。

3. 高熱神昏，心煩不寐，血熱吐衄。本品瀉火解毒之中，尤善清瀉心經實火。

4. 癰腫癤瘡，目赤牙痛。本品既能清熱燥濕，又能瀉火解毒。

5. 消渴。本品善清胃火而可用治胃火熾盛，消穀善飢之證。

6. 外治濕疹、濕瘡、耳道流膿。本品有清熱燥濕、瀉火解毒之功，取之製為軟膏外敷，可治皮膚濕疹、濕瘡。取之浸汁塗患處，可治耳道流膿；煎汁滴眼，可治眼目紅腫。

【用法用量】水煎服，2～5g。外用適量。

【使用注意】本品大苦大寒，過服久服易傷脾胃，脾胃虛寒者忌用；苦燥易傷陰津，陰虛津傷者慎用。

黃　柏

【性能】苦，寒。歸腎、膀胱、大腸經。

【功效】清熱燥濕，瀉火除蒸，解毒療瘡。

【應用】

1. 濕熱帶下、熱淋。本品苦寒沉降，長於清瀉下焦濕熱。

2. 濕熱瀉痢、黃疸。

3. 濕熱腳氣、痿證。

4. 骨蒸勞熱，盜汗，遺精。本品主入腎經而善瀉相火、退骨蒸。

5. 瘡瘍腫毒、濕疹瘙癢。

【用法用量】水煎服，3～12g。外用適量。

白 鮮 皮

【性能】苦，寒。歸脾、胃、膀胱經。

【功效】清熱燥濕，祛風解毒。

【應用】

1. 濕熱瘡毒、濕疹，疥癬。本品性味苦寒，有清熱燥濕、瀉火解毒、祛風止癢之功。常用治濕熱瘡毒、肌膚潰爛、黃水淋漓者。

2. 濕熱黃疸，風濕熱痺。本品善清熱燥濕，可治濕熱蘊蒸之黃疸、尿赤。

【用法用量】水煎服，5～10g。外用適量。

【使用注意】脾胃虛寒者慎用。

金 銀 花

【性能】甘，寒。歸肺、心、胃經。

【功效】清熱解毒，疏散風熱。

【應用】

1. 癰腫疔瘡。本品甘寒，清熱解毒，散癰消腫，為治一切內癰外癰之要藥。

2. 外感風熱，溫病初起。本品甘寒，芳香疏散，善散肺經熱邪，透熱達表。

3. 熱毒血痢。本品甘寒，有清熱解毒，涼血，止痢之效。

4. 咽喉腫痛、小兒熱瘡及痱子。

【用法用量】水煎服，6～15g。疏散風熱、清洩裏熱以生品為佳；炒炭宜用於熱毒血痢；露劑多用於暑熱煩渴。

【使用注意】脾胃虛寒及氣虛瘡瘍膿清者忌用。

連　翹

【性能】苦，微寒，歸肺、心、小腸經。

【功效】清熱解毒，消腫散結，疏散風熱。

【應用】

1. 癰腫瘡毒，瘰癧痰核。本品苦寒，主入心經，既能清心火，解瘡毒，又能消散癰腫結聚，故有「瘡家聖藥」之稱。

2. 風熱外感，溫病初起。本品苦能清洩，寒能清熱。

3. 熱淋澀痛。本品苦寒通降，兼有清心利尿之功。

【用法用量】水煎服，6～15g。

【使用注意】脾胃虛寒及氣虛膿清者不宜用。

穿 心 蓮

【性能】苦，寒。歸心、肺、大腸、膀胱經。

【功效】清熱解毒，涼血，消腫，燥濕。

【應用】

1. 外感風熱，溫病初起。本品苦寒降洩，清熱解毒。

2. 肺熱咳喘，肺癰吐膿，咽喉腫痛。本品善清肺火，涼血消腫。

3. 濕熱瀉痢，熱淋澀痛，濕疹瘙癢。本品苦燥性寒，有清熱解毒，燥濕，止痢功效。

4. 癰腫瘡毒，蛇蟲咬傷。本品既能清熱解毒，又能涼血消癰。

【用法用量】水煎服，6～9g。煎劑易致嘔吐，故多作丸、散、片劑。外用適量。

【使用注意】不宜多服久服；脾胃虛寒者不宜用。

大 青 葉

【性能】苦、寒。歸心、胃經。

【功效】清熱解毒，涼血消斑。

【應用】

1. 熱入營血，溫毒發斑。本品苦寒，善解心胃二經實火熱毒；又入血分而能涼血消斑，氣血兩清。

2. 喉痺口瘡，痄腮丹毒。本品苦寒，既能清心胃實火，又善解瘟疫時毒，有解毒利咽，涼血消腫之效。

【用法用量】水煎服，9～15g，鮮品30～60g。外用適量。

【使用注意】脾胃虛寒者忌用。

青　黛

【性能】鹹，寒。歸肝、肺經。

【功效】清熱解毒，涼血消斑，清肝瀉火，定驚。

【應用】

1. 溫毒發斑，血熱吐衄。本品寒能清熱，鹹以入血，故有清熱解毒，涼血，止血，消斑之效。

2. 咽痛口瘡，火毒瘡瘍。本品有清熱解毒，涼血消腫之效。用治火毒瘡瘍，痄腮腫痛，可與寒水石共研為末，外敷患處。

3. 咳嗽胸痛，痰中帶血。本品鹹寒，主清肝火，又瀉肺熱，且能涼血止血。

4. 暑熱驚癇，驚風抽搐。本品鹹寒，善清肝火，祛暑熱，有息風止痙之功。

【用法用量】內服 1.5～3g，本品難溶於水，一般作散劑沖服，或入丸劑服用。外用適量。

【使用注意】胃寒者慎用。

貫　眾

【性能】苦，微寒。有小毒。歸肝、脾經。

【功效】清熱解毒，涼血止血，殺蟲。

【應用】

1. 風熱感冒，溫毒發斑。本品苦寒，既能清氣分之實熱，又能解血分之熱毒。

2. 血熱出血。本品味苦微寒，主入肝經，有涼血止血之功，主治血熱所致之衄血、吐血、便血、崩漏等證，尤善治崩漏下血。

3. 蟲疾。本品有殺蟲之功。

4. 燒燙傷及婦人帶下等病證。

【用法用量】水煎服，4.5～9g。殺蟲及清熱解毒宜生用；止血宜炒炭用。外用適量。

【使用注意】本品有小毒，用量不宜過大。服用本品時忌油膩。脾胃虛寒者及孕婦慎用。

蒲 公 英

【性能】苦、甘，寒。歸肝、胃經。

【功效】清熱解毒，消腫散結，利濕通淋。

【應用】

1. 癰腫疔毒，乳癰內癰。本品苦寒，既能清解火熱毒邪，又能洩降滯氣，故為清熱解毒、消癰散結之佳品。

2. 熱淋澀痛，濕熱黃疸。本品苦、甘而寒，能清利濕熱，利尿通淋。

3. 本品還有清肝明目的作用。

【用法用量】水煎服，9~15g。外用鮮品適量搗敷或煎湯薰洗患處。

【使用注意】用量過大，可致緩瀉。

紫花地丁

【性能】苦、辛，寒。歸心、肝經。

【功效】清熱解毒，涼血消腫。

【應用】

1. 疔瘡腫毒，乳癰腸癰。本品苦洩辛散，寒能清熱，入心肝血分，故能清熱解毒，涼血消腫，消癰散結。

2. 毒蛇咬傷。本品兼可解蛇毒，治療毒蛇咬傷。

3. 可用於肝熱目赤腫痛以及外感熱病。

【用法用量】水煎服，15～30g。外用鮮品適量，搗爛敷患處。

【使用注意】體質虛寒者忌服。

野菊花

【性能】苦、辛，微寒。歸肝、心經。

【功效】清熱解毒。

【應用】

1. 癰疽疔癤，咽喉腫痛。本品辛散苦降，其清熱瀉火，解毒利咽，消腫止痛力勝，為治外科疔癰之良藥。

2. 目赤腫痛，頭痛眩暈。

3. 本品內服並煎湯外洗也用治濕疹、濕瘡、風疹瘙痛等。

【用法用量】水煎服，10～15g。外用適量。

重 樓

【性能】苦，微寒。有小毒。歸肝經。

【功效】清熱解毒，消腫止痛，涼肝定驚。

【應用】

1. 癰腫疔瘡，咽喉腫痛，毒蛇咬傷。本品苦以降洩，寒能清熱，故有清熱解毒，消腫止痛之功，為治癰腫疔毒，毒蛇咬傷的常用藥。

2. 驚風抽搐。本品苦寒入肝，有涼肝瀉火，息風定驚之功。

3.跌打損傷。本品入肝經血分，能消腫止痛，化瘀止血，可單用研末沖服，治療外傷出血，跌打損傷，瘀血腫痛，也可配三七、血竭、自然銅等同用。

【用法用量】水煎服，3～9g。外用適量，搗敷或研末調塗患處。

【使用注意】體虛、無實火熱毒者、孕婦及患陰證瘡瘍者均忌服。

漏 蘆

【性能】苦，寒。歸胃經。

【功效】清熱解毒，消癰散結，通經下乳，舒筋通脈。

【應用】

1.乳癰腫痛，瘰癧瘡毒。本品苦寒降洩，故有清熱解毒、消癰散結之效，又因其能通經下乳，故尤為治乳癰之良藥。

2.乳汁不下。本品味苦降洩，有良好的通經下乳之功，為產後乳汁不通的常用藥。

3.濕痺拘攣。本品性善通利，有舒筋通脈活絡之功。

【用法用量】水煎服，5～9g。外用，研末調敷或煎水洗。

【使用注意】氣虛、瘡瘍平塌者及孕婦忌服。

土 茯 苓

【性能】甘、淡，平。歸肝、胃經。

【功效】解毒，除濕，通利關節。

【應用】

1. 楊梅毒瘡，肢體拘攣。本品甘淡，解毒利濕，通利關節，又兼解汞。

2. 淋濁帶下，濕疹瘙癢。本品甘淡滲利，解毒利濕，故可用於濕熱引起的熱淋、帶下、濕疹濕瘡等證。

3. 癰腫瘡毒。本品清熱解毒，兼可消腫散結。

【用法用量】水煎服，15～60g。外用適量。

【使用注意】肝腎陰虛者慎服。服藥時忌茶。

魚 腥 草

【性能】辛，微寒。歸肺經。

【功效】清熱解毒，消癰排膿，利尿通淋。

【應用】

1. 肺癰吐膿，肺熱咳嗽。本品寒能泄降，辛以散結，主入肺經，以清解肺熱見長，又具消癰排膿之效，故為治肺癰之要藥。

2. 熱毒瘡毒。本品辛寒，既能清熱解毒，又能消癰排膿，亦為外癰瘡毒常用之品，亦可單用鮮品搗爛外敷。

3. 濕熱淋證。本品有清熱除濕、利水通淋之效，善清膀胱濕熱。

4. 清熱止痢，還可用治濕熱瀉痢。

【用法用量】水煎服，15～25g。鮮品用量加倍，水煎或搗汁服。外用適量，搗敷或煎湯薰洗患處。

【使用注意】本品含揮發油，不宜久煎。虛寒證及陰性瘡瘍忌服。

大血藤

【性能】苦，平。歸大腸、肝經。

【功效】清熱解毒，活血，祛風，止痛。

【應用】

1. 腸癰腹痛，熱毒瘡瘍。本品苦降開洩，長於清熱解毒，消癰止痛，又入大腸經，善散腸中瘀滯，為治腸癰要藥，也可用於其他熱毒瘡瘍。

2. 跌打損傷，經閉痛經。本品能活血散瘀，消腫，止痛。用治跌打損傷，瘀血腫痛。

3. 風濕痺痛。本品有活血化瘀，祛風活絡止痛之作用，廣泛用於風濕痺痛，腰腿疼痛，關節不利。

【用法用量】水煎服，9～15g。外用適量。

【使用注意】孕婦慎服。

山豆根

【性能】苦，寒。有毒。歸肺、胃經。

【功效】清熱解毒，利咽消腫。

【應用】

1. 咽喉腫痛。本品大苦大寒，功善清肺火、解熱毒，利咽消腫。

2. 牙齦腫痛。本品苦寒，入胃經，清胃火。

3. 濕熱黃疸，肺熱咳嗽，癰腫瘡毒等證。

【用法用量】水煎服，3～6g。外用適量。

【使用注意】本品有毒，過量服用易引起嘔吐、腹瀉、胸悶、心悸等副作用，故用量不宜過大。脾胃虛寒者慎用。

木 蝴 蝶

【性能】苦、甘，涼。歸肺、肝、胃經。

【功效】清肺利咽，疏肝和胃。

【應用】

1. 喉痹音啞，肺熱咳嗽。本品苦甘寒涼，具有清肺熱，利咽喉之功效

2. 肝胃氣痛。本品甘緩苦洩，入肝、胃二經，能疏肝和胃止痛。

【用法用量】水煎服，1.5～3g。

半 邊 蓮

【性能】辛，平。歸心、小腸、肺經。

【功效】清熱解毒，利水消腫。

【應用】

1. 瘡癰腫毒，蛇蟲咬傷。本品有較好的清熱解毒作用，是治療毒熱所致的瘡癰腫毒諸證之常用藥。內服外用均可，尤以鮮品搗爛外敷療效更佳。

2. 腹脹水腫。本品有利水消腫之功。

3. 濕瘡濕疹。本品既有清熱解毒作用，又兼有利水祛濕之功。

【用法用量】水煎服，乾品 10～15g，鮮品 30～60g。外用適量。

【使用注意】虛證水腫忌用。

白花蛇舌草

【性能】微苦、甘，寒。歸胃、大腸、小腸經。

【功效】清熱解毒，利濕通淋。

【應用】

1. 癰腫瘡毒，咽喉腫痛，毒蛇咬傷。本品苦寒，有較強的清熱解毒作用。

2. 熱淋澀痛。本品甘寒，有清熱利濕通淋之效。

3. 本品既能清熱又兼利濕，尚可用於濕熱黃疸。

【用法用量】水煎服，15～60g。外用適量。

【使用注意】陰疽及脾胃虛寒者忌用。

山慈姑

【性能】甘、微辛，涼。歸肝、脾經。

【功效】清熱解毒，消癰散結。

【應用】

1. 癰疽疔毒，瘰癧痰核。本品味辛能散，寒能清熱，故有清熱解毒，消癰散結之效。

2. 癥瘕痞塊。本品有解毒散結消腫之功。

3. 本品尚有很好的化痰作用。

【用法用量】水煎服，3～9g。外用適量。

【使用注意】正虛體弱者慎用。

白 薟

【性能】苦、辛，微寒。歸心、胃經。

【功效】清熱解毒，消癰散結，斂瘡生肌。

【應用】

1. 瘡癰腫毒，瘰癧痰核。本品苦寒清洩，辛散消腫，故有清熱解毒、消癰散結、斂瘡生肌、消腫止痛之效。

2. 水火燙傷，手足皸裂。本品苦寒，既能清解火熱毒邪，又具斂瘡生肌止痛之功，故常用治水火燙傷，可單用本品研末外敷。

3. 清熱涼血、收斂止血作用。

【用法用量】水煎服，4.5～9g。外用適量，煎湯外洗或研成極細粉末敷於患處。

【使用注意】脾胃虛寒者不宜服。不宜於烏頭類藥材同用。

生 地 黃

【性能】甘、苦，寒。歸心、肝、腎經。

【功效】清熱涼血，養陰生津。

【應用】

1. 熱入營血，舌絳煩渴、斑疹吐衄。

2. 陰虛內熱，骨蒸勞熱。

3. 津傷口渴，內熱消渴，腸燥便秘。

【用法用量】水煎服，10～15g。鮮品用量加倍，或以鮮品搗汁入藥。

【使用注意】脾虛濕滯，腹滿便溏者不宜使用。

玄 參

【性能】甘、苦、鹹，微寒。歸肺、胃、腎經。

【功效】清熱涼血，瀉火解毒，滋陰。

【應用】

1. 溫邪入營，內陷心包，溫毒發斑。本品鹹寒入血分而能清熱涼血。

2. 熱病傷陰，津傷便秘，骨蒸勞嗽。本品甘寒質潤，功能清熱生津、滋陰潤燥。

3. 目赤咽痛，瘰癧，白喉，癰腫瘡毒。本品性味苦鹹寒，既能清熱涼血，又能瀉火解毒。

【用法用量】水煎服，10～15g。

【使用注意】脾胃虛寒，食少便溏者不宜服用。反藜蘆。

牡 丹 皮

【性能】苦、甘，微寒。歸心、肝、腎經。

【功效】清熱涼血，活血化瘀。

【應用】

1. 溫毒發斑，血熱吐衄。本品苦寒，入心肝血分。善能清營分、血分實熱，功能清熱涼血止血。

2. 溫病傷陰，陰虛發熱，夜熱早涼、無汗骨蒸。本品性味苦辛寒，入血分而善於清透陰分伏熱，為治無汗骨蒸之要藥。

3. 血滯經閉、痛經、跌打傷痛。本品辛行苦洩，有活血化瘀之功。

4. 癰腫瘡毒。本品苦寒，清熱涼血之中，善於散瘀消癰。

【用法用量】水煎服，6～12g。清熱涼血宜生用，活血化瘀宜酒炙用。

【使用注意】血虛有寒、月經過多及孕婦不宜用。

赤 芍

【性能】苦、微寒。歸肝經

【功效】清熱涼血，散瘀止痛。

【應用】

1. 溫毒發斑，血熱吐衄。本品苦寒入肝經血分，善清瀉肝火，洩血分鬱熱而奏涼血、止血之功。

2. 目赤腫痛，癰腫瘡瘍。

3. 肝鬱脅痛，經閉痛經，癥瘕腹痛，跌打損傷。本品苦寒入肝經血分，有活血散瘀止痛之功。

【用法用量】水煎服，6～12g。

【使用注意】血寒經閉不宜用。反藜蘆。

紫 草

【性能】甘、鹹，寒。歸心，肝經。

【功效】清熱涼血，活血，解毒透疹。

【應用】

1. 溫病血熱毒盛，斑疹紫黑，麻疹不透。本品鹹寒入肝經血分，有涼血活血、解毒透疹之功。

2. 瘡瘍，濕疹，水火燙傷。本品甘寒能清熱解毒，鹹寒能清熱涼血，並能活血消腫，治癰腫瘡瘍。

【用法用量】水煎服，5～10g。外用適量，熬膏或用植物油浸泡塗搽。

【使用注意】本品性寒而滑利，脾虛便溏者忌服。

地 骨 皮

【性能】甘，寒。歸肺、肝、腎經。

【功效】涼血除蒸，清肺降火。

【應用】

1. 陰虛發熱，盜汗骨蒸。

2. 肺熱咳嗽。本品甘寒，善清洩肺熱，除肺中伏火，則清肅之令自行。

3. 血熱出血證。本品甘寒入血分，能清熱、涼血、止血。

4. 本品於清熱除蒸瀉火之中，而能生津止渴。

【用法用量】水煎服，9～15g。

【使用注意】外感風寒發熱及脾虛便溏者不宜用。

三、瀉下藥

大 黃

【性能】苦，寒。歸脾、胃、大腸、肝、心包經。

【功效】瀉下攻積，清熱瀉火，涼血解毒，逐瘀通經。

【應用】

1. 積滯便秘。本品有較強的瀉下作用，能蕩滌腸胃，推陳致新，為治療積滯便秘之要藥。

2. 血熱吐衄，目赤咽腫。本品苦降，能使上炎之火下洩，又具清熱瀉火，涼血止血之功。

3. 熱毒瘡瘍，燒燙傷。本品內服外用均可。內服能清熱解毒，並借其瀉下通便作用，使熱毒下洩。

4. 瘀血證。本品有較好的活血逐瘀通經作用，其既可下瘀血，又清瘀熱，為治療瘀血證的常用藥物。

5. 濕熱痢疾、黃疸、淋證。本品具有瀉下通便，導濕熱外出之功，故可用治濕熱蘊結之證。

【用法用量】水煎服，5～15g；入湯劑應後下，或用開水泡服。外用適量。

【使用注意】本品為峻烈攻下之品，易傷正氣，如非實證，不宜妄用；本品苦寒，易傷胃氣，脾胃虛弱者慎用；其性沉降，且善活血化瘀，故婦女懷孕、月經期、哺乳期應忌用。

芒　硝

【性能】鹹、苦，寒。歸胃、大腸經。

【功效】瀉下攻積，潤燥軟堅，清熱消腫。

【應用】

1. 積滯便秘。本品能瀉下攻積，且性寒能清熱，味鹹潤燥軟堅，對實熱積滯，大便燥結者尤為適宜。

2. 咽痛、口瘡、目赤及癰瘡腫痛。本品外用有清熱消腫作用。

【用法用量】10～15g，沖入藥汁內或開水溶化後服。外用適量。

【使用注意】孕婦及哺乳期婦女忌用或慎用。

火麻仁

【性能】甘，平。歸脾、胃、大腸經。

【功效】潤腸通便。

【應用】

腸燥便秘。本品甘平，質潤多脂，能潤腸通便，且又兼有滋養補虛作用。適用於老人、產婦及體弱津血不足的腸燥便秘證。

【用法用量】水煎服，10～15g。

四、祛風濕藥

獨　活

【性能】辛、苦，微溫。歸腎、膀胱經。

【功效】祛風濕，止痛，解表。

【應用】

1. 風寒濕痹。本品辛散苦燥，氣香溫通，功善祛風濕，止痹痛，為治風濕痹痛主藥，凡風寒濕邪所致之痹證，無論新久，均可應用。

2. 風寒挾濕表證。本品辛散溫通苦燥，能散風寒濕而解表。

3. 少陰頭痛。本品善入腎經而搜伏風。

4. 皮膚瘙癢，內服或外洗皆可。

【用法用量】水煎服，3～9g。外用，適量。

威　靈　仙

【性能】辛、鹹，溫。歸膀胱經。

【功效】祛風濕，通絡止痛，消骨鯁。

【應用】

1. 風濕痹證。本品辛散溫通，性猛善走，通行十二經，既能祛風濕，又能通經絡而止痛，為治風濕痹痛要藥。

2. 骨鯁咽喉。本品味鹹，能軟堅而消骨鯁，可單用或與砂糖、醋煎後慢慢嚥下。

3. 宣通經絡止痛之功，可治跌打傷痛、頭痛、牙痛、胃脘痛等；並能消痰逐飲。

【用法用量】水煎服，6～9g。外用，適量。

【使用注意】本品辛散走竄，氣血虛弱者慎服。

川　烏

【性能】辛、苦，熱。有大毒。歸心、肝、腎、脾經。

【功效】祛風濕，溫經止痛。

【應用】

1. 風寒濕痹。本品辛熱升散苦燥，「疏利迅速，開通關腠，驅逐寒濕」，善於祛風除濕、溫經散寒，有明顯的止痛作用，為治風寒濕痹證之佳品，尤宜於寒邪偏盛之風濕痹痛。

2. 心腹冷痛，寒疝疼痛。

3. 跌打損傷，麻醉止痛。本品止痛作用可治跌打損傷，骨折瘀腫疼痛。

【用法用量】水煎服，1.5～3g；宜先煎、久煎。外用，適量。

【使用注意】孕婦忌用；不宜與貝母類、半夏、白及、白蘞、天花粉、瓜蔞類同用；內服一般應炮製用，生品內服宜慎；酒浸、酒水煎服易致中毒，應慎用。

蘄　蛇

【性能】甘、鹹，溫。有毒。歸肝經。

【功效】祛風，通絡，止痙。

【應用】

1. 風濕頑痹，中風半身不遂。本品具走竄之性，性溫通絡，能內走臟腑，外達肌表而透骨搜風，以祛內外之

風邪，為截風要藥，又能通經絡。

2. 小兒驚風，破傷風。本品入肝，既能祛外風，又能息內風，風去則驚搐自定，為治抽搐痙攣常用藥。

3. 麻風，疥癬。本品能外走肌表而祛風止癢，兼以毒攻毒，故風毒之邪壅於肌膚亦為常用之品。

4. 以毒攻毒，可治瘰癧、梅毒、惡瘡。

【用法用量】煎湯，3～9g；研末吞服，1次1～1.5g，1日2～3次。或酒浸、熬膏、入丸、散服。

【使用注意】陰虛內熱者忌服。

烏梢蛇

【性能】甘，平。歸肝經。

【功效】祛風，通絡，止痙。

【應用】

1. 風濕頑痹，中風半身不遂。本品性走竄，能搜風邪，透關節，通經絡。

2. 小兒驚風，破傷風。本品能入肝祛風以定驚搐。

3. 麻風，疥癬。

4. 瘰癧、惡瘡。

【用法用量】水煎服，9～12g；研末，每次2～3g；或入丸劑、酒浸服。外用，適量。

【使用注意】血虛生風者慎服。

木 瓜

【性能】酸，溫。歸肝、脾經。

【功效】舒筋活絡，和胃化濕。

【應用】

1. 風濕痺證。本品味酸入肝，益筋和血，善舒筋活絡，且能去濕除痺，尤為濕痺，筋脈拘攣要藥，亦常用於腰膝關節酸重疼痛。

2. 腳氣水腫。本品溫通，去濕舒筋，為腳氣水腫常用藥。

3. 吐瀉轉筋。本品溫香入脾，能化濕和胃，舒筋活絡而緩攣急。

4. 本品尚有消食作用，用於消化不良；並能生津止渴，可治津傷口渴。

【用法用量】水煎服，6～9g。

【使用注意】內有鬱熱，小便短赤者忌服。

伸 筋 草

【性能】微苦、辛，溫。歸肝、脾、腎經。

【功效】祛風濕，舒筋活絡。

【應用】

1. 風寒濕痺，肢軟麻木。本品辛散、苦燥、溫通，能祛風濕，入肝尤善通經絡。

2. 跌打損傷。本品辛能行散以舒筋活絡，消腫止痛，治跌打損傷，瘀腫疼痛，內服外洗均可。

【用法用量】水煎服，3～12g。外用，適量。

【使用注意】孕婦慎用。

尋 骨 風

【性能】辛，苦，平。歸肝經。

【功效】祛風濕，通絡止痛。

【應用】

1. 風濕痺證。本品辛散苦燥，能祛風濕，通絡止痛。可單用水煎、酒浸、製成浸膏服。

2. 跌打損傷。本品辛以行散，能通經絡、消腫止痛，治跌打損傷，瘀滯腫痛，可單用水煎服或搗敷。

3. 本品又可用於胃痛、牙痛、癰腫。

【用法用量】水煎服，10～15g。外用，適量。

松　節

【性能】苦、辛，溫。歸肝、腎經。

【功效】祛風濕，通絡止痛。

【應用】

1. 風寒濕痺。本品辛散苦燥溫通，能祛風濕，通經絡而止痛，入肝腎而善祛筋骨間風濕，性偏溫燥，尤宜於寒濕偏盛之風濕痺證。

2. 跌打損傷。本品能通經絡止痛，治跌打損傷，瘀腫疼痛。

【用法用量】水煎服，10～15g。外用，適量。

【使用注意】陰虛血燥者慎服。

海　風　藤

【性能】辛、苦，微溫。歸肝經。

【功效】祛風濕，通絡止痛。

【應用】

1. 風寒濕痺。本品辛散、苦燥、溫通，為治風寒濕

痹，肢節疼痛，筋脈拘攣，屈伸不利的常用藥，亦可入膏藥方中外用。

2. 跌打損傷。本品能通絡止痛，治跌打損傷，瘀腫疼痛。

【用法用量】水煎服，6～12g。外用，適量。

雪上一枝蒿

【性能】苦、辛，溫。有大毒。歸肝經。

【功效】祛風濕，活血止痛。

【應用】

1. 疼痛證。本品辛散溫通，性猛善走，能祛風濕，活血脈，尤擅止痛，為治療多種疼痛的良藥。

2. 瘡瘍腫毒，蟲蛇咬傷。本品能以毒攻毒，活血止痛，可單用泡酒外擦。

【用法用量】研末服，0.02～0.04g。外用，適量。

【使用注意】內服須經炮製並嚴格控製劑量，孕婦、老弱、小兒及心臟病、潰瘍病患者忌服。

路 路 通

【性能】苦，平。歸肝、腎經。

【功效】祛風活絡，利水，通經。

【應用】

1. 風濕痹痛，中風半身不遂。本品「大能通十二經穴」，既能祛風濕，又能舒筋絡，通經脈。善治風濕痹痛，麻木拘攣者。

2. 跌打損傷。本品能通行經脈而散瘀止痛，治跌打

損傷，瘀腫疼痛。

3. 水腫。本品味苦降洩，能通經利水消腫，治水腫脹滿。

4. 經行不暢，經閉。本品能疏理肝氣而通經。

5. 乳少，乳汁不通。本品能通經脈，下乳汁。

6. 本品能祛風止癢，用於風疹瘙癢，內服或外洗。

【用法用量】水煎服，5～9g。外用，適量。

【使用注意】月經過多及孕婦忌服。

秦 艽

【性能】辛、苦，平。歸胃、肝、膽經。

【功效】祛風濕，通絡止痛，退虛熱，清濕熱。

【應用】

1. 風濕痺證。本品辛散苦洩，質偏潤而不燥，為風藥中之潤劑。風濕痺痛，筋脈拘攣，骨節痠痛，無問寒熱新久均可配伍應用。

2. 中風不遂。本品既能祛風邪，舒筋絡，又善「活血榮筋」，可用於中風半身不遂，口眼喎斜，四肢拘急，舌強不語等。

3. 骨蒸潮熱，疳積發熱。本品能退虛熱，除骨蒸，亦為治虛熱要藥。

4. 濕熱黃疸。本品苦以降洩，能清肝膽濕熱而退黃。

5. 治痔瘡、腫毒等。

【用法用量】水煎服，3～9g。

防 己

【性能】苦、辛，寒。歸膀胱、肺經。

【功效】祛風濕，止痛，利水消腫。

【應用】

1. 風濕痺證。本品辛能行散，苦寒降洩，既能祛風除濕止痛，又能清熱。

2. 水腫，小便不利，腳氣。本品苦寒降利，能清熱利水，善走下行而洩下焦膀胱濕熱。

3. 濕疹瘡毒。本品苦以燥濕，寒以清熱，治濕疹瘡毒。

4. 本品有降血壓作用，可用於高血壓病。

【用法用量】水煎服，4.5～9g。

【使用注意】本品大苦大寒易傷胃氣，胃納不佳及陰虛體弱者慎服。

桑 枝

【性能】微苦，平。歸肝經。

【功效】祛風濕，利關節。

【應用】風濕痺證。本品性平，祛風濕而善達四肢經絡，通利關節，痺證新久、寒熱均可應用，尤宜於風濕熱痺，肩臂、關節痠痛麻木者。

【用法用量】水煎服，9～15g。外用，適量。

豨 薟 草

【性能】辛、苦，寒。歸肝、腎經。

【功效】祛風濕，利關節，解毒。

【應用】

1. 風濕痺痛，中風半身不遂。本品辛散苦燥，能祛筋骨間風濕，通經絡，利關節。生用性寒，宜於風濕熱痺；酒製後寓補肝腎之功。

2. 風疹，濕瘡，瘡癰。本品辛能散風，生用苦寒能清熱解毒，化濕熱。治風疹濕瘡，可單用內服或外洗。治瘡癰腫毒紅腫熱痛者。

【用法用量】水煎服，9～12g。外用，適量。治風濕痺痛、半身不遂宜製用，治風疹濕瘡、瘡癰宜生用。

海 桐 皮

【性能】苦、辛，平。歸肝經。

【功效】祛風濕，通絡止痛，殺蟲止癢。

【應用】

1. 風濕痺證。本品辛能散風，苦能燥濕，主入肝經，能祛風濕，行經絡，止疼痛，達病所，尤善治下肢關節痺痛。

2. 疥癬，濕疹。本品辛散苦燥，入血分能祛風燥濕，又能殺蟲。

【用法用量】水煎服，5～15g；或酒浸服。外用，適量。

絡 石 藤

【性能】苦，微寒。歸心、肝、腎經。

【功效】祛風通絡，涼血消腫。

楊天鵬──骨傷科治療真傳──

170

【應用】

1. 風濕熱痹。本品善祛風通絡，苦燥濕，微寒清熱，尤宜於風濕熱痹，筋脈拘攣，腰膝痠痛者。

2. 喉痹，癰腫。本品入心肝血分，味苦性微寒，能清熱涼血，利咽消腫。

3. 跌撲損傷。本品能通經絡，涼血而消腫止痛。治跌撲損傷，瘀滯腫痛。

【用法用量】水煎服，6～12g。外用，適量，鮮品搗敷。

雷 公 藤

【性能】苦、辛，寒。有大毒。歸肝、腎經。

【功效】祛風濕，活血通絡，消腫止痛，殺蟲解毒。

【應用】

1. 風濕頑痹。本品有較強的祛風濕，活血通絡之功，為治風濕頑痹要藥，苦寒清熱力強，消腫止痛功效顯著，可單用內服或外敷。

2. 麻風、頑癬、濕疹、疥瘡、皮炎、皮疹。本品苦燥除濕止癢，殺蟲攻毒，對多種皮膚病皆有良效。。

3. 疔瘡腫毒。本品苦寒清熱解毒，並能以毒攻毒，消腫止痛。

【用法用量】煎湯，10～25g（帶根皮者減量），文火煎1～2小時；研粉，每日1.5～4.5g。外用，適量。

【使用注意】內臟有器質性病變及白細胞減少者慎服；孕婦忌用。

老 鶴 草

【性能】辛、苦，平。歸肝、腎、脾經。

【功效】祛風濕，通經絡，清熱毒，止瀉痢。

【應用】

1. 風濕痹證。本品辛能行散，苦而能燥，性善疏通，有較好的祛風濕，通經絡作用。

2. 泄瀉痢疾。本品能清熱解毒而止瀉痢。

3. 瘡瘍。本品有清熱解毒之功，治瘡瘍內服外用皆可。

【用法用量】水煎服，9～15g；或熬膏、酒浸服。外用，適量。

五 加 皮

【性能】辛、苦，溫。歸肝、腎經。

【功效】祛風濕，補肝腎，強筋骨，利水。

【應用】

1. 風濕痹證。本品辛能散風，苦能燥濕，溫能祛寒，且兼補益之功，為強壯性祛風濕藥，尤宜於老人及久病體虛者。

2. 筋骨痿軟，小兒行遲，體虛乏力。本品有溫補之效，能補肝腎，強筋骨。又常用於肝腎不足，筋骨痿軟者。

3. 水腫，腳氣。本品能溫腎而除濕利水。

【用法用量】水煎服，4.5～9g；或酒浸、入丸、散服。

桑 寄 生

【性能】苦、甘，平。歸肝、腎經。

【功效】祛風濕，補肝腎，強筋骨，安胎。

【應用】

1. 風濕痺證。本品苦能燥，甘能補，祛風濕又長於補肝腎、強筋骨，對痺證日久，傷及肝腎，腰膝痠軟，筋骨無力者尤宜。

2. 崩漏經多，妊娠漏血，胎動不安。

【用法用量】水煎服，9～15g。

狗 脊

【性能】苦、甘，溫。歸肝、腎經。

【功效】祛風濕，補肝腎，強腰膝。

【應用】

1. 風濕痺證。本品苦溫能溫散風寒濕邪，甘溫以補肝腎、強腰膝、堅筋骨，能行能補，對肝腎不足，兼有風寒濕邪之腰痛脊強，不能俯仰者最為適宜。

2. 腰膝痠軟，下肢無力。本品補肝腎，強腰膝之功，又能治肝腎虛損，腰膝痠軟，下肢無力者。

3. 遺尿，白帶過多。本品又有溫補固攝作用。

4. 狗脊的絨毛有止血作用，外敷可用於金瘡出血。

【用法用量】水煎服，6～12g。

【使用注意】腎虛有熱，小便不利，或短澀黃赤者慎服。

千 年 健

【性能】苦、辛，溫。歸肝、腎經。

【功效】袪風濕，強筋骨。

【應用】風寒濕痹。本品辛散苦燥溫通，既能袪風濕，又能入肝腎強筋骨，頗宜於老人。

【用法用量】水煎服，4.5～9g；或酒浸服。

【使用注意】陰虛內熱者慎服。

鹿 銜 草

【性能】甘、苦，溫。歸肝、腎經。

【功效】袪風濕，強筋骨，止血。

【應用】

1. 風濕痹證。本品味苦能燥，味甘能補，既能袪風濕，又能入肝腎而強筋骨。

2. 月經過多，崩漏，咯血，外傷出血。本品有收斂止血作用，可單用或隨證配伍。

3. 久咳勞嗽。本品能補益肺腎而定喘嗽。

4. 本品尚可用於瀉痢日久。

【用法用量】水煎服，9～15g。外用，適量。

五、化濕藥

藿 香

【性能】辛，微溫。歸脾、胃、肺經。

【功效】化濕，止嘔，解暑。

【應用】

1. 濕阻中焦。本品氣味芳香，為芳香化濕濁要藥。

2. 嘔吐。本品既能化濕，又能和中止嘔。

3. 暑濕、濕溫。本品既能化濕，又可解暑。

【用法用量】水煎服，5～10g。鮮品加倍。

【使用注意】陰虛血燥者不宜用。

佩　蘭

【性能】辛，平。歸脾、胃、肺經。

【功效】化濕，解暑。

【應用】

1. 濕阻中焦。本品氣味芳香，其化濕和中之功與藿香相似。

2. 暑濕、濕溫。本品化濕又能解暑。

【用法用量】水煎服，5～10g。鮮品加倍。

蒼　朮

【性能】辛，苦，溫。歸脾、胃、肝經。

【功效】燥濕健脾，祛風散寒。

【應用】

1. 濕阻中焦證。本品苦溫燥濕以祛濕濁，辛香健脾以和脾胃。

2. 風濕痹證。本品辛散苦燥，長於祛濕，故痹證濕勝者尤宜。

3. 風寒挾濕表證。本品辛香燥烈，能開肌腠而發汗，祛肌表之風寒表邪，又因其長於勝濕，故以風寒表證挾濕者最為適宜。

4. 本品尚能明目，用於夜盲症及眼目昏澀。

【用法用量】水煎服，5～10g。

【使用注意】陰虛內熱，氣虛多汗者忌用。

厚 朴

【性能】苦、辛，溫。歸脾、胃、肺、大腸經。

【功效】燥濕消痰，下氣除滿。

【應用】

1. 濕阻中焦，脘腹脹滿。本品苦燥辛散，能燥濕，又下氣除脹滿，為消除脹滿的要藥。

2. 食積氣滯，腹脹便秘。本品可下氣寬中，消積導滯。

3. 痰飲喘咳。本品能燥濕消痰，下氣平喘。

4. 梅核氣證亦可取本品燥濕消痰，下氣寬中之效。

【用法用量】水煎服，3～10g。或入丸、散。

【使用注意】本品辛苦溫燥濕，易耗氣傷津，故氣虛津虧者及孕婦當慎用。

砂 仁

【性能】辛，溫。歸脾、胃、腎經。

【功效】化濕行氣，溫中止瀉，安胎。

【應用】

1. 濕阻中焦及脾胃氣滯證。本品辛散溫通，氣味芬芳，其化濕醒脾，行氣溫中之效均佳。

2. 脾胃虛寒吐瀉。本品善能溫中暖胃以達止嘔止瀉之功。

3. 氣滯妊娠惡阻及胎動不安。本品能行氣和中而止

嘔安胎。

【用法用量】水煎服，3～6g，入湯劑宜後下。

【使用注意】陰虛血燥者慎用。

白 豆 蔻

【性能】辛，溫。歸肺、脾、胃經。

【功效】化濕行氣，溫中止嘔。

【應用】

1. 濕阻中焦及脾胃氣滯證。本品可化濕行氣，常與藿香、陳皮等同用；若脾虛濕阻氣滯之胸腹虛脹，食少無力者，常與黃蓍、白朮、人參等同用。另外，本品辛散入肺而宣化濕邪，故還常用於濕溫初起，胸悶不飢證。

2. 嘔吐。本品能行氣寬中，溫胃止嘔。尤以胃寒濕阻氣滯嘔吐最為適宜。

【用法用量】水煎服，3～6g，入湯劑宜後下。

【使用注意】陰虛血燥者慎用。

茯 苓

【性能】甘、淡，平。歸心、脾、腎經。

【功效】利水消腫，滲濕，健脾，寧心。

【應用】

1. 水腫。本品味甘而淡，甘則能補，淡則能滲，藥性平和，既可祛邪，又可扶正，利水而不傷正氣，實為利水消腫之要藥。

2. 痰飲。本品善滲洩水濕。

3. 脾虛洩瀉。本品能健脾滲濕而止瀉。

4. 心悸，失眠。本品益心脾而寧心安神。

【用法用量】水煎服，9～15g。

【使用注意】虛寒精滑者忌服。

薏苡仁

【性能】甘、淡，涼。歸脾、胃、肺經。

【功效】利水消腫，滲濕，健脾，除痹，清熱排膿。

【應用】

1. 水腫，小便不利，腳氣。本品淡滲甘補，既利水消腫，又健脾補中。

2. 脾虛洩瀉。本品能滲除脾濕，健脾止瀉，尤宜治脾虛濕盛之洩瀉。

3. 濕痹拘攣。薏苡仁滲濕除痹，能舒筋脈，緩和拘攣。

4. 肺癰，腸癰。本品清肺腸之熱，排膿消癰。

【用法用量】水煎服，9～30g。清利濕熱宜生用，健脾止瀉宜炒用。

【使用注意】津液不足者慎用。

豬 苓

【性能】甘、淡，平。歸腎、膀胱經。

【功效】利水消腫，滲濕。

【應用】水腫，小便不利，洩瀉。本品甘淡滲洩，利水作用較強，用於水濕停滯的各種水腫，單味應用即可取效。

【用法用量】水煎服，6～12g。

澤　瀉

【性能】甘，寒。歸腎、膀胱經。

【功效】利水消腫，滲濕，洩熱。

【應用】

1. 水腫，小便不利，洩瀉。本品淡滲，其利水作用較強。

2. 淋證，遺精。本品性寒，既能清膀胱之熱，又能洩腎經之虛火，下焦濕熱者尤為適宜。

【用法用量】水煎服，5～10g。

滑　石

【性能】甘、淡，寒。歸膀胱、肺、胃經。

【功效】利尿通淋，清熱解暑，收濕斂瘡。

【應用】

1. 熱淋，石淋，尿熱澀痛。

2. 暑濕，濕溫。本品甘淡而寒，既能利水濕，又能解暑熱，是治暑濕之常用藥。

3. 濕瘡，濕疹，痱子。本品外用有清熱收濕斂瘡作用。治療濕瘡，濕疹，可單用或與枯礬、黃柏等為末，撒布患處；治痱子，則可與薄荷、甘草等配合製成痱子粉外用。

【用法用量】水煎服，10～20g。宜包煎。外用適量。

【使用注意】脾虛、熱病傷津及孕婦忌用。

萆　薢

【性能】苦，平。歸腎、胃經。

【功效】利濕去濁，袪風除痺。

【應用】

1. 膏淋，白濁。本品善利濕而分清去濁，為治膏淋要藥。

2. 風濕痺痛。本品能袪風除濕，通絡止痛。善治腰膝痺痛，筋脈屈伸不利。

【用法用量】水煎服，10～15g。

【使用注意】腎陰虧虛遺精滑洩者慎用。

虎　杖

【性能】微苦，微寒。歸肝、膽、肺經。

【功效】利濕退黃，清熱解毒，散瘀止痛，化痰止咳。

【應用】

1. 濕熱黃疸，淋濁，帶下。

2. 水火燙傷，癰腫瘡毒，毒蛇咬傷。本品入血分，有涼血清熱解毒作用。

3. 經閉，癥瘕，跌打損傷。虎杖有活血散瘀止痛之功。

4. 肺熱咳嗽。本品既能苦降洩熱，又能化痰止咳，治肺熱咳嗽。

5. 本品還有瀉熱通便作用，可用於熱結便秘。

【用法用量】水煎服，9～15g。外用適量。

【使用注意】孕婦忌服。

六、溫裏藥

附　子

【性能】辛、甘，大熱。有毒。歸心、腎、脾經。

【功效】回陽救逆，補火助陽，散寒止痛。

【應用】

1. 亡陽證。本品能上助心陽、中溫脾陽、下補腎陽，為「回陽救逆第一品藥」。

2. 陽虛證。本品辛甘溫煦，有峻補元陽、益火消陰之效，凡腎、脾、心諸臟陽氣衰弱者均可應用。

3. 寒痺證。本品氣雄性悍，走而不守，能溫經通絡，逐經絡中風寒濕邪，故有較強的散寒止痛作用。

【用法用量】水煎服，3～15g；本品有毒，宜先煎0.5～1小時，至口嘗無麻辣感為度。

【使用注意】孕婦及陰虛陽亢者忌用。反半夏、瓜蔞、貝母、白蘞、白及。生品外用，內服須炮製。若內服過量，或炮製、煎煮方法不當，可引起中毒。

乾　薑

【性能】辛，熱。歸脾、胃、腎、心、肺經。

【功效】溫中散寒，回陽通脈，溫肺化飲。

【應用】

1. 腹痛，嘔吐，洩瀉。本品辛熱燥烈，主入脾胃而長於溫中散寒、健運脾陽，為溫暖中焦之主藥。

2. 亡陽證。本品辛熱，入心、脾、腎經，有溫陽守中，回陽通脈的功效，每與附子相須為用。

3. 寒飲喘咳。本品辛熱，入肺經，善能溫肺散寒化飲。

【用法用量】水煎服，3～10g。

【使用注意】本品辛熱燥烈，陰虛內熱、血熱妄行者忌用。

肉　桂

【性能】辛、甘，大熱。歸腎、脾、心、肝經。

【功效】補火助陽，散寒止痛，溫經通脈，引火歸源。

【應用】

1. 陽痿，宮冷。本品辛甘大熱，能補火助陽，益陽消陰，作用溫和持久，為治命門火衰之要藥。

2. 腹痛，寒疝。本品甘熱助陽以補虛，辛熱散寒以止痛，善去痼冷沉寒。

3. 腰痛，胸痺，陰疽，閉經，痛經。本品辛散溫通，能行氣血、運經脈、散寒止痛。

4. 虛陽上浮諸症。本品大熱入肝腎，能使因下元虛衰所致上浮之虛陽回歸故里，故曰引火歸源。

5. 久病體虛氣血不足者，在補氣益血方中少量加入肉桂，有鼓舞氣血生長之效。

【用法用量】水煎服，1～4.5g，宜後下或焗服；研末沖服，每次1～2g。

【使用注意】陰虛火旺，裏有實熱，血熱妄行出血及孕婦忌用。畏赤石脂。

七、理氣藥

陳　皮

【性能】辛、苦，溫。歸脾、肺經。

【功效】理氣健脾，燥濕化痰。

【應用】

1. 脾胃氣滯證。本品辛行溫通，有行氣止痛、健脾和中之功，因其苦溫而燥，故寒濕阻中之氣滯最宜。

2. 嘔吐、呃逆證。陳皮辛香而行，善疏理氣機、條暢中焦而使之升降有序。

3. 濕痰、寒痰咳嗽。本品既能燥濕化痰，又能溫化寒痰，且辛行苦洩而能宣肺止咳，為治痰之要藥。

4. 胸痺證。本品辛行溫通、入肺走胸，而能行氣通痺止痛。

【用法用量】水煎服，3～9g。

青　皮

【性能】苦、辛，溫。歸肝、膽、胃經。

【功效】疏肝破氣，消積化滯。

【應用】

1. 肝鬱氣滯證。本品辛散溫通，苦洩下行而奏疏肝理氣、散結止痛之功。

2. 氣滯脘腹疼痛。本品辛行溫通，入胃而行氣止痛。

3. 食積腹痛。本品辛行苦降溫通，有消積化滯、和降胃氣，行氣止痛之功。

4. 癥瘕積聚、久瘧痞塊。本品氣味峻烈，苦洩力

大，辛散溫通力強，能破氣散結。

【用法用量】水煎服，3～9g。醋炙疏肝止痛力強。

枳　實

【性能】苦、辛、酸，溫。歸脾、胃、大腸經。

【功效】破氣除痞，化痰消積。

【應用】

1. 胃腸積滯，濕熱瀉痢。本品辛行苦降，善破氣除痞、消積導滯。

2. 胸痹、結胸。本品能行氣化痰以消痞，破氣除滿而止痛。

3. 氣滯胸脅疼痛。本品善破氣行滯而止痛。

4. 產後腹痛。

【用法用量】水煎服，3～9g，大量可用至 30g。炒後性較平和。

【使用注意】孕婦慎用。

附藥枳殼

為芸香科植物酸橙及其栽培變種的接近成熟的果實（去瓤），生用或麩炒用。性味、歸經、功用與枳實同，但作用較緩和，長於行氣開胸，寬中除脹。用法用量同枳實，孕婦慎用。

木　香

【性能】辛、苦，溫。歸脾、胃、大腸、膽、三焦經。

【功效】行氣止痛，健脾消食。

【應用】

1. 脾胃氣滯證。本品辛行苦洩溫通，芳香氣烈而味厚，善通行脾胃之滯氣，既為行氣止痛之要藥，又為健脾消食之佳品。

2. 瀉痢裏急後重。本品辛行苦降，善行大腸之滯氣，為治濕熱瀉痢裏急後重之要藥。

3. 腹痛脅痛，黃疸，疝氣疼痛。本品氣香醒脾，味辛能行，味苦主洩，走三焦和膽經，故既能行氣健脾又能疏肝利膽。

4. 氣滯血瘀之胸痹。本品辛行苦洩，性溫通行，能通暢氣機，氣行則血行，故可止痛。

5. 本品氣芳香能醒脾開胃，故在補益方劑中用之，能減輕補益藥的膩胃和滯氣之弊，有助於消化吸收。

【用法用量】水煎服，1.5～6g。生用行氣力強，煨用行氣力緩而實腸止瀉，用於洩瀉腹痛。

川 楝 子

【性能】苦，寒。有小毒。歸肝、胃、小腸、膀胱經。

【功效】行氣止痛，殺蟲。

【應用】

1. 肝鬱化火所致諸痛證。本品苦寒降洩，能清肝火、洩鬱熱、行氣止痛。

2. 蟲積腹痛。本品苦寒有毒，能驅殺腸道寄生蟲，味苦又能降洩氣機而行氣止痛。

3. 本品苦寒有毒，能清熱燥濕，殺蟲而療癬。

【用法用量】水煎服，4.5～9g。外用適量。炒用寒性減低。

【使用注意】本品有毒，不宜過量或持續服用，以免中毒。又因性寒，脾胃虛寒者慎用。

烏　藥

【性能】辛，溫。歸肺、脾、腎、膀胱經。

【功效】行氣止痛，溫腎散寒。

【應用】

1. 寒凝氣滯之胸腹諸痛證。本品味辛行散，性溫祛寒，入肺而宣通，入脾而寬中，故能行氣散寒止痛。

2. 尿頻，遺尿。本品辛散溫通，入腎與膀胱而溫腎散寒，縮尿止遺。

【用法用量】水煎服，3～9g。

香　附

【性能】辛、微苦、微甘、平。歸肝、脾、三焦經。

【功效】疏肝解鬱，調經止痛，理氣調中。

【應用】

1. 肝鬱氣滯脅痛、腹痛。本品主入肝經氣分，芳香辛行，善散肝氣之鬱結，味苦疏洩以平肝氣之橫逆，故為疏肝解鬱，行氣止痛之要藥。

2. 月經不調，痛經，乳房脹痛。本品辛行苦洩，善於疏理肝氣，調經止痛，為婦科調經之要藥。

3. 脾胃氣滯腹痛。本品味辛能行而長於止痛，除善疏肝解鬱之外，還能入脾經，而有寬中、消食下氣等作

用。

【用法用量】水煎服，6～9g。醋炙止痛力增強。

佛　手

【性能】辛、苦，溫，歸肝、脾、胃、肺經。

【功效】疏肝解鬱，理氣和中，燥濕化痰。

【應用】

1. 肝鬱胸脅脹痛。本品辛行苦洩，善疏肝解鬱、行氣止痛。

2. 氣滯脘腹疼痛。本品辛行苦洩，氣味芳香，能醒脾理氣，和中導滯。

3. 久咳痰多，胸悶作痛。本品芳香醒脾，苦溫燥濕而善健脾化痰，辛行苦洩又能疏肝理氣。

【用法用量】水煎服，3～9g。

香　櫞

【性能】辛、微苦、酸，溫。歸肝、脾、胃、肺經。

【功效】疏肝解鬱，理氣和中，燥濕化痰。

【應用】

1. 肝鬱胸脅脹痛。本品辛能行散，苦能疏洩，入肝經而能疏理肝氣而止痛。

2. 氣滯脘腹脹痛。本品氣香醒脾，辛行苦洩，入脾胃以行氣寬中。

3. 痰飲咳嗽，胸膈不利。本品苦燥降洩以化痰止咳，辛行入肺而理氣寬胸。

【用法用量】水煎服，3～9g。

大 腹 皮

【性能】辛，微溫。歸脾、胃、大腸、小腸經。

【功效】行氣寬中，利水消腫。

【應用】

1. 胃腸氣滯，脘腹脹悶，大便不爽。本品辛能行散，主入脾胃經，能行氣導滯，為寬中利氣之捷藥。

2. 水腫脹滿，腳氣浮腫，小便不利。本品味辛，能開宣肺氣而行水消腫。

【用法用量】水煎服，4.5～9g。

八、止血藥

小 薊

【性能】甘、苦，涼。歸心、肝經。

【功效】涼血止血，散瘀解毒消癰。

【應用】

1. 血熱出血證。本品性屬寒涼，善清血分之熱而涼血止血，無論吐咯衄血，便血崩漏等出血由於血熱妄行所致者皆可選用。

2. 熱毒癰腫。本品能清熱解毒，散瘀消腫，用治熱毒瘡瘍初起腫痛之證。

【用法用量】水煎服，10～15g，鮮品加倍。外用適量，搗敷患處。

大 薊

【性能】甘、苦，涼。歸心、肝經。

【功效】涼血止血，散瘀解毒消癰。

【應用】

1. 血熱出血證。本品寒涼而入血分，功能涼血止血，主治血熱妄行之諸出血證，尤多用於吐血、咯血及崩漏下血。

2. 熱毒癰腫。本品既能涼血解毒，又能散瘀消腫，無論內外癰腫都可運用，單味內服或外敷均可，以鮮品為佳。

【用法用量】水煎服，10～15g，鮮品可用30～60g。外用適量，搗敷患處。

地　榆

【性能】苦、酸、澀，微寒。歸肝、大腸經。

【功效】涼血止血，解毒斂瘡。

【應用】

1. 血熱出血證。本品味苦寒入血分，長於洩熱而涼血止血；味兼酸澀，又能收斂止血，可用治多種血熱出血之證。又因其性下降，故尤宜於下焦之下血。

2. 燙傷、濕疹、瘡瘍癰腫。本品苦寒能瀉火解毒，味酸澀能斂瘡，為治水火燙傷之要藥，可單味研末麻油調敷，或配大黃粉，或配黃連、冰片研末調敷；用治濕疹及皮膚潰爛，可以本品濃煎外洗，或用紗布浸藥外敷，亦可配鍛石膏、枯礬研末外摻患處。

【用法用量】水煎服，10～15g，大劑量可用至30g；或入丸、散。外用適量。止血多炒炭用，解毒斂瘡多生用。

【使用注意】本品性寒酸澀，凡虛寒性便血、下痢、

崩漏及出血有瘀者慎用。對於大面積燒傷病人，不宜使用地榆製劑外塗，以防其所含鞣質被大量吸收而引起中毒性肝炎。

側　柏　葉

【功效】涼血止血，化痰止咳，生髮烏髮。

【應用】

1. 血熱出血證。本品苦澀性寒，善清血熱，兼能收斂止血，為治各種出血病證之要藥，尤以血熱者為宜。

2. 肺熱咳嗽。本品苦能洩降，寒能清熱，長於清肺熱，化痰止咳。

3. 脫髮、鬚髮早白。

【用法用量】水煎服，10～15g。外用適量。止血多炒炭用，化痰止咳宜生用。

苧　麻　根

【性能】甘，寒。歸心、肝經。

【功效】涼血止血，安胎，清熱解毒。

【應用】

1. 血熱出血證。本品性寒而入血分，功能涼血止血，凡血分有熱，絡損血溢之諸出血證，皆可應用。

2. 胎動不安、胎漏下血。本品既能止血，又能清熱安胎，歷來視為安胎之要藥。

3. 熱毒癰腫。本品性寒能清熱解毒，故可用治熱毒癰腫，多以外用為主，常以鮮品搗敷患處。

【用法用量】水煎服，10～30g；鮮品30～60g，搗

汁服。外用適量，煎湯外洗，或鮮品搗敷。

三 七

【性能】甘、微苦，溫。歸肝、胃經。

【功效】化瘀止血，活血定痛。

【應用】

1. 出血證。本品味甘微苦性溫，入肝經血分，功善止血，又能化瘀生新，有止血不留瘀，化瘀不傷正的特點，對人體內外各種出血，無論有無瘀滯，均可應用，尤以有瘀滯者為宜。

2. 跌打損傷，瘀血腫痛。本品活血化瘀而消腫定痛，為治瘀血諸證之佳品，為傷科之要藥。凡跌打損傷，或筋骨折傷，瘀血腫痛等，本品皆為首選藥物。可單味應用，以三七為末，黃酒或白開水送服；若皮破者，亦可用三七粉外敷。若配伍活血行氣藥同用。則活血定痛之功更著。本品散瘀止痛，活血消腫之功，對癰疽腫痛也有良效。

3. 本品具有補虛強壯的作用，民間用治虛損勞傷，常與豬肉燉服。

【用法用量】多研末吞服，1～1.5g；水煎服，3～10g，亦入丸、散。外用適量，研末外摻或調敷。

【使用注意】孕婦慎用。

茜 草

【性能】苦，寒。歸肝經。

【功效】涼血化瘀止血，通經。

【應用】

1. 出血證。本品味苦性寒，善走血分，既能涼血止血，又能活血行血，故可用於血熱妄行或血瘀脈絡之出血證，對於血熱夾瘀的各種出血證，尤為適宜。

2. 血瘀經閉、跌打損傷，風濕痹痛。本品能通經絡，行瘀滯，故可用治經閉、跌打損傷、風濕痹痛等血瘀經絡閉阻之證，尤為婦科調經要藥。

【用法用量】水煎服，10～15g，大劑量可用 30g。亦入丸、散。止血炒炭用，活血通經生用或酒炒用。

蒲　黃

【性能】甘，平。歸肝、心包經。

【功效】止血，化瘀，利尿。

【應用】

1. 出血證。本品甘平，長於收斂止血，兼有活血行瘀之功，為止血行瘀之良藥，有止血不留瘀的特點。

2. 瘀血痛證。本品體輕行滯，能行血通經，消瘀止痛。

3. 血淋尿血。本品既能止血，又能利尿通淋。

【用法用量】水煎服，3～10g，包煎。外用適量，研末外摻或調敷。止血多炒用，化瘀、利尿多生用。

降　香

【性能】辛，溫。歸肝、脾經。

【功效】化瘀止血，理氣止痛。

【應用】

1. 出血證。本品辛散溫通，能化瘀行血止血，適用於瘀滯性出血證，尤其適用於跌打損傷所致的內外出血之證，為外科常用之品。

2. 胸脅疼痛、跌損瘀痛。本品味辛，能散能行，能化瘀理氣止痛。

3. 嘔吐腹痛。本品辛溫芳香，其性主降，故能降氣辟穢，和中止嘔。

【用法用量】水煎服，3～6g，宜後下；研末吞服，每次 1～2g。外用適量，研末外敷。

白　及

【性能】苦、甘、澀，寒。歸肺、胃、肝經。

【功效】收斂止血，消腫生肌。

【應用】

1. 出血證。本品質黏味澀，為收斂止血之要藥，可用治體內外諸出血證。

2. 癰腫瘡瘍、手足皸裂、水火燙傷。本品寒涼苦洩，能消散血熱之癰腫；味澀質黏，能斂瘡生肌，為外瘍消腫生肌的常用藥。對於瘡瘍，無論未潰或已潰均可應用。

【用法用量】水煎服，3～10g；大劑量可用至 30g；亦可入丸、散，入散劑，每次用 2～5g；研末吞服，每次 1.5～3g。外用適量。

【使用注意】不宜於烏頭類藥材同用。

艾 葉

【性能】辛、苦，溫。有小毒。歸肝、脾、腎經。

【功效】溫經止血，散寒調經，安胎。

【應用】

1. 出血證。本品氣香味辛，溫可散寒，能暖氣血而溫經脈，為溫經止血之要藥尤宜於崩漏。

2. 月經不調、痛經。本品能溫經脈，逐寒濕，止冷痛，尤善調經，為治婦科下焦虛寒或寒客胞宮之要藥。

3. 胎動不安。本品為婦科安胎之要藥。

4. 將本品搗絨，製成艾條、艾炷等，用以薰灸體表穴位，能溫煦氣血，透達經絡，為溫灸的主要原料。

【用法用量】水煎服，3～10g。外用適量。溫經止血宜炒炭用，餘生用。

九、活血藥

川 芎

【性能】辛，溫。歸肝、膽、心包經。

【功效】活血行氣，袪風止痛。

【應用】

1. 血瘀氣滯痛證。本品辛散溫通，既能活血化瘀，又能行氣止痛，為「血中之氣藥」，具通達氣血功效，故治氣滯血瘀之胸脅、腹部諸痛。川芎善「下調經水，中開鬱結」，為婦科要藥，能活血調經，可用治多種婦產科的疾病。

2. 頭痛，風濕痺痛。本品辛溫升散，能「上行頭目」，袪風止痛，為治頭痛要藥。

3. 本品辛散溫通，能祛風通絡止痛，又可治風濕痺痛。

【用法用量】水煎服，3～9g。

【使用注意】陰虛火旺，多汗，熱盛及無瘀之出血證和孕婦慎用。

延 胡 索

【性能】辛、苦，溫。歸心、肝、脾經。

【功效】活血，行氣，止痛。

【應用】

用於氣血瘀滯之痛證。本品辛散溫通，為活血行氣止痛之良藥，前人謂其能「行血中之氣滯，氣中血滯，故能專治一身上下諸痛。」為常用的止痛藥，無論何種痛證，均可配伍應用。

【用法用量】水煎服，3～10g。研粉吞服，每次 1～3g。

鬱 金

【性能】辛、苦，寒。歸肝、膽、心經。

【功效】活血止痛，行氣解鬱，清心涼血，利膽退黃。

【應用】

1. 氣滯血瘀之胸、脅、腹痛。本品味辛能行能散，既能活血，又能行氣，故治氣血瘀滯之痛證。

2. 熱病神昏，癲癇痰閉。

3. 吐血、衄血、倒經、尿血、血淋。

4. 肝膽濕熱黃疸。

【用法用量】水煎服，5～12g；研末服，2～5g。

【使用注意】畏丁香。

薑 黃

【性能】辛、苦，溫。歸肝、脾經。

【功效】活血行氣，通經止痛。

【應用】

1. 氣滯血瘀所致的心、胸、脅、腹諸痛。薑黃辛散溫通，苦洩，既入血分又入氣分，能活血行氣而止痛。

2. 風濕痺痛。本品辛散苦燥溫通，外散風寒濕邪，內行氣血，通經止痛，尤長於行肢臂而除痺痛。

3. 本品配白芷、細辛為末外用可治牙痛，牙齦腫脹疼痛；配大黃、白芷、天花粉等外敷，可用於瘡瘍癰腫；單用本品外敷可用於皮癬痛癢。

【用法用量】水煎服，3～10g。外用適量。

【使用注意】血虛無氣滯血瘀者慎用，孕婦忌用。

乳 香

【性能】辛、苦，溫。歸心、肝、脾經。

【功效】活血行氣止痛，消腫生肌。

【應用】

1. 跌打損傷、瘡瘍癰腫。乳香辛香走竄，入心、肝經。味苦通洩入血，既能散瘀止痛，又能活血消癰，祛腐生肌，為外傷科要藥。

2. 氣滯血瘀之痛證。本品辛散走竄，味苦通洩，既

入血分，又入氣分，能行血中氣滯，化瘀止痛；內能宣通臟腑氣血，外能透達經絡，可用於一切氣滯血瘀之痛證。

【用法用量】水煎服，3～10g，宜炒去油用。外用適量，生用或炒用，研末外敷。

【使用注意】胃弱者慎用，孕婦及無瘀滯者忌用。

沒　藥

【性能】辛、苦，平。歸心、肝、脾經。

【功效】活血止痛，消腫生肌。

【應用】

沒藥的功效主治與乳香相似。常與乳香相須為用，治療跌打損傷瘀滯疼痛，癰疽腫痛，瘡瘍潰後久不收口以及一切瘀滯痛證。

【用法用量】水煎服，3～10g。外用適量。

【使用注意】同乳香。

五　靈　脂

【性能】苦、鹹、甘，溫。歸肝經。

【功效】活血止痛，化瘀止血。

【應用】

1. 瘀血阻滯之痛證。本品苦洩溫通，專入肝經血分，善於活血化瘀止痛，為治療瘀滯疼痛之要藥。

2. 瘀滯出血證。本品炒用，既能活血散瘀，又能止血。

【用法用量】水煎服，3～10g，宜包煎。

【使用注意】血虛無瘀及孕婦慎用。「十九畏」認為

人參畏五靈脂，一般不宜同用。

丹 參

【性能】苦，微寒。歸心、心包、肝經。

【功效】活血調經，祛瘀止痛，涼血消癰，除煩安神。

【應用】

1. 月經不調，閉經痛經，產後瘀滯腹痛。

2. 血瘀心痛、脘腹疼痛、癥瘕積聚、跌打損傷及風濕痺證。本品善能通行血脈，祛瘀止痛，廣泛應用於各種瘀血病證。

3. 瘡癰腫毒：本品性寒，既能涼血活血，又能清熱消癰，可用於熱毒瘀阻引起的瘡癰腫毒，常配伍清熱解毒藥用。

4. 熱病煩躁神昏及心悸失眠。本品入心經，既可清熱涼血，又可除煩安神，既能活血又能養血以安神定志。

【用法用量】水煎服，5～15g。活血化瘀宜酒炙用。

【使用注意】反藜蘆。孕婦慎用。

紅 花

【性能】辛，溫。歸心、肝經。

【功效】活血通經、祛瘀止痛。

【應用】

1. 血滯經閉、痛經、產後瘀滯腹痛。紅花辛散溫通，為活血化瘀、通經止痛之要藥。

2. 癥瘕積聚。本品能活血通經，祛瘀消癥。

3. 胸痺心痛、血瘀腹痛、脅痛。本品能活血通經，祛瘀止痛。

4. 跌打損傷，瘀滯腫痛。本品善能通利血脈，消腫止痛，為治跌打損傷，瘀滯腫痛之要藥。

5. 瘀滯斑疹色暗。本品能活血通脈以化滯消斑。

6. 紅花還可用於回乳、瘀阻頭痛、眩暈、中風偏癱、喉痺、目赤腫痛等證。

【用法用量】水煎服，3～10g。外用適量。

【使用注意】孕婦忌用。有出血傾向者慎用。

桃 仁

【性能】苦、甘，平。有小毒。歸心、肝、大腸經。

【功效】活血祛瘀，潤腸通便，止咳平喘。

【應用】

1. 瘀血阻滯病證。本品味苦，入心肝血分，善洩血滯，祛瘀力強，又稱破血藥，為治療多種瘀血阻滯病證的常用藥。

2. 肺癰、腸癰。取本品活血祛瘀以消癰，配清熱解毒藥，常用治肺癰、腸癰等證。

3. 腸燥便秘。本品富含油脂，能潤燥滑腸，故可用於腸燥便秘證。

4. 咳嗽氣喘。

【用法用量】水煎服，5～10g，搗碎用；桃仁霜入湯劑宜包煎。

【使用注意】孕婦忌用。便溏者慎用。本品有毒，不可過量。

澤　蘭

【性能】苦、辛，微溫。歸肝、脾經。

【功效】活血調經，祛瘀消癰，利水消腫。

【應用】

1. 血瘀經閉、痛經、產後瘀滯腹痛。

2. 跌打損傷，瘀腫疼痛及瘡癰腫毒。本品能活血祛瘀以消腫止痛。

3. 水腫、腹水。本品既能活血化瘀，又能利水消腫，對瘀血阻滯、水瘀互結之水腫尤為適宜。

【用法用量】水煎服，10～15g。外用適量。

【使用注意】血虛及無瘀滯者慎用。

懷　牛　膝

【性能】苦、甘、酸，平。歸肝、腎經。

【功效】活血通經，補肝腎，強筋骨，利水通淋，引火（血）下行。

【應用】

1. 瘀血阻滯之經閉、痛經、經行腹痛、胞衣不下及跌撲傷痛。本品活血化瘀力較強，性善下行，長於活血通經，其活血化瘀作用有疏利降洩之特點。

2. 腰膝痠痛、下肢痿軟。牛膝既能活血化瘀，又能補益肝腎，強筋健骨，兼能祛除風濕。

3. 淋證、水腫、小便不利。本品性善下行，既能利水通淋，又能活血化瘀。

4. 火熱上炎，陰虛火旺之頭痛、眩暈、齒痛、口舌生瘡、吐血、衄血。本品味苦善洩降，能導熱下洩，引血

下行，以降上炎之火。

【用法用量】水煎服，6～15g。活血通經、利水通淋、引火（血）下行宜生用；補肝腎、強筋骨宜酒炙用。

【使用注意】本品為動血之品，性專下行，孕婦及月經過多者忌服。中氣下陷，脾虛洩瀉，下元不固，多夢遺精者慎用。

雞 血 藤

【性能】苦、微甘，溫。歸肝、腎經。

【功效】行血補血，調經，舒筋活絡。

【應用】

1. 月經不調、痛經、閉經。本品苦而不燥，溫而不烈，行血散瘀，調經止痛，性質和緩，同時又兼補血作用。

2. 風濕痺痛，手足麻木，肢體癱瘓及血虛萎黃。本品行血養血，舒筋活絡，為治療經脈不暢，絡脈不和病證的常用藥。

【用法用量】水煎服，10～30g。或浸酒服，或熬膏服。

土 鱉 蟲

【性能】鹹，寒。有小毒。歸肝經。

【功效】破血逐瘀，續筋接骨。

【應用】

1. 跌打損傷，筋傷骨折，瘀腫疼痛。本品鹹寒入血，主入肝經，性善走竄，能活血消腫止痛，續筋接骨療

傷，為傷科常用藥，尤多用於骨折筋傷，瘀血腫痛。

2.血瘀經閉，產後瘀滯腹痛，積聚痞塊。本品入肝經血分，能破血逐瘀而消積通經，常用於經產瘀滯之證及積聚痞塊。

【用法用量】水煎服，3～10g；研末服，1～1.5g，黃酒送服。外用適量。

【使用注意】孕婦忌服。

馬 錢 子

【性能】苦，寒。有大毒。歸肝、脾經。

【功效】散結消腫，通絡止痛。

【應用】

1.跌打損傷，骨折腫痛。本品善散結消腫止痛，為傷科療傷止痛之佳品。

2.癰疽瘡毒，咽喉腫痛。本品苦洩有毒，能散結消腫，攻毒止痛。

3.風濕頑痺，麻木癱瘓。本品善能搜筋骨間風濕，開通經絡，透達關節，止痛強，是治療風濕頑痺、拘攣疼痛、麻木癱瘓之常用藥。

【用法用量】0.3～0.6g，炮製後入丸、散用。外用適量，研末調塗。

【使用注意】內服不宜生用及多服久服。本品所含有毒成分能被皮膚吸收，故外用亦不宜大面積塗敷。孕婦禁用，體虛者忌用。

自 然 銅

【性能】辛,平。歸肝經。

【功效】散瘀止痛,接骨療傷。

【應用】跌打損傷,骨折筋斷,瘀腫疼痛。本品味辛而散,入肝經血分,功能活血散瘀,續筋接骨,尤長於促進骨折的癒合,為傷科要藥,外敷內服均可。

【用法用量】水煎服,10～15g。入丸、散,醋淬研末服每次0.3g。外用適量。

【使用注意】不宜久服。凡陰虛火旺,血虛無瘀者慎用。

蘇 木

[性味] 甘、鹹、辛,平。歸心、肝經。

【功效】活血療傷,祛瘀通經。

【應用】

1. 跌打損傷,骨折筋傷,瘀滯腫痛。

2. 血滯經閉,產後瘀阻腹痛,痛經,心腹疼痛,癰腫瘡毒等。本品功能活血化瘀,通經止痛,為婦科瘀滯經產諸證及其他瘀滯病證的常用藥。

【用法用量】水煎服,3～10g。外用適量,研末撒敷。

【使用注意】月經過多和孕婦忌用。

骨 碎 補

【性能】苦,溫。歸肝、腎經。

【功效】活血續傷,補腎強骨。

1. 跌打損傷或創傷，筋骨損傷，瘀滯腫痛。本品能活血散瘀、消腫止痛、續筋接骨。以其入腎治骨，能治骨傷碎而得名，為傷科要藥。

2. 腎虛腰痛腳弱，耳鳴耳聾，牙痛，久洩。本品苦溫入腎，能溫補腎陽，強筋健骨，可治腎虛之證。

此外，本品還可用於斑禿、白癜風等病證的治療。

【用法用量】水煎服，10～15g。外用適量，研末調敷或鮮品搗敷，亦可浸酒擦患處。

【使用注意】陰虛火旺，血虛風燥慎用。

血　竭

【性能】甘、鹹，平。歸肝經。

【功效】活血定痛，化瘀止血，斂瘡生肌。

【應用】

1. 跌打損傷、瘀滯心腹疼痛。本品入血分而散瘀止痛，為傷科及其他瘀滯痛證要藥。

2. 外傷出血。本品既能散瘀，又能止血，止血不留瘀，適用於瘀血阻滯，血不歸經的出血病證，如外傷出血，血痔腸風等。

3. 瘡瘍不斂。本品外用，有斂瘡生肌之功，可用治瘡瘍久潰不斂之證。

【用法用量】內服：多入丸、散，研末服，每次1～2g。外用適量，研末外敷。

【使用注意】無瘀血者不宜用，孕婦及月經期忌用。

兒 茶

【性能】苦、澀，涼。歸心、肺經。

【功效】活血療傷，止血生肌，收濕斂瘡，清肺化痰。

【應用】

1. 跌打傷痛、出血。本品性澀，既能活血散瘀，又能收斂止血，可用於多種內外傷出血病證。

2. 瘡瘍，濕瘡，牙疳，下疳，痔瘡。本品苦燥性涼，能解毒收濕，斂瘡生肌，故外用可治療多種外科瘡瘍痔瘡等病證。

3. 肺熱咳嗽。

【用法用量】內服：1～3g，多入丸、散；入煎劑可適當加量，宜布包。外用適量，研末撒或調敷。

劉 寄 奴

【性能】苦，溫。歸心、肝、脾經。

【功效】散瘀止痛，療傷止血，破血通經，消食化積。

【應用】

1. 跌打損傷，腫痛出血。本品溫散善走，能活血散瘀，止痛止血而療傷。

2. 血瘀經閉、產後瘀滯腹痛。

3. 食積腹痛、赤白痢疾。本品氣味芳香，既能醒脾開胃，又能消食化積。

【用法用量】水煎服，3～10g。外用適量，研末撒或調敷，亦可鮮品搗爛外敷。

【使用注意】孕婦慎用。

莪　朮

【性能】辛、苦，溫。歸肝、脾經。

【功效】破血行氣，消積止痛。

【應用】

1. 癥瘕積聚、經閉及心腹瘀痛。莪朮苦洩辛散溫通，既入血分，又入氣分，能破血散瘀，消癥化積，行氣止痛。

2. 食積脘腹脹痛。本品能行氣止痛，消食化積。

3. 本既破血祛瘀，又消腫止痛，可用於跌打損傷，瘀腫疼痛，常與其他祛瘀療傷藥同用。

【用法用量】水煎服，3～15g。醋製後可加強祛瘀止痛作用。外用適量。

【使用注意】孕婦及月經過多者忌用。

三　棱

【性能】辛、苦，平。歸肝、脾經。

【功效】破血行氣，消積止痛。

【應用】

所治病證與莪朮基本相同，常相須為用。然三棱偏於破血，莪朮偏於破氣。

【用法用量】水煎服，3～10g。醋製後可加強祛瘀止痛作用。

【使用注意】孕婦及月經過多忌用。

水　蛭

【性能】鹹、苦，平。有小毒。歸肝經。

【功效】破血通經，逐瘀消癥。

【應用】

1. 血瘀經閉，癥瘕積聚。本品鹹苦入血，破血逐瘀力強，主要用於血滯經閉，癥瘕積聚等證。

2. 跌打損傷，心腹疼痛。

【用法用量】水煎服，1.5～3g；研末服，0.3～0.5g。以入丸、散或研末服為宜。或以鮮活者放置於瘀腫局部吸血消瘀。

【使用注意】孕婦及月經過多者忌用。

虻　蟲

【性能】苦，微寒。有小毒。歸肝經。

【功效】破血逐瘀，散積消癥。

【應用】

1. 血瘀經閉，癥瘕積聚。本品苦洩性烈，獨入肝經血分，能破血逐瘀，通利血脈。

2. 跌打損傷，瘀滯腫痛。本品有散瘀療傷，消腫止痛之功。

【用法用量】水煎服，1～1.5g，研末服，0.3g。

【使用注意】孕婦及體虛無瘀、腹瀉者忌用。

穿 山 甲

【性能】鹹，微寒。歸肝、胃經。

【功效】活血消癥，通經，下乳，消腫排膿。

【應用】

1. 癥瘕，經閉。本品善於走竄，性專行散，既能活血化瘀，又能消癥通經。

2. 風濕痺痛，中風癱瘓。本品性善走竄，內達臟腑，外通經絡，活血化瘀力強，能通利經絡，透達關節。

3. 產後乳汁不下。本品活血走竄，擅長通經下乳，為治療產後乳汁不下之要藥。

4. 癰腫瘡毒，瘰癧。本品能活血消癰，消腫排膿，可使膿未成者消散，已成膿者速潰，為治療瘡瘍腫痛之要藥。

【用法用量】水煎服，3～10g。研末吞服，每次1～1.5g。

【使用注意】孕婦慎用。癰腫已潰者忌用。

十、化痰藥

半　夏

【性能】辛，溫。有毒。歸脾、胃、肺經。

【功效】燥濕化痰，降逆止嘔，消痞散結；外用消腫止痛。

【應用】

1. 濕痰，寒痰證。本品味辛性溫而燥，為燥濕化痰，溫化寒痰之要藥。尤善治臟腑之濕痰。

2. 嘔吐。半夏味苦降逆和胃，為止嘔要藥。各種原因的嘔吐，皆可隨證配伍用之。

3. 心下痞，結胸，梅核氣。

4. 癭瘤，痰核，癰疽腫毒及毒蛇咬傷。本品內服能

消痰散結，外用能消腫止痛。

【用法用量】水煎服，3～10g，一般宜製過用。

【使用注意】不宜於烏頭類藥材同用。其性溫燥，陰虛燥咳，血證，熱痰，燥痰應慎用。

天南星

【性能】苦、辛，溫。有毒。歸肺、肝、脾經。

【功效】燥濕化痰，祛風解痙；外用散結消腫。

【應用】

1. 濕痰，寒痰證。本品性溫而燥，有較強的燥濕化痰之功。

2. 風痰眩暈、中風、癲癇、破傷風。本品歸肝經，走經絡，善祛風痰而止痙厥。

3. 癰疽腫痛，蛇蟲咬傷。本品外用能消腫散結止痛。治癰疽腫痛、痰核，可研末醋調敷；治毒蛇咬傷，可配雄黃外敷。

【用法用量】水煎服，3～10g，多製用。外用適量。

【使用注意】陰虛燥痰及孕婦忌用。

皂 莢

【性能】辛、鹹，溫。有小毒。歸肺、大腸經。

【功效】祛頑痰，通竅開閉，祛風殺蟲。

【應用】

1. 頑痰阻肺，咳喘痰多。本品辛能通利氣道，鹹能軟化膠結之痰。

2. 中風、痰厥、癲癇、喉痺痰盛。本品味辛而性

竅，入鼻則嚏，入喉則吐，能開噤通竅。

3. 本品熬膏外敷可治瘡腫未潰者，有散結消腫之效；以陳醋浸泡後研末調塗，可治皮癬，有祛風殺蟲止癢之功。又本品味辛，能「通肺及大腸氣」，而有通便作用。

【用法用量】研末服，1～1.5g；亦可入湯劑，1.5～5g。外用適量。

【使用注意】內服劑量不宜過大，以免引起嘔吐、腹瀉。辛散走竄之性強，非頑疾證實體壯者慎用。孕婦、氣虛陰虧及有出血傾向者忌用。

浙 貝 母

【性能】苦，寒。歸肺、心經。

【功效】清熱化痰，散結消癰。

【應用】

1. 風熱、痰熱咳嗽。本品功似川貝母而偏苦洩，長於清化熱痰，降洩肺氣。

2. 瘰癧，癭瘤，乳癰瘡毒，肺癰。

【用法用量】水煎服，3～10g。

【使用注意】同川貝母。

合 歡

【性能】甘，平。歸心、肝、肺經。

【功效】解鬱安神，活血消腫。

【應用】

1. 心神不寧，忿怒憂鬱，煩躁失眠。本品性味甘

平，入心、肝經，善解肝鬱，為悅心安神要藥。

2. 跌打骨折，血瘀腫痛。本品入心、肝血分，能活血化瘀，續筋接骨，故可用於跌打損傷，筋斷骨折，血瘀腫痛之症。

3. 肺癰，瘡癰腫毒。

【用法用量】水煎服，6～12g。外用適量。

【使用注意】孕婦慎用。

十一、祛風藥

鉤　藤

【性能】甘，涼。歸肝、心包經。

【功效】清熱平肝，息風定驚。

【應用】

1. 頭痛，眩暈。本品性涼，主入肝經，既能清肝熱，又能平肝陽，故可用治肝火上攻或肝陽上亢之頭脹頭痛，眩暈等症。

2. 肝風內動，驚癇抽搐。本品入肝，心包二經，有和緩的息風止痙作用，又能清洩肝熱。

3. 本品具有輕清疏洩之性，能清熱透邪。

【用法用量】水煎服，3～12g；入煎劑宜後下。

天　麻

【性能】甘，平。歸肝經。

【功效】息風止痙，平抑肝陽，祛風通絡。

【應用】

1. 肝風內動，驚癇抽搐。本品主入肝經，功能息風

止痙，且味甘質潤，藥性平和。

2. 眩暈，頭痛。本品既息肝風，又平肝陽，為治眩暈、頭痛之要藥。不論虛證、實證，隨不同配伍皆可應用。

3. 肢體麻木，手足不遂，風濕痺痛。本品又能祛外風，通經絡，止痛。

【用法用量】水煎服，3～9g。研末沖服，每次1～1.5g。

地　龍

【性能】鹹，寒。歸肝、脾、膀胱經。

【功效】清熱定驚，通絡，平喘，利尿。

【應用】

1. 高熱驚癇，癲狂。本品性寒，既能息風止痙，又善於清熱定驚。

2. 氣虛血滯，半身不遂。

3. 痺證。本品長於通絡止痛。

4. 肺熱哮喘。本品性寒降洩，長於清肺平喘。

5. 小便不利，尿閉不通。本品鹹寒走下入腎，能清熱結而利水道。

【用法用量】水煎服，4.5～9g。鮮品10～20g。研末吞服，每次1～2g。外用適量。

全　蠍

【性能】辛，平。有毒。歸肝經。

【功效】息風鎮痙，攻毒散結，通絡止痛。

【應用】

1. 痙攣抽搐。本品主入肝經，性善走竄，既平息肝風，又搜風通絡，有良好的息風止痙之效，為治痙攣抽搐之要藥。

2. 瘡瘍腫毒，瘰癧結核。本品味辛，有毒，故有散結、攻毒之功，多作外敷用。

3. 風濕頑痺。本品善於通絡止痛，對風寒濕痺久治不癒，筋脈拘攣，甚則關節變形之頑痺，作用頗佳。

4. 頑固性偏正頭痛。本品搜風通絡止痛之效較強，用治偏正頭痛。

【用法用量】水煎服，3～6g。研末吞服，每次 0.6～1g。外用適量。

【使用注意】本品有毒，用量不宜過大。孕婦慎用。

蜈　蚣

【性能】辛，溫。有毒。歸肝經。

【功效】息風鎮痙，攻毒散結，通絡止痛。

【應用】

1. 痙攣抽搐。本品性溫，性善走竄，通達內外，搜風定搐力強。

2. 瘡瘍腫毒，瘰癧結核。

3. 風濕頑痺。本品有良好的通絡止痛功效。

4. 頑固性頭痛。本品搜風，通絡止痛。

【用法用量】水煎服，3～5g。研末沖服，每次 0.6～1g。外用適量。

【使用注意】本品有毒，用量不宜過大。孕婦忌用。

僵　蠶

【性能】鹹、辛，平。歸肝、肺、胃經。

【功效】祛風定驚，化痰散結。

【應用】

1. 驚癇抽搐。本品鹹辛平，入肝、肺二經，既能息風止痙，又能化痰定驚。

2. 風中經絡，口眼喎斜。

3. 風熱頭痛，目赤，咽痛，風疹瘙癢。本品辛散，入肝、肺二經，有祛外風、散風熱、止痛、止癢之功。

4. 痰核，瘰癧。本品味鹹，能軟堅散結，又兼可化痰。

【用法用量】水煎服，5～9g。研末吞服，每次1～1.5g；散風熱宜生用，其他多製用。

十二、開竅藥

麝　香

【性能】辛，溫。歸心、脾經。

【功效】開竅醒神，活血通經，消腫止痛。

【應用】

1. 閉證神昏。麝香辛溫，氣極香，走竄之性甚烈，有很強的開竅通閉、辟穢化濁作用，為醒神回蘇之要藥。

2. 瘡瘍腫毒，瘰癧痰核，咽喉腫痛。本品辛香行散，有良好的活血散結，消腫止痛作用，用治上述諸症，內服、外用均有良效。

3. 血瘀經閉，癥瘕，心腹暴痛，頭痛，跌打損傷，風寒濕痺。本品辛香，開通走竄，可行血中之瘀滯，開經

絡之壅遏，而具活血通經、止痛之效。

4.難產，死胎，胞衣不下。本品活血通經，辛香走竄，力達胞宮，有催生下胎之效。

【用法用量】入丸、散，每次 0.03～0.1g。外用適量。不宜入煎劑。

【使用注意】孕婦禁用。

冰 片

【性能】辛、苦，微寒。歸心、脾，肺經。

【功效】開竅醒神，清熱止痛。

【應用】

1.閉證神昏。本品味辛氣香，有開竅醒神之功效，功似麝香但力較弱，二者常相須為用。冰片性偏寒涼，為涼開之品，更宜用於熱病神昏。

2.目赤腫痛，喉痺口瘡。本品苦寒，有清熱止痛、瀉火解毒、明目退翳、消腫之功。

3.瘡瘍腫痛，瘡潰不斂，水火燙傷。

【用法用量】入丸、散，每次 0.15～0.3g。外用適量，研粉點敷患處。不宜入煎劑。

【使用注意】孕婦慎用。

蘇 合 香

【性能】辛，溫。歸心、脾經。

【功效】開竅醒神，辟穢，止痛。

【應用】

1.寒閉神昏。蘇合香辛香氣烈，有開竅醒神之效，

作用與麝香相似而力稍遜，且長於溫通、辟穢。

2. 胸腹冷痛，滿悶。本品溫通、走竄，可收化濁開郁，祛寒止痛之效

3. 溫通散寒，為治療凍瘡的良藥，可用蘇合香溶於乙醇中塗敷凍瘡患處。

【用法用量】入丸、散，0.3～1g。外用適量，不入煎劑。

石 菖 蒲

【性能】辛、苦，溫。歸心、胃經。

【功效】開竅醒神，化濕和胃，寧神益志。

【應用】

1. 痰蒙清竅，神志昏迷。本品辛開苦燥溫通，芳香走竄，不但有開竅醒神之功，且兼具化濕，豁痰，辟穢之效。

2. 濕阻中焦，脘腹痞滿，脹悶疼痛。本品辛溫芳香，善化濕濁、醒脾胃、行氣滯、消脹滿。

3. 噤口痢。本品芳香化濕、燥濕，又行胃腸之氣。

4. 健忘，失眠，耳鳴，耳聾。本品入心經，開心竅、益心智、安心神、聰耳明目。

5. 還可用於聲音嘶啞、癰疽瘡瘍、風濕痺痛、跌打損傷等證。

【用法用量】水煎服，3～9g。鮮品加倍。

十三、補虛藥

人　參

【性能】甘、微苦，平。歸肺、脾、心經。

【功效】大補元氣，補脾益肺，生津，安神益智。

【應用】

1. 元氣虛脫證。本品能大補元氣，復脈固脫，為拯危救脫要藥。適用於因大汗、大瀉、大失血或大病、久病所致元氣虛極欲脫，氣短神疲，脈微欲絕的重危證候。

2. 肺脾心腎氣虛證。本品為補肺要藥，可改善短氣喘促，懶言聲微等肺氣虛衰症狀。本品亦為補脾要藥，可改善倦怠乏力，食少便溏等脾氣虛衰症狀。本品又能補益心氣，可改善心悸怔忡，胸悶氣短，脈虛等心氣虛衰症狀，並能安神益智，治療失眠多夢，健忘。本品還有補益腎氣作用，不僅可用於腎不納氣的短氣虛喘，還可用於腎虛陽痿

3. 熱病氣虛津傷口渴及消渴證。熱邪不僅容易傷津，而且亦會耗氣，對於熱病氣津兩傷，口渴，脈大無力者，本品既能補氣，又能生津。

【用法用量】水煎服，3～19g；挽救虛脫可用 15～30g。宜文火另煎分次兌服。野山參研末吞服，每次 2g，日服 2 次。

【使用注意】本品不宜與藜蘆同用。

西　洋　參

【性能】甘、微苦，涼。歸肺、心、腎、脾經。

【功效】補氣養陰，清熱生津。

【應用】

1. 氣陰兩傷證。本品亦能補益元氣，但作用弱於人參；其藥性偏涼，兼能清火養陰生津。

2. 肺氣虛及肺陰虛證。本品能補肺氣，兼能養肺陰、清肺火，適用於火熱耗傷肺臟氣陰所致短氣喘促，咳嗽痰少，或痰中帶血等症。本品還能補心氣，益脾氣，並兼能養心陰，滋脾陰。

3. 熱病氣虛津傷口渴及消渴。本品不僅能補氣、養陰生津，還能清熱，適用於熱傷氣津所致身熱汗多，口渴心煩，體倦少氣，脈虛數者。

【用法用量】另煎兌服，3～6g。

【使用注意】本品不宜與藜蘆同用。

黨　參

【性能】甘，平。歸脾、肺經。

【功效】補脾肺氣，補血，生津。

【應用】

1. 脾肺氣虛證。本品性味甘平，主歸脾肺二經，以補脾肺之氣為主要作用。

2. 氣血兩虛證。本品既能補氣，又能補血。

3. 氣津兩傷證。本品對熱傷氣津之氣短口渴，亦有補氣生津作用。

4. 本品亦常與解表藥、攻下藥等祛邪藥配伍，用於氣虛外感或裏實熱結而氣血虧虛等邪實正虛之證，以扶正祛邪，使攻邪而正氣不傷。

【用法用量】水煎服，9～30g。

【使用注意】本品不宜與藜蘆同用。

黃　蓍

【性能】甘，微溫。歸脾、肺經。

【功效】健脾補中，升陽舉陷，益衛固表，利尿，托毒生肌。

【應用】

1. 脾氣虛證。本品甘溫，善入脾胃，為補中益氣要藥。脾氣虛弱，倦怠乏力，食少便溏者。

2. 肺氣虛證。本品入肺又能補益肺氣。

3. 氣虛自汗證。脾肺氣虛之人往往衛氣不固，表虛自汗。

4. 氣血虧虛，瘡瘍難潰難腐，或潰久難斂。本品以其補氣之功還能收托毒生肌之效。瘡瘍中期，正虛毒盛不能托毒外達，瘡形平塌，根盤散漫，難潰難腐者，可用本品補氣生血，扶助正氣，托膿毒外出。

5. 痹證、中風後遺症等氣虛而致血滯，筋脈失養，症見肌膚麻木或半身不遂者，亦常用本品補氣以行血。

【用法用量】水煎服，9～30g。蜜炙可增強其補中益氣作用。

白　朮

【性能】甘、苦，溫。歸脾、胃經。

【功效】健脾益氣，燥濕利尿，止汗，安胎。

【應用】

1. 脾氣虛證。本品甘苦性溫，主歸脾胃經，以健脾、燥濕為主要作用，被前人譽之為「脾臟補氣健脾第一要藥」。

2. 氣虛自汗。本品對於脾氣虛弱，衛氣不固，表虛自汗者，其作用與黃蓍相似而力稍遜，亦能補脾益氣，固表止汗。

3. 脾虛胎動不安。本品還能益氣安胎。

【用法用量】水煎服，6～12g。炒用可增強補氣健脾止瀉作用。

【使用注意】本品性偏溫燥，熱病傷津及陰虛燥渴者不宜。

山　藥

【性能】甘，平。歸脾、肺、腎經。

【功效】補脾養胃，生津益肺，補腎澀精。

【應用】

1. 脾虛證。本品性味甘平，能補脾益氣，滋養脾陰。

2. 肺虛證。本品又能補肺氣，兼能滋肺陰。其補肺之力雖較和緩，但對肺脾氣陰俱虛者，補土亦有助於生金。

3. 腎虛證。本品還能補腎氣，兼能滋養腎陰，對腎脾俱虛者，其補後天亦有助於充養先天。

4. 消渴氣陰兩虛證。消渴一病，與脾肺腎有關，氣陰兩虛為其主要病機。本品既補脾肺腎之氣，又補脾肺腎之陰。

【用法用量】水煎服，15～30g。麩炒可增強補脾止瀉作用。

甘 草

【性能】甘，平。歸心、肺、脾、胃經。

【功效】補脾益氣，祛痰止咳，緩急止痛，清熱解毒，調和諸藥。

【應用】

1. 心氣不足，脈結代、心動悸。本品能補益心氣，益氣復脈。

2. 脾氣虛證。本品味甘，善入中焦，具有補益脾氣之力。

3. 咳喘。本品能止咳，兼能祛痰，還略具平喘作用。單用有效。可隨證配伍用於寒熱虛實多種咳喘，有痰無痰均宜。

4. 脘腹、四肢攣急疼痛。本品味甘能緩急，善於緩急止痛。

5. 熱毒瘡瘍、咽喉腫痛及藥物、食物中毒。本品還長於解毒，應用十分廣泛。生品藥性微寒，可清解熱毒。用治熱毒瘡瘍，可單用煎湯浸漬，或熬膏內服。

6. 調和藥性。

【用法用量】水煎服，1.5～9g。生用性微寒，可清熱解毒；蜜炙藥性微溫，並可增強補益心脾之氣和潤肺止咳作用。

大　棗

【性能】甘，溫。歸脾、胃心經。

【功效】補中益氣，養血安神。

【應用】

1. 用於脾虛證。本品甘溫，能補脾益氣，適用於脾氣虛弱，消瘦、倦怠乏力、便溏等症。

2. 用於臟躁及失眠證。本品能養心安神，為治療心失充養，心神無主而臟躁的要藥。

3. 本品與部分藥性峻烈或有毒的藥物同用，有保護胃氣，緩和其毒烈藥性之效。

【用法用量】劈破水煎服，6～15g。

蜂　蜜

【性能】甘，平。歸肺、脾、大腸經。

【功能】補中，潤燥，止痛，解毒。

【應用】

1. 脾氣虛弱及中虛脘腹攣急疼痛。本品亦為富含營養成分的補脾益氣藥，宜用於脾氣虛弱，營養不良者。可作食品服用。尤多作為補脾益氣丸劑、膏劑的賦型劑，或作為炮炙補脾益氣藥的輔料。

2. 肺虛久咳及燥咳證。本品既能補氣益肺，又能潤肺止咳，還可補土以生金。

3. 便秘證。本品有潤腸通便之效。

4. 解烏頭類藥毒。本品與烏頭類藥物同煎，可降低其毒性。

5. 本品外用，對瘡瘍腫毒有解毒消瘡之效；對潰

瘍、燒燙傷有解毒防腐，生肌斂瘡之效。

【用法用量】水煎服或沖服，15～30g，大劑量 30～60g。外用適量，本品作栓劑肛內給藥，通便效果較口服更捷。

【使用注意】本品助濕壅中，又能潤腸，故濕阻中滿及便糖泄瀉者慎用。

鹿　茸

【性能】甘、鹹，溫。歸腎、肝經。

【功效】補腎陽，益精血，強筋骨，調衝任，托瘡毒。

【應用】

1. 腎陽虛衰，精血不足證。本品甘溫補陽，甘鹹滋腎，稟純陽之性，具生發之氣，故能壯腎陽，益精血。

2. 腎虛骨弱，腰膝無力或小兒五遲。

3. 婦女衝任虛寒，崩漏帶下。本品補腎陽，益精血而兼能固衝任，止帶下。

4. 瘡瘍久潰不斂，陰疽瘡腫內陷不起。本品補陽氣、益精血而達到溫補內托的目的。

【用法用量】研末吞服，1～2g，或入丸、散。

【使用注意】服用本品宜從小量開始，緩緩增加，不可驟用用大量，以免陽升風動，頭暈目赤，或傷陰動血。凡發熱者均當忌服。

紫　河　車

【性能】甘、鹹，溫。歸肺、肝、腎經。

【功效】補腎益精，養血益氣。

【應用】

1.陽痿遺精、腰酸頭暈耳鳴。本品補腎陽，益精血，可用於腎陽不足，精血衰少諸證。

2.氣血不足諸證。如產後乳汁缺少、面色萎黃消瘦、體倦乏力等，本品尚補益氣血。

3.肺腎兩虛之咳喘。可以本品補肺氣，益腎精，納氣平喘。

【用法用量】研末裝膠囊服，1.5～3g，也可入丸、散。如用鮮胎盤，每次半個至一個，水煮服食。

淫羊藿

【性能】辛、甘，溫。歸腎、肝經。

【功效】補腎壯陽，祛風除濕。

【應用】

1.腎陽虛衰，陽痿尿頻，腰膝無力。本品辛甘性溫燥烈，長於補腎壯陽。

2.風寒濕痺，肢體麻木。本品辛溫散寒，祛風勝濕，入肝腎強筋骨，可用於風濕痺痛，筋骨不利及肢體麻木。

【用法用量】水煎服，3～15g。

【使用注意】陰虛火旺者不宜服。

巴戟天

【性能】辛、甘，微溫。歸腎、肝經。

【功效】補腎助陽，祛風除濕。

【應用】

1. 腎陽虛陽痿、宮冷不孕、小便頻數。本品補腎助陽，甘潤不燥。

2. 風濕腰膝疼痛及腎虛腰膝痠軟無力。本品補腎陽、強筋骨、祛風濕，對腎陽虛兼風濕之證為宜，多與補肝腎、祛風濕藥同用。

【用法用量】水煎服，5～15g。

【使用注意】陰虛火旺及有熱者不宜服。

仙 茅

【性能】辛，熱。有毒。歸腎、肝經。

【功效】溫腎壯陽，祛寒除濕。

【應用】

1. 腎陽不足，命門火衰之陽痿精冷、小便頻數。

2. 腰膝冷痛，筋骨痿軟無力。本品辛散燥烈，補腎陽兼有散寒濕，強筋骨之功。

3. 本品培補肝腎，用治肝腎虧虛，鬚髮早白，目昏目暗。

【用法用量】水煎服，5～15g。或酒浸服，亦入丸、散。

【使用注意】陰虛火旺者忌服。燥烈有毒，不宜久服。

杜 仲

【性能】甘，溫。歸肝、腎經。

【功效】補肝腎，強筋骨，安胎。

【應用】

1. 腎虛腰痛及各種腰痛。以其補肝腎、強筋骨,腎虛腰痛尤宜。其他腰痛用之,均有扶正固本之效。

2. 胎動不安或習慣墮胎。

【用法用量】水煎服,10～15g。

【使用注意】炒用破壞其膠質有利於有效成分煎出,故比生用效果好。本品為溫補之品,陰虛火旺者慎用。

續　斷

【性能】苦、辛,微溫。歸肝、腎經。

【功效】補益肝腎,強筋健骨,止血安胎,療傷續折。

【應用】

1. 陽痿不舉,遺精遺尿。本品甘溫助陽,辛溫散寒。

2. 腰膝痠痛,寒濕痺痛。本品甘溫助陽,辛以散瘀,兼有補益肝腎,強健壯骨,通利血脈之功。

3. 崩漏下血,胎動不安。本品補益肝腎,調理衝任,有固本安胎之功。

4. 跌打損傷,筋傷骨折。本品辛溫破散之性,善能活血化瘀;甘溫補益之功,又能壯骨強筋,而有續筋接骨、療傷止痛之能。用治跌打損傷,瘀血腫痛,筋傷骨折。

5. 活血化瘀止痛,常配伍清熱解毒之品,用治癰腫瘡瘍,血瘀腫痛。

【用法用量】水煎服,9～15g,或入丸、散。外用適量研末敷。崩漏下血宜炒用。

楊天鵬——骨傷科治療真傳

【使用注意】風濕熱痺者忌服。

肉 蓯 蓉

【性能】甘、鹹，溫。歸腎、大腸經。

【功效】補腎助陽，潤腸通便。

【應用】

1. 腎陽虧虛，精血不足之陽痿早洩、宮冷不孕、腰膝痠痛、痿軟無力。本品味甘能補，甘溫助陽，質潤滋養，鹹以入腎，為補腎陽，益精血之良藥。

2. 腸燥津枯便秘。本品甘鹹質潤入大腸，可潤腸通便。

【用法用量】水煎服，10～15g。

【使用注意】本品能助陽、滑腸，故陰虛火旺及大便泄瀉者不宜服。腸胃實熱、大便秘結亦不宜服。

鎖 陽

【性能】甘，溫。歸肝、腎、大腸經。

【功效】補腎助陽，潤腸通便。

【應用】

1. 腎陽虧虛，精血不足之陽痿、不孕、下肢痿軟、筋骨無力等。

2. 血虛津虧腸燥便秘。

【用法用量】水煎服，10～15g。

【使用注意】陰虛陽亢、脾虛泄瀉、實熱便秘均忌服。

補 骨 脂

【性能】苦、辛，溫。歸腎、脾經。

【功效】補腎壯陽，固精縮尿，溫脾止瀉，納氣平喘。

【應用】

1. 腎虛陽痿、腰膝冷痛。

2. 腎虛遺精、遺尿、尿頻。

3. 脾腎陽虛五更泄瀉。

4. 腎不納氣，虛寒喘咳。

【用法用量】水煎服，5～15g。

【使用注意】本品性質溫燥，能傷陰助火，故陰虛火旺及大便秘結者忌服。

益 智 仁

【性能】辛，溫。歸腎、脾經。

【功效】暖腎固精縮尿，溫脾開胃攝唾。

【應用】

1. 下元虛寒遺精、遺尿、小便頻數。可以本品暖腎固精縮尿，補益之中兼有收澀之性。

2. 脾胃虛寒，腹痛吐瀉及口涎自流。

【用法用量】水煎服，3～10g。

菟 絲 子

【性能】辛、甘，平。歸腎、肝、脾經。

【功效】補腎益精，養肝明目，止瀉安胎。

楊天鵬—骨傷科治療真傳—

【應用】

1. 腎虛腰痛、陽痿遺精、尿頻及宮冷不孕。

2. 肝腎不足，目暗不明。

3. 脾腎陽虛，便溏泄瀉。

4. 用於腎虛胎動不安。

5. 可治腎虛消渴。

【用法用量】水煎服，10～20g。

【使用注意】本品為平補之藥，但偏補陽，陰虛火旺，大便燥結、小便短赤者不宜服。

當　歸

【性能】甘、辛，溫。歸肝、心、脾經。

【功效】補血調經。活血止痛，潤腸通便。

【應用】

1. 血虛諸證。本品甘溫質潤，長於補血，為補血之聖藥。

2. 血虛血瘀之月經不調、經閉、痛經等。

3. 虛寒性腹痛、跌打損傷、癰疽瘡瘍、風寒痺痛等。本品辛行溫通，為活血行氣之要藥。

4. 血虛腸燥便秘。本品補血以潤腸通便，用治血虛腸燥便秘。

【用法用量】水煎服，5～15g。

【使用注意】濕盛中滿、大便泄瀉者忌服。

熟 地 黃

【性能】甘，微溫。歸肝、腎經。

【功效】補血養陰，填精益髓。

【應用】

1. 血虛諸證。本品甘溫質潤，補陰益精以生血，為養血補虛之要藥。

2. 肝腎陰虛諸證。本品質潤入腎，善滋補腎陰，填精益髓，為補腎陰之要藥。古人謂之「大補五臟真陰」，「大補真水」。

【用法用量】水煎服，10～30g。

【使用注意】本品性質黏膩，較生地黃更甚，有礙消化，凡氣滯痰多、脘腹脹痛、食少便溏者忌服。重用久服宜與陳皮、炒仁等同用，防止黏膩礙胃。

白 芍

【性能】苦、酸，微寒。歸肝、脾經。

【功效】養血斂陰，柔肝止痛，平抑肝陽。

【應用】

1. 肝血虧虛及血虛月經不調。

2. 肝脾不和之胸脅脘腹疼痛或四肢攣急疼痛。

3. 肝陽上亢之頭痛眩暈。

此外，本品斂陰，有止汗之功。

【用法用量】水煎服，5～15g；大劑量15～30g。

阿 膠

【性能】甘，平。歸肺、肝、腎經。

【功效】補血，滋陰，潤肺，止血。

【應用】

1. 血虛證。本品為血肉有情之品，甘平質潤，為補血要藥，多用治血虛諸證。而尤以治療出血而致血虛為佳。可單用本品即效。

2. 出血證。本品味甘質黏，為止血要藥。

3. 肺陰虛燥咳。

4. 熱病傷陰之心煩失眠及陰虛風動，手足瘈瘲等。

【用法用量】5～15g。入湯劑宜烊化沖服。

【使用注意】本品黏膩，有礙消化。脾胃虛弱者慎用。

何 首 烏

【性能】苦、甘、澀，微溫。歸肝、腎經。

【功效】製用：補益精血。生用：解毒，截瘧，潤腸通便。

【應用】

1. 精血虧虛、頭暈眼花、鬚髮早白、腰膝痠軟、遺精、崩帶。

2. 久瘧、癰疽、瘰癧、腸燥便秘等。

【用法用量】水煎服，10～30g。

【使用注意】大便溏洩及濕痰較重者不宜用。

龍 眼 肉

【性能】甘，溫。歸心、脾經。

【功效】補益心脾，養血安神。

【應用】

用於思慮過度，勞傷心脾，而致驚悸怔忡，失眠健忘，食少體倦以及脾虛氣弱，便血崩漏等。

【用法用量】水煎服，10～25g；大劑量30～60g。

【使用注意】濕盛中滿或有停飲、痰、火者忌服。

北 沙 參

【性能】甘、微苦，微寒。歸肺、胃經。

【功效】養陰清肺，益胃生津。

【應用】

1. 肺陰虛證。本品甘潤而偏於苦寒，能補肺陰，兼能清肺熱。

2. 胃陰虛證。本品能補胃陰，而生津止渴，兼能清胃熱。

【用法用量】水煎服，4.5～9g。

黃 精

【性能】甘，平。歸脾、肺、腎經。

【功效】補氣養陰，健脾，潤肺，益腎。

【應用】

1. 陰虛肺燥，乾咳少痰及肺腎陰虛的勞咳久咳。本品甘平，能養肺陰，益肺氣。本品不僅能補益肺腎之陰，而且能補益脾氣脾陰，有補土生金、補後天以養先天之效。亦宜用於肺腎陰虛之勞嗽久咳。因作用緩和，可單用熬膏久服。

2. 脾虛陰傷證。本品能補益脾氣，又養脾陰。主治

脾臟氣陰兩虛之面色萎黃、睏倦乏力、口乾食少、大便乾燥。本品能氣陰雙補，單用或與補氣健脾藥同用。

3. 腎精虧虛。本品能補益腎精，對延緩衰老，改善頭暈、腰膝痠軟、鬚髮早白等早衰症狀。有一定療效。

【用法用量】水煎服，9～15g。

黨　參

【性能】甘、微苦，微寒。歸肺、脾、肝經。

【功效】潤肺化痰，養陰和胃，平肝。

【應用】

1. 肺陰虛證。本品能養肺陰，潤肺燥，並清肺化痰。

2. 脾胃陰虛證。本品入於脾胃，能養陰清熱，生津止渴。

3. 肝陰不足或肝熱上攻所至的眩暈、頭痛、目赤等證。

【用法用量】水煎服，6～12g。

枸　杞　子

【性能】甘，平。歸肝、腎經。

【功效】滋補肝腎，益精明目。

【應用】

肝腎陰虛及早衰證。本品能滋肝腎之陰，為平補腎精肝血之品。治療精血不足所致的視力減退、內障目昏、頭暈目眩、腰膝痠軟、遺精滑洩、耳聾、牙齒鬆動、鬚髮早白、失眠多夢以及肝腎陰虛，潮熱盜汗、消渴等證的方中，都頗為常用。可單用，或與補肝腎，益精補血之品配

伍。

【用法用量】水煎服，6～12g。

龜　板

【性能】甘，寒。歸腎、肝、心經。

【功效】滋陰，潛陽，益腎健骨，養血補心。

【應用】

1. 肝腎陰虛所至的陰虛陽亢、陰虛內熱、陰虛風動證。本品長於滋補腎陰，兼能滋養肝陰。

2. 腎虛筋骨痿弱。本品長於滋腎養肝，又能健骨。

3. 陰血虧虛之驚悸、失眠、健忘。本品入於心腎，又可以養血補心，安神定志。

4. 本品還能止血。

【用法用量】水煎服，9～24g。宜先煎。本品經砂炒醋淬後，有效成分更容易煎出；併除去腥氣，便於製劑。

鱉　甲

【性能】甘、鹹，寒。歸肝、腎經。

【功效】滋陰潛陽，退熱除蒸，軟堅散結。

【應用】

1. 肝腎陰虛證。本品亦能滋養肝腎之陰，適用於肝腎陰虛所致陰虛內熱、陰虛風動、陰虛陽亢諸證。對陰虛內熱證，本品滋養之力不及龜甲，但長於退虛熱、除骨蒸，故尤為臨床多用。

2. 癥瘕積聚。本品味鹹，還長於軟堅散結。

【用法用量】水煎服，9～24g。宜先煎。本品經砂炒

醋淬後，有效成分更容易煎出；其可去其腥氣，易於粉碎，方便製劑。

十四、收澀藥

五味子

【性能】酸、甘，溫。歸肺、心、腎經。

【功效】收斂固澀，益氣生津，補腎寧心。

【應用】

1. 久咳虛喘。本品味酸收斂，甘溫而潤，能上斂肺氣，下滋腎陰，為治療久咳虛喘之要藥。

2. 自汗，盜汗。本品五味俱全，以酸為主，善能斂肺止汗。

3. 遺精，滑精。本品甘溫而澀，入腎，能補腎澀精止遺，為治腎虛精關不固遺精、滑精之常用藥。

4. 久瀉不止。本品味酸澀性收斂，能澀腸止瀉。

5. 津傷口渴，消渴。本品甘以益氣，酸能生津，具有益氣生津止渴之功。

6. 心悸，失眠，多夢。本品既能補益心腎，又能寧心安神。

【用法用量】水煎服，3～6g；研末服，1～3g。

【使用注意】凡表邪未解，內有實熱，咳嗽初起，麻疹初期，均不宜用。

五倍子

【性能】酸、澀，寒。歸肺、大腸、腎經。

【功效】斂肺降火、止咳止汗，澀腸止瀉，固精止

遺，收斂止血，收濕斂瘡。

【應用】

1. 咳嗽，咯血。本品酸澀收斂，性寒清降，入於肺經，既能斂肺止咳，又能清肺降火。

2. 自汗，盜汗。本品功能斂肺止汗。

3. 久瀉，久痢。本品酸澀入大腸，有澀腸止瀉之功。

4. 遺精，滑精。本品入腎，又能澀精止遺。

5. 崩漏，便血痔血。本品有收斂止血作用。

6. 濕瘡，腫毒。本品外用能收濕斂瘡，且有解毒消腫之功。治濕瘡流水、潰瘍不斂、瘡癤腫毒、肛脫不收、子宮下垂等，可單味或配合枯礬研末外敷或煎湯薰洗。

【用法用量】水煎服，3～9g；入丸、散服，每次1～15g。外用適量。研末外敷或煎湯熏洗。

【使用注意】濕熱瀉痢者忌用。

肉 豆 蔻

【性能】辛，溫。歸脾、胃、大腸經。

【功效】澀腸止瀉，溫中行氣。

【應用】

1. 虛瀉，冷痢。本品辛溫而澀，入中焦，能暖脾胃，固大腸，止瀉痢，為治療虛寒性瀉痢之要藥。

2. 胃寒脹痛，食少嘔吐。本品辛香溫燥，能溫中理脾、行氣止痛。

【用法用量】水煎服，3～9g；入丸、散服，每次0.5～1g。內服須煨熟去油用。

【使用注意】濕熱瀉痢者忌用。

山茱萸

【性能】酸、澀，微溫。歸肝、腎經。

【功效】補益肝腎，收斂固澀。

【應用】

1. 腰膝痠軟，頭暈耳鳴，陽痿。本品酸微溫質潤，其性溫而不燥，補而不峻，補益肝腎，既能益精，又可助陽，為平補陰陽之要藥。

2. 遺精滑精，遺尿尿頻。本品既能補腎益精，又能固精縮尿。於補益之中又具封藏之功，為固精止遺之要藥。

3. 崩漏，月經過多。本品入於下焦，能補肝腎、固衝任以止血。

4. 大汗不止，體虛欲脫。

此外，本品亦治消渴證，多與生地、天花粉等同用。

【用法用量】水煎服，5～10g，急救固脫 20～30g。

【使用注意】素有濕熱而致小便淋澀者，不宜應用。

覆盆子

【性能】甘、酸，微溫。入肝、腎經。

【功效】固精縮尿，益肝腎明目。

【應用】

1. 遺精滑精、遺尿尿頻。本品甘酸微溫，主入肝腎，既能收澀固精縮尿，又能補益肝腎。

2. 肝腎不足，目暗不明。本品能益肝腎明目。

【用法用量】水煎服，5～10g。

桑螵蛸

【性能】甘、鹹，平。歸肝、腎經。

【功效】固精縮尿，補腎助陽。

【應用】

1. 遺精滑精，遺尿尿頻，白濁。本品甘能補益，鹹以入腎，性收斂。能補腎氣，固精關，縮小便。

2. 陽痿。本品有補腎助陽功效，可治腎虛陽痿。

【用法用量】水煎服，6～10g。

【使用注意】本品助陽固澀，故陰虛多火，膀胱有熱而小便頻數者忌用。

金櫻子

【性能】酸、澀，平。歸腎、膀胱、大腸經。

【功效】固精縮尿止帶，澀腸止瀉。

【應用】

1. 遺精滑精、遺尿尿頻、帶下。本品味酸而澀，功專固斂，具有固精、縮尿、止帶作用。

2. 久瀉、久痢。本品入大腸，能澀腸止瀉。

3. 本品收澀固斂，還可用於崩漏，脫肛，子宮脫垂等證。

【用法用量】水煎服。6～12g。

十五、外用藥

雄 黃

【性能】辛，溫。有毒。歸肝、胃、大腸經。

【功效】解毒，殺蟲。

【應用】

癰腫疔瘡，濕疹疥癬，蛇蟲咬傷。雄黃溫燥有毒，外用或內服均可以毒攻毒而解毒殺蟲療瘡。治癰腫疔毒，可單用或入複方，且較多外用。

【用法用量】外用適量，研末敷，香油調搽或煙薰。

硫　黃

【性能】酸，溫。有毒。歸腎、大腸經。

【功效】外用解毒殺蟲療瘡；內服補火助陽通便。

【應用】

1. 外用治疥癬，濕疹，陰疽瘡瘍。本品性溫而燥，有解毒殺蟲，燥濕止癢諸功效，尤為治療疥瘡的要藥。

2. 內服治陽痿，虛喘冷哮，虛寒便秘。硫黃乃純陽之品，入腎大補命門火而助元陽。可用於腎陽衰微，下元虛冷諸證。因硫黃能補虛而暖腎與大腸，因而也可止瀉治冷瀉腹痛。

【用法用量】外用適量，研末敷或加油調敷患處。內服 1.5～3g，炮製後入丸、散服。

【使用注意】陰虛火旺及孕婦忌服。

樟腦（潮腦）

【性能】辛，熱。有毒。歸心、脾經。

【功效】除濕殺蟲，溫散止痛，開竅避穢。

【應用】

1. 疥癬瘙癢，濕瘡潰爛。本品辛熱燥烈，外用除濕殺蟲、消腫止癢以奏效。

2. 跌打傷痛，牙痛。借其辛烈行散，消腫止痛之力以取效。治跌打傷痛，肌膚完好者，可泡酒外擦。

3. 痧脹腹痛，吐瀉神昏。樟腦辛香走竄，有開竅醒神，辟穢化濁和溫散止痛之功。

【用法用量】外用適量，研末撒布或調敷。內服 0.1～0.2g，入散劑或用酒溶化服。

【使用注意】氣虛陰虧，有熱及孕婦忌服。

露 蜂 房

【性能】甘，平。有小毒。歸胃經。

【功效】攻毒殺蟲，祛風止痛。

【應用】

1. 瘡瘍腫毒，乳癰，瘰癧，頑癬瘙癢，癌腫。本品能攻毒殺蟲，攻堅破積，為外科常用之品。

2. 風濕痹痛，牙痛，風疹瘙癢。本品質輕且性善走竄，能祛風止痛、止癢而奏效。

此外，蜂房還可用治陽痿、喉痹以及蛔蟲、條蟲病等。

【用法用量】外用適量，研末用油調敷或煎水漱口，或薰洗患處。內服，3～5g。

升藥（紅粉、三仙丹、升丹）

【性能】辛，熱。有大毒。歸肺、脾經。

【功效】拔毒，去腐。

【應用】

癰疽潰後，膿出不暢，或腐肉不去，新肉難生。本

品有良好的拔毒去腐排膿作用，為只供外用的外科常用藥之一。常與收濕斂瘡的鍛石膏同用，可隨病情不同，調整二藥的用量比例，如升藥與鍛石膏的用量比為 1：9 者稱九一丹，拔毒力較輕而收濕生肌力較強，2：8 者稱八二丹，3：7 者稱七三丹，1：1 者稱五五丹，9：1 者稱九轉丹，則拔毒提膿之力逐步增強。

此外，升藥也可用治濕瘡、黃水瘡、頑癬及梅毒等。

【用法用量】外用適量。本品只供外用，不能內服。且不用純品，而多配鍛石膏外用。用時，研極細粉末，乾摻或調敷，或以藥捻沾藥粉使用。

【使用注意】本品有大毒，外用亦不可過量或持續使用。外瘍腐肉已去或膿水已盡者，不宜用。

輕　粉

【性能】辛，寒。有毒。歸大腸、小腸經。

【功效】外用攻毒殺蟲，斂瘡。

【應用】

外用治瘡瘍潰爛，疥癬瘙癢，濕疹，酒齄鼻，梅毒下疳。本品辛寒燥烈，有較強的攻毒殺蟲止癢及生肌斂瘡作用。

【用法用量】外用適量，研末調塗或乾摻，製膏外貼。

【使用注意】本品可致汞中毒。

鉛　丹

【性能】辛，微寒。有毒。歸心、肝經。

【功效】拔毒生肌，殺蟲止癢。

【應用】

外用治瘡瘍潰爛，濕疹瘙癢，疥癬，狐臭，酒鼻齇。本品辛寒，具拔毒，化腐生肌，收濕，殺蟲止癢之功。可治療多種瘡瘍、頑癬、濕疹等。鉛丹又為製備外用膏藥的原料，常與植物油及相關解毒、活血、生肌藥熬製成外貼膏藥應用。

【用法用量】外用適量，研末撒布或熬膏貼敷。

【使用注意】本品有毒，用之不當可引起鉛中毒，宜慎用；不可持續使用以防蓄積中毒。

第二節　楊氏骨科秘傳方劑

一、早期用藥

外用藥酒（本院經驗方）

【組成】川烏　草烏　樟腦　馬錢子　白芷　白酒　酒精

【功效】活血化瘀、止痛。

【主治】各種軟組織損傷，改善局部微循環。

【用法量法】將川烏、草烏、馬錢子、白芷加水煎熬兩次，兩次提取液合併，濃縮成稠膏狀，加 75%酒精提取 3 次，將 3 次提取液合併，靜置 48 小時，除去沉澱，取上清液加白酒稀釋成總量，靜置，取上清液分裝即得。

【禁忌】用於外搽，禁忌內服。皮膚破損或過敏禁用。

一號薰洗藥（本院經驗方）

【組成】當歸　川芎　紅花　白芷　防風　細辛　透骨草　威靈仙　木香　甘松　海桐皮　紫荊皮　蘇木　蘇葉　血通

【功效】活血化瘀，消腫止痛。

【主治】損傷及骨折前期各種腫痛。

【用法用量】將洗藥按處方量配齊，炮製合格，混勻分裝即得，使用時煎水薰洗患處。

【禁忌】用於外搽，禁忌內服。皮膚破損或過敏禁用。

損傷活血丸（本院經驗方）

【組成】乳香　沒藥　血竭　貝母　羌活　南木香厚朴　製川烏　製草烏　白芷　猴骨　紫荊皮　香附　小茴　甲珠　自然銅　獨活　續斷　豹骨　川芎　木瓜　上安桂　當歸

【功效】活血散瘀，行氣鎮痛，止血舒筋。

【主治】創傷出血，傷後腫脹，疼痛瘀血。

【用法用量】每次服 5 粒，1 日 2 次，每包淨重 20克，溫開水或白酒沖服。

通氣散（本院經驗方）

【組成】柴胡　枳殼　香附　青皮　陳皮　當歸　桂枝　川芎　白芍　紅花　三七　蘇木　澤蘭　血竭　伸筋草　舒筋草　甘草

【功效】行氣活血，通絡止痛。

【主治】治跌仆傷損所致的血脈壅滯，青紫腫痛等。

【用法用量】水煎服或製成藥丸服用。

接骨散（本院經驗方）

【組成】黃柏　大黃　麻黃　細辛　半夏　金龜連　白及　白蘝　白芷　川烏　草烏　首烏　甘草　劉寄奴　官桂　薄荷　蒼朮　南星

【功效】活血散瘀，消腫定痛。

【主治】跌打損傷，瘀滯作痛，骨折，脫位，軟組織損傷諸症。

【用法用量】研細為末，用時以上藥末生 2/3 加炒 1/3 調勻，用老蔥搗爛春茸加童便醪糟共加熱，調敷於患部。

消炎散（本院經驗方）

【組成】天花粉　黃柏　大黃　薑黃　白芷　厚朴　陳皮　南星　蒼朮　甘草　獨活　荊芥　薄荷　青黛　山慈姑等

【功效】清熱解毒，散瘀消腫。

【主治】感染陽證，跌打腫痛，局部發熱。

【用法用量】研細為末敷患處，同時遵醫囑。

消炎膏（本院經驗方）

【組成】薑黃　羌活　乾薑　梔子　乳香　沒藥等

【功效】祛瘀，消腫，止痛。

【主治】治損傷初期，瘀腫疼痛者。

【用法用量】共研細末，用凡士林調成軟膏外敷患

部。

七釐散（《良方集腋》）

【組成】血竭　麝香　紅花　乳香　冰片　沒藥
硃砂　兒茶

【功效】活血散瘀，定痛止血。

【主治】跌打損傷，瘀滯作痛，筋傷骨折，創傷出
血。

【用法用量】共研極細末，每服 0.2g，1 日服 2～4
次，米酒調服，或酒調敷患處。

三七傷藥片（驗方）

【組成】參三七　雪上一支蒿　紅花　桿桿活等

【功效】活血化瘀，定痛止血。

【主治】各種急性扭傷，挫傷，關節痛，神經痛及軟
組織跌打損傷。

【用法用量】1 次 3～6 片，1 日 3 次。

桃紅四物湯（《醫宗金鑑》）

【組成】當歸　川芎　白芍　生地　桃仁　紅花

【功效】活血化瘀。

【主治】用於損傷血瘀。

【用法用量】水煎服。

大成湯（《仙授理傷續斷秘方》）

【組成】大黃　芒硝　當歸　木通　枳殼　厚朴　蒼

尤　川紅花　陳皮　甘草

【功效】攻下遂瘀。

【主治】跌打損傷後，瘀血內蓄、昏睡、二便秘結者，或腰椎損傷後伴發腸麻痺腹脹。

【用法用量】水煎服，藥後得下即停。

少腹逐瘀湯（《醫林改錯》）

【組成】小茴香　乾薑　延胡索　沒藥　當歸　川芎　肉桂　赤芍　蒲黃　五靈脂

【功效】活血化瘀、溫經止痛。

【主治】腹部挫傷，氣滯血瘀，少腹腫痛。

【用法用量】水煎服，1日1劑。

復元活血湯（《醫學發明》）

【組成】柴胡　天花粉　歸尾　紅花　穿山甲　大黃　桃仁

【功效】活血散瘀，消腫止痛。

【主治】損傷瘀血停滯，腫痛難忍。

【用法用量】1日1劑，水煎，分3次服。

導赤散（《小兒藥證直訣》）

【組成】木通　生地　生甘草　竹葉

【功效】清熱利水。

【主治】腎挫傷尿血，急性尿路感染等。

【用法用量】水煎服，1日1劑，分3次內服。

血府逐瘀湯（《醫林改錯》）

【組成】當歸　生地黃　桃仁　紅花　枳殼　赤芍　柴胡　甘草　桔梗　川芎　牛膝

【功效】活血逐淤，通絡止痛。

【主治】瘀血內阻，血行不暢。

【用法用量】水煎服，1日1劑。

葛根湯（《傷寒論》）

【組成】葛根　麻黃　桂枝　白芍　大棗　甘草　生薑

【功效】解肌散寒。

【主治】頸部扭挫傷兼有風寒濕侵襲者。

【用法用量】水煎服。

二、中期用藥

二號薰洗藥（本院經驗方）

【組成】羌活　獨活　桂枝　川牛膝　川木香　菖蒲　五加皮　木瓜　續斷　防己　茯苓皮　陳皮　伸筋草　當歸　川芎　川烏　草烏　艾葉　舒筋草

【功效】舒筋活絡，祛風散寒。

【主治】軟組織損傷，風濕及類風濕腫痛。

【用法用量】同一號薰洗藥。

伏水丸（本院經驗方）

【組成】馬錢子（童便製）

【功效】通絡，消腫，止痛。

【主治】用於肢體癱瘓，小兒麻痺後遺症，類風濕性關節炎，跌打損傷，癱疽。

【用法用量】將馬錢子碎後加澱粉打成清糊，製成小丸（每丸重 200mg），低溫乾燥。1 日 2 次，1 次 1 丸，不宜久服。

伏水散（本院經驗方）

【組成】馬錢子（生）

【功效】通絡，消腫，止痛。

【主治】跌打損傷，癱疽，類風濕性關節炎，小兒麻痺後遺症，肢體癱瘓。

【用法用量】研細為末，水酒各半調敷於患部。

通痺散（本院經驗方）

【組成】茯苓　陳皮　白朮　地龍　松節　桂枝
藁本　北細辛　製二烏　烏梢蛇　當歸　五加皮　白芍

【功效】養血通經，祛風止痛。

【主治】治損傷後風寒濕邪客注而致的痺痛，亦可用於風濕性關節炎等。

【用法用量】水煎服。

接骨丸（本院經驗方）

【組成】丁香　木香　血竭　兒茶　熟大黃　紅花
當歸　蓮肉　茯苓　白芍　丹皮　甘草　自然銅　土鱉等

【功效】接骨續筋。

【主治】筋骨損傷後，腫痛減輕，筋骨已為手法理順

或接正者。

【用法用量】上藥研末，水泛為丸，1次服2～5克，1日2～3次。

通筋散（本院經驗方）

【組成】乳香　沒藥　生血竭　貝母　羌活　南木香　厚朴　生川烏　生草烏　生白芷　丁香　生紫　荊皮　生香　附甲珠　炒小茴　自然銅　獨活　續斷　豹骨　川芎　木瓜　上安桂　當歸

【功效】活血散瘀，理氣鎮痛，止血舒筋。

【主治】久傷不癒，經血不和，創傷出血，傷後腫痛，瘀血疼痛。

【用法用量】以上藥共研末即成，用水酒各半加熱調成糊狀外敷患處。

損傷鎮痛酒（本院經驗方）

【組成】熟地　猴骨　甲珠　製草烏　香附　製川烏　續斷　製乳香　製沒藥　獨活　當歸　川芎　白芷　木香　羌活　山藥　白尤　黨參　川牛膝　淫羊藿　薑朴　碎補　木瓜　茯苓　紅花　血竭　烏梢蛇　元胡　丹參

【功效】理氣活血，舒筋通絡，散寒止痛。

【主治】胸脅腰部損傷，瘀凝氣滯疼痛，坐骨神經痛，四肢關節功能障礙等。

【用法用量】用上方置於壇內，加入白酒浸泡，每日攪拌1次，浸泡2週，取上清液，靜置後過濾即得，外搽、內服均可。

【貯藏】避光保存。

損傷鎮痛膏（本院經驗方）

【組成】五加皮　續斷　狗脊　石斛　赤芍　白及　川芎　羌活　桂枝　生川烏　杜仲　生地　山甲　獨活　白薇　麻黃　透骨草　當歸　生草烏　紅花　生大黃　防風　生甘草　肉桂　沒藥　丁香　木香　血竭　淫羊藿

【功效】祛風散寒，活血止痛。

【主治】風寒濕痺引起筋骨疼痛，半身不遂，四肢麻木和跌打損傷，閃腰岔氣等。

【用法用量】上藥除肉桂、乳沒、了香、木香、血竭六味另研末備用外，餘 24 味共研細末，加桐油熬膏使用，以微火烘化後貼於患部。

【注意】孕婦忌貼。

通關利濕散（本院經驗方）

【組成】茯苓　木瓜　漢防己　松節　羌活　獨活　五加皮　乾薑　炒白朮　炒蒼朮　桂枝　升麻　丹參等

【功效】健脾除濕，通利關節。

【主治】用於骨折、脫位、傷筋後期腫脹，血循環障礙筋症。

【用法用量】水煎服，1 日 1 劑，1 日 3 次。

桂枝湯（《傷寒論》）

【組成】桂枝　芍藥　甘草　生薑　大棗

【功效】祛風勝濕，和營止痛。

【主治】用於失枕，上肢損傷，風寒濕侵襲經絡作痛等。

【製法】水煎服，1日1劑，1日3次。

逍遙散 （《和劑局方》）

【組成】柴胡　當歸　白芍　白朮　茯苓　甘草

【功效】疏肝解鬱，健脾益血。

【主治】用於傷後肝氣鬱結，肝氣犯胃，胸脅脹痛，頭痛目眩，口燥咽乾，神疲食少，或寒熱往來。

【用法用量】共研細末，1次服6～9克。以生薑、薄荷少許煎湯沖服，1日3次，亦可水煎服，用量按原方比例酌減。

黃連解毒湯（《外台秘要》引崔氏方）

【組成】黃連　黃柏　黃芩　梔子

【功效】瀉火解毒。

【主治】創傷感染，附骨癰疽等。

【用法用量】按病情擬定藥量，水煎，1日分2～3次服。

麻桂溫經湯（《傷科補要》）

【組成】麻黃　桂枝　紅花　白芷　細辛　桃仁　赤芍　甘草

【功效】通筋，活絡，去瘀。

【主治】損傷之後，風寒客注而痺痛。

【用法用量】按病情擬定劑量，水煎服。

玉真散（《外科正宗》）

【組成】生南星　白芷　防風　羌活　天麻　白附子

【功效】祛風鎮痙。

【主治】用於破傷風。

【用法用量】共研為末，1次服3～6克。

大活絡丹《聖濟總錄》）

【組成】白花蛇　烏梢蛇　威靈仙　兩頭尖　草烏　天麻　全蠍　首烏　龜板　麻黃　杜仲　炙甘草　羌活　肉桂　藿香　烏藥　黃連　熟地黃　大黃　木香　沉香　細辛　赤藥　沒藥　丁香　乳香　殭蠶　天南星　青皮　骨碎補　白蔲　安息香　黑附子　黃芩　茯苓　香附　玄參　白朮　防風　葛根　豹骨　當歸　血竭　地龍　水牛角　麝香　松脂　牛黃　龍腦　人參　蜜糖適量

【功效】行氣活血，通利經絡。

【主治】中風癱瘓，痿痺痰厥，拘攣疼痛，跌打損傷後期筋肉攣痛。

【用法用量】研細為末，煉蜜為丸，1次服3克，1日2次，陳酒送下。

小活絡丹（《和劑局方》）》

【組成】製南星　製川烏　製草烏　地龍　乳香　沒藥　蜜糖

【功效】溫散寒結，活血通絡。

【主治】跌打損傷，瘀阻經絡，風寒濕侵襲經絡作痛，肢體不能屈伸及麻木，日久不癒等症。

【用法用量】共為細末，煉蜜為丸，每丸 3 克，1 次 1
丸，1 日 1～2 次。

天麻鉤藤飲（《雜病證治新義》）

【組成】天麻　鉤藤　牛膝　石決明　梔子　桑寄生
夜交藤　茯神　益母草　黃芩　杜仲

【功效】清熱化瘀，平肝潛陽。

【主治】腦震盪而引起的眩暈、抽搐，陰虛陽亢、肝
風內動兼見痰熱內蘊之症。

【用法用量】水煎服，1 日 1 劑，分 3 次服。

三妙丸（《醫學正傳》）

【組成】蒼尤　黃柏（酒炒）　牛膝

【功效】清熱燥濕，通利關節。

【主治】痛風性關節炎。

【用法用量】1 次內服 6 克，1 日 2～3 次。

壯腰健腎丸（市售成藥）

【組成】狗脊　金櫻子　雞血藤　桑寄生　黑老虎
菟絲子　千斤拔

【功效】壯腰健腎，養血，祛風濕。

【主治】骨折及軟組織損傷後期腎虛腰痛等。

【用法用量】1 次內服 3.5 克，1 日 2 次。

金雞虎補丸（市售成藥）

【組成】狗脊　金櫻子　雞血藤

【功效】補益氣血，舒筋通絡，健腎固精。

【主治】水氣凝滯，四肢麻痺，腰膝痠痛，夜多小便，夢洩遺精。

【用法用量】1次口服 1.5～3 克，1日2次。

金鈴子散（《聖惠方》）

【組成】金鈴子　延胡索

【功效】理氣止痛。

【主治】跌打損傷後心腹胸脅疼痛，時發時止，或流竄不止者。

【用法用量】上藥等量共為細末，1次服 9～12 克，溫開水或溫酒送下，1日2～4次。

羌活勝濕湯（《內外傷辨惑論》）

【組成】羌活　獨活　藁本　防風　甘草　川芎　蔓荊子

【功效】祛風除濕。

【主治】傷後風濕邪客者。

【用法用量】水煎服 1 日 1 劑，分 3 次服。藥渣可煎水薰洗患處。

獨活寄生湯（《備急千金要方》）

【組成】獨活　桑寄生　杜仲　牛膝　細辛　秦艽　茯苓　上安桂　防風　川芎　人參　甘草　當歸　芍藥　地黃

【功效】祛風濕，補氣血，益肝腎，止痺痛。

【主治】風寒濕痹，關節疼痛，腰膝痠痛，行步無力等。

【用法用量】水煎服1日1劑，分3次服。

柴胡舒肝散（景岳全書）

【組成】柴胡　芍藥　枳殼　川芎　香附　甘草

【功效】疏肝理氣，止痛。

【主治】用於胸肋損傷或背部損傷等所致氣滯血瘀疼痛。

【用法用量】水煎服1日1劑，分3次服。

蠲痹湯（《百一選方》）

【組成】羌活　薑黃　當歸　赤芍　黃蓍　防風炙甘草　生薑

【功效】活血通絡，祛風除濕。

【主治】損傷後風寒趁虛入絡者。

【用法用量】水煎服1日1劑，分3次服。

膈下逐瘀湯（《醫林改錯》）

【組成】當歸　川芎　赤芍　桃仁　紅花　枳殼丹皮　香附　延胡索　烏藥　五靈脂　甘草

【功效】活血化瘀。

【主治】胸腹部損傷，蓄瘀疼痛。

【用法用量】水煎服1日1劑，分3次服。

三、後期用藥

乾薑粉 （本院經驗方）

【組成】乾薑

【功效】溫經，散寒，止痛。

【主治】風寒濕滯留於筋骨，跌打損傷後期患部冷痠痛。

【用法用量】研細末備用。用酒調勻，配合通筋、活血之品，單用亦可。

開弓大力丸（本院經驗方）

【組成】龜板　熟地　杜仲　枸杞　懷牛膝　當歸　白芍　人參　黃蓍　鎖陽　補骨脂　菟絲子　河車粉　陳皮　茯苓　淮山藥　砂仁　黃柏　知母等

【功效】滋養肝腎，填精補髓，健脾益氣，強筋健骨，壯元益壽。

【主治】肝腎虧損、精血不足等所致腰腿痛，筋骨萎軟，筋脈拘攣等症。

【用法用量】上藥共研極細末，煉蜜為丸，每丸重9克，1次1丸，1日2次，用人參泡水送服。

生藥散（本院經驗方）

【組成】生川烏　生草烏　生南星　生半夏　白芷　紅花　細辛　松節

【功效】祛風逐痰，散寒解毒，通絡止痛。

【主治】跌打損傷腫痛，腫瘤局部疼痛，關節痹痛。

【用法用量】用蜂蜜或醋調敷（醋需加熱），如出現過敏性皮炎即停用。

壯力丸（本院經驗方）

【組成】紅參　秦歸　豹骨　懷牛膝　淫羊霍　鉤藤等

【功效】祛風除濕，強筋壯骨。

【主治】骨折、脫位或軟組織損傷後期四肢痿軟，步履乏力。

【用法用量】上藥共研細末，煉蜜為丸，每丸 9 克，成人 1 次 1 丸，日 2 次。

【禁忌】有外感者忌用。

虎穴散（本院經驗方）

【組成】紅花　當歸　乳香　沒藥　桂枝　木瓜　羌活　大力子　細辛　天麻　藁本　猴骨　麝香

【功效】祛風，活血，通絡，鎮痛。

【主治】腦震盪後期症見頭暈、頭痛，痛如針刺，痛處不移，噁心嘔吐，失眠多夢，身軟乏力，焦慮，情緒易激動等。

【用法用量】上藥共研細末，乾燥儲存，成人早晚各服 1 次，用白開水加醪糟汁沖服，每服 7.5 克，老人及兒童酌減。

【禁忌】服藥期間忌服油膩之品，避風寒。

八珍湯（《正體類要》）

【組成】黨參　白朮　茯苓　炙甘草　川芎　當歸

熟地黃　白芍　生薑　大棗

【功效】補益氣血。

【主治】傷後氣血俱虛，損傷久難癒合，骨折遲緩連接等。

【用法用量】水煎服，1日1劑，分3次服。

十全大補湯 （《醫學發明》）

【組成】黨參　白朮　茯苓　炙甘草　當歸　川芎
熟地黃　白芍　黃耆　肉桂

【功效】補氣生血。

【主治】損傷後期氣血衰弱，潰瘍膿清稀，自汗、盜汗、萎黃消瘦、不思飲食、倦怠氣短等症。

【用法用量】水煎服，1日1劑。

人參養榮湯（《和劑局方》）

【組成】黨參　白朮　炙黃耆　炙甘草　陳皮　肉桂心
當歸　熟地黃　五味子　茯苓　遠志　白芍　大棗　生薑

【功效】補氣益血，養心安神。

【主治】損傷後期氣血虛弱、陰疽潰瘍久不收斂，症見面色萎黃、心悸、健忘、失眠或虛損勞熱者。

【用法用量】作湯劑水煎服，其中肉桂心焗沖服，1日1劑，分3次服；亦可作丸劑，用上藥共研細末，其中生薑單煎濃汁，為丸如綠豆大，1次服10克，1日2次。

四生散（《和劑局方》）

【組成】生川烏　生南星　生白附子　生半夏

【功效】祛風逐痰，散寒解毒，通絡止痛。

【主治】跌打損傷腫痛，腫瘤局部疼痛，關節痹痛。

【用法用量】共為細末存放待用，用時以蜜糖適量調成糊狀外敷患處。用醋調煮外敷亦可。如出現過敏性皮炎即停敷。

四君子湯（《和劑局方》）

【組成】黨參　白朮　茯苓　炙甘草

【功效】補中益氣，調養脾胃。

【主治】損傷後期中氣不足，脾胃虛弱，肌肉消瘦，潰瘍日久不癒。

【用法用量】水煎服，1日1劑，分3次服。

四物湯（《和劑局方》）

【組成】川芎　當歸　白芍　熟地黃

【功效】養血補血。

【主治】治傷患後期血虛之症。

【用法用量】水煎服，1日1劑，分3次服。

右歸丸（《景岳全書》）

【組成】熟地黃　淮山藥　山萸肉　枸杞子　菟絲子杜仲　鹿角膠　當歸　附子　肉桂　蜜糖

【功效】補益腎陽。

【主治】治骨及軟組織傷患後期，肝腎不足、精血虛損而致神疲氣祛，或心跳不寧，或胺冷痿軟無力。

【用法用量】共為細末，煉蜜為小丸。1次服10克，

1日1～2次。

左歸丸（《景岳全書》）

【組成】熟地黃　淮山藥　山萸肉　枸杞子　菟絲子　鹿膠　龜板　川牛膝　蜜糖

【功效】補益腎陰。

【主治】損傷日久或骨疾病後，腎水不足、精髓內虧，腰膝腿軟、頭昏眼花、虛熱、自汗、盜汗等症。

【用法用量】上藥為細末，煉蜜為丸如豆大，1次服10克，1日1～2次。

補中益氣湯（《東垣十書》）

【組成】黃耆　黨參　白朮　陳皮　炙甘草　當歸　升麻　柴胡

【功效】補中益氣。

【主治】瘡瘍日久，元氣虧損，傷後氣血耗損，中氣不足諸症。

【用法用量】水煎服，1日1劑，分3次服。

補陽還五湯（《醫林改錯》）

【組成】黃耆　歸尾　赤芍　地龍　川芎　桃仁　紅花

【功效】活血補氣、疏通經絡。

【主治】氣虛而血不行的半身不遂、口眼喎斜以及外傷性截癱。

【用法用量】水煎服，1日1劑，分3次服。

杞菊地黃丸（《小兒藥證直訣》）

【組成】枸杞子　杭菊花　熟地黃　淮山藥　山萸肉
牡丹皮　茯苓　桑寄生　黑老虎　骨碎補

【功效】滋腎養肝，育陰潛陽肝。

【主治】腎陰不足，眩暈頭痛，視物不清，耳鳴症。

【用法用量】水煎服或為丸劑。

金匱腎氣丸（《金匱要略》）

【組成】熟地黃　淮山藥　山茱萸　澤瀉　茯苓
肉桂　熟附子

【功效】溫補腎陽。

【主治】傷後腎陽虧損，腰痛腿軟，下半身常有冷
感。

【用法用量】水煎服。或為丸劑，淡鹽湯送服。

炙甘草湯（《傷寒論》）

【組成】炙甘草　人參　乾地黃　桂枝　阿膠　麥冬
麻仁　生薑　大棗

【功效】益氣養血，滋陰復脈。

【主治】用於損傷後氣虛血少，心悸心慌，虛煩失
眠，脈結代或虛數。

【用法用量】水煎服，1日1劑，分3次服。

增液承氣湯（《溫病條辨》）

【組成】玄參　麥冬　細生地　大黃　芒硝

【功效】養陰增液，洩熱通便。

【主治】用於熱甚津枯之便秘。

【用法用量】水煎服，1日1劑，分3次服。

增液湯（《溫病條辨》）

【組成】玄參　麥冬　生地黃

【功效】增液潤燥。

【主治】骨傷病津液耗損，口乾嚥燥，大便秘結，或習慣性腸燥便秘。

【用法用量】水煎服，1日1劑，分3次服。

第三節　楊氏骨傷科內治原則

一、治傷切忌寒涼

中藥治療損傷疾病，無論內治法，還是外治法，都能達到治療的目的。

楊氏認為「用藥的途徑不同，但治傷用藥的法則是統一的」，並強調「熱則行，寒則凝」。治療損傷疾病，無論內服藥或外用藥皆切忌寒涼。《可法良規》說「凡傷損之症，若誤飲冷水，瘀血凝滯，氣道不通，或血上逆，多致不救。」又說「蓋胃氣得寒而不生，運氣得寒而不健，瘀血得寒而不能行……若內有瘀血停滯，服以通之不在此例。」若有瘀血在內，須通利者，也應寒熱並用，瘀去而必立止。

《醫宗金鑑》說：「凡跌撲閃挫，或服克伐之劑，或外敷寒涼之藥，致血氣凝結者，俱宜用活血順氣之劑。」

二、活血尤重行氣

損傷一症，多從血立論。楊氏認為，氣為一身之主，血無氣不行，瘀血症每多始於氣滯。故強調活血應重行氣，令氣行血暢而瘀祛，即使祛瘀楊氏也不主張用峻猛攻下之法，認為攻下太過容易傷正氣，不利於損傷組織的修復。根據「氣為血帥」、「氣行則血行」、「氣滯則血滯」的理論，提出了以行氣為主，化瘀為輔的治療法則。

代表方，如「通氣散。」方中以柴胡、枳殼、香附、青皮、陳皮理氣；當歸、桂枝、川芎、白芍、甘草養血和營；紅花、伸筋草、舒筋草、蘇木、澤蘭、三七、血竭消瘀定痛，煎湯或製成丸、散劑服用。

三、治傷重調肝腎

楊氏治療損傷，除了早期使用一定量的活血化瘀藥物外，非常重視調補肝腎。他認為腎藏精、肝藏血，精血的充盈與否，直接影響著筋骨的生長、發育。由於損傷而形成消血耗髓的病理變化，使筋骨失養，勢必影響其修復、再生，所以應重視調補肝腎。

臨床上楊氏常用滋肝固腎為主，調養脾胃為輔的方法，這是因為損傷以後，由於臥床及運動量減少等諸方面的因素，脾胃運化受納功能下降，不能發揮其「食氣入胃，散精於肝，淫氣於筋」的功能，勢必影響精血的化生。

代表方，如「開弓大力丸」。方中以龜板、熟地、杜仲、枸杞、懷牛膝滋陰補腎、填精補髓；當歸、白芍、人參、黃蓍補血調肝養筋；猴骨強筋健骨；鎖陽、補骨脂、

菟絲子、河車粉補腎壯陽養骨；陳皮、茯苓、淮山藥、砂仁健脾益氣；鹽黃柏、知母一則可加強滋陰作用，一則可防溫燥太過反灼陰精。諸藥煉蜜為丸，以人參熬水送服。

四、治痺重在溫養

楊氏認為，損傷性關節炎屬痺症範疇，是由於損傷致氣血虛弱，風寒濕邪乘虛侵襲經絡，滯留而不去所致，屬於正虛邪實之證。因筋賴血養，血得溫則行，故治療上楊氏多用溫養通痺法，以達到扶正祛邪、溫通經脈之目的。代表方，如「通痺散。」方中以茯苓、陳皮、白朮健脾除濕；地龍、松節、桂枝、藁本、北細辛、製二烏、烏梢蛇溫經通痺；當歸、五加皮、白芍養血和營。煎湯或作丸、散內服均可。

五、通竅首當逐風

通竅法是治療瘀血在巔頂或體腔內的大法，常用活血行氣的藥物。但楊氏在治療此類損傷時則主張以逐風為主。他認為頭為諸陽之會，體腔內是諸陽之通道，傷後局部氣血運行失暢，風邪往往乘虛而入，故有「有傷必有風」之說。所以治宜逐風通竅之法。代表方，如「虎穴散」。方中羌活、藁本、天麻、牛蒡子、細辛、木瓜、桂枝逐風祛邪；紅花、當歸、乳香、沒藥、麝香活血通竅、鎮痛安神；猴骨養腎壯骨。先將除麝香以外的諸藥各等份共研極細末，加入麝香混勻，醪糟水沖服。

（審校：潘良春）

第四章
骨　折

🔖 總　論

　　在外力的作用下，骨或骨小梁的完整性和連續性遭到破壞者，稱為骨折。

　　人體由經絡的聯繫和溝通作用，形成人體各部分相互依存，相互影響，相互作用的統一整體。人體具有調節自身生理使之相對平衡的機能，亦隨時由這一調節機能來適應外界環境（包括生產環境，生活環境，社會活動環境等方面）和四時氣候的變化，以達到人體與自然界等方面的相對平衡。

　　這種調節機能還包括與外界變化相適應的反應能力，承受和忍耐能力。當外界暴力突然出現，超過了人體反應速度，並超過其骨骼承受極限或忍耐極限時，就可能發生骨折。所以骨折的發生，其實質是外來暴力和人體調節和抵禦能力相搏擊而出現的綜合病理反應。這種反應不但表現在骨骼本身受害，而且還會引起全身生理機能和其他組織發生異常。

　　《正體類要》云：「肢體損於外則氣血傷於內，營衛有所不貫，臟腑由之不和……」當骨折發生時，除因氣機損傷阻遏經隧而發生疼痛，血傷瘀滯聚結而腫脹外，骨折周圍的軟組織或附近的內臟也可因之而損傷。故在檢查、診治時，切不可只顧骨折而忽視其他方面的檢查和處理，如有威脅患者生命的合併傷出現時，則應當首先及時地以

搶救生命為主，這是治傷中局部與整體並重的原則。

一、病因

造成骨折的原因，是一個極為複雜的綜合病理反應，但究其致傷因素來看，可歸納為內因和外因兩個方面。

（一）外因

1. 直接暴力

骨折發生在外來暴力直接作用的部位。如打擊、壓軋、槍傷、炸傷、碰撞等，骨折處常合併嚴重的軟組織損傷。若發生在前臂、小腿時，其兩骨骨折通常在同一水平面上，如果為開放骨折，則因打擊物由外向內，穿破皮膚所致，故易感染。如果為槍彈傷、炸傷則多為嚴重的開放骨折，損傷甚為複雜而且極易感染。

2. 間接暴力

骨折發生在遠離外來暴力接觸的部位。間接暴力包括傳導暴力，扭轉暴力和槓桿暴力等，其骨折多發生在骨質較弱處，局部軟組織損傷較輕。若骨折發生在前臂、小腿部位，則兩骨骨折通常不在同一水平面上。其骨折一般為斜形骨折或螺旋形骨折。若從高處墜下，足部著地時，多會造成胸、腰椎壓縮骨折或脛骨平台骨折。

如為開放性骨折，其骨折端從內向外穿破皮膚，故傷口污染較輕，而感染率亦較低。

3. 筋肉牽拉

由於筋肉在外界環境急劇變化的影響下，驟然收縮和牽拉而發生骨折。如跌倒時，膝部著地，股四頭肌因突然刺激，本能地劇烈收縮，導致髕骨骨折；擲手榴彈時用

楊天鵬
—骨傷科治療真傳—

力過猛可導致肱骨幹較薄弱的下 1/3 處螺旋形骨折等。

4. 累積外力

骨骼某部分長期、反覆受到震動或擠壓形變，外力不斷積累，而造成疲勞骨折。如長途跋涉或行軍後，造成第二蹠骨及腓骨幹下 1/3 處疲勞骨折；兒童抖空竹遊戲，易造成尺骨下端骨膜下骨折。這類骨折多無移位，痛苦較小，但由於血運障礙，除兒童外，一般癒合較慢。

（二）內因

1. 年齡健康狀況

年輕體健，氣血旺盛，筋骨強壯有力，行動敏捷，反應靈活，能躲避也能承受較強的外力，一般不易受傷；年老體弱，氣血虧虛，肝腎不足，筋弛骨脆，骨質疏鬆，反應遲鈍，行動緩慢，平時又缺乏運動，一旦遭受外力作用，因躲避不及，骨骼承受力又差，故易引起骨折。

2. 骨骼的特點和結構

幼兒正處發育旺盛時期，骨膜較厚，膠質較多，可塑性強，易發生青枝骨折，18 歲以下青少年，骨骺尚未閉合，骺軟骨與幹骨承受力懸殊大，故該處易發生骨骺分離（即骨骺骨折）。老年人骨質萎縮而脆弱，最易發生骨折。又如肱骨下端扁而寬，前面有冠狀窩，後面有鷹嘴窩，中間僅有一層較薄骨片，這一特殊解剖結構就容易發生骨折，再則骨質疏鬆部位和緻密部位交界處或骨的活動與靜止的交接處。因這些部位是傳導暴力的轉折處，或是應力變化的薄弱點，所以也易發生骨折。

如第 12 胸椎和第 1 腰椎壓縮骨折，橈骨下端柯氏骨折，肱骨外科頸骨折等。

3. 骨骼病變

由於骨骼本身有原發病變存在，如先天性脆骨病，骨營養不良，甲狀腺功能亢進，成人軟骨病，骨腫瘤，骨感染等，在輕微外力作用下，常易造成骨折。

從造成骨折的病因分析來看，外因是造成骨折的極為重要的條件，而內因方是造成骨折的關鍵，外因必須透過內因才能起作用。這也是骨折病機之所在。

二、分類

（一）根據骨折處是否與外界相通分類

骨折端不與外界相通者，為閉合骨折，骨折附近皮膚、黏膜破裂，斷端和外界相通者，為開放性骨折。

無重要軟組織損傷的骨折稱為單純骨折，合併神經、肌腱與重要血管損傷者，為複雜骨折。

（二）根據骨折線情況分類

按骨折線的形狀及走向分為橫斷骨折，壓縮骨折，嵌入骨折，青枝骨折。這類骨折經復位後一般不易再移位，故又稱為穩定型骨折；還有斜形骨折，螺旋形骨折，粉碎型骨折等，這類骨折經復位後，仍容易再度移位，故又稱不穩定型骨折。

（三）根據骨折程度分類

骨或骨小梁的連續僅有部分斷裂者，稱不完全骨折，如兒童青枝骨折，骨膜下骨折和裂紋骨折等屬此類。若骨連續性完全中斷者，為完全骨折。

（四）根據骨折後就診時間分類

傷後 2～3 週內就診者為新鮮骨折（亦稱新傷骨折）。

傷後 2～3 週以後就診的骨折為陳舊性骨折。

（五）根據受傷前骨質是否正常分類

骨折前骨質結構正常，無病理變化，純屬外力作用而引起的骨折為外傷性骨折；骨質原來就有病變（如骨髓炎、骨結核、骨囊腫、骨腫瘤），經輕微外力作用而引起骨折者稱為病理性骨折。

三、影響骨折癒合的因素

直接或間接影響骨折癒合的因素包括有全身因素，局部因素，治療及護理等方面的因素。

（一）全身因素

1. 年齡

骨折癒合速度幼兒與老年人之間有很大的不同，小兒是處在生長、發育的旺盛時期，其組織的再生能力和塑形能力強，再則小兒無七情之苦，因此較成人快，功能恢復好。如小兒股骨骨折，1 個多月能基本癒合，而成年人股骨骨折往往需要 3 個月左右的時間才能基本癒合，老年人股骨骨折癒合速度和功能恢復則更慢。

2. 全身健康情況

身體的內在機能總是在不斷調節自身陰陽的相對平衡。當骨折發生後，陰陽失去了平衡，內在機能將動員體內一切力量來促進骨折癒合。身體強壯，氣血旺盛者對骨折癒合有利；反之，患有慢性消耗性疾病，致使肝腎虧虛，氣血不足，如糖尿病，重度營養不良，骨軟化症，惡性腫瘤，或骨折後伴有嚴重合併症者，則骨折癒合遲緩。

3. 情志因素

情志對骨折癒合的影響不可忽視，倘若骨折患者精

神痛苦，顧慮重重，悲觀失望，情志抑鬱過度，心理壓力長時間難以解脫，致使肝木疏洩失職，脾土運化失調，筋骨難以濡養，也會造成骨折癒合遲緩。

必須對患者精心護理，安慰開導，耐心解釋，動之以情，盡快減輕患者精神負擔，增強戰勝疾病的信心，醫護患密切合作，骨折方能克期而癒。

4. 存精因素

《內經》云：「腎之合，骨也」，「腎生骨髓」以及「腎不生則髓不能滿。」闡明了腎與骨關係。《素問》云：「腎者主水，受五臟六腑之精而藏之。」又闡明了腎與精的關係。又因肝腎同源，精血同宗，所以骨折後，或瘀血腫脹，或出血過多，都會引起血傷精損，培精補血，還需要一定時間，由此可見保存精氣尤為重要，倘若再近色縱慾，耗傷陰精，則精虧血更少，造成腎無精可藏，骨無血可養，骨折癒合就艱難了，傷後切忌房勞，保存精氣，慎之！

5. 藥物因素

從整體出發，根據辨證施治的原則，投以適當的方藥來調整人體陰陽的相對平衡，這是中醫學治病的目的。若能不失時機地、採用中藥內外施治，可盡快調整機體臟腑，經絡，氣血的功能，促進骨折癒合。長期服用激素藥物的患者，骨折癒合遲緩。

（二）局部因素

1. 血液供給情況

骨折癒合過程中的組織再生，需要足夠的血液供給。骨折局部因解剖關係，血運差，則骨折癒合速度慢，骨折端血液供給受到嚴重障礙或完全喪失，則骨折可發生

遲緩連接，甚至骨因缺血而壞死。如股骨頭的血運主要來源於關節囊和圓韌帶的血管。由於圓韌帶供血範圍較小，故股骨頭下發生骨折時，其頭部就有發生缺血的可能；脛骨幹下 1/3 周圍軟組織少，其血運主要依靠由上 1/3 進入髓腔的營養血管，下 1/3 處骨折後，遠段就有發生缺血的可能；腕關節之腕舟骨關節軟骨面多，血管由掌側結節處和背側中央部進入，當其腰部發生骨折，則近段的血運就有被切斷的可能。一骨幹有多段骨折，其癒合速度也較緩。鬆質骨血運豐富的區域骨折癒合較快。

2. 斷面情況

斜形骨折，螺旋形骨折和嵌入骨折的斷面接觸大而緊密，易於癒合。橫形骨折的斷面接觸小，相對比較，其骨折癒合速度比斜形、螺旋形骨折慢。骨折斷端之間如有肌肉、肌腱、筋膜等軟組織嵌頓，或因牽引過度，使兩折端分離者，骨折癒合都比較困難。

3. 組織損傷程度

嚴重的直接暴力或槍彈彈片傷以及粗暴地和反覆多次的手法整復，使骨折周圍的血管、肌肉、骨膜受到嚴重創傷，由於血管損傷，血腫較大，其機化緩慢，成骨細胞相互會合的過程也因此變得緩慢，從而都會影響骨折的癒合。骨痂的形成主要來自骨外膜和骨內膜。若骨膜損傷嚴重，骨外膜血供減弱，也可間接影響骨痂的形成；骨外膜完整的骨折癒合快。

4. 感染因素

骨折局部的感染主要是因開放性骨折或切開復位可能引起的不良後果。感染引起的局部充血，脫鈣，膿液等

均不利於骨折的修復，骨折癒合明顯困難。

5. 固定和運動因素

有利於局部和全身生理的有效固定，是防止整復後骨折再移位，局部組織再損傷，血腫再擴大的重要方法。但固定時包紮過緊對血運不利，使血回流不暢，有導致代謝減退，骨質萎縮，推遲骨折癒合的不利影響。

固定包紮過鬆，骨折將再度移位，骨折端之剪力和成角動力不能有效控制，固定將失去意義，新生骨痂亦會因此再度折斷。如能在有效的固定前提下給予骨折上下關節一定的活動，從而使肌肉有一定的生理收縮作用，可消除骨折段的剪力，局部血運也更通暢，骨代謝不受或少受到固定的影響，骨折便能加快癒合速度。垂直於骨折線的輕微撞擊力，也能起到刺激骨痂生長，促進骨折癒合的作用。這是中醫骨科學中動靜結合的治療原則。

四、診　斷

透過詢問受傷經過，受傷的時間，受傷時的體徵，有無原發骨傷病史，詳細進行全身和局部的檢查，必要時作 X 片檢查，將所得的可靠資料進行綜合分析，方可得出正確的診斷。必須注意的是在檢查過程中一定要防止只看表淺傷，不注意骨折局部，不顧全身傷情，只顧檢查，不顧患者痛苦和增加肢體損傷。

（一）受傷史

應瞭解暴力的形成，受傷的部位及受傷時的體位，從而分析受傷的輕、重程度。如平地跌仆傷，損傷比較單純，高處跌下，機械傷，重物擠壓，車禍傷等，常引起複

合性損傷。根據暴力的大小，打擊物的類別，性質以及作用的關鍵部位，更須對有無腦、肝、脾、腎和胸內損傷做充分的估計。對復合傷的患者應注意觀察，瞭解有無休克和呼吸困難。如有昏迷或昏迷史者，應該重點檢查顱腦。大多數損傷性休克係因出血所致，故應追查出血的來源，特別是內臟出血。損傷患者如出現呼吸困難時，要特別注意檢查有無氣胸或血氣胸。

（二）全身情況

除輕微骨折如（骨膜下骨折、青枝骨折、裂紋骨折），一般無明顯的全身症狀外，骨折患者常因瘀血停聚鬱而化熱，常見口苦，口渴，心煩，低熱，便秘，尿赤，夜寐不安，因肌膚熱盛而脈浮數或因疼痛劇烈而弦緊，舌質因風熱盛，氣血凝滯而起紅點，因肝鬱化火，脾運化失調而見苔黃厚膩等症狀。

（三）局部情況

1. 一般症狀

(1)疼痛　骨折後氣機凝滯，阻塞經絡，骨折部及其附近受傷組織出現不同程度疼痛，並可有直接壓痛，間接壓痛（包括縱向叩擊痛，骨盆分離試驗痛，骨盆擠壓試驗痛，雙髖擠壓痛以及胸廓擠壓痛等）。

(2)腫脹　骨折後局部經絡受損，血離經脈而妄行，阻塞絡道，積於肌膚、腠理。因瘀滯而出現腫脹，若因骨折局部損傷嚴重，肌筋膜、深筋膜撕裂，出血較多，則離經之敗血透過受傷組織，溢於皮下即成瘀斑。當腫脹嚴重時，局部還可出現張力性水泡。

(3)功能障礙　由於骨折的肢體失去了槓桿和支柱作

用，軟組織遭到破壞，疼痛劇烈，筋肉痙攣，致使活動功能不同程度的障礙。一般來講，不完全骨折，嵌入骨折的功能障礙程度輕，完全骨折，有錯位的骨折，功能障礙程度重。

(4)縱向叩擊痛　長骨骨折時，縱向叩擊骨幹遠端，因力的傳導可引起骨折斷端處的疼痛。

(5)檢查有無骨盆骨折時用雙髖擠壓或分離試驗。

(6)胸廓擠壓可檢查肋骨骨折。

2.骨折特徵

(1)畸形　骨折後因暴力作用，肌肉、韌帶牽拉作用或搬運不當而致使骨折遠端移位，造成肢體形狀改變而產生畸形。骨折常有側方、成角、重疊、分離和旋轉五種移位。

(2)骨擦音　由於骨折斷端相互摩擦或觸碰而產生骨擦音。一般在檢查骨折時便可用手感覺到。應該注意，不要只為了檢查骨擦聲是否存在而有意識地加劇局部損傷，增加患者痛苦。

(3)異常活動　受傷前不能活動的骨幹部位，受傷後出現屈曲；旋轉等活動謂之異常活動，亦稱作假關節活動。

(4)縱向叩擊痛　用拳頭叩擊受傷遠端，損傷處出現疼痛加重為陽性。如下肢叩腳底跟部，脊柱受傷叩擊頭頂等。

畸形、骨擦聲、異常活動、縱向叩擊痛，是骨折的四大特殊症狀，凡損傷肢體出現其中特徵之一者，即可在臨床上初步診斷為骨折。

（三）X片檢查

為了證實臨床診斷，進一步直觀地瞭解骨折局部的病理變化，給治療骨折提供重要的參考依據。如有條件的

地方，用 X 線拍片檢查是必要的。

臨床檢查應與 X 線片檢查結合互為補充，彼此印證，使診斷更為準確、可靠。但不能依賴 X 線去診斷，否則易於發生漏診、誤診的情況。如有些無錯位腕舟骨骨折，肋骨前支軟骨骨折，小兒骨骺骨折，股骨頸骨折早期，X 線不易發現，就可能漏診。臨床診斷已經確定為骨折，X 線沒有發現時，不要輕易修改臨床診斷，在這種情況下，應按骨折處理，定期複查，待骨折端壞死骨吸收，折線加寬後就可證實骨折與否了。

五、骨折併發症

人體在外力作用下，除發生骨折外，還可能因此而出現全身或局部的併發症，有些併發症會在短時間內危及生命，必須即時處理，使患者轉危為安，有些併發症需要與骨折同時處理，有的則需要待骨折癒合後處理。

（一）早期併發症

1. 外傷性休克和內臟損傷（詳見有關章節）

2. 血管損傷

多見於嚴重的開放骨折和移位較大的閉合性骨折，因骨折端刺傷或壓迫，而導致局部血管的痙攣或斷裂，甚至引起肢體遠折段壞死。若為開放性骨折合併動脈血管破裂，則鮮紅色血液從傷口處向體外噴射流出；若為移位較大的骨折，折端壓迫或傷及動脈血管以及夾板固定包紮過緊，超過了一定的時間和限度，可發生血管痙攣；包紮過緊，血流不暢，甚至完全堵塞，導致血栓形成。若血管痙攣沒有得到及時緩解，繼而出現缺血性肌攣縮。缺血性肌

攣縮早期可出現肢體持續性疼痛、麻木，受傷肢體腫脹劇烈，皮膚張力極大而冰冷，皮色紫紺或蒼白，遠折端動脈搏動消失，傷肢末端有螞蟻爬行樣癢感，傷肢遠端手或腳將形成典型的爪狀畸形。若再不解除包紮，開窗減壓，受傷肢體將終身殘廢，傷情惡變還會危及生命，見（圖4-1、圖4- 2）。

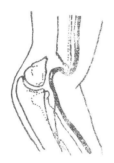
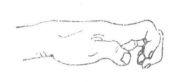

圖 4-1　損傷肱動脈的肱骨髁上骨折　圖 4-2　缺血性肌率縮典型畸形

3. 神經損傷

早期可因骨折時牽拉，壓迫挫傷或刺傷所致。如脊柱骨折可並發脊髓損傷，造成損傷水平面以下的截癱。肱骨中下1/3骨折可併發橈神經損傷，肱骨髁上骨折可併發正中神經損傷，腓骨小頭上分骨折可合併腓總神經損傷。神經損傷後，其所支配肢體範圍可發生感覺障礙，運動障礙和以後出現的神經營養障礙，見圖4 -3。

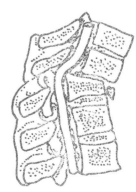

圖 4-3　脊柱骨折脫位時損傷脊髓

(1)橈神經損傷症狀　腕下垂無力背伸，拇指不能外展和背伸，拇指的掌背側及外側及第二掌骨背側感覺障礙，見圖4-4①～②。

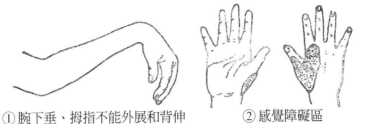

①腕下垂、拇指不能外展和背伸　　②感覺障礙區

圖 4-4　橈神經損傷 ①~②

(2)尺神經損傷症狀　第四、五指不能夾緊紙片，主動屈曲不全，呈爪形手，第四指不能外展，第五指不能內收，第四、五指掌、背側知覺障礙，見圖4-5①～⑤

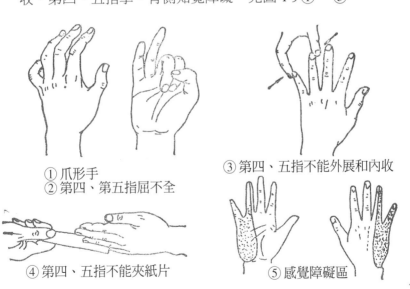

①爪形手
②第四、第五指屈不全

③第四、五指不能外展和內收

④第四、五指不能夾紙片

⑤感覺障礙區

圖 4-5　尺神經損傷 ①~⑤

（3）正中神經損傷症狀　第一、二指不能主動屈曲，第三指屈曲不全，拇指不能向掌側運動，第二、三指及第四指外側呈指套狀感覺障礙，從掌面觀察，以第一指尖部為一點，以第四指尖部為第二點，以腕部正中為第三點，一、二點分別與第三點連線，所夾區域知覺障礙，見圖4-6①～③

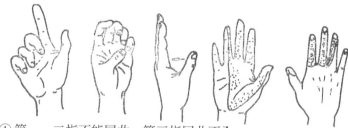

① 第一、二指不能屈曲，第三指屈曲不全
② 拇指不能對掌、不能向掌側運動　　③ 感覺障礙區

圖 4-6　正中神經損傷 ①～③

（4）腓總神經損傷症狀　足下垂，其小腿外側至腳背區域知覺障礙，見圖4-7①～②

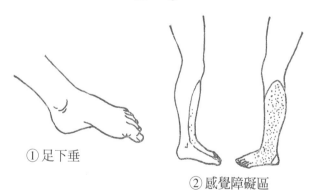

① 足下垂
② 感覺障礙區

圖 4-7　腓總神經損傷 ①～②

（二）晚期併發症

1. 墜積性肺炎

因下肢及軀幹骨折長期臥床，肢體固定不能動彈，可併發此症。若老年患者，肺氣本虛，腎不納氣，咳喘頻頻，清肅早已失調，再兼長期臥床，排痰尤為困難，痰飲積於胸中，併發此症的可能性就更大。

2 褥瘡

嚴重損傷昏迷者，軀幹，肢體因骨折固定而需長期臥床者以及脊柱骨折併發截癱者易發此症。

其接觸床面的骨突部位如骶尾，足跟和頭部後枕等處長期受壓，而導致局部循環障礙，代謝障礙，組織壞死，形成潰瘍，經久不癒。為避免褥瘡的發生，應加強護理，早作預防，對褥瘡好發部位要保持清潔，乾燥，對於截癱患者須給予定時翻身，按摩，對於昏迷患者，翻身時須小心、謹慎，對於骨折固定的患者須做到在不影響骨折的情況下解決好排便問題，骨突出部可用棉墊、氈墊等，儘可能使局部離床，以減輕壓迫，改善循環。

3. 尿路感染和結石

脊柱骨折合併截癱的患者，因導尿管長期留置或更換導尿管時動作粗暴或帶菌插入，使尿道壁擦破等都會引起尿道感染，故要在無菌條件下，定期更換導尿管和沖洗膀胱以避免感染，鼓勵患者多飲水，不致尿液沉積，以防結石。

4. 損傷性骨化（骨化性肌炎）

此症發生在關節部位，當關節內骨折或脫臼後，由於損傷嚴重，腫脹劇烈，再兼反覆施行粗暴手法整復以及

暴力被動活動，致使局部反覆出血，血腫不斷擴散，滲入被破壞的肌纖維之間，血腫機化後，透過附近骨膜化骨的誘導，逐漸轉變為軟骨，然後再鈣、骨化。常嚴重影響關節功能活動。

5. 關節僵硬

嚴重的關節內骨折可引起關節僵硬。長期外固定可引起關節周圍軟組織黏連和肌腱攣縮，或關節內纖維蛋白沉澱而致關節活動功能障礙。因此，對關節內骨折並有積血者，應儘量抽盡，並加以固定，不論哪類骨折，在不影響局部穩定的情況下，在避免折端剪力和旋轉應力形成的情況下，應早期進行功能鍛鍊。

6. 損傷性關節炎

多因關節面軟骨損傷或整復不良，造成骨折畸形癒合，致關節面壓力狀況的改變而引起。

7. 缺血性壞死

骨折段的血供障礙可發生缺血壞死。缺血性壞死事實上在早期就已經開始，但在 X 線片上往往要數月後方能顯示。以股骨頸骨折併發股骨頭壞死，腕舟骨腰部骨折併發近側段壞死為多見。

8. 神經損傷

可因骨折嚴重畸形癒合使局部牽拉或受骨痂壓迫所致。

9. 繼發性畸形

因損傷部位特殊或因治療不當，以致造成患肢繼發畸形。如少年兒童骺軟骨骨折骨骺遭到破壞，導致發育受到不良影響，日後逐漸出現肢體畸形。

在治療骨折的整個過程中，都應首先考慮骨折癒合後的功能怎樣才能如期恢復，如何才能對這些併發症採取積極的預防，如果已經出現則應及時診斷和妥善治療，絕大多數併發症都是可以避免和治癒的。

上肢是勞動、生活的主要活動器官，它是在肌肉的參與下，透過神經支配，以上臂，前臂為槓桿，各關節協調活動，由手部來體現其主要活動功能的。由於手部結構精細，活動靈巧，因此在治療上肢骨折時，必須重視手部及關節功能的早期恢復。

下肢骨的主要功能在於負重，支撐人體站立和行走，下肢骨及關節都必須具有良好的穩定性和耐勞性，兩下肢需等長，行走方能自如。因此下肢骨折整復要求較高，儘可能達到對位對線良好的解剖對位，最低也要求功能復位。倘若是遺留成角畸形，將會影響負重，行走功能，若短縮在 2 公分以上則會出現跛行。下肢肌肉發達，骨折整復後，骨位難以維持，常需配合牽引，且固定時間較長，應防止因過早負重而發生進行性畸形或再度骨折。

第一節 頸椎骨折

頸椎骨折，是脊柱損傷中較嚴重的一種，由於頸椎的解剖特點，在骨折的同時，常常伴有脊髓損傷而危及生命。損傷後的併發症往往比骨折要嚴重得多。

一、病因病機

頸椎骨折，往往因車禍，或高處墜下，或暴力衝撞

頭頸部而致。《醫宗金鑑・正骨心法要旨・旋台骨》載：「此骨被傷，共分四證：一曰從高墜下，致頸骨插入腔內，而左右尚活動者、用提頸治之；一曰打傷，頭低不起，用端法治之；一曰墜傷，左右歪斜，用整法治之；一曰撲傷，面仰頭不能垂，或筋長骨錯，或聚、，或筋強骨髓頭低，用推、端、續、整四法治之。」闡明了伸直及屈曲型損傷和不同的病因和症狀。

二、診斷要點

均有明顯的頸部和頭部外傷史。傷後頸部疼痛，腫脹不一定明顯，頭頸部活動障礙，並可出現頸部或頭部偏歪畸形，頸部壓痛明顯。

（一）寰樞椎骨折

如寰樞椎骨折（或伴有脫位），首先影響頭的旋轉和低頭功能，可出現劇烈頭痛。當第 2 頸神經受累時，患者枕部可有放射性疼痛。檢查時可發現頸的上部壓痛。頸部肌肉痙攣，運動受限，尤其旋轉活動受限明顯。如合併脊髓受累，則表現為不同程度的運動和感覺喪失，見圖 4-1-1 至圖 4-1-3，可透過 X 線片檢查確診。應攝張口正位及側位 X 線照片。

（二）第 3-7 頸椎骨折

1. 側屈型損傷，除腫脹疼痛及活動受限外，頭頸向傷側傾斜。

2. 伸直型損傷，頭向後仰，頸椎前凸加大。

3. 屈曲型損傷後，受傷椎體棘突向後凸出，頭前屈而不能伸，患者常以兩手托腮以防止因活動而引起的頸部

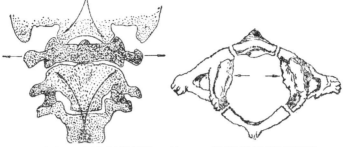

① 暴力由枕骨直達環椎側塊，使　② 環椎骨折示意圖
　其向兩側分裂

圖 4-1-1　環椎骨折

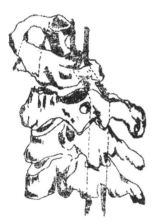

圖 4-1-2　齒狀突基部骨
折，連同環椎向前移位

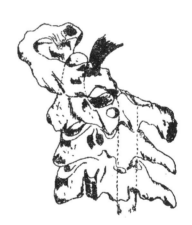

圖 4-1-3　環椎橫韌帶斷
裂，環椎向前移位

肌肉痙攣、疼痛。

　　4.縱向擠壓骨折，頭頸一般處於中立位，各方向活動受限。

　　一般需拍攝頸椎正、側位 X 線照片，必要時可加拍斜位 X 線照片和 CT 片，以明確診斷。

三、整復手法

（一）手法復位

寰樞椎及 3~7 頸椎骨折合併脫位的手法整復法，可使患者俯臥或仰臥位，頭伸出床頭，助手扳住患者雙肩以固定，術者一手托枕部，一手托下頜部，扣緊後緩慢進行牽引，調整力線，緩緩用力拔伸牽引，持續 1~2 分鐘，則可根據 X 線照片所示和臨床症狀表現，施行合理的正確手法，進行推、壓、矯正其骨折和脫位症狀。

復位後可用枕頜帶牽引，頸後墊一軟枕，保持頸部的合理位置，3~4 週後去牽引。

（二）牽引復位

對於大部分頸椎損傷，尤其是疑有脊髓或神經根損傷者，都可採用牽引復位，此法較安全，可避免在手法復位過程中加重損傷。可選用枕頜帶或顱骨牽引。

牽引時、屈曲型骨折用伸直位牽引，伸直型骨折先用中立位牽引，逐漸改為稍屈曲位牽引。

1. 枕頜帶牽引

適用於需要牽引時間短，牽引力較小，骨折移位不多及頸部僅稍需固定的患者。牽引 3～4 周，去牽引後改為頸托或石膏固定，見圖 4-1-4。

2. 顱骨牽引

適用於在短時間內大重量快速牽引復位。

一般牽引重量，第 1 頸椎開始重量為 4 公斤，每向下一椎體，則加 1 公斤，可增至 15 公斤。復位後維持重量為 4 公斤，可持續牽引 3～4 週後再解除牽引，見圖 4-1-5。

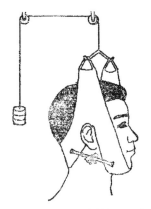

圖 4-1-4　舟骨骨折的不同部位

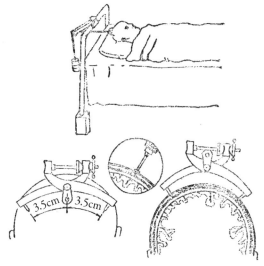

圖 4-1-5　顱骨牽引

四、固定方法

　　固定方法的選擇，應根據實際情況而採用枕頭固定法和金屬支架固定法，石膏領固定法。固定時間，應以骨

折癒合或脫位後韌帶修補能防止再移位為止。一般單純脫位，固定時間 6～8 週。合併骨折，時間可延長，直至 X 線照片顯示骨折癒合，見圖 4-1-6、圖 4-1-7。

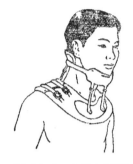 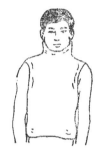 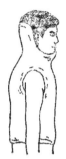

圖 4-1-6　金屬支架固定器　　　圖 4-1-7　石膏頸固定

五、功能鍛鍊

在牽引和固定期間，應加強四肢肌肉和關節的鍛鍊。牽引及固定解除後，應逐步進行頸部屈伸，側屈及旋轉活動。但要根據病情，進行合理功能鍛鍊，以防骨折未堅強癒合而發生骨折。

六、藥物治療

早期藥物治療，應根據其症狀治療。如出現局部腫、痛、腹脹、發熱等，治宜消腫止痛、行氣導滯，活血化瘀，內服復元活血湯等，方中宜加用金毛狗脊、骨碎補、續斷等補益督脈。中期腫痛漸消，應以接骨續筋為主，可用開弓大力丸或接骨丸等。後期骨折已癒合，關節穩定，可用舒筋活血，通利關節之治法，可麻桂溫經湯或獨活寄生湯加減應用。

💰 第二節　胸腰椎體骨折

　　胸腰椎骨折臨床上頗為常見，其中尤以胸 12～腰 1 為好發部位。根據受傷時體位不同，可分為屈曲型和伸直型兩種，以前者為多見。同時，因病人的年齡大小，所受暴力輕重，方向等不同，屈曲型骨折又可分為單純椎體壓縮骨折，粉碎性骨折，老年性椎體壓縮骨折等。

一、病因病機

（一）單純椎體壓縮骨折

　　此症多發生於青壯年，多因間接外力所致。為患者從高處墜落，臀部或雙足先著地，或重物從高處下落，碰於患者肩、背部，暴力傳達到胸腰椎段。

　　由於上下相鄰椎體向前成角的夾擠力，使受累椎體的前部壓扁而成楔狀壓縮性骨折。此種損傷韌帶多保持完整，比較穩定，見圖 4-2-1。

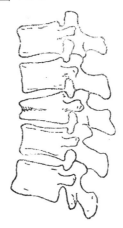

圖 4-2-1　椎體壓縮性骨折

（二）椎體粉碎骨折

是由縱向暴力使椎體破裂而致，受傷的椎體可為一個或甚至多個，多發生於胸腰段脊柱。其粉碎程度不一，輕者除有楔狀改變外，椎體往往只分裂為 2～3 塊，且只限於椎體的前部，椎體後部尚完整，棘上、棘間韌帶沒有斷裂，屬穩定骨折。嚴重者椎體碎裂為很多小塊，椎體受傷而變形，見圖 4-2-2。

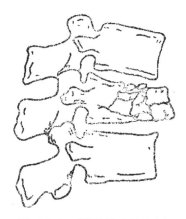

圖 4-2-2　椎體粉碎性骨折

（三）老年性椎體壓縮骨折

由於老年人內分泌機能減退而致骨質疏鬆，對負重受壓的承受力差，稍受外力擠壓時，即可引起壓縮性骨折。如下蹲提物，滑倒著地，或乘車顛簸等，雖然外力較輕也可致骨折。

二、診斷要點

除老年椎體壓縮骨折外，一般均有明顯的外傷史。

受傷部位壓痛點明顯，不能坐起或行走，損傷部位棘突可有後凸畸形，棘突間距可增寬；如椎體側方壓縮，可有輕度側彎畸形。胸腰椎壓縮骨折較易出現腑實症或蓄血症狀，如納呆、胸悶、腹脹痛、噁心嘔吐、二便不通、心煩失眠、全身不適等。

　　X 線照片檢查對診斷更為重要，對分型及指導治療等有重要意義。應拍攝正側位 X 線照片，必要時應加照斜位，或斷層攝影。一般屈曲型骨折引起椎體前部壓縮，常為多個椎體被累及，但棘突分離不多，椎板亦保存完整；如屬屈曲旋轉損傷，椎體前部和側方均有壓縮，同時合併棘突，關節突骨折和棘上韌帶斷裂；如縱向擠壓骨折，則椎體膨大壓縮，有時可見粉碎骨折；老人椎體骨折，椎骨呈雙凹狀改變，見圖 4-2-3。

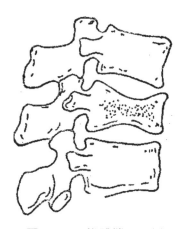

圖 4-2-3　椎體雙凹骨折

三、整復手法

老年患者和骨質疏鬆患者可不需作特殊的復位處

置，僅作硬板床臥床 3 月後，進行一般適當的練功活動即可。青年患者的整復原則為，使患者胸腰段懸空，脊柱呈過伸位，呈挺胸狀，可使椎間隙變寬，使已壓縮成角的椎體與皺摺的前縱韌帶重新過伸及張開，達到復位目的。

（一）牽引過伸按壓法

患者俯臥於硬板床上，兩助手分別立於頭部和足部，然後進行對抗牽引，至一定程度後，牽引足部的助手，在保持牽引力下，逐步將雙足徐徐抬離床面，使肌肉鬆弛，椎間隙及前縱韌帶被拉開後，術者雙手重疊壓於骨折後突部位，用力下壓，借助前縱韌帶的張力，將壓縮之椎體拉開，同時後突畸形得以恢復，見圖 4-2-4。

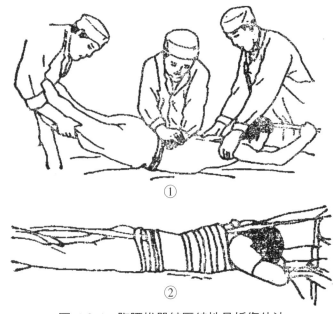

①

②

圖 4-2-4　胸腰椎單純壓縮性骨折復位法

（二）雙踝懸吊復位法

患者俯臥，用滑輪將患者雙足徐徐吊起，懸空，使胸腰椎段脊柱過伸，以達到骨折椎體復位目的，見圖 4-2-5。

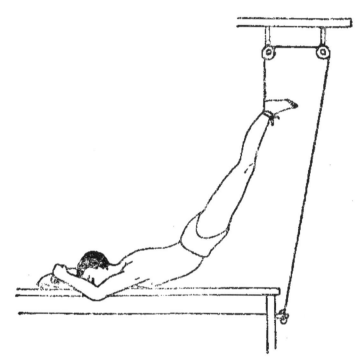

圖 4-2-5　兩踝懸吊復位法

在施行整復手法前，一定要認真研讀 X 線照片，確定治療整復方案，手法一定要注意輕重適宜，切忌過度暴力，以免加重創傷。為了減輕病員痛苦和緩解肌肉痙攣，可在術前給適當止痛藥，如局部進行普魯卡因封閉或肌肉注射度冷丁 50～100 毫克等。

四、固定方案

輕度胸腰壓縮骨折的患者不需特別固定，患者仰臥硬板床上，骨折處墊一薄枕即可。對較嚴重的骨折，已經復位，可用脊柱過伸固定，常用的有石膏背心，胸腰過伸支架或腰背「I」形板固定。

五、功能鍛鍊

骨折經過整復和固定後，應鼓勵病人早期進行四肢和腰背肌鍛鍊，這是治療中的一個重要步驟。解除固定後，可仰臥作三點撐法，四點支撐法和五點撐法等支撐法鍛鍊，也可作俯臥抬頭和抬腿鍛鍊。

六、藥物治療

（一）早期：可用行氣導滯，通腑祛瘀法以調理內傷，治療傷後腸胃氣滯、腹脹可用大成湯加減等。

（二）中期：全身症狀消除，治宜接骨續筋，可服接骨丸或開弓大力丸。

（三）後期：可服用舒筋活血，培補肝腎藥物，以治療傷後筋腱黏連板結，氣血虧虛等，如壯力丸等。

第三節　胸腰椎骨折脫位

胸腰椎骨折與脫位包括下列症狀：椎體壓縮在 1/2 以上，椎體粉碎骨折；伴有棘上韌帶及棘間韌帶斷裂，關節突骨折脫位；關節突跳躍徵；第 4~5 腰椎弓根骨折。此類

骨折屬不穩定骨折，如前、後縱韌帶，椎間盤環狀韌帶，椎板間的黃韌帶及小關節囊韌帶，棘間和棘上韌帶等遭到不同程度的損傷。如破壞上述 3 個以上的穩定因素，骨折則易發生移位，而易壓迫脊髓和馬尾神經。

　　此類骨折損傷程度嚴重，治療比較困難，多遺留神經症狀或慢性腰痛，見圖 4-3-1。

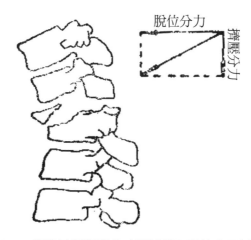

圖 4-3-1　脊柱骨折與脫位（椎體與下關節突骨折）

一、病因病機

　　胸腰骨折與脫位大都因脊柱過度屈曲或伸展性暴力所致。外來暴力中擠壓分力使脊柱屈曲，並使脊椎相互擠壓；脫位分力使脊柱發生前後脫位。此類骨折比較嚴重，椎體多被壓縮在 1/2 以上或呈粉碎骨折，且關節囊及韌帶有撕裂的可能，甚或發生關節突關節脫位。粉碎骨折多發生在胸腰段，此類骨折可以引起椎間盤的破裂和環狀韌帶

損傷，屬於不穩定性骨折。外來暴力致脊柱高度屈曲時，可致關節囊撕裂，而致上下關節突關節錯開脫位。

脊柱伸展型損傷，多由直接外力撞擊所致，常伴有前縱韌帶撕裂，椎板或關節突骨折，甚至發生椎體中部或椎間盤處橫形裂開。如椎板骨折時骨塊可向前擠壓至椎管內，產生嚴重的脊髓壓迫症狀。見圖 4-3-2 ①~③。

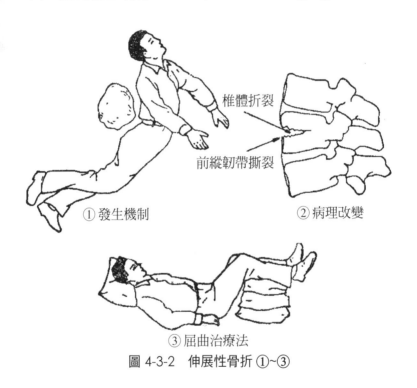

椎體折裂

前縱韌帶撕裂

① 發生機制　　② 病理改變

③ 屈曲治療法

圖 4-3-2　伸展性骨折 ①~③

二、診斷要點

此類病人均有較嚴重的外傷史。傷後即出現劇烈的疼痛，病人可出現休克。傷椎疼痛更為明顯。脊柱可出現

明顯的後突畸形。

臨床應系統檢查有無其他合併損傷，並系統檢查是否合併脊髓神經損傷，主要檢查受傷脊髓節段以下的感覺、肌張力、運動、生理和病理反射以及大小便情況來判斷，如有脊髓神經損傷，則表現有不同程度和不同平面的神經損傷體徵。

並對照 X 線正側位胸腰椎照片，確定骨折的部位、程度，作出正確的診斷。

三、整復手法

對胸腰椎骨折與脫位的病員，首先應作好急救工作，否則會造成嚴重後果。要用硬擔架或木板搬運傷員，不宜過度屈曲，也不宜背送或軟擔架抬送，否則會增加脊髓損傷的機會，而造成不可逆轉的脊髓神經損傷。

胸腰椎骨折與脫位不合併脊髓神經損傷者，可採用手法復位，其方法與單純胸腰椎壓縮骨折相同（即牽引過伸按壓法，雙踝懸吊復位法等）。唯在整復時，先在水平位大力牽引，並將脊椎後突畸形按壓平正。切忌使用暴力按壓。再使脊柱過伸，腰部骨折處墊萬能包，保持骨折處穩定，避免傷及脊髓神經。翻身時應特別注意勿使脊柱扭曲。經過牽引復位 1~2 週，復位可獲得一定程度的恢復。

四、固定方法

此類病員如無脊髓神經損傷，經過 5~6 週後，軟組織基本癒合，骨折已趨向穩定。可採用夾板腰圍固定或腰背「I」形板固定，即可讓病人下地活動。

五、功能鍛鍊

病人復位 1 週後，可在床上作四肢功能鍛鍊。4~6 週下床鍛鍊背伸活動，但應在夾板或支架保護下進行。傷後 4 月內應避免彎腰活動，見圖 4-3-3、圖 4-3-4。

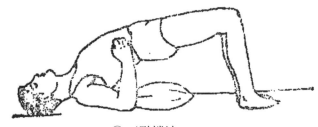

① 五點撐法

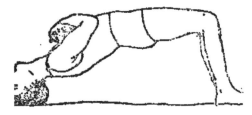

② 三點撐法

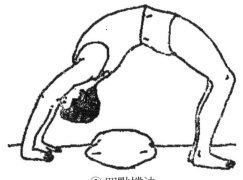

③ 四點撐法

圖 4-3-3　仰臥位腰背肌鍛鍊 ①~③

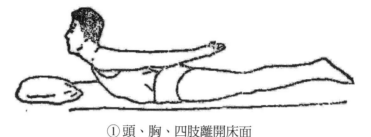

① 頭、胸、四肢離開床面

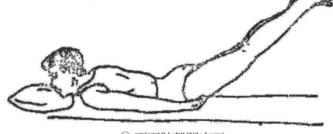

② 兩下肢離開床面

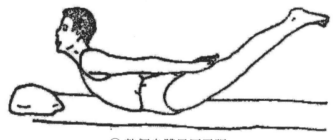

③ 整個身體呈反弓張

圖 4-76　俯臥位腰背肌鍛鍊 ①～③

六、藥物治療

（一）早期應行氣活血，消腫止痛，並結合其他兼證，如腹滿脹痛，大便秘結等腑實血淤證，可用膈下逐淤湯、大承氣湯等。

（二）中期治宜續筋接骨為主。

（三）後期應補益肝腎，調補氣血，可選用八珍湯，黃蓍四物湯等。

第四節　脊柱附件骨折

脊椎附件骨折包括：關節突骨折，椎弓峽部骨折，椎板骨折，橫突骨折，棘突骨折等。可為單發性和多發性骨折，嚴重者可併發脊髓和神經損傷。

一、病因病機

（一）椎根峽部、椎板、關節突骨折

此三種骨折，多由於突然旋轉暴力、強力的過伸或屈曲損傷所引起。此類骨折好發於腰椎及下段胸椎，見圖4-4-1①～④。

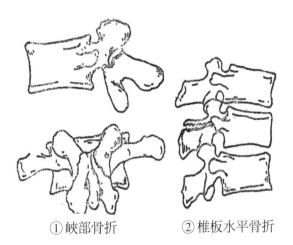

①峽部骨折　　②椎板水平骨折

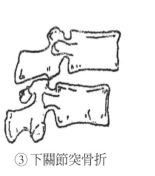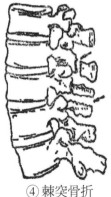

③ 下關節突骨折 ④ 棘突骨折

圖 4-4-2 腰椎橫突撕脫骨折 ①~④

（二）棘突骨折

此種骨折好發於第 7 頸椎和第 1 胸椎棘突，多因屈曲或過伸暴力引起棘上韌帶的撕脫而致骨折。

（三）橫突骨折

可由滑倒，重物打擊腰部及肌肉強烈不協調收縮引起，多為撕脫性骨折。可為一側數個橫突骨折，也可是雙側同時發生。見圖 4-4-2。

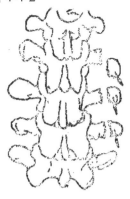

圖 4-4-2 腰椎橫突撕脫骨折

二、診斷要點

均有明顯外傷史。根據外傷史，X線照片，臨床症狀可明確診斷及定位。此類骨折時脊柱活動明顯受限，患處有表淺或深在壓痛。觸診或臥床翻身時，可感到疼痛有骨擦音。

如骨折嚴重者，可致肌肉、筋膜廣泛撕裂出血，而引起腹脹、疼痛、神經性腸麻痺等。

如椎弓峽部和關節突骨折，可逐漸引起上椎體向前下方滑脫，又稱為脊柱滑脫症。

三、整復手法

脊椎附件骨折一般都較為穩定，可根據X線照片明確其骨折的形態、部位，然後施行手法整復，使骨折斷端得以對位吻合。

四、固定方法

對穩定性脊椎附件骨折，無需特殊固定，傷後臥硬板床休息3～4週即可。然後，可在腰圍或金屬支架保護下下床活動。

五、功能鍛鍊

早期應限制脊柱活動。經3～4週，骨折端已有纖維癒合後，可逐漸開始腰背肌鍛鍊。如嚴重骨折，則應稍延長時間後，逐漸鍛鍊。

六、藥物治療

內治法與外治法基本同頸椎骨折，可在臨床中根據病情加減運用。

第五節　骨盆骨折

骶骨、尾骨和兩側髖骨（髂骨、恥骨和坐骨）組成骨盆。骶髂關節、髖關節和恥骨聯合均有堅強韌帶附著。

骨盆上連脊柱，支持上身體重，同時又是聯結軀幹和下肢的橋樑。骨盆狀如漏斗，盆腔內有許多臟器和組織，如膀胱、直腸、輸尿管、性器官、血管和神經），骨盆對它們起著保護作用，見圖 4-5-1、圖 4-5-2。

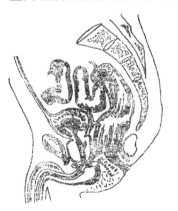 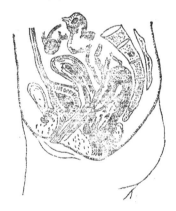

圖 4-5-1　男性骨盆矢狀切面　　圖 4-5-2　女性骨盆矢狀切面

嚴重的骨盆骨折，除影響其負重功能外，常可傷及盆腔內臟器官或血管神經，傷後大量出血會造成休克，腹腔臟器破裂可造成腹膜炎，能危及生命。

一、病因病機

強大的直接外力是造成骨盆骨折的重要原因。如車禍，房塌，塌方，機械擠壓等外力傷害可造成骨盆骨折，出觀恥骨單側上下支骨折，恥骨聯合分離，骶髂關節分離，恥骨縱形骨折，髂骨翼骨折，骶骨骨折和髂骨骨折等。並易引起膀胱和尿道損傷。如滑倒臀部著地，尾骨骨折或脫位、骶骨橫斷骨折。

骨盆環的破壞程度和內臟、血管、神經的受傷程度均取決於外來暴力的程度和方向。

（一）骨盆邊緣骨折

如髂前上棘、髂前下棘、坐骨結節、尾骨骨折，但不影響骨盆的完整性，見圖 4-5-3 ①~④。

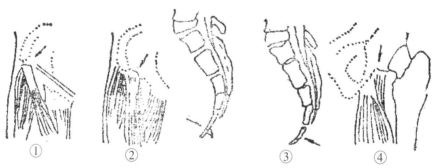

① ② ③ ④

圖 4-5-3　骨盆邊緣骨折 ①~④

（二）骨盆環單弓斷裂無移位骨折

如一側恥骨上、下支或坐骨上、下支單獨骨折，髂骨翼骨折，骶骨骨折，這類骨折影響到骨盆環，但未完全失去連接，癒合良好，見圖 4-5-4。

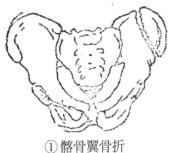

①髂骨翼骨折

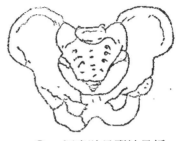

②一側坐趾骨裂紋骨折

圖 4-5-4　骨盆環無移位骨折

（三）骨盆環雙弓斷裂移位骨折

強大暴力擠壓造成骨盆骨折，骨折移位和伴有關節錯位，而致骨盆環完整性遭到破壞，並常有盆腔內臟器或血管、神經損傷，產生嚴重後果。

恥骨聯合骨折伴骶髂關節錯位及骨盆環多處骨折。其特點是折斷的骨塊為骨盆環的一段，處於游離狀態，移位較大而不穩定，見圖 4-5-5 ①~⑤。

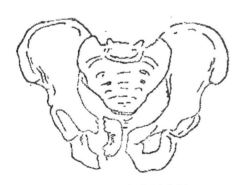

①一側恥骨與坐骨支骨
折伴恥骨聯合分離

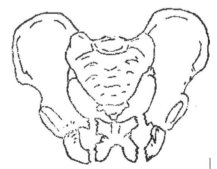

②雙側恥骨與坐骨支骨折

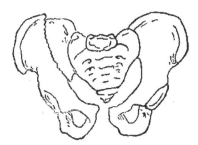

③髂骨骨折伴恥骨聯合分離

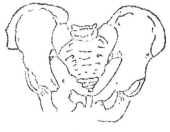

④恥骨坐骨支骨折伴
　骶髂關節脫位

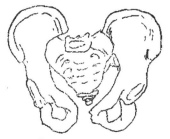

⑤恥骨聯合分離合
　併骶髂關節脫位

圖 4-5-5　有移位骨盆骨折類型 ①~⑤

二、診斷要點

　　骨盆骨折均有明顯的外傷史。應嚴格注意檢查全身症狀和合併症。由於疼痛劇烈和大量出血、恐懼等可引起病人休克、暈厥和虛脫。對於骨盆骨折病人，首先重視休克或急腹症的處理，全力搶救病人的生命。

　　檢查骨盆骨折，應按順序觸按髂嵴、髂前上棘和下棘、恥骨聯合、恥骨支、坐骨支，坐骨結節、骶尾部、骶髂關節。常可觸摸到骨擦音及活動骨塊。尾骨骨折或脫位可有異常活動，肛門指檢可觸到向前移位的尾骨。

交叉量診：

患者仰臥躺平，雙下肢平放對稱位。用軟尺測量肩峰至對側髂前上棘之間的距離。兩側對比，變短的一側可以是骶髂關節或恥骨聯合分離，或骨折向上移位；髂前上棘骨折向下移位，則患側變長，見圖4-5-6①~②。

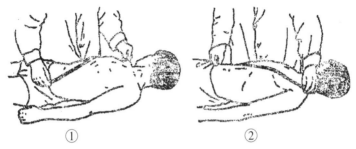

① ②

圖4-5-6　盆骨至肩峰交叉量診①~②

並應對照 X 線照片，應拍全骨盆正側位片。包括兩骶髂關節，確定其骨折部位，程度。尾椎骨折應加拍尾骨側位。

三、整復手法

（一）骨盆邊緣骨折

骨折有移位者，應以手法使骨折塊復位到原來位置。其中尾骨骨折復位時，使患者俯臥於一高凳上，腹部頂於凳面，手足懸空離地，並使病人張口呼吸。

術者右手食指戴上塑膠指套，塗上潤滑劑探入肛門內，食指和拇指合攏探查，即可觸摸到骨折或脫位的尾骨。然後根據其分離脫位情況，採用推送擠壓的手法，即可使其復位。

（二）骨盆環單弓斷裂無移位骨折

如髂骨翼骨折，一側恥骨上、下支骨折或坐骨上、下支骨折，骶骨裂紋骨折等，一般無需整復。

（三）骨盆環的雙弓斷裂移位骨折

雙側恥骨上、下支與坐骨上、下支骨折後移位。患者仰臥屈髖，助手牽引下，術者雙手扣住恥骨聯合處，將骨折塊向前下方扳提，感到恥骨聯合之兩邊骨折端平正時，已示復位。

恥骨或坐骨上、下支骨折伴同側骶髂關節錯位，傷側骨塊連同下肢常向上移位並有外旋，整復時患者仰臥，上下助手牽引，術者立於患側向下推按髂骨翼，測量兩側髂　最高點在同一水平上，再以對擠手法，擠壓兩髂翼及兩髖部，使骨折塊相互嵌插，觸摸骨折處無凹凸畸形，即已復位。恥骨聯合分離並一側骶髂關節錯位復位手法亦基本相同。

四、固定方法

骨盆粉碎性骨折經整復後，可用多頭帶包紮固定，或用骨盆兜帶將骨盆兜住，吊於牽引床的縱桿上，4～6週即可，見圖4-5-7①~②。

五、功能鍛鍊

未損傷骨盆後部負重弓者，傷後第1週練習下肢肌肉活動及踝關節伸屈活動，傷後2週練習髖關節和膝關節伸屈活動，3週後可扶拐下地活動。如骨盆後弓損傷者，則臥床時間應稍長，4週後方可下床活動。

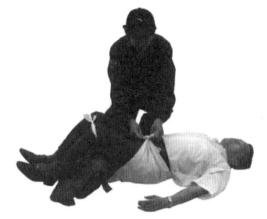

① 骨盆兜帶固定法

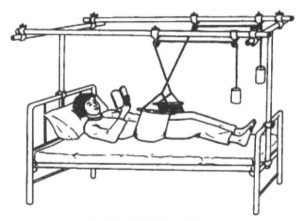

② 骨盆兜帶懸吊固定法

圖 4-5-7　盆骨骨折固定法

六、藥物治療

　　骨盆骨折合併症多，故藥物治療更為重要。出血過多者，當以十全大補湯調理氣血。其他內治法基本同頸椎骨折。

第六節　鎖骨骨折

鎖骨是呈「S」狀長形管狀骨，位於胸骨前上方，左右各一，橫架在胸骨與肩峰之間，位置表淺，用手可直接觸摸到。

鎖骨內側 2/3 向前凸且有胸鎖乳突肌及胸大肌附著。外側 1/3 向後凸且有三角肌、斜方肌附著，鎖骨與胸骨連接形成胸鎖關節，其外側與肩峰相接構成肩鎖關節。

從鎖骨的形態和解剖結構分析就決定了在其前後兩彎的交接處即中外 1/3 是應力最弱點，易於發生骨折。尤以小兒為多見。

一、病因病機

直接暴力和間接暴力均可引起鎖骨骨折，但多因間接暴力所致。

常見奔跑跌仆，手掌、肘或肩部外側著地，可導致鎖骨之暴力與身體重力交會形成剪力，作用在鎖骨上，致使承受力最薄弱之中外 1/3 處骨折，以橫形骨折為多見，小兒可為青枝骨折。

骨折內側斷端因胸鎖乳突肌收縮而向後上方移位，外側斷端因患肢重力和三角肌、斜方肌牽拉而向前下方移位。

鎖骨後方有臂叢神經和鎖骨下動靜脈通過，若骨折移位嚴重時，可合併損傷。

由於鎖骨之上下無肌肉保護，故當骨折移位嚴重時，內側斷端也可因刺破皮膚而造成開放骨折，見圖 4-6-1。

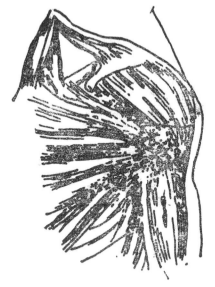

圖 4-6-1　鎖骨骨折的典型移位

二、診斷要點

　　骨折後，患肩比健側短，頭頸向患側傾斜，下頜略偏向健側，以減輕胸鎖乳突肌的牽拉力，以健手托其患肢肘部，從而減輕疼痛，見圖 4 - 6 - 2；局部腫脹疼痛，肌肉痙攣，壓痛明顯，用手可摸到骨折端，局部還可有明顯畸形和骨擦音，患肢抬舉功能障礙。

　　幼小患者缺乏自述能力，尤其是青枝骨折，無明顯臨床症狀，最易貽誤診斷。若在穿衣服時上捉其手，或從腋下托抱時會因疼痛而哭鬧，或作兩邊對比傷之局部有輕微腫脹，壓痛明顯，皮膚張力形成，抬舉功能部分阻礙者，臨床可診斷為鎖骨青枝骨折。除此之外還應仔細詢問患兒受傷過程，必要時攝 X 光片確定診斷。

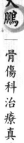
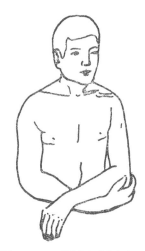

圖 4-6-2　鎖骨骨折姿勢

三、整復手法

小兒青枝骨折，無移位者不需手法整復，只需局部敷用活血化瘀，消腫止痛藥膏，適當固定，控制活動 1～2 週即可。

（一）扳肩膝頂復位法

此法是整復鎖骨骨折的常用手法，適用於骨折兩斷端相互重疊者。

患者正坐於凳上，抬頭挺胸，雙手叉腰，雙上臂後伸，助手站立於患者背後，面對其背，一腳提起，髖膝屈曲，腳踏凳上，將膝頂住患者背部正中，雙手分別握其雙肩前分，徐徐向後扳，借用胸鎖關節和肩鎖關節的拉力，來矯正骨折重疊移位，醫者兩手拇指，食指分別置於兩折端，將外折端從前下向內上推擠，以外折端對其內折端，並捺正兩折端達到復位目的，見圖 4-6-3。

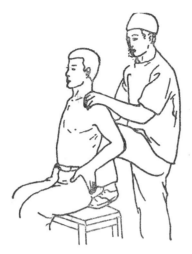

圖 4-6-3　鎖骨骨折整復法

（二）托肩復位法

此法用於鎖骨骨折其內折端向後上移位，外折端向前下移位，兩折端相互分離並重疊移位者。此法與前法合用，其效果更佳。

患者挺胸正坐，助手站於患側，雙手四指從肩前和肩後分別穿入腋下並握其上臂，將患肩垂直向上向外端托起，以放鬆三角肌和斜方肌，醫者面向患者站立，以雙手拇食中三指分別置於骨折內外兩斷端，然後將外折端向上內方推按，使兩折端靠攏形成「Λ」單純向上成角畸形，兩手穩定成角之骨位，用扳肩膝頂法，撥伸鎖骨，醫者隨其法，使雙手三指逐漸下移，從而達到解剖復位。

由於該骨折整復後亦可因各種原因引起再度移位，在不影響患肢癒後功能正常的前提下，也允許有不大的移位。

（三）扳肩指頂法

該法適用於有移位的小兒鎖骨骨折。

患兒被家長攬抱或坐位，助手站在患兒背後兩手拇指分別頂住肩胛骨內側，其餘四指分別置於小兒雙肩並向後扳，使患兒挺胸，雙肩後伸以矯正重疊移位，醫者用拇食二指推外折端向後上，另一手之拇食指拉向折端向前下，捻正復位。

四、固定方法

在兩腋下各置一棉墊，骨折處放置一個帶棉墊的「S」紙板固定。

用條形繃帶作「人」字包紮數週，再採用後交叉「8」字形包紮 8～12 週，包紮完畢，用三角巾懸吊胸前。睡眠採取斜臥位 1～2 週，以免加劇局部疼痛，見圖 4-6-4。

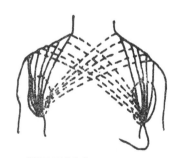

圖 4-6-4　鎖骨骨折「∞」字綴帶固定法

五、功能鍛鍊

從固定包紮完後就應開始功能鍛鍊，先只作手指，掌，腕，肘部活動。中後期漸開始做肩部的練功活動。

六、藥物治療

小兒一般不用內服藥,若傷勢較重非用內服藥不可者,可用活血化瘀,行氣之劑,佐以健脾養胃之品,以免損傷胃氣。骨折比較穩定時(1週以後),可外敷消炎膏,內服藥應根據傷勢輕重,因人而異,因症而異隨症施治,分期用藥。

第七節　肱骨外科頸骨折

一、病因病機

由於肱骨外科頸位於肱骨上端骨鬆質與骨密質交界處,故肱骨外科頸骨折較為常見,多為間接暴力所致,以中老年患病者居多,兒童和青少年也時有發生。臨床上可分以下四種類型。

(一)裂縫骨折

肩部外側受到暴力(包括較輕的直接暴力),造成肱骨大結節與外科頸裂紋骨折,因多係骨膜下骨折,故無移位。若因跌倒時,上臂輕微外展,手掌著地,傳導暴力基本垂直向上所致其骨折者,兩斷端無移位而僅現相互嵌插,骨位亦較穩定,也同歸於此類型。

(二)外展型骨折

當跌倒時上臂外展,身體向傷側傾斜,手掌著地,暴力沿縱軸線向肩部衝擊,身體重力沿肩向上臂傳導,交匯於外科頸處,造成該處骨折。致使兩斷端外側嵌插,內

側分離，兩斷端多向前內突出成角。有時近端向內上旋轉，並伴有大結節骨折。

（三）內收型骨折

與上臂內收跌倒時，肘部著地所引起，致使斷端外側分離，內側嵌入，兩斷端向外突出而成角。

（四）肱骨外科頸骨折合併肩關節脫位

該病臨床少見，皆因患肢外展，上臂外旋手掌著地時傳導暴力所致。當傳導暴力向上與身體重力向下交匯於肱骨外科頸部，造成該處骨折，而剩餘暴力繼續衝擊肱骨頭，使肱骨頭從肩胛盂前下方脫出。由於肱骨頭受喙突、關節盂或關節囊的阻礙，手法復位較為困難，若處理不當，容易造成患肢嚴重的功能障礙，給病員帶來終身痛苦，見圖 4-7-1 ①~②。

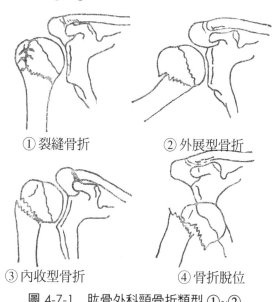

① 裂縫骨折　　　② 外展型骨折

③ 內收型骨折　　　④ 骨折脫位

圖 4-7-1　肱骨外科頸骨折類型 ①~②

二、診斷要點

有明顯的外傷病史，局部腫脹，疼痛，壓痛明顯，縱軸叩擊痛，上臂上段內側可見瘀斑。

若非嵌插骨折，有明顯的功能障礙，後者一手穩定肩部，一手托其屈曲之肘部並向前，向後輕微擺動時，可感觸到異常活動和骨擦音，若有以上症狀時，臨床可診斷為肱骨外科頸骨折；若出現上述骨折特徵，而又出現肩峰凸出於外側，在腋前下方又能觸摸到肱骨頭時，即是外科頸骨折伴肩關節盂下脫位。

攝 X 線片可確診骨折類型及其移位情況。

三、整復手法

（一）外展型骨折

患者正坐，第一助手站立於患者背後患側，雙手四指分別從前後兩方置於腋下重疊，並用力向上提拉（若用布帶提拉易傷患者前後皮肉），第二助手兩手分別握住上臂和前臂下段，沿肱骨軸線方向；隨體位順勢向外下持續牽引，同時醫者站在患肢外側用兩手拇指壓住近端，以糾正嵌插和重疊，其餘四指及手掌部握住骨折遠端，拇指相對用力擠按骨折兩端，同時令助手在牽引下將其上臂內收，即可使骨折復位。

（二）內收型骨折

患者正坐，第一助手動作同上，第二助手握其上臂中下段順肱骨軸線內收牽引，以解脫兩斷端內側之嵌插，糾正短縮畸形（重疊），醫者兩拇指置於斷處護其遠折

端，用力向內推擠斷端外側，其餘四指與掌部握住骨折遠端向外展，當有骨擦音（感）時，即令第二助手在牽引下將上臂外展，使骨折向外成角畸形得以糾正，使骨折復位，見圖 4-7-2 ①~④。

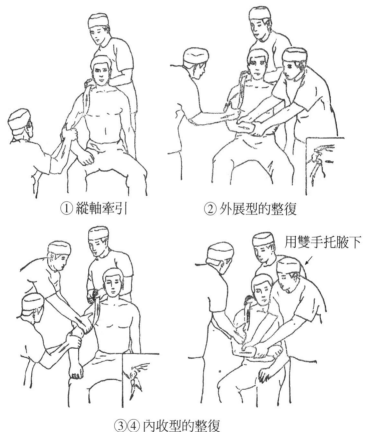

① 縱軸牽引　　　② 外展型的整復

③④ 內收型的整復

圖 4-7-2　①~④

（三）合併肩關節脫位者

患者取正坐位或平臥位，一助手穩定軀幹，盡力勿

使移動。第二助手雙手握其患肢上臂下段，持續外展牽引，使骨折兩斷面相對，進而遠端因持續牽引而向外下移動，加大遠端同關節孟的間隙，解除上臂對肱骨頭的擠壓，同時醫者雙手四指從其前後穿入腋下，將肱骨頭從前向上托起，使肱骨頭上移而進入肩盂內，然後整復骨折。若因受傷時間較長，腫脹嚴重，或關節韌帶僵硬難以整復脫位者，不要勉強作手法整復，以免加劇局部組織損傷，應考慮手術切開復位。

四、固定方法

無錯位的骨折，局部外敷消腫止痛藥膏，用紙製托板托其肘部繃帶包紮固定制動，用三角巾懸吊傷肢前臂，曲肘 90°於胸前，1～2 週後開始進行遠端肢體的活動。固定 3～4 週後解除固定，逐步開始功能鍛鍊。

夾板規格，選質地較好，厚度適宜，不易斷裂的紙板，按上臂長短，體形胖瘦的特點剪成長短相宜的四塊夾板，並墊上棉墊。再做數個厚約 3 公分的棉壓墊以矯正骨折的成角畸形或維持已整復的骨位。

在助手的維持牽引下，受傷局部外敷一層較薄的消腫止痛藥膏，然後將短夾板放在內側，三塊長夾板分別置於上臂前、後、外側。若為外展型骨折，其壓墊置放在腋下和遠端外側，若為內收型骨折，其壓墊分別置放於肱骨內髁和斷端外側，均用夾板壓住其壓墊。細布帶三根將夾板捆牢，用寬膠布黏牢肩峰部三長夾板，以增加局部壓墊的壓迫力。然後用繃帶包紮穩妥，屈肘 90°，托板托其肘部及前臂並懸吊於胸前。

檢查遠端血運和神經情況，並定期檢查骨折局部，更換外敷藥。約 25～30 天可去掉夾板。

明顯移位的內收骨折，除應對局部作外固定外，還可用外展支架將患肢作前外展體位托放。

五、功能鍛鍊

當骨折整復固定之時起，開始功能活動，先作手指、掌腕的鍛鍊，握拳練習前臂肌肉，一週以後可作肘關節伸屈活動。3～4 週時逐漸練習肩關節部的自身肌肉捉肩活動。4～5 週以後根據傷情可解除外固定作肩部抬舉活動。配合中藥早期調治，以促進骨痂生長和肩關節功能的恢復。在每次檢查、換外敷藥時可作適當按摩促進患肢血液循環，醫者由下向上撞擊肘部數次，使傳導生理應力作用刺激斷面，從而促進骨痂的形成。

第八節　肱骨幹骨折

肱骨為一體兩端的長骨，位處人體上臂，上下兩端為密質骨，體為長管形堅質骨亦稱為肱骨幹，其幹骨上部較粗而中 1/3 以下較細呈圓柱形，下 1/3 以下漸成內外徑寬，前後徑窄的扁平狀，並稍向前傾。肱骨中下 1/3 處向後側轉至遠端外側有一橈神經溝，該處若發生骨折就易傷橈神經，或因骨折修復時骨痂壓迫或傷及橈神經。

幹骨中段偏下之內側有一滋養孔，血管由此處進入骨內，向肘部下行，此處發生骨折時會因滋養血管傷及，導致骨折段血供減少而影響骨折癒合。

一、病因病機

　　肱骨幹中上段骨折常因直接暴力引起，一般為橫型骨折或粉碎骨折。肱骨幹周圍有許多肌肉附著，各施其能，方能使肱骨作外展、內收、上抬、前後旋轉，後伸等運動，因此在不同水平面上的骨折，就會因肌肉收縮作用而產生不同方向的移位。若上 1/3 處骨折（三角肌止點以上）時，其近端因胸大肌、背闊肌和大圓肌收縮而向前，向內移位；其遠端因三角肌收縮而向上、向外移位。其中 1/3 處骨折（三角肌止點以下）時，其近端因三角肌和喙肱肌收縮而向外、向前移位，其遠端因肱三頭肌和肱二頭肌收縮而向上移位。肱骨下 1/3 處骨折多由間接暴力（如投手榴彈）所致。常呈斜形骨折，螺旋形骨折，其移位可因暴力方向、前臂和肘關節的體位而異，還因傷後患者將其傷肢前臂貼附胸前，造成骨折遠端內旋或成角畸形，見圖 4-8-1 ①～②。

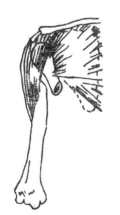 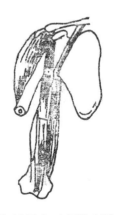

①骨折在三角肌止點以上　　②骨折在三角肌止點以下

圖 4-8-1　肱骨折的移位 ①～②

二、診斷要點

局部明顯腫脹、疼痛，抬舉功能障礙，縱向叩擊痛，上臂短縮或成角畸形，觸摸局部有異常活動（假關節活動）和骨擦感。若顯示典型腕下垂，伸拇功能喪失者，屬橈神經損傷。

照 X 線正側位片可明確骨折部位、類型和移位情況，根據 X 片顯示和受傷病史，臨床表現相互參照，即可作出準確的診斷。

三、整復手法

患者正坐，患肢肘關節屈曲 90°，肩關節向前屈 30°，一助手站於患肢後側，雙手四指分別從前後兩方位穿入腋下，向上端托肩部，另一助手握持前臂及上臂下段，置上臂於中立位向斜下方沿上臂縱軸作對抗持續牽引，因此法以糾正重疊移位，旋轉移位，待重疊，旋轉完全矯正後，再根據不同部位骨折的移位情況進行整復。

（一）上 1/3 骨折

助手在維持牽引下將遠端內收，醫者站立於患肢外側同時雙手四指環抱近端向外上托起，形成兩斷端微向外成角，並以兩拇指之掌部緊貼擠壓遠端外側，當有明顯骨擦感時，助手在維持牽引下，將患臂再放回中立位，骨折即已復位。

（二）中 1/3 骨折

助手在維持牽引下（用力不宜大），醫者用兩拇指按壓住骨折近端外側向內推擠，其餘四指環抱遠端內側向外

拉，以糾正側方移位。醫者繼而用手捏住骨折部，穩定骨位，兩助手逐漸放鬆牽引力，使斷端相互接觸為度。醫者用一手食指從腋前緣和腋後緣由上而下摸及肱骨幹，即可檢查骨折兩端復位情況，若斷處平直，無明顯異常，則證明已復位，見圖 4-8-2 ①~②。

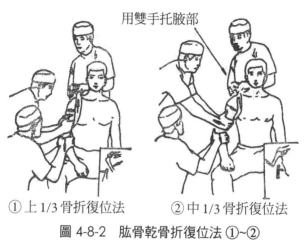

用雙手托腋部

①上 1/3 骨折復位法　　②中 1/3 骨折復位法

圖 4-8-2　肱骨乾骨折復位法 ①~②

（三）下 1/3 處骨折

一般屬螺旋形骨折和粉碎型骨折。牽引力更宜輕微，醫者以兩手之拇指及四指作三點加壓，矯正成角畸形，並將兩斜斷面擠壓捺正。對於螺旋形骨折應分析受傷形勢，根據「來路便是去路」原理，糾正旋轉移位。

四、固定方法

無錯位的骨折局部用消腫止痛藥膏外敷，根據骨折的部位，選擇相應長度和寬度的塑形夾板四塊，分別放置於前、後、內、外四個方位，各夾板之間應有一個間隙。

上 1/3 處骨折夾板須超過肩關節、前夾板下端不能壓迫肘窩，以避免壓迫大血管。在骨折的移位完全糾正的情況下或仍有輕度側方移位時，仍須用加壓棉墊來穩定骨位，以避免骨折再發生移位。

原骨折有側方移位時，經復位後可在骨折的遠近端各放一棉壓墊作相對擠壓（兩點加壓法），若骨折經整復後仍有輕度成角移位時，可用棉墊作三點加壓，以逐漸矯正成角，若有骨片分離移位而又不能用手法捺正時，也可加壓墊將其逐漸壓回原處，用壓墊加壓應注意其壓墊厚薄適度，防止皮膚壓迫過緊影響血液循環，或形成潰瘍，甚至造成軟組織壞死；在橈神經溝部不能放置壓墊，以免橈神經壓迫或損傷。固定時間應因年齡、身體狀況，血運豐富與否而異。一般成人需固定 6～8 週，兒童 3～4 週。總之，要根據折端骨痂形成情況來具體處理，必須注意中 1/3 骨折的特點，該處肌肉單薄，鬆弛，在前臂和上臂肢體重力的作用下，其骨折兩斷端易形成分離移位，影響骨折癒合，甚至於形成骨不連續的情況，所以該骨折在固定穩妥後，還需用彈力繃帶作肩、肘的縱向環繞，再用細布帶作橫向環繞，來回拴結，以加強彈力繃帶縱向收縮力使骨折端不至於發生分離移位。

也可用一條鬆緊布帶從肘部下方（屈肘 90°位），向上提托前臂及上臂，達肩部作交叉固定。待骨折處有明顯骨痂形成後方能去除固定。以超肘關節之紙製托板將前臂置中立位懸吊胸前，經常檢查遠端血運和手指感覺情況以及夾板鬆緊度，定期作 X 片檢查骨位，以瞭解骨痂生長與否。半月後醫者縱向撞擊肘部，使骨折端相互碰撞以刺

激骨痂的形成，防止骨折分離。

五、功能鍛鍊

適當的功能鍛鍊其早期可以消除斷端剪力，早期可促進骨痂形成，關節功能恢復，晚期可避免失鈣，關節僵直，肌肉萎縮。

骨折固定後即開始作伸屈指掌腕關節的活動，有助於腫脹的消退，氣血的通暢，待腫脹消退後，上臂肌肉作主動收縮，放鬆活動（即肩關節、肘關節不動而使肌肉自身應力線上作有節奏的收縮、放鬆活動），以加強折端的相對擠壓力。

中期應逐步增加肩、肘關節的活動，骨痂形成後除去夾板，適當按摩和中藥薰洗，使肩、肘關節活動功能早日恢復。

六、藥物治療

可按骨折三期辨證施治，用方遣藥必須從患者全身和局部的具體情況出發隨證論治。若因體虛，骨折處血運較差，或血傷過度者，骨折癒合較為艱難，應儘早培補肝腎。可用壯力丸等加減應用。

第九節　肱骨髁上骨折

肱骨下端內外髁以上是前後窄，而內外寬，形成一扁薄狀骨端，其前側有冠狀窩，後側有鷹嘴窩，兩窩之間僅隔一層極單薄的骨片，而內外兩髁稍前屈並與肱骨縱軸

形成 30～50°的生理前傾角。當前臂伸直完全旋後時，上臂與前臂縱軸形成 5～15°的外展攜帶角，肱動脈和正中神經從肱二頭肌腱膜下通過，神經通過肘窩前外方並分深、淺兩支進入前臂。當出現肱骨髁上骨折時，易傷及或壓迫神經和血管，見圖 4-9-1。

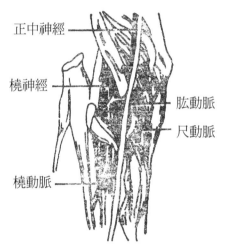

正中神經
橈神經
肱動脈
尺動脈
橈動脈

圖 4-9-1　經過肘窩的神經和血管

一、病因病機

肱骨髁上骨折多為間接暴力所致，兒童傷者常見，如爬高、攀枝、嬉戲追逐跌倒而致傷。因兒童正處發育成長旺盛時期，其局部血運本身又較好，所以骨折癒合較成人快。

由於暴力形成和受傷時體位不同，導致骨折發生不同方向的移位。肱骨髁上骨折一般可分為伸直型骨折，屈曲型骨折和粉碎型骨折。

（一）伸直型骨折

當跌仆時肘部伸直或半伸位手掌著地，身體重力作用沿著肱骨幹由上而下以及地面的反作用力順前臂由下而上，兩力交匯在肱骨髁上而造成伸直型骨折。在造成該處骨折的兩殘餘暴力繼續作用下，其重力將肱骨幹推至其前下方，而反作用力將其骨折遠端推至後上方，形成骨折遠端向後上移位，近端向前下移位。

若移位嚴重時，骨折近端將壓迫或刺傷前面的血管和神經。肱骨髁上伸直型骨折，除骨折遠端向後上移位外，還會因受傷時體位不同而造成其他不同的移位；若跌仆時肘部伸直，手掌著地，其反作用力從手掌經前臂向上傳導至肘部時，因肘部攜帶角存在，其在向內之分力作用下使骨折遠端向內向上移位向外成角，又因受傷時前臂正處旋前位，所以骨折後，其遠折端亦隨之形成旋前移位，即所謂尺偏型骨折。

若跌仆時肘關節處於半屈曲位，手掌著地而造成骨折後，因這時攜帶角消失，內收角增大，反作用力沿前臂上行至肘部時，形成向上和向外的兩個分力，向外之分力撞擊骨折遠端外側，使骨折遠端向外向上向內成角，移位前向後旋轉移位，形成骨折遠端向外向上向內成角移位之橈偏型骨折。

尺偏型骨折兩斷端內側，因暴力相對撞擊而易形成不同程度的嵌插，或形成骨碎片，其近端內側骨膜損傷明顯。反之橈偏型骨折，兩斷端外側擠壓較重也可出現嵌插或形成骨碎片，近端外側骨膜損傷明顯。由此可見尺偏型骨折極易造成肘內翻畸形。

（二）屈曲型骨折

若跌仆時肘關節屈曲，肘後部著地，暴力從肘後側經鷹嘴把肱骨髁由後下方猛推向前上方，人體重力從肩經上臂將肱骨幹由前上方猛推壓向後下方而形成肱骨髁上屈曲型骨折。

此類骨折很少合併動脈血管及神經損傷和壓迫，當暴力從肘後內側向上傳導時，骨折遠端就可以因為內側暴力大於外側暴力，而向外側移位形成骨折遠端向前外側移位畸形的橈偏型骨折。

反之，當暴力從肘後外側向上傳導時，骨折遠端就可以因肘外側暴力大於內側暴力，而向內側移位，形成骨折遠端向前向內側移位畸形的尺偏型骨。

（三）粉碎骨折

該骨折多發生於成年人，因跌仆時肘部著地，暴力經半月切跡由下而上直接撞擊肱骨滑車部，使肱骨下端受到強大的壓縮性衝擊力將其內外髁裂成兩塊骨片而造成。又稱外髁間骨折，見圖 4-9-2 ①～③。

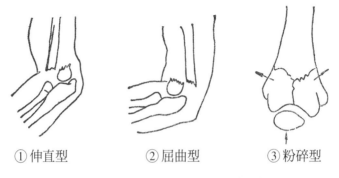

　①伸直型　　　②屈曲型　　　③粉碎型

圖 4-9-2　肱骨髁上骨折類型 ①～③

若暴力較小，也可發生骨膜摺皺骨折，青枝骨折，多發生於兒童。

二、診斷要點

肘部明顯腫脹，疼痛，壓痛明顯，肘關節功能阻礙，縱向叩擊痛。若完全骨折則肱骨髁上部位有異常活動感，還可摸及骨擦音。若屬伸直型骨折，肘部呈半屈曲位，當移位明顯時局部畸形，肘部明顯後突，在肘窩處可摸到骨折近端。若為屈曲型骨折，其肘後呈半圓形，在肘後可摸及骨折近端。若為青枝骨折，骨膜下骨折，在其肘窩上緣可摸及一橫條狀腫塊。

骨折移位嚴重（主要是伸直型骨折）時，還會出現血管和神經損傷，故在檢查及處理當中都必須檢查手部感覺，運動，橈動脈搏動和指尖部血運情況。若為肱骨髁間骨折局部腫脹畸形尤為明顯，骨擦音呈瓦礫狀，肘三角底邊加長（內外髁間距加寬）。拍肘關節正側位 X 光照片可以協助診斷，並可準確瞭解骨折形態和移位情況，還可以檢驗骨折整復和癒合情況。

三、整復手法

若無移位者，不需手法整復，小兒青枝骨折時，應檢查有無橈骨小頭半脫位。

整復肱骨髁上骨折時，其步驟一般應是：

（一）骨折端若有嵌插時，應首先拉開嵌插，解除骨折端對血管、神經的壓迫；

（二）糾正骨折的旋轉移位；

（三）矯正骨折遠端的側方移位（包括向內、向外成角畸形）。

（四）最後矯正骨折前後移位（包括遠端向前上或後上重疊移位）。

患者正坐位（年幼者應抱坐於懷中），一助手站在患者後面之傷側，雙手握其上臂，穩定近端，第二助手站在患者對面雙手分別握住患肢前臂上、下端，患肩向前抬舉90°，肘關節置於自然體位，醫者站於患肢外側，雙手護其骨折處，囑第二助手順勢牽拉，拉開骨折端之嵌插，從而解除近端對血管、神經的壓迫。

然後在維持牽引下，醫者雙手拇指分別置於內外髁前緣，其餘四指置於骨折遠端內外後側，雙手作前後相對用力迴旋，即一手從前向後推其旋前端，另一手從後向前拉其旋後端，使肱骨內、外髁回歸原處，以解除旋轉移位，然後醫者雙手分別置於骨折內外側，相對擠壓，將骨折端捺正以消除側方移位，使骨折僅呈前後移位，若為伸直型骨折時，兩助手在持續牽引下屈曲肘關節，同時醫者以雙手拇指置於骨折遠端後側，其餘四指相互交叉置於骨折近端前側相對推擠，使骨折復位。

若為屈曲型骨折，兩助手將屈曲之肘關節在向下牽引的同時徐徐拔伸，同時醫者一手握其骨折近端，另一手握其遠端，並以虎口部置於前側（以免傷及血管和神經），從前向後推擠，骨折即可歸位。見圖4-9-3①~②。

為了避免肘內翻畸形，必須保持正常攜帶角，或增大攜帶角，即可將已復位良好的骨折端外側互相嵌插少許，從而減輕內側（尺側）損傷之骨皮質受到再度擠壓，

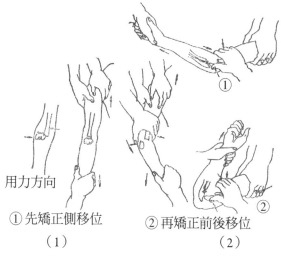

用力方向

① 先矯正側移位

（1）

② 再矯正前後移位

（2）

圖 4-9-3 肱骨髁上骨折整復法 ①~②

消除骨折端剪力，給骨位以相對的穩定。

四、固定方法

若係伸直型骨折（尺偏型），屈曲肘關節 90°，用 4 個棉墊分別置於肱骨遠端後側，內側及近端前側、外側，4 個夾板分別壓住 4 個壓墊，用細帶拴牢，用一條寬 2～3 公分膠布從內側經肘後至外側黏緊內外夾板以增內外夾板的相對壓力。用繃帶包紮數週後再用托板托其肘部，繼續纏繞繃帶，包紮妥當。

若係橈偏型骨折，只將內側壓墊上移至骨折近端，外側壓墊下移於遠端，固定方法同前，前臂取旋前位即可。

若係屈曲型骨折，用棉壓墊兩個分別置於骨折遠端前側及近端後側，固定方法相同，肘關節放置於功能位（120～141°），前臂取外旋位。半月以後可逐漸作屈肘

90°位固定。應隨時檢查患肢遠端血運和神經有無異常情況，還必須注意檢查兩斷端軸線和前傾角是否正常，以免出現骨折後期的伸屈功能障礙和肘內翻畸形（若前傾角增加將使肘關節不能完全伸直，若前傾角減小，將使肘關節不能屈曲至正常位）。

五、功能鍛鍊

骨折經復位和固定後即應開始功能活動。先作手指掌關節的輕微活動，一週後逐漸加強握拳，伸掌活動，進而作腕關節的活動，解除夾板後，可開始作肘關節自動伸曲活動和前臂旋轉活動。肩關節抬舉活動只能在骨折達到臨床癒合標準的前提下進行，以免骨折端因剪力作用而出現進行性移位造成肘關節再度畸形。

六、藥物治療

初期多有瘀血腫脹，內服藥當以活血化瘀為先，可用通筋散或損傷活血丸等。待腫脹基本消散後，應改用接骨續筋，調養氣血為主，可用接骨丸或開弓大力丸等。初期局部用消炎散外敷，中後期用薰洗二號達到散瘀接骨。

第十節　肱骨外髁骨折

肱骨下端外髁骨折是兒童常見的一種骨折，在肘關節損傷中，其骨折發病率僅次於肱骨髁上骨折。

兒童的肱骨下端有四個骨骺，它包括肱骨子頭骨骺，內髁外髁和兩個滑車骨骺。肱骨下端各骨骺的出現和

融合有一定的年齡。肱骨外髁骨骺一般在 12 歲左右出現，16 歲以後逐漸與肱骨下端呈骨性融合。兒童在 15 歲以下骨骺較多，肱骨下端的堅固性受到影響，同時骨骺正處骺軟骨時期，與幹骨相比較，其承受外來暴力的能力遠不如幹骨，所以易發生骨折（亦稱骨骺骨折），由於肱骨外髁又是前臂伸肌的起點，所以當骨折發生時因前臂伸肌的收縮，使骨折塊出現相應的移位。

該骨折屬肘關節囊內骨折，折塊較小，移位又比較複雜，給整復帶來困難，甚至因折塊出現較大的翻轉移位，難以整復，致使肱骨下端外側缺損而造成肘關節結構紊亂給患兒帶來殘廢，見圖 4-10-1 ①～③。

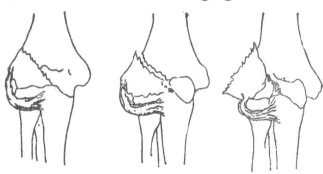

① 無移位骨折　② 輕度位移骨折　③ 翻轉位移骨折

圖 4-10-1　肱骨外髁骨折 ①～②

一、病因病機

該骨折多為間接暴力所致。跌仆時手掌著地，肘關節微屈位，地面的反作用力從手掌經前臂橈骨頭撞擊肱骨外髁，與此同時前臂伸肌劇烈收縮造成肱骨外髁撕脫骨折，其折塊包括整個肱骨外髁，肱骨小頭骨垢，滑車的部

分外側，在前臂伸肌的作用下，折塊向外移位，甚至還可出現折塊翻轉移位。

二、診斷要點

肘部呈半屈位，肘關節活動功能障礙，局部明顯腫脹，疼痛，外髁部壓痛明顯，肘關節外側畸形，可摸到骨折塊的異常活動，若有明顯移位時，用手指按壓折塊骨擦音尤為明顯，若有翻轉移位時，用手指觸摸折塊時，表面有銳利的骨鋒刺手感，攝 X 線片檢查結合臨床診斷進行綜合分析，可進一步確診骨折移位的具體情況。

若該骨折無移位者，或骨骺骨折者，X 線片檢查診斷較為困難，在這種情況下，應以臨床診斷為準，按處理骨折的方法進行治療，以免貽誤病機，給病人帶來更大的痛苦。

三、整復手法

無移位者，僅需屈曲肘關節 90°，用內外側夾板固定，前臂旋後；用肘關節托板托護，懸吊胸前即可。

患者正坐（患兒須由親人從背部向前抱於懷中，面向醫者）助手兩人，第一助手立於患者背後，用雙手握上臂穩定近端，第二助手與患者對面站立，用兩手分別握其前臂上、下段，將前臂旋後，屈肘 40° 左右，患肩向前抬舉 90°，醫者立於患肢外側，若折塊僅有輕度外移者，以其雙手從外側經肘前握住肘部，使拇指貼手肘外側，其餘四指在內貼肘內側，然後用雙手拇指將外髁折塊向後向內推擠使之復位；若折塊有外移並有輕度翻轉時，醫者一手

將患肘向外拉，增大肘關節外側間隙，另一手順勢向後內擠壓，並囑助手伸屈肘關節，使折塊進入間隙使之歸位；若肱骨外髁折塊明顯翻轉畸形，兩折面背向相對時能使骨折歸位，即患肘屈肘 40°左右，使肱三頭肌遠側肌腱和前臂伸肌群放鬆，在折塊後側留有一定的間隙，醫者用一拇指將折塊向後推移至此，拇食二指分別持折塊上下緣，相對用力推旋折塊由外下向內上，旋轉回原位，形成折塊單純向外移位，然後用拇指向內擠壓折塊使其歸位，壓住折塊伸屈患肘，使滑車關節面、肱橈關節面平整。

四、固定方法

棉墊三個分別放置於外髁，肘關節內側上下分，形成三點壓力，增大內側張力（增大攜帶角，穩定骨位），肘部內外側各放一夾板，用細帶拴妥，繃帶從內向外纏繞包紮，肘關節伸直，前臂外旋位固定。半月後逐漸屈肘至90°固定。

隨時檢查遠端有無血運障礙及神經症狀。局部有無壓迫性潰瘍，骨折有無再度移位。固定 5～6 週左右，若骨折塊達到臨床癒合標準時去掉夾板。

五、功能鍛鍊

復位後 1～2 週只可作手指的活動及輕微腕背伸活動，以後可隨肘關節逐漸屈曲固定而漸可加大其功能活動。解除夾板後方可作主動肘關節伸屈及前臂旋轉活動。

六、藥物治療（同肱骨髁上骨折）

🐉 第十一節　肱骨內上髁骨折

肱骨下端是內外徑寬、前後徑窄，呈扁平之片狀骨，肱骨內緣向下延伸之突出部位為肱骨內上髁，是前臂屈肌群和旋前圓肌的附著點，後方有尺神經通過。

一、病因病機

肱骨內上髁骨折多由間接暴力所引起，常見於青少年和兒童，當跌倒時手掌著地或強力投擲，比賽腕力，推舉重物不慎而造成損傷。當跌仆受傷時前臂處於旋前位，肘關節處於外展伸直位，傳達暴力從手掌經前臂向上至肘部，順攜帶角方向猛烈衝擊肱骨內上髁，旋前肌、前臂屈肌的驟然收縮牽拉內上髁，造成肱骨內上髁骨折，甚至造成折塊分離移位或向前向下移位，並使折塊向外下旋轉移位畸形，見圖4-11-1①～④。

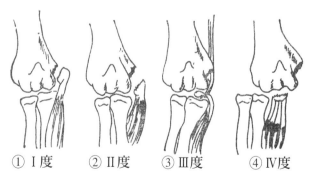

①Ⅰ度　　②Ⅱ度　　③Ⅲ度　　④Ⅳ度

圖4-11-1　肱骨內上髁骨折①～②

二、診斷要點

有明顯的外傷史，傷後肘關節處於被動體位（半伸

位），肘關節功能障礙，肘部內側腫脹明顯、疼痛、壓痛，局部皮下有瘀斑，在肘關節內側可觸及游離狀之內髁，若有明顯的移位，肘三角關係發生改變，須檢查皮神經有無損傷或壓迫。拍 X 片可瞭解骨折情況，若係無移位的骨骺骨折，應加拍健側 X 片（對比片：與患側相比較，作出正確診斷）。

三、整復手法

該骨折屬囊內骨折，無移位或輕度分離移位者，不經整復，只作固定，癒合情況均較好。癒合後肘關節功能不受多大影響；若移位明顯，甚至有旋轉移位者，必須進行手法整復，以免遺留後遺症。

患者正坐，兩助手分別握其上臂中上段及前臂上下段；若為明顯分離移位者，使前臂處於旋前位，屈肘110°，醫者將折塊向後上推送，然後作內外髁相對擠壓使折塊歸位。

若為旋轉移位者，助手拔伸患肢肘關節，前臂旋後外展，同時醫者用一手掌頂住肘部外側向內推，以增大肘外翻（即增寬肘部內側間隙），並囑其使患肢指掌腕背伸，以鬆解肌群，醫者再施推送，擠壓手法使之歸位。

若骨折塊旋轉並嵌頓在肱骨滑車和尺骨半月切跡之間，乃因受傷瞬間肘關節正處於欲脫而未脫之時，肘關節內側間隙增寬在肌肉強力牽拉下而落入其間隙中，根據「來路必是去路」的整復原則，仍需按上法加寬肘關節內側間隙，或將肘關節置於欲脫形態，使折塊彈出嵌頓間隙，方能歸位。

整位方法為：助手將患肩外展，屈肘 90°，前臂極度旋前，醫者握其肱骨下端及前臂近端，相對用力將前臂向後、向外推擠，將肱骨遠端向前拉，形成肘關節向後脫之勢，折塊方可彈出間隙，從而解出骨塊之嵌頓。嵌頓解除後，再用上面所述手法整得之，即可歸位。在沒有確診清楚肘關節情況時，切勿隨意施法，以免弄巧成拙給治療造成更大的困難，給病人帶來更大的痛苦。

四、固定方法

肘關節屈曲 90°，置中立位，棉墊兩個，分別放置於外髁及內髁前下方，前後內外各放一個夾板，用細帶拴牢，再用膠布一條，從內上向下經後側繞至外側並向上貼緊，以加強內側夾板的壓力，隨即用繃帶從內後向外前包紮數圈，然後加肘關節托板托護，再繼續包紮肘部，包紮穩妥後用三角巾懸吊胸前。固定完畢後還須檢查遠端血運有無障礙及神經有無壓迫等。

五、功能鍛鍊

骨折兩週內患肢只可作手掌、指關節屈伸活動，半月後方可逐漸增加指掌腕關節功能活動，1 個月左右待骨折達到臨床癒合標準時，去掉夾板作肘關節主動伸屈活動，嚴禁被動猛烈伸屈肘關節。

六、藥物治療

藥物的內治法與局部敷貼藥，同肱骨髁上骨折，可臨床中隨症加減應用。

第十二節　尺骨鷹嘴骨折

尺骨上端延伸部分之前緣，有一光滑之凹面為半月切跡關節面，該處與肱骨下端滑車構成肱尺關節，肘關節屈伸功能全賴該關節的作用體現。

半月切跡關節面後側為尺骨鷹嘴，是肱三頭肌附著處，當肱三頭肌收縮時肘關節伸直，當肱二頭肌收縮，肱三頭肌放鬆時肘關節屈曲。

一、病因病機

尺骨鷹嘴骨折多為間接暴力所致。當跌倒時，肘關節由伸直位驟然轉為屈曲位手掌著地，肱三頭肌劇烈收縮，同時傳導暴力從手部經前臂至尺骨上端，作用力從肩、經上臂至肱骨下端，兩力相交形成剪力，匯於尺骨鷹嘴處而造成尺骨鷹嘴撕脫骨折。

其折片隨肱三頭肌的收縮而向後、向上移位，見圖4-12-1。該病常見於成年人。

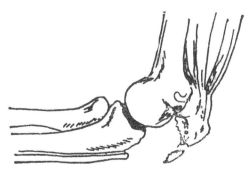

圖 4-12-1　尺骨鷹嘴骨折移位

二、診斷要點

肘關節處於半伸位，局部疼痛、腫脹、伸屈功能障礙，肘後壓痛明顯，可觸及鷹嘴與尺骨幹不連續之異常活動感，及摩擦音。若尺骨鷹嘴骨折有明顯分離時，鷹嘴形成游離性骨折塊。拍肘關節正側位 X 片，結合臨床可作出準確診斷。

三、整復手法

患肢向前抬舉 90°，一助手固定患肢上臂，另一助手握住前臂遠端，兩助手順勢牽引，徐徐拔伸肘關節，前臂旋後，同時醫者兩手環握肘關節，兩拇指分別置於折塊的外上緣，將折塊向遠端推擠使折塊歸位，醫者用手穩定骨折，第二助手緩緩伸屈肘關節以使半月切跡關節面光滑，為以後肘關節功能恢復創造有利條件。

四、固定方法

置一較厚棉墊於鷹嘴上緣，控制骨折，阻斷鷹嘴骨上移的通道。前臂取旋後位，用超肘關節夾板兩個，作前後固定，屈曲肘關節於功能位（屈肘 45°左右），定期檢查局部皮膚壓迫情況及骨折。固定 20 天後，根據骨折癒合情況，逐漸採取主動屈肘至 90°固定。

五、功能鍛鍊

從固定穩妥之時起，即作手、指、掌、腕關節伸屈功能活動，不能作前臂旋轉功能活動，嚴格禁止肘關節伸

屈活動。待骨折達到臨床癒合標準時方能去掉夾板作主動肘關節伸屈鍛鍊及前臂旋轉活動。必須注意禁止用暴力被動伸屈肘關節，以免發生損傷性關節炎。

六、藥物治療

初期多有瘀腫，局部用消炎散或消炎膏敷貼，待瘀腫基本消散後，改用薰洗一號或二號作局部薰洗。內服藥同肱骨髁上骨折。

第十三節　橈骨頭頸部骨折

橈骨頭頸部骨折均屬於橈骨近端骨折。橈骨頭骨折多以成人多見，而橈骨頸部骨折則以兒童多見，後者也稱為「橈骨頭歪戴帽」。

一、病因病機

當跌倒時肘關節位於伸直外翻位，導致橈骨頭撞擊肱骨小頭而致骨折。在成人發生橈骨頭骨折，而兒童則發生橈骨頸骨折，橈骨頭向外下傾斜移位。

橈骨頭骨折分為三型，Ⅰ型：骨折無移位，Ⅱ型：橈骨頭骨折並有移位，Ⅲ型：橈骨頭粉碎性骨折。

二、診斷要點

症狀輕者僅表現為感前臂旋轉時疼痛，重者可見肘部腫脹，局部壓痛明顯，肘部功能明顯受限。X線可見骨折部位及成角移位情況。

三、整復手法

對於橈骨頸骨折，病員屈肘 90°，一助手用雙手環握上臂，另一助手雙手握患腕，對抗牽引，術者以兩拇指摸準橈骨頭外下緣，其餘手指托扶住對側，兩拇指向近側推壓折塊，當傾斜角度基本糾正時，再向內側推壓橈骨頭，同時旋轉前臂使折塊復位。

對於橈骨頭骨折，牽引及術者姿勢相同，可視骨折具體情況見折塊無嵌插者，可直接使拇指將折塊向內、向後推壓復位。

四、固定方法

復位後保持屈肘位，在橈骨小頭前外側放置一棉墊，以長夾板將患肢固定於屈肘中立位。視 X 片複查情況及骨折輕重程度，一般 4 週解除固定。

五、功能鍛鍊

固定初期即可行握拳練習，屈伸各指間關節和掌指關節。去除外固定後做腕、肘部的功能鍛鍊，恢復肘部屈伸及前臂旋轉功能。

六、藥物治療

內服和外用藥物同肱骨髁上骨折，解除外固定後應加強薰洗治療，解除局部軟組織攣縮與黏連，儘早恢復肘關節功能。

📖 第十四節　橈尺骨幹骨折

前臂由內側的尺骨和外側的橈骨組成。正常的尺橈骨均有5°～10°的弧形，尺骨幹向後彎曲，橈骨向外側彎曲 9～10°。尺橈骨上端構成尺橈近側關節，與肱骨下端構成肘關節。下端關節面與腕骨構成腕關節。尺橈兩骨並列；尺骨上端大而下端小，橈骨上端小而下端大。兩骨之骨間　有一堅韌緻密的纖維組織——骨間膜附著。

橈骨能以尺骨為軸心向前後旋轉，其旋轉總幅度可達到 150°，當前臂處於中立位時，尺橈骨幹接近平行，骨間隙最大，骨間膜上下均最緊張，兩骨幹亦最穩定；前臂旋前時橈骨在尺骨上 1/3 部位交叉，骨間隙最窄，前臂旋後時，尺橈骨骨幹中部的骨間隙較寬。但上、下兩端較窄，無論前臂旋前或旋後，骨間膜上下鬆緊均不一致，兩骨間的穩定性喪失。

前臂最為突出的功能特點是旋轉靈活自如，這一功能除了骨骼、關節的作用外，還須靠眾多肌群的作用來實現。肱二頭肌止點附著在橈骨結節，旋後肌止點附著在橈骨的上 1/3 處，這兩塊肌肉收縮形成較強的旋後能力。旋前肌起於肱骨內髁，止於橈骨中 1/3 處，旋前方肌止於橈骨的下 1/3 處，這兩塊肌肉形成較強的旋前能力。此外通過前臂的肌肉還有伸肌群和屈肌群。由此可見若前臂骨發生完全骨折時，將會出現重疊、成角、側方移位、旋轉移位、背向移位等較為複雜的畸形，手法整復難度也較大。

一、病因病機

直接暴力、間接暴力均可造成橈尺骨幹骨折。《醫宗

金鑑・正骨心法要旨・臂骨》說：「凡有骨受傷者，多因迎擊而斷也，或斷臂輔之骨，或唯斷一骨，瘀血凝結疼痛。」

（一）凡打擊、碰撞、擠壓等直接暴力作用下所造成的骨折，多為橫形或粉碎骨折，也可發生多段骨折，其骨折線基本上在同一水平面上，常可出現開放性骨折，局部軟組織織受傷嚴重，腫脹也較為劇烈。

（二）間接暴力主要指傳導暴力或旋轉暴力。跌仆倒地時手掌先著地，前臂旋前位，傳導暴力經尺橈骨縱軸向上傳導，當傳至橈骨中段或上段，造成橈骨中上段骨折，殘餘暴力作用於斜形的骨間膜，驟然牽拉尺骨下端，兼部分傳導暴力作用造成尺骨下段骨折，若發生在兒童前臂，多為青枝骨折。

（三）前臂被旋轉機器纏絞傷或跌倒時手背著地，軀幹向一側過度傾斜，前臂突然扭轉致使前臂遭受間接暴力和扭轉暴力造成橈骨下段、尺骨上段螺旋形骨折，見圖4-15-1 ①~③

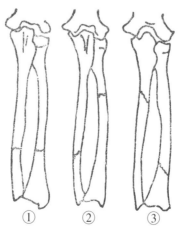

①　　　②　　　③

圖 4-15-1　不同外力所致的橈尺骨幹雙骨折 ①~②

二、診斷要點

損傷後局部腫脹劇烈，皮膚還可出現針尖狀細小水泡。疼痛、壓痛明顯，前臂功能喪失，縱向叩擊痛。兒童青枝骨折局部僅可觸及畸形，完全骨折時多有成角畸形，骨擦音，或可見異常活動。

拍 X 片須包括肘腕關節，除應瞭解骨折類型，移位情況外，還可確定有無尺橈骨近側及遠側關節脫位。

三、整復手法

尺橈骨完全骨折因其受傷機制較為複雜，閉合整復難度較大，所以施手法前必須對受傷時的瞬間體位、暴力的方向、肌肉作用的過程以及造成各種旋轉、成角、重疊、側移、背向移位及嵌插移位等的先後順序進行仔細的分析，找到骨折的「來路」，再反覆推導，尋求出整復骨折的「去路」。一般來講整復不在同一平面的尺橈雙側時其順序是：

（一）若骨折端有嵌插時先拉開嵌插。

（二）若出現斜形骨折兩斷端有背向移位時施用迴旋法使之轉變成同向移位。

（三）先解決尺骨上段或橈骨下段骨折，以此為槓桿支撐點，然後再解決尺骨下段或橈骨下段的側方移位。在解決側方移位時應先解決內外移位，使骨間隙保持正常位，然後再用提拉手法解決前後移位。

（四）若有重疊時施以加大成角（折頂法）使之達到對位良好。

（五）最後矯正成角，並使尺橈骨遠端和近端關節正常。

患者正坐，肩部外展，前臂屈曲 90°，一助手用雙手握上臂穩定近端，第二助手握住前臂遠端順勢牽引，糾正折端嵌插。

若整復尺橈上 1/3 處骨折時在牽引下令前臂旋後，解決成角畸形，用提牽手法分開骨間隙再穩定骨折近端推擠骨折遠端以糾正骨折側方移位，然後用手前後相對推擠骨折兩斷端以解決前後移位。

若整復尺橈骨下 1/3 處骨折時，前臂在牽引下取其中立位，用提牽手法分開骨間隙解決側方移位後，順骨折來路用迴旋手法糾正骨折端背側移位，若兩折端重疊時施以折頂法（加大成角手法），即醫者以兩手拇指置於兩骨折端同側，其餘四指分別置於骨折兩端相應側，在助手維持牽引下，推頂兩折端，以加大原成角畸形，使兩折端形成「∧」型時，骨擦音基本解決，骨折對位良好，然後穩住兩折端，在助手牽引下，拔伸骨折兩斷端以糾正單純成角畸形，使骨折對線良好，同時使下尺橈關節的分離移位得到糾正。

若尺橈骨雙折折線在同一水平面時，亦首先兩助手順勢牽引，解除兩骨折端嵌插，在牽引下前臂取中立位，屈肘 90°，醫者用提拉手法分開骨間隙，解決側方移位，使之成為單純前後同側移位，再用加大成角手法（折頂法）解決重疊畸形，達到對位良好，最後拔伸前臂糾正成角達到對線良好。

兒童青枝骨折一般僅有成角畸形，助手將前臂取中

立位，屈肘 90°牽引，醫者雙手分別推住骨折兩斷端，兩拇指置於成角之凸出部向對側逐漸推擠，其餘四指作為力的支點與拇指形成三點擠壓力，以矯正成角畸形。

四、固定方法

為預防骨間隙再度減小或消失，須用一分骨墊安放在前臂後側尺橈骨之間，其長度應超過骨折線，而又不能到上下尺橈關節，若原骨折有成角畸形者用壓墊 3 個（即 3 點加壓）以免發生再成角畸形。夾板 4 個，掌背側夾板較寬，內外側夾板較窄，分別置於前臂 4 個方向，用細布帶拴牢。

若為上 1/3 骨折時前臂取旋後位；若中下 1/3 處骨折時前臂取中立位固定，再以繃帶由內向外包裹托板作超腕關節托護，以免因手腕及前臂無力托護而形成剪力，造成骨折的成角畸形。隨時觀察遠端血循及知覺變化。

五、功能鍛鍊

從固定開始鼓勵患者加強手指掌腕活動，以促進腫脹的消退，使前臂肌肉力量逐漸恢復，增強折端相互彌合，中期和後期可作肘關節的伸屈活動和局部功能鍛鍊，當 X 片顯示有明顯骨痂形成，骨折線模糊時，方可去掉夾板作前臂旋轉功能活動。

六、藥物治療

內治法與局部用藥，基本同肱骨髁上骨折，但臨床上可根據具體情況隨症加減。

第十五節　孟氏骨折

在前臂內側有一長骨稱為尺骨，分一體兩端，下端及骨體中 1/3 以下較細，而上 1/3 至半月切跡較粗，在骨體粗細相交處因承受力和應力的懸殊較大，所以容易引起骨折。在骨折發生的同時橈骨小頭之肱橈關節，尺橈關節也隨之脫位，故稱尺骨上 1/3 處骨折伴橈骨小頭脫位。

一、病因病機

常因間接暴力而引起尺骨上 1/3 處骨折合併橈骨小頭脫位。直接暴力所致者，也時有發生。根據受傷瞬間的體位及骨折移位的方向一般分為伸直型和屈曲型兩個類型。

（一）伸直型

常見於青少年及兒童。奔跑不慎，跌倒時手掌著地，肘關節處於過伸位而造成。身體重力作用沿上臂向下傳導，而地面反作用力從手沿前臂向前上傳導，交匯於尺骨上 1/3 處造成斜形骨折，剩餘暴力促使骨折兩端向掌側成角，從而迫使橈骨小頭衝擊環狀韌帶向前外方脫出，骨折段隨之而向橈側成角。若外力直接作用前臂上段背側，也可引起伸直型骨折。

（二）屈曲型

常見於成人。跌倒時，若手掌著地肘關節處於屈曲位時，即可造成屈曲型骨折。

傳達暴力由手經前臂向後上方，與身體重力沿上臂向下交匯於此。先造成尺骨橫形或斜形骨折，兩斷端向背側、橈側成角，橈骨小頭向後外滑脫。

二、診斷要點

患肢肘部及前臂腫脹，一般均伴有肘關節及前臂畸形，在肘關節外、前或後方可觸及橈骨小頭，局部疼痛，壓痛明顯，肘關節功能障礙，縱向叩擊痛，前臂旋轉功能障礙。檢查時必須檢查手指知覺及活動功能有無障礙，腕關節伸屈有無異常變化，以瞭解有無神經損傷。

凡遇該骨折均須拍尺橈骨全段 X 片檢查，以免誤診漏診，同時還要結合臨床檢查分析病因，得出準確診斷，為手法整復提供可靠依據。

三、整復手法

由於尺骨上 1/3 處先發生骨折而才出現橈骨小頭脫位，所以應先整復脫位後整復骨折。患者正坐，患肢抬舉90°，兩助手分別握住上臂及前臂，兩助手順勢牽拉，首先解除骨折的重疊或嵌插並穩定牽拉之力。

若為伸直型骨折，醫者以兩手環抱傷之前臂，用兩拇指將尺骨遠端從後向前推送，加大兩折端成角，使兩折端一側骨皮質對位良好，然後醫者兩拇指置於橈骨小頭部的前側或外側，向內側和後側推擠，同時助手在牽引下屈曲肘關節，從而使橈骨小頭復位，並隨之使尺骨折端向外、向前成角得到較大的矯正。

助手在牽引前臂旋後下伸直肘關節，醫者一手護其肘關節外側，另一手置於骨折處，拇指在前，其餘四指在後，卡住尺橈間隙將尺骨兩折端向內，再向後拉，以保持骨間隙正常，糾正尚未完全糾正的兩折端向前成角；若為

屈曲型骨折，醫者用手穩定骨折近端，其餘兩拇指將尺骨遠端從前向後推送，加大兩折端向後成角，從而使兩折端一側骨皮質對位良好，然後用一手穩定骨位，另一手置於肘關節外側，拇指將橈骨小頭從外側、後側向前側、內側推擠，同時兩助手牽伸肘關節使橈骨小頭復位，同時，尺骨兩斷端向後、向外成角畸形也隨之得到糾正。

四、固定方法

壓墊三個分別放置在尺骨內側上端和下端，橈骨小頭前外側（伸直型）或後外側（屈曲型）用大小長短適度之夾板四個，分別放在前臂掌側，背側，尺側和橈骨，細布帶拴牢，再用繃帶包紮。若為伸直型骨折，前臂應固定於旋後位，屈肘 90°以上，繃帶應由內向外纏繞。若為屈曲型骨折，前臂應旋後位或中立位，肘關節伸直固定，繃帶應由外向內纏繞，托板護其肘部後側，固定 1 個月左右。屈曲型骨折，伸直肘關節固定 2 週後應根據骨折情況逐漸屈曲肘關節固定 2～3 週。

五、功能鍛鍊

第一次固定穩妥後即可以作指掌關節活動，半月後可作腕部屈伸活動，以後逐漸增加肘關節屈伸鍛鍊（用健手托患肢前臂作被動屈伸活動），1 個半月左右，當骨折達到骨性癒合後，方能作前臂旋轉活動。

六、藥物治療

局部用藥與內服藥基本同肱骨髁上骨折。

第十六節 橈骨遠端骨折

橈骨遠端近腕關節 3 公分以內的骨折稱為橈骨下端骨折。該骨折在臨床上比較常見。橈骨遠端與舟骨和月骨構成關節，其關節面略向掌側傾斜。橈骨下端內側與尺骨下端對側形成下尺橈關節。

前臂的旋轉功能是以尺骨為轉軸，橈骨借旋前肌群和旋後肌收縮來圍繞尺骨旋轉的。因橈骨下端外側較其內側長，所以，關節面還向尺側傾斜。鑑於局部為特殊解剖因素，當骨折時，該解剖關係亦將同時發生改變。所以，在整復骨折的過程中須充分考慮這些因素，力求解剖對位，以免影響骨折後期腕關節的功能活動。

一、病因病機

橈骨下端骨折多係間接暴力所致。跌仆時，軀幹的重力從肩部經上臂、前臂傳導至橈骨下端，地面反作用力亦同時經手傳導至橈骨下端造成骨折。

根據受傷瞬間體位和骨折移位方向不同分為伸直型骨折和屈曲型骨折。

凡受傷時手掌著地，骨折遠端向背側移位者為伸直型骨折，受傷時手背著地，骨折遠端向掌側移位者為屈曲型骨折，因橈骨遠端解剖的特殊性，所以，當以上兩類型骨折出現移位時，其遠端均有不同程度的橈側移位，有時還伴尺骨莖突骨折和下尺橈關節分離。若在直接暴力作用下，可出現粉碎骨折。

二、診斷要點

傷後局部腫脹、疼痛，手腕關節功能部分或完全障礙。環形壓痛明顯，縱向擠壓痛，若遠端向背側移位時局部呈「餐叉狀」畸形，若遠端向掌側移位時，局部呈「鍋鏟樣」畸形，若遠端向橈側移位時，局部呈「刺刀樣」畸形。骨折移位常伴成角畸形，以伸直型骨折較多見；若無移位的骨折，局部腫脹不甚明顯，僅見疼痛，環形壓痛，縱向擠壓痛，局部皮膚張力較大，皮膚表面較粗糙或有針尖樣水泡，功能部分障礙。拍腕關節正側位片可以明確診斷其骨折類型、移位方向。

三、整復手法

患者正坐屈肘 90°，前臂先取中立位，一助手立於患者背後，用兩手握抱肘部下部穩住前臂近端，另一助手兩手握其手掌及手背順勢牽拉，醫者一手拇指壓住橈骨莖突，另一手四指併攏，拇指從內至外卡住近端橈尺間隙，並將近端向外推送，兩手相對用力以糾正橈骨遠端向橈側移位。

若屬伸直型骨折，在維持牽引下將前臂旋前、腕背伸，加大成角，同時醫者用兩拇指置於遠端背側，將遠端向掌側推擠以糾正重疊畸形，當兩折端形成「∧」形時，令兩助手在牽引下屈腕，並旋前、尺偏以矯正成角畸形，並使橈骨關節面恢復其解剖位置，令分離的下尺橈關節恢復正常。若為屈曲型骨折，兩助手拔伸牽引，醫者用兩拇指由掌側將遠端向背側擠壓，用其餘四指由背側將近端向

掌側擠壓，使骨折歸位，囑二助手在牽引下將腕關節背伸，防止骨折再度移位，見圖 4-16-1、圖 4-16-2 ①~②、圖 4-16-3、圖 4-16-4。

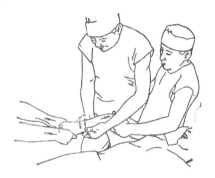

圖 4-16-1　緊扣下橈尺關節

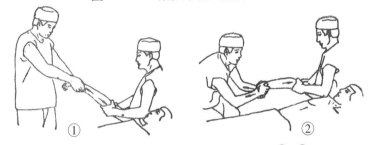

①　　　　　　　　　　　　　②

圖 4-16-2　橈骨下端伸型骨折復位法 ①~②

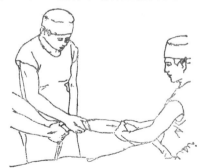

圖 4-16-3　矯正遠折段向掌側移位

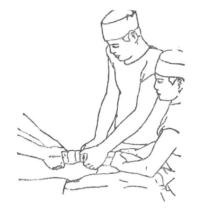

圖 4-16-4　矯正遠折段向背側移位

四、固定方法

伸直型骨折：用棉墊兩個，分別置放於橈骨遠端背側及近端掌側。前臂夾板四個長短適度，分別放於內、外（夾板較窄）前、後（夾板較寬）四方，橈側和背側下端需超腕關節，以保持其掌腕尺偏和掌屈位。

屈曲型骨折：用棉壓墊兩個分別放置於橈骨遠端掌側及近端背側，同樣以夾板四個分別置於內、外、掌、背四個部位，掌側及橈側夾板需超腕關節，以保持尺偏和背伸位，用布帶拴牢，托板保護，再用繃帶包紮懸吊胸前，固定 1 月左右方可。

五、功能鍛鍊

固定初期可作指間關節、指掌關節伸屈活動以及肘關節和肩關節活動，去掉夾板後作腕關節伸屈和前臂旋轉活動。

六、藥物治療

藥物內治法與局部敷貼藥，基本同髁上骨折的處理方法。但因此為靈巧的手部連接處，容易影響腕關節的功能，應加強中後期的薰洗，以盡快消除殘餘的瘀血和黏連等。

第十七節　腕舟骨骨折

手舟骨位於腕部近側端與橈骨下端關節面相關，是 8 個腕骨中最大的一個不規則的塊狀骨，因形似船狀故稱舟骨，其骨分結節、腰部和體部三部分，除舟骨結節外其餘兩部分血供較差，又因腕部結構複雜，活動範圍大，對骨折易產生剪力而影響骨位，所以骨連接遲緩，甚至不癒合。所以，該處骨折治療上應重視避免發生遲延癒合或不癒合。且該骨折多發生於成年人。

一、病因病機

腕舟骨骨折常為間接暴力所致，跌倒時手掌著地，前臂與地面垂直，腕關節極度橈偏和背伸，身體重力從肩部沿上臂、前臂向下傳導至橈骨莖突緣，地面反作用力向上傳導，腕舟骨被銳利的橈骨莖突後側緣切斷而發生骨折。根據不同的骨折部位可分為舟骨結節骨折、腰部及近端骨折三種類型，見圖 4-17-1 ①~③。

舟骨結節骨折，血液供應較好，此處骨折癒合較快，一般 1～2 月可癒合。

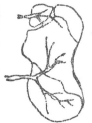
① 結節骨折

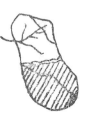
② 腰部易折

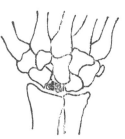

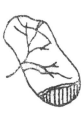
③ 近端易折

圖 4-17-1　　①～③

　　舟骨腰部骨折，在舟骨骨折中最為常見。因局部血供較差，所受剪力也較大，故骨連接也較為遲緩。一般需2～3月方能癒合，而不癒合的情況也時有發生。

　　舟骨近端骨折，此類型骨折情況與舟骨腰部骨折相似，固定時間亦基本相同。

二、診斷要點

　　腕部背側腫脹、疼痛、腕關節功能障礙。在鼻煙窩處（相當於陽谿穴）壓痛明顯，腕背伸，橈偏時從掌指部縱向擠壓時局部疼痛劇烈，可用 X 片追蹤觀察確診骨折，一般受傷半月後兩折端骨質被吸收使折線增寬或骨密度增加時 X 片才能顯示陽性。

三、整復手法

　　患者正坐，前臂旋前，醫者一手環握患者腕部，拇指在背側，其餘四指在掌側，另一手握其掌指部，相對牽引並使掌部做前後擺動，檢查並糾正腕骨間的輕度錯位，

在牽引下用握腕之拇指壓住鼻煙窩，從橈側向尺側推擠舟骨橈側緣，同時將腕關節尺偏，增大腕關節間隙使骨折塊歸位。

四、固定方法

復位後，維持牽引，在鼻煙窩處置一棉墊，用條形紙製夾板兩塊，分別從尺側和橈側向相對方向卡住腕部，橈側夾板壓牢棉墊，兩夾板間均需有一定間隙使夾板有一定壓迫力，然後拉伸患手之拇指與掌相對並用繃帶包紮作尺偏固定，一般 1～2 月後攝 X 片證實骨折線模糊時方能去夾板。

五、功能鍛鍊

早期制動，不宜鍛鍊，拆夾板後主要活動掌指腕關節。解除關節強直和肌腱黏連，恢復關節功能。

六、藥物治療

藥物的內治法和局部用藥同肱骨髁上骨折。

第十八節　掌骨骨折

構成手掌的向背側呈管狀長骨謂之掌骨，因手掌肌肉單薄，結構細緻，故所有掌骨均處於皮下易於摸清其形狀。一旦發生掌骨骨折，只要注意檢查，一般均不易漏診。但若處理不當，骨折難以整復，將會影響骨折後期關節功能的恢復。

一、病因病機

由直接暴力所致，多為橫形或粉碎骨折；間接暴力所致者多為斜形或嵌入骨折。常見於握拳時打擊硬物所致，骨折後因骨間肌、屈指肌的牽拉，易向背側成角。

根據不同部位可分為：掌骨頸骨折、掌骨幹骨折、基底部骨折。

二、診斷要點

骨折時局部腫脹、疼痛、功能障礙、壓痛明顯、縱向擠壓（叩擊）痛加劇，檢查時，可感覺到異常活動和骨擦音，若骨折端重疊或局背側成角時，可見掌骨頭向掌側凹陷，應拍片瞭解骨折局部的各種畸形情況，為整復骨折提供可靠依據。根據骨折臨床常見部位等各可為以下幾種類型：

（一）第一掌骨基底部骨折

多由間接暴力和肌肉牽拉力兩相作用而致。骨折遠端在屈指肌群與拇指內收肌牽拉下，近端在外展拇長肌的牽拉下，兩斷端向橈背側突起成角，並有時出現少許嵌頓畸形。

（二）第一掌骨基底部骨折脫位

亦因間接暴力所致。當跌倒時拇指受到縱向衝擊力或握掌時縱向打擊第一掌骨頭時造成第一掌骨基底斜形骨折，折線波及腕掌關節面，內側形成一三角形折塊，該折塊因韌帶保護而無移位，而骨折遠端在殘餘暴力作用下，從大多角骨關節面上滑向橈側和背側。同時因拇指長展肌

的牽拉和拇屈肌收縮，造成掌腕關節脫位和掌屈，見圖
4-18-1 ①~②。

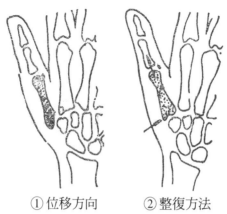

① 位移方向　　② 整復方法

圖 4-18-1　第一掌骨基底部骨折脫位 ①~②

（三）掌骨頸骨折

亦稱掌骨頭部骨折或掌骨遠端骨折。間接暴力和直
接暴力均可引起。但以握拳時，拳頭受到縱向衝擊傳導致
傷者為常見。第五掌骨因其位暴露易受到打擊，故多見；
第二、三掌骨次之。骨折後遠端受骨間肌與蚓狀肌牽拉而
斷端向背側成角，又因手背伸肌腱牽拉，導致近節指向背
側脫位，見圖 4-18-2。

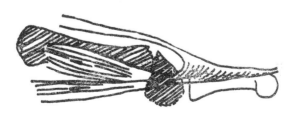

圖 4-18-2　掌骨頸骨折畸形

（四）掌骨幹骨折

可為單根骨折或多根骨折。直接暴力、間接暴力均可引起。因直接暴力所致者，多為橫斷或粉碎骨折。因扭轉及傳導暴力引起者，多為斜形或楔形骨折。骨折後因骨間肌及屈指肌牽拉，使骨折向背側成角及側方移位。

掌骨骨折塊數越多，移位則越重且骨間肌受到損害，腫脹越明顯。

三、整復與固定

（一）第一掌骨基底部骨折

患者正坐，助手握住前臂置於旋前位，穩定近端。醫者一手四指從患者手背經外側繞手掌托住，拇指置於折處，另一手順勢牽引骨折遠端，當嵌插牽開後，在牽引下將遠端向橈側與背側牽拉，同時置折處之拇指將成角之頂部用力向掌側、尺側擠壓，使兩手相應各指對折端形成三點壓力。並在手法復位後在折端背側置一壓墊再用外展紙製夾板將第一掌骨置於外展位，超掌指腕關節固定 1 月。解除夾板後進行功能鍛鍊。

（二）第一掌骨基底部骨折脫位

復位手法和固定方法與第一掌骨基底部骨折相同。

（三）掌骨頸部骨折

患者正坐，助手握前臂下端將前臂旋前，醫者照前法用一手穩住骨折近端，另一手的三、四、五指順牽其傷之指關節，第二指從掌側向背側托掌骨頸部骨折遠端，用拇指捺正脫出之指掌關節，同時在牽引下屈指掌關節至90°以糾正指掌關節脫位，然後用拇指壓住遠端背側，食

指從掌向背側用力頂托，同時醫者置骨折近端之拇指將近端從背側向掌側推擠使骨折復位。掌指關節屈曲 90°，手掌握一棉球以保持骨位，用一條狀塑形夾板固定包紮穩妥，見圖 4-18-3 ①~④。

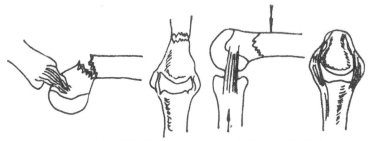

　　①② 不正確的整復雜性　　　③④ 正確的整復

圖 4-18-3　掌骨頸骨的整復 ①~④

（四）掌骨幹骨折

　　置患掌於旋前位，助手兩人，一助手握腕部穩定患肢，醫者用一手掌托住患者各指，並從前後持骨折遠端，用力牽引，以拉開嵌插，同時另一手拇指、食指分別置於骨折端背側和掌側，食指從掌側托折端向背側以加大成角，拇指捺正側方移位使之形成折端單純向背側成角畸形，然後逐漸放鬆食指，保持牽引力以矯正成角畸形。

　　若屬橫形或短斜形骨折，局部用夾板前後固定；若屬長斜形骨折或粉碎骨折，囑第二助手在骨折背側內外各放一分骨墊並用膠布黏貼，用夾板兩塊前後固定。

四、功能鍛鍊

　　早期動靜結合，活動指間關節，拆除夾板後作握掌及掌指關節活動，以解除黏連和關節僵直。

第十九節　指骨骨折

手指部的骨折是手部最常見的骨折，手指是人體最為重要的勞動器官，因指骨及其關節的結構精緻，所以活動非常靈活；在治療過程中，如果處理不當，可造成骨折畸形癒合，或致使肌腱黏連、關節攣縮，嚴重影響指關節活動功能。

一、病因病機

指骨骨折多因直接暴力所致，間接暴力也可引起該骨折。直接暴力（如壓、扎）易引起開放骨折。間接暴力多為斜形骨折或近指關節處撕脫性骨折。指骨骨折以近節骨幹骨折最為常見，見圖 4-19-1、圖 4-19-2。

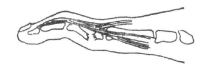 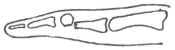

圖 4-19-1　近節指骨骨折的移位　圖 4-19-2　指骨頸骨折的移位

二、診斷要點

骨折後局部腫脹、疼痛，手指伸屈功能障礙、壓痛。骨折端明顯移位時可有成角畸形，可捫及骨擦音，並伴異常活動。X 片可明確骨折類型及畸形表現。

三、整復手法

助手一人握住患肢掌部囑患肢旋前，醫者用一手拇指與食指持患肢遠端，另一手拇指、食指持其近端（拇指

楊天鵬──骨傷科治療真傳──

在背側）順勢牽引，兩折端若有嵌插，可將嵌插推開，隨即在牽引下矯正側方移位，然後穩住骨折近端，推扳遠端矯正向掌或背側成角。

若為指骨頸骨折，可用折頂法，用在背側之拇指從上向下推擠遠端（折頂法），使兩折端形成單純「V」形成角。這時助手牽拉手指以矯正掌側成角畸形，見圖4-19-3 ①~②。若為末節指骨基底背側撕脫骨折，應屈曲近節指間關節而過伸遠側關節，即可復位。

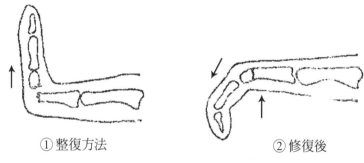

① 整復方法　　　　　② 修復後

圖 4-19-3　指骨頸骨 ①~②

四、固定方法

復位後用 3 個小棉墊作局部 3 點加壓，再以塑形夾板固定，手指處於微屈位。

五、功能鍛鍊

掌骨和指骨骨折在固定時期內不宜活動。骨折癒合後應及時解除夾板，主動活動指間關節和掌指關節以及掌腕關節，以避免關節強直、肌腱黏連和攣縮影響關節活動和功能的恢復。

六、藥物治療

藥物的內治法與局部敷貼藥，基本上同肱骨髁上骨折及橈骨下端骨折的處理。

第二十節　股骨頸骨折

股骨近端向內上延伸之細部分為股骨頸，它與球狀之股骨頭和髖臼構成髖關節。股骨頸與股骨幹的縱軸相交形成一個內傾角（即頸幹角），成年人多在 127°~135°之間。若內傾角小於正常值為內翻，若大於正常值為外翻，亦可與健肢對比來衡量。股骨頸中縱軸線與股骨內外中點間線形成 12°~15°的前傾角。股骨頸基本處於關節囊內，而關節囊內血供較差，特別是股骨頭下血供更弱，該處骨折癒合較緩慢或不癒合，甚至造成股骨頭缺血性壞死，見圖 4-20-1、圖 4-20-2、圖 4-20-3。

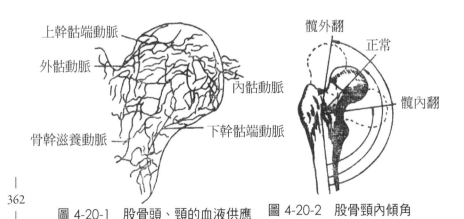

圖 4-20-1　股骨頭、頸的血液供應　　圖 4-20-2　股骨頸內傾角

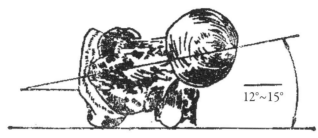

圖 4-20-3　股骨頭前頸角

一、病因病機

股骨頸骨折多見於老年人，多因平地跌倒時髖關節內收，下肢旋後，臀部著地而致。股骨頸部較細，正處於鬆質骨和密質骨交界處，應力懸殊較大，易引起骨折；老年人肝腎氣虛，精血不足而骨失所養，骨質疏鬆；又因關節僵硬致行動不便、反應力差，較易跌倒損傷而引起骨折。老年人常伴有高血壓、糖尿病、氣管炎等病，骨折後容易因長期臥床而引起諸多併發症（如墜積性肺炎、褥瘡、尿路感染）。

再則該處血運不充，營養供應缺乏，骨折癒合緩慢或不癒合，又因骨折端肌肉豐富，剪力較大影響固定效果等諸多原因，均給治療帶來困難。按照骨折性質可分為外展型骨折和內收型骨折。

（一）外展型骨折：

受傷時，下肢外展，髖關節旋後，臀部著地所致，骨折線與水平面交角小於 40°，頸幹角大於或等於正常值， 形成剪力較小，折端多有嵌插，骨位較為穩定，血運破壞較少，癒合較快，見圖 4-20-4。

（二）內收型骨：

受傷時，下肢內收，髖關節旋後，臀部或大粗隆後分著地所致，骨折線與水平面交角大於 40°，頸幹角小於正常值，股骨頭向前旋轉，形成剪力，骨位不穩定，固定較困難，癒合較緩慢，見圖 4-20-5。

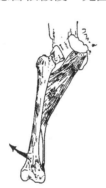 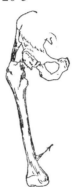

圖 4-20-4　外展型骨折　　圖 4-20-5　內收型骨折

按照骨折部位可為頭下型骨折、頸中部骨折和基底部骨折三種類型，見圖 4-20-6。

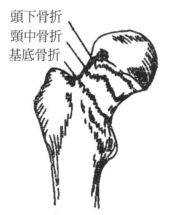

頭下骨折
頸中骨折
基底骨折

圖 4-20-6　股骨頸骨折的部位

前兩種類型骨折因骨折線在關節囊內又稱囊內骨折，後者骨折線在關節囊外又稱囊外骨折。因囊外血運豐富，故囊外骨折易治，而囊內骨折難醫。

二、診斷要點

傷後髖部疼痛，其疼痛可放射到大腿甚至到膝內側，環跳壓痛明顯，腹股溝壓痛亦明顯，縱向叩擊痛、雙髖相對擠壓痛、活動髖關節時疼痛劇烈。囊內骨折局部無明顯腫脹，囊外骨折瘀腫明顯，傷後髖關節功能喪失不能行走站立，但嵌入骨折者仍能屈伸髖關節，甚至傷後兩小時內還可緩慢行走。

檢查應特別注意，以免漏診。若骨折有移位時，患肢雖外旋，短縮畸形，但在環跳處摸不到股骨頭，可與髖關節後上脫位相鑑別。髖關節和膝關節屈曲，囊內骨折外旋一般在 40°-60°之間而囊外骨折外旋可達 90°。經拍 X 片可確診並發證臨床診斷。

三、整復手法

（一）徒手牽引法

囑患者仰臥，全身放鬆，助手兩人。第一助手以雙手分別從內外抱握住股骨下端內外髁上緣，第二助手用特製堅韌布帶套住患者胯部，相對順勢牽引。

醫者先用雙手分別從股骨上端前內和內側包超上端從內向外用力拉，先解脫骨折嵌插，使股骨自然回歸原位，隨後令助手用力順勢牽拉以糾正遠端向上移位，這時醫者令第一助手將患肢旋前以矯正旋轉移位，醫者同時用

手扣住大轉子後側並使股骨幹旋前使骨折復位。第一助手在旋前牽引下將股骨幹外展 30°～45°，以糾正成角畸形，見圖 4-20-7 ①~④。

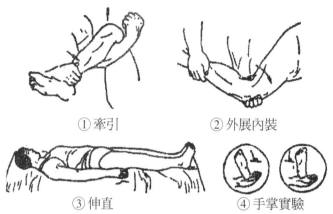

① 牽引　　　　　② 外展內裝

③ 伸直　　　　　④ 手掌實驗

圖 4-20-7　股骨頸骨折復位法手掌試驗 ①~④

（二）托股屈髖法

患者仰臥，助手兩手分別置於患者兩髂前上棘，穩定骨盆，不使向前移動。醫者用一前臂托其膝關節後側膕窩處，另一手握其小腿下段，將患肢髖膝屈曲至 90°，並順勢徐徐將股骨幹向前牽引以矯正短縮畸形，股骨頭隨之後旋回解剖位，然後將患肢旋前（內旋）、外展、伸髖伸股，使骨折復位。骨折復位後，醫者應用手掌托住患肢足跟幹外展位，以檢查患肢是否會再度外旋（掌跟試驗）以瞭解復位情況。必要時再攝片檢查。

四、固定方法

在大轉子後側置放一棉墊，紙製夾板兩塊分別放在

大腿內外側，外側夾板上至髂骨部下至股骨外上髁上緣，內側夾板形狀特異，上至胯部下至股骨內上髁，細布帶拴牢，繃帶從外內纏繞，並在髂部交叉，固定。再用一根彈力繃帶在骨盆從外向內作環形包紮，以加強夾板壓力，外展中立位置放。

若為無移位骨折在患肢內外側放置磚頭以保持體位。可再以超髖、膝、踝外側托板加強固定。若屬不穩定的移位骨折，應作外展中立位牽引。

五、功能鍛鍊

加強護理，解決好患者臥床排便問題，預防感冒同時鼓勵患者咳嗽排痰，使呼吸道通暢，主動活動踝關節，不宜過早負重，應根據 X 片顯示骨折癒合情況（骨折線是否模糊，骨小梁是否貫通等），考慮逐步進行功能鍛鍊，月餘後方能逐步進行負重功能活動。

負重活動必須慎重，以免發生缺血壞死。

六、藥物治療

損傷初期瘀血腫脹、疼痛較劇，當以活血化瘀、消腫止痛，可用損傷活血丸或通筋散，若有大便秘結，腹脹滿者，可先用大成湯以通腑下瘀，腑氣已通，改用損傷活血丸。中後期宜養氣血，通筋絡，補肝腎，壯筋骨，可用開弓大力丸或人參養榮湯加減使用。

局部用藥初期用生藥散與消炎散各一半敷貼。中後期可用薰洗一號或薰洗二號作局部薰洗，以促進受傷組織的修復，防止出現併發症。

第二十一節　股骨粗隆間骨折

股骨上端大粗隆和小粗隆之間的骨折稱粗隆間骨折，該骨折常發生於老年患者，青壯年發病較少，該部位血運豐富，營養供給良好，癒合較快，很少出現不癒合或股骨頭缺血壞死的情況。

一、病因病機

直接暴力、間接暴力均會引起粗隆間骨折。老年人因粗隆部位骨質疏鬆，一旦受傷多為粉碎骨折。根據受力方向和骨折線方向及位置，臨床上可分為順粗隆間型、反粗隆間型和粗隆下型，見圖 4-21-1 ①~③。

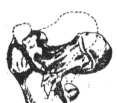 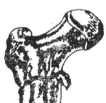 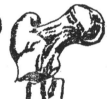

①吸粗隆間型　　②反粗隆間型　　③粗隆下型

圖 4-21-1　膠量粗隆間易折的類型 ①~③

（一）順粗隆間型骨折線自大粗隆頂點的上方開始，斜向內下方行走，達小粗隆部。

（二）反粗隆間型骨折線自大粗隆下方斜向內上行走，達小粗隆的上方。骨折線的走向與粗隆間線或粗隆間嵴大致垂直。

（三）粗隆下型骨折線在大小粗隆的下方經過。

順粗隆間型之粉碎性和反粗隆間骨折、粗隆下型骨

折，均屬不穩定性骨折。單純性順粗隆間骨折一般較為穩定。

定。

第四章　骨折

二、診斷要點

傷後局部腫脹明顯，伴有瘀斑，疼痛，患肢功能喪失，明顯短縮，內收外旋畸形，大粗隆部壓痛明顯，縱向叩擊痛。受傷機理，患者併發症與股骨頸骨折基本相同，所以X線照片可明確骨折類型和錯位等情況。

三、整復手法

有移位的骨折，應重點糾正患肢短縮和髖內翻畸形。手法施用與股骨頸骨折基本相同。

四、固定方法

整復後仍需持續牽引穩定骨位。固定時間一般在1.5～2月即45～60天左右。患肢處外展旋前位擺放，防止形成髖內翻。

五、功能鍛鍊

經常做全身鍛鍊和患肢肌肉收縮、放鬆活動。只宜平臥，不能側臥；不能作伸曲、盤腿活動，功能鍛鍊應根據X線片證實骨折已癒合後方能逐漸負重行走。

六、藥物治療

藥物的內治法與局部用藥，同股骨頸骨折。

第二十二節　股骨幹骨折

股骨幹是人體中最長的管狀骨，股骨幹是指大小粗隆以下至股骨內外上髁以上的部分，是由厚而堅固的圓柱形的皮質骨構成，股骨幹表面光滑，後方中 1/3 有一縱行粗隆骨嵴，是肌肉的附著處，骨幹有一輕度向前之弧度，以利於股四頭肌收縮發揮伸股作用，骨髓腔呈圓柱形，中上 1/3 內徑基本一致，下 1/3 的內徑較膨大。

股骨幹被三大肌群所包圍，其中以伸肌群（股四頭肌）最大，屈肌群（膕繩肌）次之，內收肌群最小。股骨動靜脈在骨幹下 1/3 的後側，穿過內收肌孔由前向後下行，在膕窩部同坐骨神經一起緊貼股骨下 1/3 後側；所以股骨下 1/3 處骨折時容易傷及血管造成遠側肢體的缺血壞死或因大出血而休克。

一、病因病機

股骨幹骨折多因直接暴力引起車輪輾壓、重力衝擊、鐵棒打擊、槍彈傷等，本病多發於青壯年。若從高處跌下，強力扭轉時之間接暴力亦可致該骨折，多發生於青少年。直接暴力所致股骨幹骨折者，多屬橫斷或粉碎骨折，且軟組織損傷較重，瘀腫也特別劇烈；間接暴力所致股骨幹骨折者，以斜形或螺旋形折多見。

骨折端會因暴力方向的不同，各肌群的收縮作用，下肢重力的牽拉以及搬運不妥，折端剪力加大而造成各種不同的移位，一般來講股骨幹上 1/3 處骨折時，骨折近端因受髂腰肌、臀中肌以及外旋肌群收縮而向前屈、外展，

並向後旋轉（即向外）移位。股骨幹中 1/3 骨折，常引起骨折兩斷端重疊，而移位的方向因暴力作用方向不同而各異。若骨折無明顯重疊時，常又會因內收肌收縮作用而使骨折端向外成角。股骨幹下 1/3 處骨折，遠端因腓長肌收縮牽提作用而向後屈曲移位，見圖 4-22-1 ①~③。

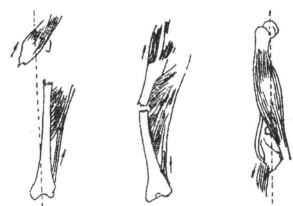

① 膠骨幹上 1/3 骨折　② 膠骨幹中 1/3 骨折　③ 膠骨幹下 1/3 骨折

圖 4-22-1　膠骨幹骨折移位 ①~③

二、診斷要點

　　股骨幹骨折後，局部疼痛、腫脹都相當嚴重，甚至會因劇烈疼痛，嚴重的內出血而引起休克；患肢活動功能喪失，有明顯的短縮，成角畸形，壓痛明顯，可捫及骨擦音，並且大腿有異常活動（假關節活動）。

　　若股骨下 1/3 處骨折有明顯移位者，膕窩部有巨大血腫時，易引起血管、神經壓迫損傷，需檢查小腿知覺是否障礙，足背脈搏動是否異常，必要時兩側對比檢查。X 片可確診骨折類型及移位的方向。

三、整復手法

患者仰臥，助手兩人。第一助手站在患肢外側，雙手環抱大腿上端根部（沿腹股溝環抱大腿），第二助手雙手握膝部上緣，患肢屈髖 40°~60° 左右以鬆弛髂腰肌，屈膝 20°~80° 以鬆弛腓腸肌，外展 30° 左右以鬆弛內收肌群，外展可達 45° 左右，屈膝角度可小些；若為下 1/3 骨折，屈膝角度需增大，見圖 4-22-2。

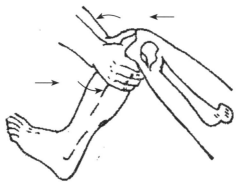

圖 4-22-2　膠骨幹下 1/3 骨折復位法

若為上 1/3 骨折時，屈髖及外展角度應大些。兩助手相對用力拔伸，糾正骨折端的成角畸形和輕度重疊。上 1/3 骨折，第二助手在牽引時應注意將骨折遠端旋後（外旋），然後醫者用兩手在斷端相對推擠、端提，使骨折復位。

若股骨幹橫斷骨折重疊較大時，醫者加大成角，助手隨勢牽引，施以反折手法（即折頂法），先矯正重疊移位，使兩折端形成「∧」型，然後拔伸使骨折復位。若為斜型或螺旋形骨折，兩骨折面旋轉至背向移位或反疊移位

時，須在復位前結合臨床，認真研究 X 片，分析清楚骨折遠端在暴力及各肌群作用下發生骨折移位的途徑。

詳細訊問患者受傷時的體位及暴力作用的方向，搬動和運輸的過程，找到形成各種骨折移位的「來路」，依照「來路必是去路」的原則，助手在牽引下按醫者要求用迴旋手法復位。即迴旋遠端，醫者一手穩住近端，另一手把持遠端作迴旋用力使旋轉移位之螺旋骨折復位。

若為斜形骨折折面背向移位者，助手維持牽引，醫者依其「來路」，用手握住骨折遠端，以近端縱軸為中心軸，作順時針或反時針旋轉，以矯正背向移位，然後用手掌相對擠壓兩折端使折面彌合。

四、固定方法

骨折復位後，用小夾板四個，置於內、外、前、後個方向，其長度：外側夾板從股骨大粗隆至股骨外上髁；內側夾板從腹股溝內側至股骨內上髁；前側夾板從腹股溝至髕骨上緣，後側夾板從坐骨結節上方至膝關節膕窩上方。大棉壓墊數個，根據骨折原移位方向放置作相對加壓。

若骨折端原僅有成角移位時，壓墊三個作三點加壓，夾板固定前先將壓墊安放妥當，用膠布黏牢，再用夾板固定，用細布帶捆起。鬆緊要適度，以免影響患肢遠端血液循環和造成神經壓迫，然後用繃帶由外向內包裹穩妥。

中上 1/3 骨折還應加內外側長夾板作超膝關節固定，外展中立位擺放，並在患者內外側用沙袋以維持體位。股骨幹下 1/3 骨折，應加可塑性鋼條托板從後托其患肢，屈

膝 60°左右固定，也用繃帶包妥當並維持好體位。固定好以後經常觀察體位，夾板鬆緊度，遠端血運和神經情況，以便隨時調整，定期拍片瞭解骨位。

五、功能鍛鍊

初期：骨折固定穩妥後就應開始股四頭肌靜力性收縮與踝關節伸屈活動，不能抬舉及移動患肢。

中期：可坐起撐臂抬臀，逐漸活動膝關節，或逐漸使下半身連患肢上下移動。

晚期：待 X 片顯示有明顯骨痂生長時，去掉夾板，可下床扶杖、扶椅行走，下蹲，加強髖膝關節功能活動。

六、藥物治療

藥物的內治法與外治法，基本同股骨頸骨折，亦可隨症加減，應用。

🦁 第二十三節　股骨髁上骨折

股骨髁上骨折是指發生在股骨髁至股骨幹骺端部位，即鬆質骨向密質骨轉型處，多因高能量損傷導致骨折。或因骨質疏鬆跌倒後在此應力集中點發生骨折。

一、病因病機

直接暴力或間接暴力均可引起股骨髁上骨折。可分為有移位骨折和無移位骨折。或因受傷姿勢不同分為屈曲型骨折和伸直型骨折。此類骨折多呈移位性骨折。

二、診斷要點

傷後局部腫脹明顯，有明顯的骨折徵象，患肢可出現膕窩血腫，足背動脈搏動減弱或消失以及肢端缺血徵象。若為開放性骨折，多見於髕上範圍皮膚刺破傷。X 片可明確骨折類型及斷端移位情況。

三、整復手法

因大腿肌肉強力的收縮作用，難以徒手牽引復位及固定。可考慮透過牽引復位，糾正其成角畸形。

（一）屈曲型骨折

適用於股骨髁上牽引，在牽引解除了肌肉痙攣，腫脹略緩解的時機，施行手法整復術。

屈曲膝關節，第一助手雙手環抱大腿中下段，第二助手雙手環抱膝部，兩者對抗牽引，術者將骨折遠端向上端提，近端向下按壓，即可整復前後移位及成角移位。然後合抱內外側以糾正側方移位。

（二）伸直型骨折

適用於脛骨結節牽引，準備姿勢及復位時機同屈曲型。在助手牽引拔伸的同時，術者向下按壓骨折遠端，端提骨折近端，即可整復前後移位及成角移位。然後合抱內外側以糾正側方移位。

四、固定方法

骨折早期採用牽引固定，膝關節保持略屈曲位，復位後加用小夾板固定。小夾板固定方式參考股骨幹骨折固

定。但在此要注意股骨幹遠端的有效固定。在內外側夾板的遠端可開叉，避開牽引針，使牽引針尾部從開叉處伸出，即使遠端達到了有效固定，又避免了夾板向前後滑移，增加了小夾板固定的穩定性。牽引 4～6 週左右，攝X 片，見骨折斷端少許骨痂時，可解除牽引，加用長腿夾板固定膝關節，保持患肢中立位。

五、功能鍛鍊

初期在牽引及小夾板固定時即可進行股四頭肌的靜力性收縮鍛鍊及踝部屈伸鍛鍊。中期行抬臀練習。解除石膏後行膝關節的滾木及下蹲練習。

六、藥物治療

藥物內服與外治法同股骨幹骨折，或隨症加減。

第二十四節　髕骨骨折

髕骨是人體最大的籽骨。呈等腰三角形，其底邊在上，尖端在下，位於膝關節前面，被股四頭肌所覆蓋。是股四頭肌伸膝作用的支點，髕骨後面是軟骨關節面，並與股骨內外上髁間相鄰，其兩側有髕側韌帶，起著穩定髕骨的作用。髕骨具有保護膝關節，增強股四頭肌負重的功能。

髕骨骨折常見於成年人，兒童與老年人則少見。

一、病因病機

髕骨骨折多因間接暴力所引起，當跌仆瞬間膝關節

驟然屈曲時，髕骨正處於股骨滑車衝頂點，使髕骨與股骨滑車相撞，股四頭肌劇烈收縮，兩力相匯造成髕骨骨折，多為橫形骨折，兩折塊分離一般較寬，下折塊向前向外旋轉。若因直接暴力打擊，碰撞者，髕骨多為粉碎骨折，而折塊無多大分離性，見（圖 4-24-1)。

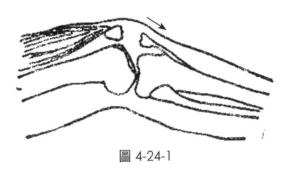

圖 4-24-1

二、診斷要點

損傷後膝關節前及內外側腫脹、疼痛、壓痛明顯，皮下有瘀斑，膝關節不能主動伸直，骨折有分離時，髕骨前側可觸及凹陷之骨折端，若分別從髕前上下或內外兩側相對推擠時，可有異常活動感及摩擦音，攝膝關節側位軸位 X 線片可瞭解骨折的類型及移位情況，從而作出確切診斷。

三、整復手法

無移位之髕骨骨折不需整復只可用後側托板伸直位制動即可，有移位之骨折方施用手法整復。患者仰臥，放鬆下肢，腫脹嚴重者先抽去瘀血，助手先將患膝屈曲 90°（回到受傷時的體位），醫者用一手提起附著在折端之皮膚及肌腱，用另一手拇、中指相對推擠骨折塊，上端折塊推

力應相對大些。同時助手緩緩伸直膝關節，使折塊歸位，然後穩定折塊檢查骨折面是否平整，若折面平整後方作固定，否則再施上法，以保持髕骨後緣髕面光滑與平整。

四、固定方法

棉壓墊四個分別置放於髕骨上下內外緣及髕下方內外緣，再用瓦形夾板置放於膝前髕骨上下方並壓住壓墊，然後用托板托膝關節後側，用細布帶拴牢夾板及托板。醫者再用手將上方瓦形夾板，向下推移，並令助手協助用寬20毫米膠布兩條將上下瓦形夾板之內側相對黏牢，以加強棉壓墊的推擠力。固定妥當後，用繃帶包紮，並檢查患肢遠端血運及神經知覺等情況。固定4～5週左右。

五、功能鍛鍊

固定後可作踝關節伸曲活動，解除夾板後作膝關節伸屈和行走功能鍛鍊。

六、藥物治療

藥物的內外治法基本同股骨頸骨折，但中後期要加強局部的薰洗配合功能鍛鍊，膝關節的功能活動只要鍛鍊與薰洗配合恰當，後期效果就更佳，功能恢復就會更好。

第二十五節　脛骨平台骨折

脛骨上端膨大並與股骨下端構成關節，其平坦的關節面謂之平台，中間有一髁間嵴將平台分成內外兩部分，即

謂內側平台和外側平台，脛骨平台骨折又稱脛骨髁骨折。

一、病因病機

　　該骨折青壯年較多見，常因間接暴力所引起。當人體從高處墜下，足先著地，傳導暴力從腳，沿小腿上行致膝關節處於微屈位，內外側受力相等時致使內外側平台骨折；膝關節處於內旋位時造成內側平台塌陷骨折，而外側副韌帶因過度牽拉而撕裂；若膝關節外旋位時造成外側平台塌陷骨折，而內側副韌帶及半月板損傷，骨折線常波及關節面，見圖 4-25-1 ①～③。

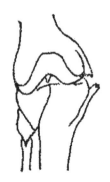 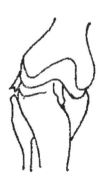 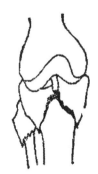

　　① 外翻骨折　　② 內翻骨折　　③ 垂直衝擊骨折

圖 4-25-1　脛骨平台骨折的類型 ①～③

二、診斷要點

　　傷後膝關節明顯腫脹、疼痛、功能障礙，有輕度膝內、外翻畸形，骨折部壓痛明顯，縱向叩擊時疼痛。用抽屜試驗以檢查有無十字韌帶損傷，拍膝關節正側位片可確診骨折。

三、整復手法

患者仰臥，助手兩人，一人穩定大腿，第二助手握小腿持續牽拉，加大膝關節間隙，醫者將折塊向內上或外上推送，使之復位，並且屈伸膝關節使平檯面受股骨髁輕度擠壓磨糙而使關節面平整光滑。

四、固定方法

薄棉墊壓住骨折塊，夾板三塊分別置放於膝內外後側作伸直固定。

五、功能鍛鍊

因該骨折波及關節面，為恢復關節面的平整性，應早期磨糙關節，故固定不能太嚴，應早期積極作股四頭肌和膝關節主動鍛鍊。同時嚴格把握患肢負重時間，多為 3 個月後負重。後期還可增加中藥薰洗和配合按摩以促進膝關節功能的恢復。

六、藥物治療

藥物的內外治法均同股骨頸骨折。

第二十六節　脛腓骨骨幹骨折

小腿骨由內側之脛骨和外側之腓骨組成，屬長形管狀骨。脛骨中上段呈三棱柱狀，其骨表面有前、內、外三骨嵴，將骨表面分成內、外、後三個面，前　向前外彎成

一向外生理弧度，上端為脛骨結節。脛骨下 1/3 處橫切面為四方形謂四棱柱，中下 1/3 交界處較細，血運又較差，又是應力改變的部位，故易發生骨折。

脛腓骨幹骨折常見於青壯年和少年兒童，兒童多為青枝骨折或無移位骨折。

一、病因病機

直接或間接暴力均可發生本病，直接暴力多為打擊、重物壓軋、車輪輾壓等，折線在同一平面上且為橫形、粉碎形骨折為多見，且多發生開放性骨折。間接暴力可由高處跌下，足先著地，或小腿強向一側旋轉而致。以閉合骨折為主。折線不在同一平面上，而脛骨幹骨折多在下段，腓骨幹骨折多在上段。折線多為斜形骨折或螺旋形骨折。骨折還可因暴力方向，肌肉牽拉和足的重力等各種原因而形成成角畸形、重疊畸形、旋轉畸形等。見圖 4-26-1 ①～②。

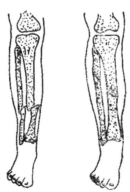

① 直接暴力所致　　② 間接暴力所致

圖 4-26-1　不同暴力所致的脛腓骨幹骨折 ①～②

二、診斷要點

傷後患肢腫脹、疼痛，壓痛明顯，縱向叩擊痛，患肢功能障礙；有移位的骨折患肢會出現短縮、成角及旋轉畸形，有時還伴有神經和血管損傷。同一平面上的脛腓骨幹雙折可觸及異常活動和骨擦音；不在同一平面上的或脛腓骨幹單根骨折，不易觸及以上兩種情況。

根據受傷情況及臨床表現症狀加拍小腿正側位 X 片方可作出確切診斷，該 X 片應包括小腿全長及一個關節（即踝關節或膝關節）。

三、整復手法

有移位的須用手法復位，若為開放性骨折應先清創，儘早閉合創口（縫合），將其變成閉合性骨折再施用手法整復。

患者仰臥，助手兩人，一人握小腿近膝關節處，穩定近端。另一人握住足踝部，置患肢於中立位，相對持續牽引。醫者立於兩助手之間，待兩斷端拉開後，以兩手分別握住上、下兩段端。若為螺旋形骨折，醫者用迴旋法將折面旋回原位，同時置患肢遠端的助手隨醫者遠段端之手順勢內旋（旋前）；若為其他類型，醫者應施以遠端對近端之法。在助手持續牽引下，醫者兩手從內外環握骨折遠端，兩拇指分別置於近端前內側向後壓，同時再將骨折遠端前內推擠，以矯正骨折遠端向後外移位。若為橫形骨折，經整復後仍將遠端向近端推碰，使骨折更加彌合；若為不穩定者（粉碎、斜形等骨折），經復位後還須用皮牽

引或跟骨牽引維持骨位。若為單一骨折，應視其骨折移位情況，選用相應之手法，見圖4-26-21~2。

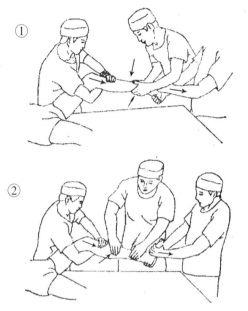

圖 4-26-2　脛腓骨幹骨折整復方法 ①~②

四、固定方法

選用長短相宜夾板三塊，分別放於小腿後側，前內側和前外側，用細帶拴牢，以條形繃帶從內向外纏繞固定，若為斜形骨折或原有明顯移位，經手法復位後固定前骨折處加一條分骨墊置於脛腓骨之間，然後再作固定。固定穩妥後用小腿托板托其患肢並作超踝關節包紮，中立位屈膝 40°左右擺放。經常檢查遠端血運以便隨時調整繃帶鬆緊度，防止包紮過緊或過鬆對瘀腫及骨位的影響。固定1月左右拍 X 片，有明顯骨痂生成時，方去掉夾板。

五、功能鍛鍊

初中期患肢不宜抬舉，因折端剪力易引起成角畸形，故僅作趾關節活動及踝關節伸屈，臀腰部活動。當骨折無壓痛和縱向叩擊痛時可下床扶杖活動，行走時應全足掌著地。去掉夾板後可逐漸加強踝、膝關節伸屈旋轉功能鍛鍊。

六、藥物治療

藥物的內治法與局部用藥均基本同股骨頸骨折。

第二十七節　脛骨遠端骨折（踝部骨折）

踝關節由脛腓骨下端和距骨構成，外踝較窄而長，位於內踝的稍後方。脛骨下端前後方呈光滑之凹形，與距骨關節面的前 2/3 相對，其內側有一向下形成鈍錐體狀之內踝。脛骨下端的前後緣呈唇狀突出，以後側較明顯稱為後踝，脛腓骨下端之下脛腓骨關節為脛腓韌帶所連接。脛骨下端的關節面與內、外、後踝構成踝穴，踝穴與距骨構成踝關節。

踝關節的關節面較髖膝關節小，負擔的重量及活動量均很大，容易遭受損傷。踝部骨折為關節內骨折，還常伴距骨不同程度的脫位，故要求儘量達到解剖復位。並須較早地進行功能鍛鍊，方可收到滿意的效果。

一、病因病機

踝部損傷有直接暴力（如打擊、側方壓軋等）、間接

暴力（高處墜下）。踝部骨折常因間接暴力所致，直接暴力所致者較少。該骨折多見於成年人，青少年較少。根據受傷的姿勢分為內翻及外翻骨折兩類，其中以內翻扭轉力所致骨折為最多，外翻骨折次之。根據損傷嚴重程度分為1°骨折（即單純的內踝或外踝骨折）、2°骨折（即內外踝骨折或兼距骨輕度脫位）、3°骨折（即內外後踝骨折兼距骨脫位亦稱三踝骨折）。

（一）內翻骨折

行走於凹凸地面時或從高處墜下落地瞬間，重心外移，致使踝關節強力內翻，內側受擠壓引起內踝骨折，外踝受劇烈牽拉引起撕脫骨折，下脛腓韌帶撕裂，距骨向內脫位，見圖 4-27-1。

（二）外翻骨折

外翻暴力使足強力外翻所致。行走於低窪地面不慎，或從高處墜下著地瞬間人體重心內移，足極度外翻，使外踝側受擠壓引起骨折，折線常為斜形骨折，內踝因韌帶牽拉引起撕脫骨折，折線常為橫形骨折，若暴力較大剩餘暴力也可撕裂三角韌帶、下脛腓韌帶，致使距骨向外脫位，見圖 4-27-2。

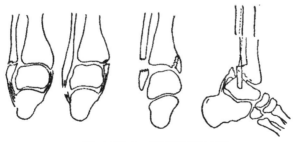

圖 4-27-1　踝部內翻骨折

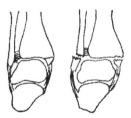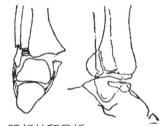

圖 4-27-2　踝部外翻骨折

二、診斷要點

損傷後，踝關節部疼痛腫脹、功能障礙、局部壓痛及畸形，若並有距骨脫位者，畸形更為明顯，縱向擠壓痛，撕脫骨折者局部可摸及異常活動之骨折塊，有時還能摸及骨擦音。用手握捏小腿下 1/3 處骨，有時骨折部有疼痛。拍正側位 X 線片確診骨折情況。

三、整復手法

患者正坐，患腿伸直，第一助手握住患肢小腿近段，第二助手握住足蹠踝部及跟骨內外側，沿小腿作縱向相抗拔伸牽引，並依照醫者要求反覆使足背伸、蹠屈，從而拉開踝穴間隙，為脫位之距骨歸位創造條件。

若為外翻骨折，醫者用手從外側向內推擠距骨，同時第二助手將踝關節內翻，使撕脫之折塊與近端靠攏，足部維持在內翻、背伸位固定。若為內翻骨折，醫者用手從內向前向外推擠距骨，同時助手將足跟部外旋外翻、背伸，使外側骨折塊向上與近端靠攏，醫者再將脛骨後踝骨折塊向前推擠。復位後將足部維持於外翻中立位，並行超踝關節固定，見圖 4-27-3 ①～⑤。

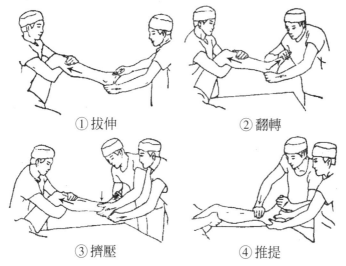

①拔伸　　　　②翻轉

③擠壓　　　　④推提

圖 4-27-3　內外翻骨折合併距骨脫位復位法

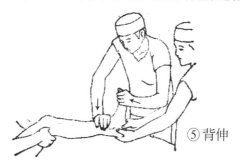

⑤背伸

圖 4-27-3　內外翻骨折合併距骨脫位復位法

四、固定方法

可塑紙夾板兩塊，半圓形棉壓墊兩個、垂直托板一個、繃帶一根、細布帶數條。先將半圓形棉壓墊放置於骨折塊下緣（若一側骨折，只放一個壓墊），用膠布貼牢，隨即將兩塊夾板置放於小腿內外側，並超踝關節，用細布

帶拴結好，將一條膠布從內側（或從外側）向對側貼緊夾板，以增加夾板對骨折端的固定力。

若為外翻骨折，繃帶從內前向後包紮，以加強踝關節內翻位固定，固定 1～2 週後改為中立位固定。若為內翻骨折，繃帶從外前向內後包紮，以後足背伸，保持外翻外旋之固定，1～2 週後改中立位，再用垂直托板從後向前托起並以繃帶包紮之，鬆緊適度，屈膝平放小腿抬高患肢增強氣血回流，經常檢查遠端血運及神經情況。

五、功能鍛鍊

傷後經復位及固定妥當即可作足趾活動，傷後半月即可作小腿肌肉收縮活動，在無疼痛的範圍內作踝關節輕度伸屈活動。

固定 4 週後去掉夾板，加強踝關節功能鍛鍊，逐步負重行走，下蹲活動。

六、藥物治療

藥物內外治法除與股骨頸骨折相同外，還應加強健脾除濕消腫之法，因此部易遺留腫脹難消，可用通關利濕散加減。

第二十八節　跟骨骨折

跟骨為弓形骨，其後部著地，是足部主要承重者，其上部由上關節面與距骨構成距下關節，前端與骰骨構成跟骰關節；後側為跟結節，是跟腱附著處；內前方有一載

距突，承接距骨頸，有堅強的跟舟韌帶附著，支持距骨頭承擔體重。

跟骨關節前後關節突連線、跟骨結節同後關節突的連線交成角，為跟距角（亦稱跟骨結節關節角），見圖4-28-1。

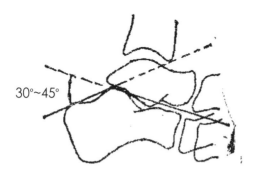

30°~45°

圖 4-28-1　跟距關節所成結節關節角

正常值為 25°- 40°，是跟距關係的正常標誌。跟骨骨折移位嚴重時，跟距角往往會減小，整復跟骨骨折，關鍵在於盡力使跟距角恢復或接近其正常值。如不矯正，會影響足部負重、行走功能。

一、病因病機

跟骨骨折常因間接暴力所致。從高處墜下或跳下時，足跟著地，身體重力從距骨傳到跟骨，地面反作用力從跟骨承受點上傳至跟骨體造成骨折。

該骨折多為跟骨體壓縮性骨折，或碎裂骨折。或因跟腱收縮造成跟骨結節撕脫骨折。跟骨骨折常伴足縱弓塌陷，跟距角減小甚至呈平底腳，見圖4-28-2 ①～②。

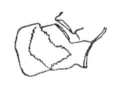

甲　跟骨結節縱形骨　乙　跟骨結節橫斷骨　丙　載距突骨折
① 不波及跟距關節面骨折

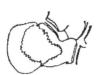 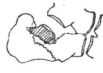 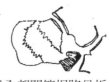

甲　跟骨外側跟距關節面塌陷骨折　　乙　跟骨全部關節塌陷骨折
② 波及跟距關節面骨折

圖 4-28-2　跟骨骨折 ①~②

二、診斷要點

　　有明顯外傷史，局部腫脹、疼痛、瘀斑，患肢行走
功能障礙，跟骨不能著地行走，跟距關節周圍壓痛明顯，
足跟橫徑增寬，足弓變平。

　　跟骨底部縱向叩擊痛，拍跟骨 X 線側位，軸位片可
明確診斷骨折類型和移位方向等。因跟骨骨折多屬高處墜
下之間接暴力所致，可能伴脊柱骨折小關節脫位、顱底骨
折、下肢骨骨折等。檢查跟骨骨折必須仔細詢問瞭解病
史，受傷後疼痛部位，對其他部位特別是對顱腦部是否受
傷應仔細檢查，以免漏診。

三、整復手法

　　跟骨體壓縮骨折，跟距角明顯減小者，患者取仰臥

位，助手握住足小腿遠端向前牽，同時醫者兩手掌根部分別置於跟骨內外側，兩拇指在前，其餘四指在跟骨後分相交叉，握抱跟骨，並向後牽引，拉開兩折面嵌插，待有骨擦音時，證明斷面嵌插拉開，掌根作相對用力推擠跟骨內外側，以矯正跟骨內外寬度，隨即在牽引下將足極度跖屈，交叉之四指將跟骨向下牽拉，助手將小腿向上牽引，以改善跟距角，使之趨於正常，從而使骨折復位，見圖4-28-3。

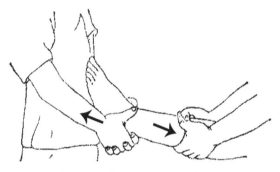

圖 4-28-3　跟骨骨折整復法

四、固定方法

在跟骨內、外、後三方各置放一個較厚的棉壓墊，用特製紙夾板從踝關節後側分別經跟骨內外側包超，膠布一條寬約 2 公分，從前側黏貼夾板的兩頭，然後用繃帶包紮以增強夾板壓力，達到固定目的，屈膝 30°~40°，中立位擺放。

五、功能鍛鍊

拍 X 片顯示骨小梁有貫通，踝關節自動活動無疼痛

時跟骨方可逐漸進行負重行走活動。固定一個月後去掉夾板在床上作踝關節伸屈活動，配合中藥薰洗，可扶拐下床鍛鍊，足跟不能用力負重。

六、藥物治療

藥物的內外活療同股骨頸骨折。

第二十九節　蹠骨骨折

蹠骨是支撐人體站立、行走的重要部位，第 1 蹠骨頭部、第 5 蹠骨頭部與跟骨構成 3 個負重點，形成一持重平面，五根蹠骨均呈略向上之弧形管狀骨並列構成足的橫弓，由於有此特殊的解剖結構，故能承受較大重力，所以蹠骨骨折整復和治療重點在於恢復上述關係。

一、病因病機

蹠骨骨折因直接暴力如壓砸或重物打擊而引起者，以第 1-4 蹠骨折為多見，可使幾根蹠骨同時骨折，以橫形骨折粉碎骨折為常見，軟組織損傷較嚴重，瘀腫亦較厲害；因肌肉牽拉而引起者，以第五蹠骨基底部撕脫骨折為常見。

因長途跋涉足部肌肉疲勞，足弓逐漸下陷，蹠骨負擔不斷增加，超過骨皮質和骨小梁的承受能力，而逐漸發生骨折；該骨折又稱為疲勞骨折（亦稱行軍骨折），多發生在第 2 蹠骨頸部（該處最細，又是力的重心點），見圖4-29-1。

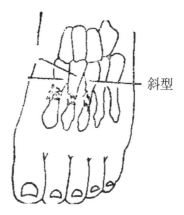

斜型

圖 4-29-1　蹠骨骨折類型

二、診斷要點

　　傷後足部腫脹、疼痛、壓痛明顯，縱向撞擊時疼痛加劇，直接暴力所致者腫脹更明顯。骨折端有移位者，局部可見畸形，可摸及異常活動和骨擦音。拍 X 線片明確診斷，若臨床診斷為骨折而 X 線片不能顯示之疲勞骨折，亦當按骨折處理，半月後照 X 片即可明確診斷。

三、整復手法

　　若為第五蹠骨基底部骨折，一般無移位，可在骨折塊後緣偏外側放置一棉壓墊，用膠布黏牢、外敷接骨散，上下用塑形夾板固定包紮。有移位者用手法整復。患者正坐，將小腿放在足凳上，助手握住患肢小腿，穩定近端，醫者一手分成八字掌，拇指在上，其餘四指在下拿住足背之關節部位，當另一手牽引並上下搖蹠骨遠端以矯正蹠跗關節，蹠舟關節輕微脫位。然後一手牽拉骨折遠端（幹骨

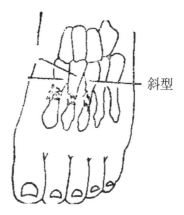 第四章　骨折

393

骨折），或牽引趾骨（頭部骨折）以矯正成角畸形；若有骨折遠端下後重疊者，醫者在牽引下用一手從腳底將骨折遠端向上推擠（形成折頂之勢）使之復位。若為側方移位者，醫者在牽引下，用手將骨折遠端向內或向外推擠，骨折歸位，見圖 4-29-2 ①～②。

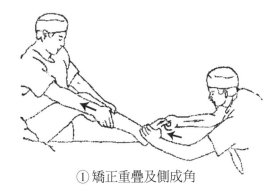

① 矯正重疊及側成角

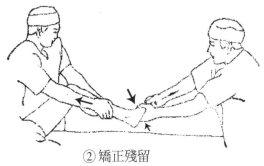

② 矯正殘留

圖 4-29-2　蹠骨骨折整復法 ①～②

四、固定方法

　　有移位的蹠骨幹骨折或幾根蹠骨骨折應在足背兩骨之間安放分骨墊，外敷接骨散，在足背放一長方形夾板，

在足底部用較寬棉墊貼於足心以保持足弓正常，再安放鞋形夾板，用繃帶包紮固定穩妥，若為第 2 蹠骨骨折，固定宜 1 個月左右，多根骨折也宜固定 1 個半月，其餘單根骨折可固定 1 個月。

五、功能鍛鍊

當 X 線片顯示骨痂形成時應去掉夾板進行功能鍛鍊。

六、藥物治療

藥物治療同股骨頸骨折及踝部骨折的處理方法。

第三十節　趾骨骨折

一、病因病機

趾骨骨折多因直接暴力，如重物砸傷或足趾踢碰硬物致傷。多發於拇趾和第 5 趾骨。多為粉碎性骨折，或橫斷及斜形骨折。常合併有甲床外傷及甲下瘀血。

二、診斷要點

損傷後足趾疼痛、腫脹、畸形，功能受限，局部壓痛，可捫及骨擦感。或合併有甲床損傷和甲下瘀血。攝 X 片可明確骨折類型及移位情況。

三、整復手法

助手雙手握住患足，術者握住患趾遠折端，對抗牽

引，採用按、捏、合法整復骨折，解除短縮、成角及側方移位。若甲下瘀血者須以針刺引流瘀血，若甲床漂浮者須拔除趾甲。

四、固定方法

復位後根據患趾長短、粗細，以自製紙殼夾板固定患趾制動。由於此處無強力的肌肉牽拉，固定不必要求強力牢靠，宜鬆緊適宜，維持斷端力線即可。注意遠端血供及腫脹情況，適時調整固定的鬆緊。

五、功能鍛鍊

足趾復位、固定後，抬高患肢，可做足踝的背伸及跖屈活動。3週後可解除夾板，做患趾的伸屈練習。

六、藥物治療

藥物治療同蹠骨骨折的處理方法。

（審校：楊宏）

第五章
脫位

凡構成關節的骨端關節面脫離正常位置，發生功能障礙者，稱為脫位。在大關節脫位中，以肩關節為最多，其次為肘關節、髖關節及顳頜關節。上肢脫位較下肢脫位多見。

古人很早就對脫位有所認識，歷代有脫臼、出臼、脫骱、脫髎、骨錯等多種稱謂。漢墓馬王堆出土的《陰陽十一脈灸經》記載了「肩以脫」，即肩關節脫位。

晉代葛洪著《肘後救卒方》記載了「失欠頜車」，即顳頜關節脫位，所載的口內復位法為世界首創，至今仍然普遍沿用。

唐代藺道人著《仙授理傷續斷秘方》記載了「肩胛骨出」（肩關節脫位）的椅背復位法。元代危亦林著《世醫得效方》提出：「凡腳手各有六出臼，」還詳細描述「整頓」（整復）手法，對後世醫家產生很大影響。

一、病因病理

（一）外因

關節脫位多由外界暴力所致，尤以間接暴力所致者為多見。不論跌仆、擠壓、扭轉、衝撞、墜墮等損傷，只要外力達到一定程度，使構成關節的骨端越出正常範圍，就能引起脫位。暴力方向和作用力性質不同，引起關節脫位的類型亦不同。

（二）內因

1. 生理特點

主要與年齡、性別、體質、局部解剖結構特點等有關。如外傷性脫位多見於青壯年；年老體衰、筋肉鬆弛者易發生顳頜關節脫位；小兒因關節發育尚不健全，易發生橈骨小頭半脫位。由於工作、活動的環境差異，成年人脫位多於兒童，青壯年多於兒童和老人，男性多於女性，體力勞動者多於腦力勞動者。

由於關節的局部解剖特點及生理功能的差異，故脫位多發生於活動範圍大、活動較頻繁的關節。此外，肌肉卒然張弛或緊縮，如大笑、嚎叫或打哈欠，易引起顳頜關節脫位；癲癇發作時抽搐，也易誘發脫位。

2. 病理因素

先天性關節發育不良，體質虛弱，關節囊及其周圍韌帶鬆弛，較易發生脫位。關節脫位若治療不當，關節囊及其周圍韌帶未能很好地修復，常導致關節再脫位，或形成習慣性脫位。

關節本身的病變，如化膿性關節炎、骨髓炎、骨腫瘤、骨關節結核等疾病可引起關節破壞，至中、後期，在輕微外傷或負重時可產生病理性脫位。

某些疾患，如小兒癱和中老年人的半身不遂等，由於患肢的肌肉萎縮或韌帶鬆弛，也可引起關節脫位或半脫位，特別多見於肩髖關節。

關節脫位時，必然伴有輕重不同的關節周圍韌帶、肌腱和肌肉扭挫撕裂，關節囊亦有不同程度的破裂（半脫位和顳頜關節脫位例外），導致局部形成血腫。有時可伴

有血管神經損傷、骨端關節面或關節盂邊緣部骨折。若暴力強大，可造成開放性脫位。脫位不僅是局部的病變，而且會對整個機體產生廣泛的影響，因而出現不同程度的傷氣血、傷經絡等病理變化。

二、分類

（一）按脫位的原因可分為外傷性脫位、病理性脫位和先天性脫位。

（二）按脫位的時間可分為新鮮脫位（脫位時間在 2-3 週內），多次反覆發生的脫位稱為習慣性脫位。

（三）按脫位的程度可分為完全脫位（組成關節的各骨端關節面完全脫出）、不完全脫位（又稱半脫位，組成關節的各骨端關節面部分脫出）。單純性脫位以及複雜性脫位（脫位合併骨折，或神經、血管損傷）。

（四）按脫位的方向可分為前脫位、後脫位、上脫位、下脫位及中心性脫位。如四肢與顳頜關節以遠側骨端移位方向為準，脊柱脫位則依上段椎體移位方向而定。

（五）按脫位關節是否有創口與外界相通分為開放性脫位和閉合性脫位。

三、診斷要點

（一）一般症狀

1. 局部出現不同程度的疼痛和壓痛，活動時疼痛加劇。

2. 在短時間內可出現腫脹。

3. 關節活動功能部分障礙或完全喪失。

（二）特有體徵

1. 關節骨性標誌的正常關係發生改變，因而出現畸形。

2. 關節盂空虛。

3. 關節頭處於異常位置。

4. 彈性固定　脫位後，關節周圍未撕裂的肌肉痙攣、收縮，可將脫位的骨端保持在特殊的位置上，遠端肢體被動活動時，雖可稍微活動，但有彈性阻力，去除外力後，肢體又回覆到原來的特殊位置，這種情況稱為彈性固定。

5. 對比法　以健肢與患肢相對比，便可查出關節脫位病變所在及分型，如髖關節的脫位，以兩膝相併比較法，來判斷是否脫位，如兩膝能相靠則為後脫位，兩膝不能相靠則是前脫位。髖關節如是半脫位，則以兩內踝尖為標誌相對比，不對稱則說明其中一側有半脫位。

根據病史、一般症狀和特有體徵，脫位不難作出臨床初步診斷。但為了明確診斷與便於治療，常規應做 X 線攝片檢查，以瞭解脫位的方向、程度和是否合併骨折。

四、脫位的併發症

脫位的併發症是因構成關節的骨端移位而引起的其他損傷或病變。

（一）早期併發症

與脫位同時發生的損傷，稱為早期併發症。

1. 骨折

多發生於關節鄰近的骨端或關節盂的邊緣。如肩關

節前脫位併發肱骨大結節撕脫性骨折，髖關節後脫位併發髖臼後上緣骨折等，大多數在脫位整復後，骨折片亦隨之復位，亦有少數發生在關節鄰近的骨幹，如肩關節脫位併發肱骨外科頸骨折，髖關節脫位併發股骨頸骨折等，這種類型常需在關節脫位整復後再行整復骨折。

2. 神經損傷

多為脫位的骨端壓迫或牽拉神經幹所致。由於關節復位後解除了壓迫牽拉因素，神經功能可在 3 個月左右逐漸恢復，不必手術治療。亦有在關節脫位時神經幹已經斷裂，復位後經 1 月左右觀察，神經功能無恢復跡象，應及早施行神經探查術，若發現神經斷裂者，應及時行神經吻合術。

3. 血管損傷

多因脫位的骨端壓迫或牽拉血管所致。可導致肢體遠端的血運障礙，隨著關節復位，多能逐漸恢復。若是伴有動脈硬化症的老年患者，可因動脈損傷導致血栓形成，影響患肢血液循環。發生大血管破裂者極為少見，應作急症處理，手術修補或結紮血管，同時整復脫位，並服活血化瘀中藥，預防血栓形成。

4. 感染

多因開放性脫位未及時清創，或清創不徹底而致，可引起關節與創口化膿性感染，或發生特異性感染，如破傷風，氣性壞疽等，嚴重者可危及生命，故應特別注意預防。

（二）晚期併發症

1. 關節僵硬

由於關節內、外的血腫機化後形成關節內滑膜的黏

連，關節周圍組織黏連或瘢痕攣縮，導致關節活動嚴重受限，甚至僵硬不能活動。

2. 骨的缺血性壞死

主要因為脫位時損傷了關節囊和關節內、外的韌帶，並損傷了這些組織內的血管，破壞了骨的血液供應，導致骨的缺血性壞死，將會遺留永久性的關節疼痛和功能活動障礙，其常發部位有股骨頭、月骨、脛骨等。

3. 骨化性肌炎

脫位時損傷了關節附近的骨膜，並與周圍軟組織血腫相溝通，隨著血腫機化、鈣化和骨樣組織形成，可發生骨化性肌炎。尤其是嚴重損傷，反覆的多次暴力復位、頻繁的強手法按摩及被動的強力屈伸搖晃活動等，更易引起骨膜下血腫擴散，形成廣泛的骨化性肌炎。此症好發於肘關節。

4. 創傷性關節炎

由於脫位時關節軟骨面受傷，造成關節面不平整或因整復不當，關節面之間關係未完全復原所致。當活動、負重時，關節面不斷遭受磨壓，從而出現疼痛，稱為創傷性關節炎。後期可發生退行性變與骨端邊緣骨質增生。常見於下肢負重的關節。

五、治療

（一）新鮮外傷性脫位的治療

1. 麻醉

一般新鮮脫位，不須任何麻醉即可復位成功，麻醉僅為個別的肌肉緊張痙攣甚重的新鮮脫位所用。可根據患

者的體質及緊張程度的不同，選用不同的麻醉方法，如局部麻醉，神經阻滯麻醉、硬膜外麻醉等，配合應用肌肉鬆弛劑，必要時行全身麻醉。

2. 手法復位

早期、正確的手法復位則效果優良，日後可完全恢復關節的活動功能。若延誤復位時間或手法不當，往往治療效果較差，甚至遺留關節活動功能障礙及長期疼痛。

手法復位時應根據脫位的方向和骨端所處的位置，充分利用解剖特點和槓桿原理將脫位的骨端輕巧地繞過障礙，透過關節囊裂口送回原位，並結合理筋手法，理順筋絡，從而達到解剖復位，常用的手法有推拉法、迴旋法、端提法、拔伸托入法等。

手法復位不能成功時，應找出影響復位的原因，切忌暴力強行復位，以免加重關節囊或肌腱的損傷，甚至發生骨折、血管神經損傷等嚴重損傷。若撕脫或游離的骨片，關節囊或肌腱夾在關節之間阻礙復位，必要時需考慮手術復位。

3. 固定

關節脫位整復後，必須將傷肢固定於功能位或關節穩定的位置，以避免撕裂的肌肉、韌帶及關節囊再受活動刺激的損害，並能減少出血，有利於傷部的修復，防止發生再脫位和骨化性肌炎。固定時間按脫位及併發症的程度而定，一般固定 2-3 週，不宜過長，否則易致軟組織黏連而發生關節僵硬，影響療效。

4. 練功活動

脫位的治療也和骨折的治療一樣，強調動靜結合原

則，十分重視練功活動。關節脫位整復、固定後，必須儘早進行練功活動，使傷肢其他未固定的關節及全身在解除疼痛的情況下，作全面的主動活動鍛鍊，並且貫穿於整個治療過程中。練功的目的在於避免發生肌肉萎縮、骨質疏鬆、關節黏連和關節僵硬等併發症，且可增強血液循環，促進損傷組織的修復，儘快地恢復關節的最大活動範圍。

練功活動必鬚根據具體的脫位部位、類型、關節穩定程度，選擇適當的練功方法，在醫護人員指導下進行練功活動。動作要協調而連貫，逐步加大關節活動程度，受傷關節附近的肌肉也應作主動的舒縮活動。活動量應隨損傷組織癒合的進程而漸次遞增，並可配合適當按摩以輔助主動鍛鍊之不足。

5. 藥物治療

關節脫位時，都有不同程度的筋肉損傷，所以關節復位後，其損傷性質則轉變為傷筋，其治法用藥則按傷筋處理。如併發骨折，復位後的損傷性質則基本上同骨折，其治法用藥則按骨折處理。

（二）陳舊性外傷性脫位的治法

關節脫位已 3 週之後而未能復位者，稱為陳舊性關節脫位。脫位日久，由於關節囊內、外血腫機化，疤痕組織充填於關節腔內，關節周圍組織已形成黏連，關節囊與關節周圍的肌肉、韌帶已攣縮，給整復造成困難。在處理陳舊性關節脫位時，應根據患者的年齡、脫位時間、臨床表現及解剖特點，嚴格掌握手法整復的適應症與禁忌症。

1. 手法復位的禁忌症

(1)年老（年齡超過 60 歲）、體衰。或患有心血管疾

患如高血壓、心臟病等的患者。

(2)關節脫位時間已超過 3～6 個月，X 線攝片顯示骨質普遍疏鬆，已顯著脫鈣者。

(3)臨床檢查時，脫位的關節活動度極小，且異常僵硬者。

(4)有嚴重的併發症，如神經損傷、血管損傷、骨折畸形癒合、損傷性骨化性肌瓷、感染等。

2. 手法復位的適應症

(1)關節脫位不超過 3 個月的青壯年患者。

(2)脫位的關節有一定的活動度。

(3)無骨折、骨質疏鬆、損傷性骨化性肌炎、神經損傷、血管損傷、感染等併發症。以上情況全具者，可試用手法復位。

3. 手法復位步驟

復位前應作全身和局部的詳細檢查，並根據 X 線照片細研究其病理變化，確定治療方法及步驟，充分估計治療中出現的問題及訂出防治措施。

(1)牽引鬆筋　脫位時間長，關節活動範圍小，關節周圍肌肉豐厚或軟組織攣縮較明顯，應先行持續牽引 1 週左右，成人用骨牽引，兒童用皮膚牽引。在牽引的同時，配合溫經通絡的中藥（如陳傷洗藥）煎湯薰洗患部，每日 3 次，每次 1 小時，在薰洗間隙時間，用陳傷藥酒揉擦，並輔以按摩推拿患部，每日 3 次，每次 15～30 分鐘。若脫位時間短，關節活動範圍較大，則牽引時間可縮短或不牽引。

(2)鬆旋解凝　這一步驟是復位成功的關鍵。在充分

麻醉條件下，先行旋轉拔伸，反覆搖晃，然後進行受傷關節的屈伸、收展和迴旋的被動活動，活動範圍應由小到大，由輕而重，動作應連續而緩慢，穩健而有力，使患部在各個方向的活動恢復或接近到正常範圍，充分鬆解關節與周圍軟組織的黏連和攣縮。手法操作應柔和，緩慢游走地進行，有時需長達 1 小時左右。

(3)整復脫位　經上述操作過程，當患部筋肉黏連已鬆解，關節活動較充分時，可根據不同關節的脫位類型，採用適當的手法進行復位，操作要柔和連續，可反覆地重複復位手法過程，直至復位成功為止。操作中不可操之過急，切忌使用暴力。

(4)固定、藥療與練功　均與新鮮脫位基本相同。

第一節　顳頜關節脫位

顳頜關節脫位，亦稱下頜關節脫位，俗稱吊下巴。顳頜關節由下頜骨的一對髁狀突和顳骨的一對顳頜關節窩構成，它的主要運動是下頜骨的下降（開口）、上提（閉口）、前伸、後退（其下降時伴有輕微的前伸，上提時伴有後退）。顳頜關節脫位是臨床常見的脫位之一，多發於老年人及身體虛弱者。

按脫位的時間和復發次數，可分為新鮮性、陳舊性和習慣性 3 種；按一側或兩側脫位，可分為單側脫位和雙側脫位；按脫位後下頜骨的髁狀突在顳頜關節窩的前方或後方，可分為前脫位和後脫位，臨床上以前脫位多見，後脫位極為少見，僅見於合併關節窩後壁嚴重骨折的患者。

一、病因病理

（一）過度張口

顳頜關節周圍有關節囊包繞，囊的側壁為韌帶所加強，但前壁較鬆弛薄弱，沒有韌帶加強，當過度張口，如大笑、打呵欠、拔牙等時，髁狀突極易經前壁向前滑到關節結節的前方形成顳頜關節前脱位。

脱位後更由於嚼肌痙攣和顳下頜韌帶緊張，將髁狀突交鎖在關節結節前方顴弓下，關節盤被夾在髁狀突和關節結節之間，以致髁狀突被固定於脱出的位置，不能向後滑移回顳頜關節窩。

（二）暴力打擊

在開口時，下頜部遭受到側方暴力打擊，或在單側臼齒間咬食較大硬物時，關節囊的側副韌帶不能抗禦外來暴力，則可發生一側或雙側的顳頜關節脱位。

（三）肝腎虧損

年老體衰或久病體質虛弱，因其氣血不足、肝腎虧損、血不榮筋，韌帶鬆弛，氣虛不能收束關竅，容易發生習慣性脱位。

二、診斷要點

顳頜關節脱位後，立即出現口呈半開，不能自動開合，語言不清，咬食不便，吞嚥困難，口涎外溢等症狀。

（一）雙側脱位

下頜骨下垂，向正前方突出，下齒列突出於上齒列之前，雙側咬肌痙攣呈塊狀隆起，致面頰變為扁平狀，在

雙側顴弓下方可觸及下頜髁狀突，雙側耳屏前方可觸及明顯凹陷，患者常以手托住下頜就診。

（二）單側脫位

口角歪斜，下頜骨向健側傾斜，患側低於健側，在患側顴弓下方可觸及下頜髁狀突，在患側耳屏前方可觸及凹陷。

三、辨證論治

（一）新鮮顳頜關節脫位的治療

1. 整復手法，見圖 5-1-1 ①~④。

(1)患者坐較低的靠背椅上，身高者宜坐地上，背及

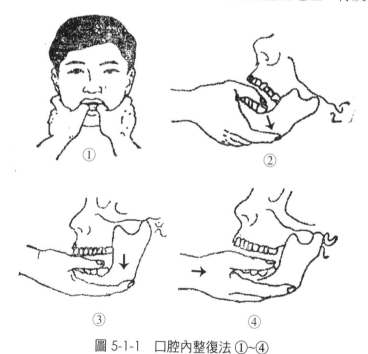

圖 5-1-1　口腔內整復法 ①~④

頭枕倚靠牆壁，囑患者雙手下垂，兩腿呈外八字形分開，放鬆伸直，助手雙手固定患者頭部。

(2)術者面對患者，站在患者兩股之間，立於患者前方，可先用1號新傷藥酒在頰車穴處揉擦數遍，以鬆解咀嚼肌的痙攣，必要時可局部熱敷。

(3)術者用數層無菌紗布裹住拇指（防止復位時被患者咬傷），囑患者儘量放鬆面部肌肉，同時將雙手拇指伸入患者的口腔內，將指尖置於兩側最後一個臼齒的嚼面上，其餘手指在外面托住下頜。

(4)雙手拇指由輕而重地將下頜骨向下按壓，待下頜骨移動，髁狀突達到關節結節下方時，再向後推送，餘指同時協調地將下頜骨前部向上方端送，當聽到滑入關節的彈響聲時，說明復位已成功，此時兩拇指迅速滑向臼齒頰側，以防咬傷指頭，隨即從其口腔內退出。治療單側脫位時方法相同，只是健側手指只起固定作用，不再下壓和後送，對於年老齒落的習慣性脫位患者，亦可使用本法作口腔內或口腔外復位法。

2. 固定方法

復位後，托住頜部，維持下頜於閉口位，用四頭帶兜住下頜部，其餘四頭分別在頭頂打結，打結不宜過緊，以患者張口能夠超過1公分為度，同時，繃帶必須保持向上的拉力，不可將下頜拉向後下方，否則易發生再脫位。固定時間1~2週。

在固定期間，應囑患者不要用力張口，不要吃硬食，固定的目的是保持復位後的位置，使受傷的關節囊和韌帶得到良好修復，防止再脫位，見圖5-1-2。

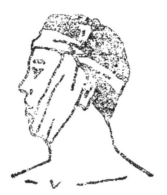

圖 5-1-2　四頭帶固定法

3. 藥物治療

顳頜關節脫位一般不外敷藥，可內服藥以消瘀止痛，促進損傷組織的修復。可用接骨丸或通筋散加減應用。

（二）習慣性顳頜關節脫位的治療

習慣性顳頜關節脫位多因新鮮脫位復位後未能充分固定而過早活動，致使損傷的筋肉未能得到恢復而引起關節鬆動。或因年老體衰及肝腎虛損，筋肉不壯者易發生。

復位手法與新鮮脫位相同。復位後必須加以妥善固定，固定時間增為 3~6 週。

患者可配合自行按摩，按壓揉摩翳風穴，每日 3~5次，每次揉按 50~100 次下，直至痊癒為止。內服補肝腎、壯筋骨藥物，常用開弓大力丸等。

第二節　肩關節脫位

肩關節脫位，亦稱肩肱關節脫位、「肩胛骨處」、「肩

骨脫臼」及「肩解」等。

　　肩關節由肩胛骨的關節盂與肱骨頭所構成，是典型的球窩關節，其解剖特點是：肱骨頭大，呈半球形，關節盂小而淺，約為肱骨頭關節面的 1/3，關節囊和韌帶薄弱鬆弛，關節囊的前下方缺少韌帶和肌肉覆蓋；肩關節是全身關節中運動幅度最大、最靈活的關節，能使上臂前屈、後伸、上舉、內收、外展及內、外旋。由於肩關節不穩定的結構和活動度大的特點，因此，它是臨床中最常見的關節脫位之一。

　　肩關節脫位好發於 20～50 歲的男性，根據脫位後肱骨頭的位置，分為前脫位和後脫位，前脫位較常見。前脫位又可分為喙突下、盂下、鎖骨下脫位 3 種，其中以喙突下脫位最多，後脫位極少見，見圖 5-2-1 ①~④。

一、病因病理

　　肩關節脫位多為間接暴力所致，由直接暴力引起的較少，間接暴力可分為傳達暴力與槓桿作用力兩種。

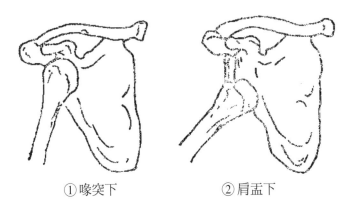

①喙突下　　　　　②肩盂下

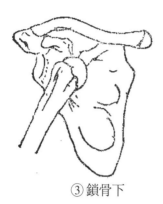

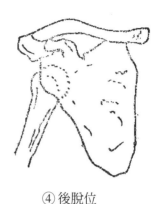

③鎖骨下　　　　　　④後脫位

圖 5-2-1　肩關節脫位的類型 ①~②

（一）傳達暴力

患者側向跌倒，上肢外展外旋，手掌或肘部觸地，暴力沿肱骨縱軸向上傳達到肱骨頭，肱骨頭向肩胛下肌與大圓肌的薄弱部分衝出，將關節囊的前下部頂破而脫出，加之喙突肌、岡上肌的痙攣，將肱骨頭拉至喙突下間隙，形成喙突下脫位，較為常見。

若暴力繼續向上作用，肱骨頭可被繼續向下推至鎖骨下方成為鎖骨下脫位。

（二）槓桿作用力

跌倒時，上肢過度上舉、外旋、外展，肱骨頸受到肩峰衝擊因而成為槓桿的支點，使肱骨頭向前下部滑脫，成為盂下脫位，肱骨頭有時亦可因胸大肌和肩胛下肌的牽拉而滑至喙突下方，轉變為喙突下脫位。

肩關節脫位的主要病理變化為關節囊撕裂及肱骨頭移位，周圍的軟組織可發生不同程度的損傷，或合併肩胛盂邊緣骨折，肱骨頭骨折與肱骨大結節骨折等，其中以肱

骨大結節骨折最為常見。偶見腋神經損傷，故復位前後應注意檢查神經有無損傷。

二、診斷要點

患者有明顯的外傷史，或有習慣性肩關節脫位的既往史，稍受外力作用又復發。患者常用健手托住患肢前臂，肩部疼痛、腫脹、功能障礙，若合併有骨折，局部腫脹更甚，可有瘀斑及骨擦音。患肩失去圓形膨隆外形，肩峰顯著突出，肩峰下部空虛，形成典型的「方肩」畸形，並彈性固定上臂於外展 20°～30°位置，在喙突下、腋窩內或鎖骨下可觸及肱骨頭，搭肩試驗陽性（患側肘關節屈曲，肘尖不能貼緊胸壁，若勉強將肘貼及胸壁，則患側的手不能搭在健側肩部）。

腋動脈受壓者，上肢變冷橈動脈搏動消失。腋神經被肱骨頭牽拉，可出現三角肌麻痺及肩後部感覺減退。肩部正位和穿胸位 X 線照片，可瞭解肱骨頭移位的方向與位置，確定脫位的類型，並可瞭解有無併發骨折。

三、辨證論治

（一）整復手法

1. 新鮮肩關節脫位

對新鮮肩關節脫位，儘可能爭取早期手法復位，因早期局部瘀腫、疼痛與肌痙攣較輕，容易復位成功。若脫位超過 24 小時，或已經過多次整復並情況緊張者，可選用血腫內麻醉或臂叢麻醉，解除患者精神緊張，鬆解筋肉後再行復位術。

⑴拔伸托入法

患者取坐位，術者站於患肩側後方，以兩手拇指壓其肩峰，其餘四指環於腋下。第1助手站於患者健側肩後，以一手穿過患肩腋下，另一手伸過病人胸前，以肘部壓住患者健肩，兩手呈斜形環抱固定患者體位；第2助手一手握患肢肘上部，一手握腕上部，外展內旋患肢，置患肢於中立位，由輕而重地向前外下方持續拔伸牽引。俟肱骨頭移出時，醫者兩手四指鉤住肱骨頭與兩手拇指對抗用力，將肱骨向外上方端托，並令第2助手在持續拔伸牽引條件下，將患肢逐漸內收、外旋，直至肱骨頭有回納反應或彈響聲時，復位即告成功。

此法安全易行，效果好，適用於各型肩關節脫位，是臨床常用的方法之一，見圖 5-2-2。

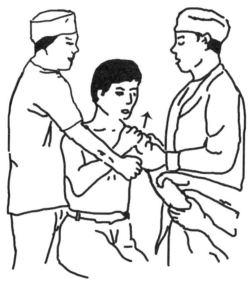

圖 5-2-2　拔伸托入法

(2)後伸迴旋法

患者取坐位，助手站於患者健側肩後，兩手斜形環抱固定患者體位。醫者站於患肩側方，兩手握患肢肘上部，外展上臂，沿肱骨縱軸向外下方拔伸牽引，逐漸將上臂內旋、後伸，再換一手握腕上部屈肘 90°，上提患肢並逐漸外旋、下牽內收上臂緊靠胸脅，再將上臂貼胸內收至肘部接近軀幹中線。若覺肱骨頭有回納反應或彈響聲時，復位即為成功。此法適用於鎖骨下和喙突下脫位，不適用於盂下脫位。

2. 陳舊性肩關節脫位

肩關節脫位超過 2～3 週以上未復位者，稱為陳舊性肩關節脫位。陳舊性肩關節脫位手法復位療效雖較好，但操作較困難，處理不當會造成嚴重的併發症，應嚴格掌握適應症，復位操作需輕柔、穩健。

手法復位前，可加用推拿按摩和舒筋活絡的中藥煎湯薰洗，然後在麻醉下，作肩關節各方向的被動活動，動作持續有力，範圍逐漸增大，以鬆解關節黏連和攣縮，當關節活動已有顯著增加時，即可採用下述手法整復。

(1)臥位槓桿整復法

患者仰臥整復床上，在臂叢全身麻醉下，第 1 助手用寬布繞過傷側腋下向健側牽引，第 2 助手用一手扶住豎立於手術台旁的木棍，另一手固定健肩，第 3 助手牽引患肢外展到 120°左右。

術者雙手握住肱骨頭，3 個助手，同時用力，當第 3 助手在牽引下徐徐內收患臂時，術者雙手向外上方拉肱骨上端，同時利用木棍的槓桿支點，迫使肱骨頭復位。

(2)坐位槓桿整復法

在臂叢麻醉或局部麻醉下，患者取坐位，第 1、第 2 助手分別站在患者前後側，用肘部同抬一條圓木棍（硬木製成，長約 1 公尺，直徑 3～4 公分，中部均勻地包捲棉花），棍置於患者腋下，棍中部之棉花捲對準腋窩，囑兩助手用力將棍向上抬高，使患肩處於抬肩位為度，術者站在患肢前外側，雙手分別握住患肢上臂中部及下部，使肩外展 45°。

向下用力拔伸，同時逐漸搖轉，使肱骨頭鬆動後，第 2 助手將棍子拿開，第 1 助手從健側雙手指交叉扣緊，抱住患側胸廓腋下部，不使其身體向患側傾斜。術者一手繼續握住上臂中部進行持續牽引，另一手拇指壓住患側肩峰，餘指插入患側腋下提托肱骨頭，同時外旋，逐漸內收上臂，聽到響聲已復位。

（二）復位後檢查

(1)使患肢患肘成 90°，以手掌搭於對側健肩，觀察肘部能否與胸壁接觸。

(2)檢查肩部外形是否豐滿圓隆，囑患者正坐，觀察雙肩是否對稱，患肩方肩畸形是否消失。

(3)肩關節被動活動是否無功能障礙。

合併肱骨大結節撕脫骨折等，當肩關節獲得復位時，往往骨折片亦得以復位，一般不必另行處理。

（三）固定方法

復位後必須予以妥善固定，使受傷的軟組織得以修復，以防日後形成習慣性脫位。一般用三角巾托住肘部，三角巾的兩長角在頸後打結，將前臂懸托於胸前，上臂應

保持在內收、內旋位，肘關節屈曲 60°～90°。固定時間為
3～4 週，見圖 5-2-3。

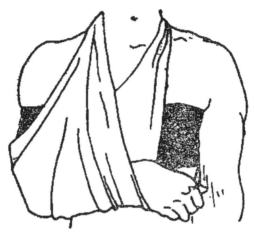

圖 5-2-3　肩關節脫位整復後固定方法

（四）練功活動

　　固定期間應鼓勵患者積極地練習手腕和手指活動，3
日後開始練習肘關節活動，1 週後開始練習肩關節聳肩活
動，3 週後逐步作肩關節各方向主動活動鍛鍊，如旋肩鬆
臂等。另應配合按摩推拿，以防肩關節軟組織黏連與攣
縮。禁止做強力的被動牽拉搬搖活動，以免軟組織損傷及
並發損傷性骨化。

（五）藥物治療

　　局部可用生藥散敷貼。內服藥以活血化瘀為先，可
用通筋散或活血丸加減應用。後期應重在調養氣血、補肝
腎為主，可用開弓大力丸或壯力丸加味應用。

　　解除外固定後，應加強肩關節的功能練習，並可用
二號薰洗藥薰洗患部，以促進組織的修復和功能的恢復。

第三節　肘關節脫位

肘關節由肱橈關節、肱尺關節和尺橈關節等三個關節所組成，這三個關節共包在一個關節囊內，有一個共同的關節腔，關節囊的前後壁薄弱而鬆弛，但其兩側的纖維則增厚形成橈側副韌帶和尺側副韌帶，關節囊纖維層的環行纖維形成以堅強的橈骨環韌帶，包繞橈骨小頭。

肘關節從整體來說，以肱尺部為主，與肱橈部、上尺橈部協調運動，使肘關節屈伸運動自如。肘部的三點骨性標誌是肱骨內、外上髁及尺骨鷹嘴突。伸肘時，這三點成一直線，屈肘時，這三點成一等邊三角形，因此又稱「肘三角」。

肘關節脫位是最常見的脫位之一，多發生於青壯年，兒童與老年人少見。

按脫位的方向，分為前脫位、後脫位兩種。後脫位最為常見，前脫位較為少見，見圖 5-3-1。

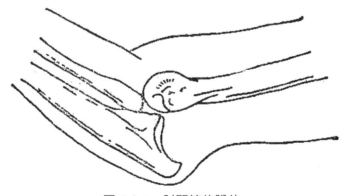

圖 5-3-1　肘關節後脫位

一、病因病理

多因傳達暴力或槓桿作用所造成。患者跌仆時，上臂處於外展、後伸、肘關節伸直及前臂旋後位掌面觸地，傳達暴力使肘關節過度後伸，以致鷹嘴尖端急驟撞擊肱骨下端鷹嘴窩，產生強烈槓桿作用，使止於喙突上的肱前肌及肘關節囊的前壁被撕裂，肱骨下端向前移位，尺骨喙突和橈骨頭同時向後上方，當外力停止時，前臂因屈肌，首先是肱二頭肌的牽拉，轉變為具有彈性固定的輕度屈肘姿勢而形成肘關節脫位。

由於暴力作用不同，也可出現肘內翻或肘外翻，當肘關節的尺或橈側副韌帶撕裂或斷裂時，尺骨鷹嘴和橈骨頭除向後移位外，還同時向尺側或橈側移位。部分患者可合併喙突骨折。

若屈肘位跌仆，肘尖觸地，暴力由後向前，可將尺骨鷹嘴和橈骨頭推移至骨的前方，成為肘關節前脫位，多併發鷹嘴骨折，偶爾可出現肘關節分離脫位，因肱骨下端移位後插入尺橈骨中間，使尺橈骨分離而致。

肘關節脫位時，肱三頭肌腱和肱前肌被撕脫、剝離，骨膜、韌帶、關節囊均被撕裂，以致在肘窩部形成血腫，該血腫容易發生骨化，形成骨化性肌炎，成為陳舊性肘關節脫位整復的最大障礙，並影響復位後肘關節的活動功能。

另外，移位嚴重的肘關節脫位，可能損傷血管與神經，應予以注意。

二、診斷要點

（一）肘關節後脫位

肘關節疼痛、腫脹，活動功能障礙。肘窩飽滿，可觸及肱骨下端、尺骨鷹嘴後凸、肘後空虛凹陷，呈靴狀畸形。肘關節呈彈性固定於 120～135°左右的半屈曲位，肘後三點骨性標誌的關係改變，與健側對比，前臂前面明顯縮短，前臂後面顯著變長，關節的前後徑增寬，左右徑正常。如並有側方移位，還呈現肘內翻或肘外翻畸形，關節左右徑增寬。

（二）肘關節前脫位

肘關節疼痛、腫脹、活動功能障礙。肘關節呈彈性固定於過伸位，肘前隆起，可觸及脫出的尺橈骨上端，在肘後可觸到肱骨下端及游離的鷹嘴骨折片。肘後三點的骨性標誌的關係改變，與健側對比，前臂前面明顯變長，後面顯著縮短，關節前後徑增寬、左右徑正常。

三、辨證論治

（一）整復手法

1. 新鮮肘關節後脫位

患者坐於靠背椅上，助手立於患者後方，以雙手握住患肢上臂固定體位，術者站在患者前面，一手握患肢腕上部，順前臂軸線徐緩牽引前臂，另一手用拇指向後徐緩推壓肱骨遠端前側面，逐漸加大肘關節的屈曲度，隨著肘關節屈曲度的增加，前臂向前下方的滑移程度加大，肘部逐漸出現對抗屈曲的彈性伸直力，這時停止掌根的推壓

力，隨著患肢彈性地伸直力量增強的同時，前旋前臂並徐緩的拉直肘關節，當感到入臼的彈響及畸形的消除，即為復位成功。再徐緩地屈曲肘關節到 90° 的穩定位置，見圖 5-3-2。

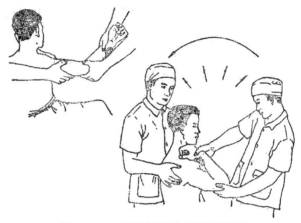

圖 5-3-2　肘關節脫位拔伸屈肘法

2. 新鮮肘關節前脫位

患者取坐位，一助手固定患肢上臂，另一助手握住患者腕上部，順勢牽引前臂，術者用兩手拇指由肘前頂住脫出的尺橈骨上端向遠、後方推壓，餘指由肘後抵住肱骨下端向前端提，有入臼聲，說明已復位。肘關節前脫位常伴鷹嘴骨折，脫位整復後按鷹嘴骨折處理。

3. 陳舊性肘關節脫位

肘關節脫位時間超過 2～3 週末復位者，稱陳舊性脫位。由於血腫機化，肌腱、關節囊等組織黏連和攣縮，造成復位困難。對於部分不合併骨折、血管神經損傷、骨化性肌炎的單純性陳舊性後脫位，肘關節仍有一定活動範圍

者，可試行手法復位。手法復位前可作尺骨鷹嘴牽引 1 週左右，配合推拿按摩及舒筋活血的中藥煎湯薰洗局部，使關節周圍攣縮組織逐漸鬆解。然後在臂叢麻醉後的持續牽引下作肘關節緩慢的屈伸、旋轉及左右搖擺活動，交替進行，反覆多次，力量由輕而重，範圍由小漸大。

當肘關節相當鬆弛時，在助手的對抗牽引下攝 X 線片，觀察尺骨冠狀突已達肱骨滑車平面、橈骨頭已達到肱骨小頭平面，說明復位前準備已經完成，才可進行手法整復，復位手法與新鮮肘關節脫位復位手法相同，重加牽引、整復力量。

（二）復位後的檢查

肘部外形恢復正常，屈伸活動功能恢復正常，患側手可觸及同側肩部，肘後三角關係正常以及橈骨頭與肱骨外上髁的正常關係恢復，即為復位成功。

（三）固定方法

復位時，用繃帶或直角托板行屈肘 90°、前臂旋前位固定，並用三角巾懸吊患肢於胸前，固定時間 2～3 週。

（四）練功活動

固定期間，以作肩腕及掌指等關節活動，去除固定後，逐漸開始肘關節主動活動，以屈肘為主，亦可配合理療方式輕柔手法按摩，但必須禁止肘關節的粗暴被動活動和強力按摩，以免增加新的損傷，加大血腫，產生骨化性肌炎。

（五）藥物治療

藥物的內治法與外敷藥、薰洗等，均同肩關節脫位，可臨證隨病情變化而加減應用。

第四節　橈骨小頭半脫位

小兒橈骨頭半脫位又稱「牽拉肘。」多發於 3 歲以下的幼兒，是臨床中常見的肘部損傷。幼兒橈骨頭發育尚不完全，頭頸直徑幾乎相等，環狀韌帶及關節囊鬆弛，因此，在外力的作用下容易發生半脫位。

一、病因病理

幼兒在肘關節伸直時腕部受到旋前牽拉力所致，如穿衣，走路跌倒時腕部被成人握住。

由於突然受到牽拉力作用，致使肱橈關節間隙加大，關節內負壓驟增，關節囊和環狀韌帶被吸入肱橈關節間隙，橈骨頭被環狀韌帶卡住，不能回覆而形成橈骨小頭脫位，見圖 5-4-1。

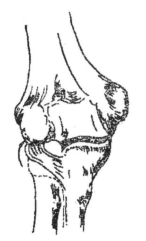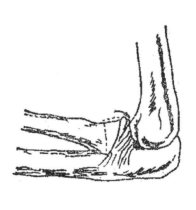

圖 5-4-1　橈骨頭半脫位，環狀韌帶與關節囊韌帶被吸入關節腔，夾在肱骨小頭與橈骨頭之間

二、診斷要點

多發生於幼兒，患肢有被牽拉的損傷史。患側肘部疼痛，肘關節呈半屈曲，前臂被彈性固定於旋前位，被動旋後則痛，解除旋後力後前臂被彈迴旋前位置，不能抬舉與取物，肘關節不能自由活動。橈骨小頭處壓痛，局部無明顯腫脹或畸形，X線檢查常不能顯示病變。

三、辨證論治

（一）整復手法

不需麻醉，家長懷抱患兒正坐，術者與患兒相對。以右側為例，術者左手握住上臂，右手握其腕上部，徐緩屈肘，將前臂旋前，背伸腕指，使患肢背觸到肩部，再將前臂徐緩地旋向後，並屈腕，使手指觸摸到肩部，茬前臂旋前、旋後的過程中，常可看到或感到輕微的入臼聲。再反覆屈伸，左右迴旋肘部，以解除痙攣，理順經絡。

（二）復位後處理

復位後患兒肘部疼痛立即消失，停止哭啼，屈肘自如，能上舉取物。如無明顯腫脹，一般不用外敷藥，並囑家長為小兒穿脫衣服時只能握持患肢上臂，避免牽拉前臂及手腕，以防多次發生脫位而形成習慣性脫位。

第五節　月骨脫位

月骨脫位是腕骨脫位中最常見者。月骨位於腕關節近排腕骨中線，正面觀為四方形，側面觀呈半月形，掌側

較寬，背側較窄。月骨凸面與橈骨下端，凹面與頭狀骨，內側與三角骨、外側與舟狀骨互相構成關節面。月骨四周均被以軟骨，與橈骨下端之間僅有橈背側、掌側韌帶相連，細小的營養血管經過韌帶進入月骨，以維持其正常血液供應。月骨的前面相當於腕管，為屈指肌腱和正中神經的通道。臨床上月骨向掌側脫位為多，而背側脫位很少。

一、病因病理

多因傳達暴力所致。跌倒時手掌先著地，腕部極度背伸，月骨被橈骨下端和頭狀骨擠壓而向掌側移位，關節囊破裂，而引起月骨向掌側脫位。

此時前面的腕管受壓，可使屈指肌腱與正中神經產生受壓症狀和功能障礙。脫位時橈月背側韌帶已斷裂，若橈月掌側韌帶又扭曲或斷裂，影響月骨血液循環，容易引起缺血性壞死，見圖 5-5-1。

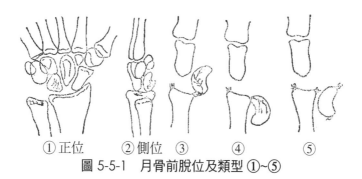

①正位　②側位　③　　④　　⑤
圖 5-5-1　月骨前脫位及類型 ①~⑤

二、診斷要點

有明顯手掌著地、腕背伸外傷史。腕部掌側腫脹，

隆起、疼痛、壓痛明顯。由於月骨脫位壓迫屈指肌腱使之張力加大，腕關節呈屈曲位，中指不能完全伸直，握掌時第三掌骨明顯塌陷，叩擊該掌骨頭有明顯疼痛。

若脫位的月骨壓迫正中神經，則拇、食、中三指感覺異常與屈曲障礙，X線正位片顯示月骨由正常的四方形變成三角形，月骨與頭狀骨影重疊，側位片有見月骨凹形無節面與頭狀骨分離而轉向掌側，見圖5-5-2①～②。

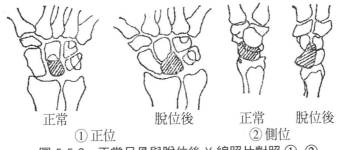

| 正常 | 脫位後 | 正常 | 脫位後 |
| ① 正位 | | ② 側位 | |

圖 5-5-2　正常月骨與脫位後 X 線照片對照 ①～②

三、辨證論治

（一）整復手法

患者在麻醉下（如臂叢麻、局麻）取坐位，前臂取中立位，肘關節屈曲 90°，第 1 助手握肘部，第 2 助手握第 2、3 掌骨頭，順勢對抗牽引，在拔伸牽引下後旋前臂並逐漸背伸腕關節至極度，持續牽引 5 分鐘後術者兩手握住患者腕部，四指向掌側端提，使橈骨與頭狀骨之間的關節間隙加寬，然後用右手拇指腹推壓月骨凹面的遠端，左手拇指疊在右手拇指後方，協助用力，迫使月骨進入橈骨和頭狀骨間隙，再逐漸使腕關節掌屈至 40°。當月骨有滑動感，中指可以伸直時，多數表明已復位，見圖 5-5-3。

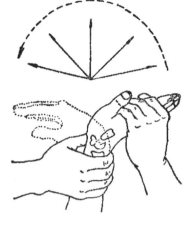

圖 5-5-3　刖脫位的手法復法

（二）復位後處理

拍攝 X 線片複查，若月骨凹形關節面已與頭狀骨構成關節，證明復位良好。用塑形夾板將腕關節固定於掌屈40°位，見圖 5 -5-4。1 週後改為中立位。

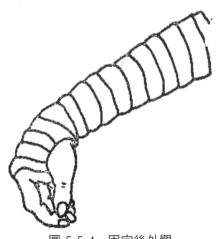

圖 5-5-4　固定後外觀

固定期間經常作掌指關節與指間關節屈伸活動，兩週後解除固定，開始作腕關節主動屈伸活動。

　　（三）藥物治療

　　藥物的內治法外敷薰洗等，均同肩關節脫位，可臨證隨病情變化而加減應用。

第六節　掌指關節及指間關節脫位

　　掌指關節由掌骨頭與近節指骨基底構成，其活動功能主要是屈伸，屈力比伸力大，伸直時有 20 ～ 30°的側方活動，屈曲時側方活動微小，故掌指關節伸直時易因外力作用而發生脫位。臨床中多見向掌側脫位，尤以第一掌指關節脫位為多，見圖 5-6-1。

　　指間關節由近節指骨滑車與遠節指骨基底部構成，除拇指外，其他指均有遠節和近節指間關節之分，其活動

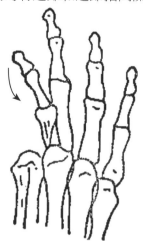

圖 5-6-1　指掌關節脫位

功能是屈伸活動，屈力亦大於伸力。指間關節脫位頗為多見，各手指的近側或遠側指間關節都可發生。

一、病因病理

掌指關節脫位多由於關節過伸時遭受外來暴力所致，如跌倒時指端撐地或打球時指端遭受猛烈撞擊，使掌指關節極度背伸，掌側關節囊被撕裂，掌骨頭穿過關節囊裂口脫向掌側皮下，而指骨基底向背側移位，如關節囊裂口較小，掌骨頭往往如紐扣狀被交鎖在裂口中，有時屈肌腱亦可移位於掌骨頭和指骨基底之間，造成復位困難。

指間關節脫位多因外力使關節極度過伸，扭轉或側方擠壓，造成關節囊破裂，側副韌帶斷裂而引起，甚至伴有指骨基底小骨片撕脫。脫位的方向大多是遠節指骨向背側移位，同時向側方偏移，向掌側移位者極少見。

二、診斷要點

（一）掌指關節脫位

患處疼痛、壓痛、腫脹、功能喪失，指間關節屈曲、掌指關節過伸畸形，並彈性固定。掌側面隆起，在遠側掌橫紋下可摸到脫位的掌骨頭，手指縮短。X線攝片可清楚地顯示移位的掌骨頭及近節指骨基底部。

（二）指間關節脫位

指間關節呈梭形腫脹、畸形、疼痛、壓痛、彈性固定、手指縮短、前後徑增寬，若側副韌帶斷裂，則出現明顯側方活動。X線片顯示指間關節脫離正常關係，並可確定是否併發指骨基底撕脫性骨折。

三、辨證論治

（一）整復手法

1. 掌指關節脫位整復法

在局麻下，術者用一手拇指與食指握住脫位手指，呈過伸位，順勢作拔伸牽引，同時用另一手握住患側腕關節，以拇指抵於患指基底部推向遠端，同時用食指將掌骨頭推抵於近側方向，使脫位的指骨基底與掌骨頭相對，然後徐緩屈曲掌指關節，即可復位，見圖 5-6-2。

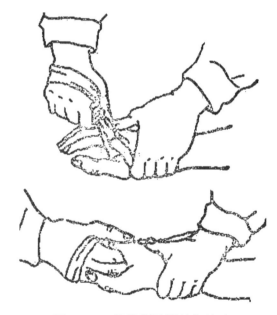

圖 5-6-2　指掌關節脫位復位法

2. 指間關節脫位整復法

術者用一手握住患手掌部，同時用另一手拇指與食指握住脫出指骨的遠端，順勢作拔伸牽引，以拇指將脫出

指骨基底部推向遠側方向，同時用食指將指骨頭推抵向近側方向，然後徐緩屈曲手指，即可復位。

（二）固定

用鋁板壓彎塑形，將掌指關節與指間關節固定於屈曲對掌位 1～2 週。

（三）練功活動

早期除患指外可作其餘各掌指、指間關節的屈伸練功活動；去除固定後，可作受傷關節的主動屈伸練功活動，活動範圍從小到大。

（四）藥物治療

藥物的內外治法同肩關節脫位。

第七節　髖關節脫位

《靈樞·經脈篇》稱髖關節為「髀樞」。髖關節脫位古稱「胯骨出」、「大腿根出臼」、「臀骱出」等。髖關節是典型的杵臼關節，由股骨頭與髖臼構成。髖臼周緣附有關節盂軟骨，以加深關節窩，可容納股骨頭的 2/3，且有堅厚的關節囊和與股骨頭相連的圓韌帶，股骨頸的大部分被包在關節囊內，關節囊周圍有韌帶加強，關節外還有強大的肌群包圍，這構成了髖關節的穩定性。因此，髖關節一般不易發生脫位，只有在強大暴力下才可能發生。

髖關節脫位多見於活動力強的青壯年男性。根據脫位後，股骨頭所處在髂前上棘與坐骨結節連線的前、後位置，可分為前脫位、後脫位及中心性脫位三種，臨床以後脫位多見，見圖 5-7-1 ①~⑥。

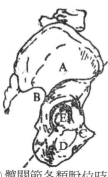

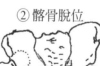

②髂骨脫位

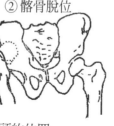

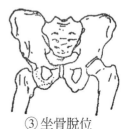

③坐骨脫位

①髖關節各類脫位時股骨頭的位置
A髂骨脫位；B坐骨脫位；
C恥骨脫位；D閉孔脫位；
E中心脫位

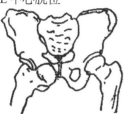

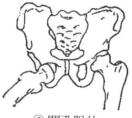

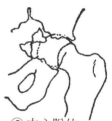

④恥骨脫位　　　　⑤閉孔脫位　　　⑤中心脫位

圖 5-7-1　①~⑥

一、病因病理

　　多因間接暴力引起。由於髖關節是結構結較穩定的關節，引起脫位常需強大的暴力，如車禍、墜落、塌方事故等。當屈髖位自高墮下，足或膝著地時，如果髖關節屈曲 90°，並過度內收內旋，則使股骨頭的大部分不能牴觸於髖臼內，而移到關節囊較薄弱的後下方，股骨頸前緣緊抵髖臼前緣而形成槓桿的支點，此時來自腿與膝前方或腰部背側的強大暴力，可使股骨頭受到槓桿作用而衝破關節

楊天鵬－骨傷科治療真傳－

囊，脫出髖臼，造成後脫位，有時還合併髖臼後緣骨折，股骨頭骨折或坐骨神經受到移位的股骨頭壓迫、牽拉而被損傷。

當髖關節因外力強度外展、外旋時，大轉子頂端即與髖臼上端相接觸，股骨頭因受槓桿作用而被頂出髖臼，突破關節囊的前下方，而形成前脫位。如股骨頭停留在恥骨上支水平，則可引起股動、靜脈受壓而導致血循環障礙；如股骨頭停留在閉孔前方，則可壓迫閉孔神經而出現麻痺。

當強大的暴力作用於大轉子外側，或髖關節在輕度屈曲外展位，順著股骨縱軸加以外力衝擊，傳達的暴力使股骨頭撞擊髖臼底部，引起臼底骨折。

如外力繼續作用，股骨頭可連同髖臼骨折片一齊向盆腔內移位，形成中心性脫位。中心性脫位必然合併髖臼骨折，骨折多呈星狀或粉碎型。如整個股骨頭從髖臼骨折的斷端間穿入盆腔，股骨頸被髖臼骨折片夾住，就會阻礙股骨頭的復位，但這種情況很少見。

二、診斷要點

髖關節脫位均有明顯的外傷史，髖部疼痛、腫脹、活動功能障礙，不能站立及行走。不同類型的脫位具有不同的體徵，嚴重者還可發生骨折及神經血管損傷等併發症。

（一）後脫位的體徵

患肢呈屈曲、內收、內旋畸形，在作外展外旋動作時呈彈性固定，患側膝關節亦輕度屈曲，靠在大腿中下

1/3 處而不能分開，《症類鈐方‧風損傷摺》稱為「黏膝」徵。患肢縮短，傷側股骨大轉子上移凸出，臀部膨隆，在髂上棘與坐骨結節連線後上方可觸及股骨頭、觸摸腹股溝有空虛感。X 線檢查可見股骨頭向後上方移位，並可觀察有無並發骨折。

（二）前脫位的體徵

患肢延長呈外展、外旋輕度屈曲畸形，在作內收、內旋動作時呈彈性固定，傷側膝部不能靠在對側大腿上。《症類鈐方‧風損傷摺》謂之「不黏膝」徵。在腹股溝處可觸及隆起的股骨頭，從臀後觸摸有空虛感覺。X 線檢查可見股骨頭向前下方移位。

（三）中心性脫位的體徵

股骨頭移位不多者，體徵多不明顯，無特殊體位畸形，往往只有髖關節疼痛及輕度功能障礙。股骨頭移位嚴重者，除有上述症狀和體徵外，還可見患肢縮短及輕度外旋，大轉子內移。X 線攝片可顯示髖臼骨折與突入盆腔的股骨頭。

三、辨證論治

（一）整復手法

手法復位前應解除患者疼痛，可根據患者的不同情況，選用全麻、腰麻或硬膜外麻醉。只要全身症狀許可，應立即進行手法復位。

1. 髖關節後脫位

(1)屈髖拔伸法　患者仰臥整復床上，第 1 助手用兩手按壓髂嵴固定骨盆，第 2 助手用一手掌根協助術者向遠側

方及前方推抵股骨頭，一手扶住患側髂嵴協助第 1 助手固定骨盆。術者面向患者，站在患肢側方，一手握患肢踝上部，一手握住膝部將患肢髖屈曲 90°，然後沿股骨縱軸順勢拔伸牽引，再內收內旋患肢使肌肉放鬆，將股骨頭牽至髖臼的後下緣接近關節囊破裂口，略為外展外旋患肢，感到入臼聲後，再將傷肢拉直成中立位平放床上。圖 5-7-2。

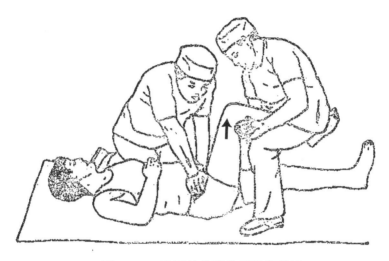

圖 5-7-2　髖關節後脫位屈伸復位法

復位後，術者可在持續牽引下徐緩輕度地屈伸患肢數次，以理順筋絡。

(2)拔伸足蹬法　患者仰臥，術者兩手握患肢踝部，用一足（左髖脫位用左足，右髖脫位用右足）外緣蹬於坐骨結節及腹股溝內側，手拉足蹬，身體後仰，協同用力，兩手可略將患肢旋轉，即可復位，此法對體虛力弱患者最為適宜。復位後，術者可在持續牽引下徐緩地輕度屈伸患肢數次以理順筋絡，見圖 5-7-3。

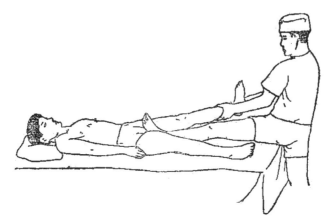

圖 5-7-3　髖關節後脫位拔伸足蹬復位法

2. 髖關節前脫位

(1)屈髖拔伸法　患者仰臥整復床上，一助手用兩手按壓髂棘固定骨盆，一助手一手握患肢踝上部，一手握住膝部，在髖外展、外旋、微屈位沿股骨縱軸拔伸牽引，逐漸向遠端、向上方將患肢牽為屈髖膝 90°位，逐漸內收、內旋患肢至旋中立位，持續垂直向上的拔伸牽引力量，同時，術者雙手環抱大腿根部向外向後按壓股骨頭納回髖臼，再將患肢拉直平放床上。

復位後，可在持續牽引下，徐緩地輕度屈伸患肢數次，以理順筋絡，見圖 5-7-4。

(2)拔伸足蹬法　患者仰臥，術者兩手握患肢踝部，用一足（左髖脫位用左足，右髖脫位用右足）外緣蹬於坐骨結節及腹股溝內側，足底抵住股骨頭，手拉足蹬，身體後仰，協同用力，徐緩地持續拔伸牽引。拉鬆後，用兩手將患腿內收。同時足向外支頂股骨頭，即可復位。

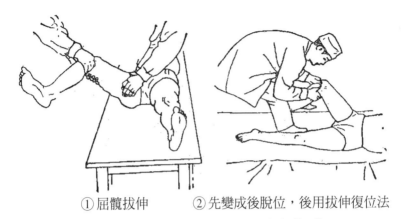

①屈髖拔伸　　②先變成後脫位，後用拔伸復位法

圖 5-7-4　髖關節前脫位屈髖拔伸法 ①~②

復位後，術者可在持續牽引下徐緩地輕度屈伸患肢數次理順筋絡。

3. 中心性脫位

若輕微移位，可用手法復位。患者仰臥，一助手雙手握患肢踝部，髖外展 30°，持續徐緩順勢的牽引下肢，另一助手把住患者兩側腋窩行反向牽引。

術者立於患側，一手推住髂骨部，一手抓住繞過患側大腿根部之布帶，向外撥拉，同時由助手將足尖旋至中立位，在持續拔伸牽引過程中輕微旋轉患肢，可將內移之股骨頭拉出，觸摸大轉子與健側比較，兩側對稱，即為復位成功，（圖 5-7-5）。

移位嚴重者可採用持續股骨髁上牽引，個別患例可考慮手術治療。

4. 陳舊性後脫位

凡具有手法復位的適應症患者，可先作脛骨結節或

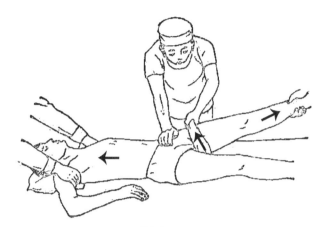

圖 5-7-5

股骨髁上牽引 1 週左右，克服肌肉、關節囊、韌帶和其他軟組織的攣縮，待股骨頭逐漸拉至髖臼平面後，在麻醉下先作髖關節各個方向的活動，手法要穩健，由輕到重，活動範圍由小到大，反覆操作，以鬆解股骨頭與周圍軟組織的疤痕與黏連，然後按新鮮髖關節脫位的整復方法進行復位。復位後處理亦與新鮮脫位相同。

（二）復位後檢查

復位後，助手將患肢輕放，與健肢並齊，比較雙側肢體等長，股骨大轉子頂端與髖關節中心在同一水平線上，疼痛減輕，畸形消失，髖關節的各種被動活動無障礙，說明復位已成功。

X 線檢查，正位片見股骨頭納回髖臼，股骨頸內緣和閉孔上緣連線的弧度恢復正常。

（三）固定

一般用皮膚牽引或沙袋、丁字鞋制動。髖關節後脫位，應維持患肢在輕度外展伸直中立位牽引 3～4 週，合

併髖臼後上緣骨折對位良好者，牽引時間應延長至 6 週左右。髖關節前脫位，應維持患肢於內收內旋伸直位牽引 4 週左右。髖關節中心性脫位，應維持患肢在外展中立位牽引 6～8 週。

（四）練功活動

在牽引制動期間，應進行股四頭肌及踝關節功能鍛鍊。解除固定或牽引後，可先在床上作髖膝活動鍛鍊，並內、外旋轉患肢，以後逐步作扶拐不負重行走活動。3 個月後逐步負重鍛鍊，以防止發生股骨頭缺血性壞死及創傷性關節炎。

（五）藥物治療

髖關節脫位的藥物內治法與外治法，基本上同於肩關節脫位。

第八節　髖關節半脫位

髖關節半脫位是指髖部軟組織損傷造成骨盆傾斜，導致股骨頭在髖臼內的位置變異，髖關節的展、收、旋轉功能部分受限。

《醫宗金鑑・正骨心法要旨・胯骨篇》述：「胯骨，即髖骨也」，「跌打損傷，瘀血凝結，腫硬筋翻，足不能直行。筋短者，足尖著地；骨錯者，臀努斜行。宜推按胯骨復位。」《傷科彙纂》謂：「未致脫臼者」，即是對髖關節半脫位的描述。

中醫傷科醫生以「筋翻」，「未致脫臼」之病理作半脫位，骨錯位之診斷。

一、病因病理

髖關節半脫位以兒童最為多見，成人次之。多因髖關節突然伸屈收展過度，以致周圍肌肉、韌帶、關節囊撕傷，患肢出現生理保護性痙攣，造成骨盆傾斜，股骨頭在髖臼內的位置不正，下肢假性延長或短縮，久之，腰椎亦可隨之而出現代償性側彎，兒童患者可因股骨頭骺動脈血運障礙而致股骨頭壞死。

二、診斷要點

局部疼痛，部分患者亦可出現腫脹，部分功能障礙，骨盆傾斜，患肢假性延長或短縮（楊氏雙內踝對比試驗陽性）、跛行，在股骨大粗隆後方及腹股溝部有明顯壓痛，常有向股、膝的放射性疼痛。X線攝片檢查，除骨盆傾斜及股骨重力線改變，無其他發現。

若關節周圍出現嚴重腫脹、灼熱、劇痛，惡寒發熱，應與急性化膿性髖關節炎相鑑別。若經久不癒，且患肢出現短縮，髖關節功能進行性障礙，或伴有低熱，則應與股骨頭缺血性壞死，髖關節結核等病相鑑別。

三、理筋手法（以右髖為例）

（一）患肢假性延長型：

患者仰臥，一助手按壓雙側髂骨上棘，醫者左手掌根向內，正側方向推擠股骨大粗隆，右手握持患膝於屈曲90°位保持拔伸力量，由外而近、而內、而遠地反覆旋轉患肢3～5次，再屈、伸髖關節2～3次，即可復位。最

後於屈髖、屈膝 30°的範圍之內反覆屈伸髖、膝關節以理順筋肉。

（二）患肢假性短縮型：

方法同前，僅旋轉患肢方向相反，是由內而近、而外、而遠地進行。

三、固定

無需固定，但必須臥床休息，一般在一週以後能康復。若下床站立，行走、負重，則會發生繼發性損傷，加重病情。

四、藥物治療

髖關節半脫位的藥物治療，一般來說不同於其他關節，髖關節半脫位多無初期的氣滯血瘀階段，它主要表現為筋位不和，筋失柔順為主，治法應以調養氣血、補肝腎、壯筋骨為主，兼治通經活絡之法，方可用壯力丸或開弓大力丸等。一般不作局部敷藥。

第九節 髕骨脫位

髕骨古稱「連骸」，又稱「膝蓋骨」。髕骨是人體最大的籽骨，略呈扁平三角形，底朝上，尖向下，覆蓋於股骨與脛骨兩骨端構成的膝關節前面。髕骨上緣與股四頭肌腱相連，下緣通過髕韌帶止於脛骨結節上，其兩側為股四頭肌擴張部包繞，止於脛骨髁。股內側肌止於髕骨的內上緣，髕骨的後面稍隆起與股骨下端內外髁之間的凹陷呈關

節面。由於股四頭肌中的股直肌、股中間肌、股外側肌的作用方向與髕韌帶不在一條直線上，髕骨有向外脫出的傾向，但因股內側肌有向內上方牽引作用力，而使髕骨維持在正常位置。

髕骨脫位根據病因可分為新鮮外傷性與習慣性脫位。新鮮外傷性脫位治療不當，可以轉變為習慣性脫位，而習慣性脫位亦多有外傷史。

根據脫位的方向可分為外側、內側及向下脫位，臨床上以外側脫位為主，內側脫位極為罕見。

一、病因病理

髕骨新鮮外傷性脫位多由於直接暴力引起，當暴力直接作用於髕骨的一側，或用力踢東西突然猛烈伸膝，由於股四頭肌強力收縮，可將股四頭肌的擴張部撕裂。股內側肌與股四頭肌內側擴張部撕裂引起髕骨外側脫位，臨床較多見；股四頭肌外側擴張部撕裂引起髕骨內側脫位及股四頭肌撕裂引起的髕骨向下脫位較少見。

習慣性脫位臨床上較常見，主要為外側脫位，多為單側病變。外傷為致病因素之一，但多有膝關節結構的不正常，如股骨外髁發育不良，髕骨比正常人小，膝外翻畸形，關節囊鬆弛，股外側肌的止點異常，髂脛束短縮或在髕骨外緣有異常的附著等，均為習慣性脫位的因素。

二、診斷要點

髕骨新鮮外傷性脫位均有明確的外傷史，膝內側或外側疼痛，腫脹，損傷重時可有關節血腫，皮膚瘀斑。膝

關節呈微屈位，活動受限，膝前方凹陷，股骨下端的外側或內側可觸及移位的髕骨，股四頭肌和髕腱被拉緊。X 片拍片可明確診斷，必要時可拍攝軸位 X 線片。須注意股骨外髁的發育是否正常，見圖 5-9-1 ①~②。

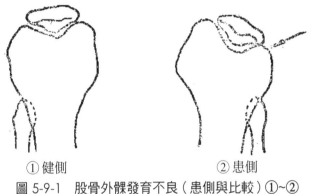

　　　　① 健側　　　　　　　　② 患側
圖 5-9-1　股骨外髁發育不良（患側與比較）①~②

三、辨證論治

　　新鮮外傷性脫位可施行手法整復，習慣性脫位則可考慮手術治療。

（一）整復手法

　　一般不需麻醉。患者平臥，術者立於患側，一手拇指置於髕骨外下方，餘指托住膕下，一手握其髁上部沿脛骨縱軸作順勢牽引，先屈膝至半曲位，再逐漸拔直患肢，在膝關節逐漸伸直的同時，拇指向內前方推按髕骨，使其越過股骨外髁，然後使患肢伸直，當感覺到髕骨復位的彈響及伸膝後畸形消除、疼痛減輕，復位即已成功。內側脫位則手法相反。復位後可在徐緩的拔伸牽引下輕微屈伸膝關節屢次以理順筋絡。

（二）固定

用夾板繃帶固定膝關節於伸直位 3～4 週，在腫脹期間應抬高患肢。

（三）練功活動

固定期間可做股四頭肌收縮活動及趾踝關節活動，解除固定後逐漸運動股內側肌及膝關節屈伸活動，注意不能過早負重，用力伸膝或下蹬，以防發生再脫位。

（四）藥物治療

藥物的內外治法基本上同肩關節脫位的處理方法。

第十節　膝關節脫位

膝關節是由股骨下端、脛骨上端和髕骨的關節面構成。膝關節內及其周圍有較堅韌的韌帶與筋腱保護，構造複雜，負重量大，活動機會多。

關節內有前後十字韌帶以及襯墊於股骨兩髁和脛骨平面之間的內、外側半月板。

關節周圍有較大而鬆弛的關節囊，附著於各骨關節軟骨的周緣，關節囊的前壁為股四頭肌腱、髕骨及髕韌帶，囊的兩側有膝內、外側副韌帶加強。

關節附近還有肌肉與肌腱包繞，故膝關節結構比較穩定，只有嚴重外力時才會發生脫位。

膝關節脫位多見於青壯年，根據脫位的程度，可分為完全脫位與不完全脫位兩種，不全脫位比較多見。根據移位的方向，可分為前、後、內側、外側及旋轉脫位，其中以前脫和內側脫位較常見。見圖 5-10-1 ①～⑥。

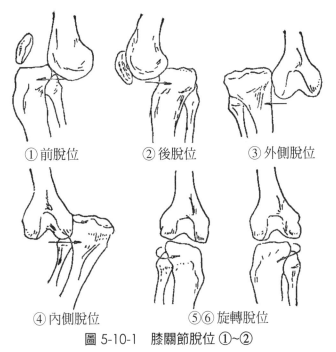

① 前脫位　　② 後脫位　　③ 外側脫位

④ 內側脫位　　⑤⑥ 旋轉脫位

圖 5-10-1　膝關節脫位 ①~②

一、病因病理

膝關節脫位多因強大暴力作用於股骨下端或脛骨上端而造成。如外力直接由前方作用在股骨下端，可造成脛骨向前脫位，作用在脛骨上端，可造成脛骨向後脫位。如外力直接由外側作用於股骨下端，可造成脛骨向外側脫位，作用在脛腓骨上端，可造成脛骨向內側脫位。間接扭轉暴力可引起旋轉脫位。

外力大者，可產生全脫位，外力較小者，則產生不全脫位。完全脫位者，不但關節囊破裂，關節內十字韌帶與內、外側副韌帶亦撕裂，有時還合併半月板破裂、脛骨

棘或脛骨結節撕脫骨折、腓總神經或脛神經損傷、膕窩內血管受壓或撕裂等。這些併發症，常導致膝關節脫位的預後不良。

二、診斷要點

膝關節劇烈疼痛、腫脹、功能喪失。不全脫位者，由於脛骨平面與股骨髁之間不易交鎖，脫位後常自行復位而無畸形。

完全脫位者，患肢明顯畸形，下肢縮短，筋肉在膝部鬆軟堆積，可出現側方活動與彈性固定，在患膝的前後或側方可摸到脫出的脛骨上端與股骨下端。

前、後脫位者，可見膝部前後徑增大，內、外側脫位者，膝部橫徑增大。合併內、外側副韌帶斷裂時，側向試驗陽性。合併十字韌帶斷裂時，抽屜試驗陽性。合併半月板破裂時，迴旋擠壓試驗陽性。合併血管、神經損傷時，則出現相應的症狀。X線攝片可進一步明確診斷。

三、辨證論治

（一）整復手法

膝關節完全脫位者應作緊急處理。復位過程中應注意保護膕窩的神經和血管，禁止暴力牽拉。復位最好在腰麻或硬膜外麻醉下進行，患者仰臥整復床上。一助手用雙手固定患肢大腿，另一助手握住患肢踝部及小腿保持膝關節的半屈伸位，沿脛骨縱軸作徐緩的拔伸牽引，逐漸將患肢拉直，術者用雙手按脫位的相反方向推擠或端提股骨下端與脛骨上端，如有入臼聲，畸形消失，即表明已復位。

楊天鵬 ─骨傷科治療真傳─

　　復位後，應徐緩地屈、伸、內、外展膝部數次，以理正移位的半月板或蜷縮的關節囊，然後用注射器吸出關節腔內的積血、積液，再作加壓包紮，以防血腫機化造成黏連，見圖 5-10-2、圖 5-10-3、圖 5-10-4①～②。

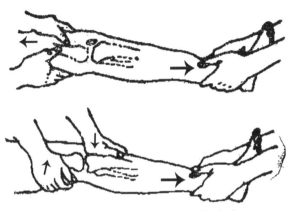

圖 5-10-2　膝關節前脫位復位法

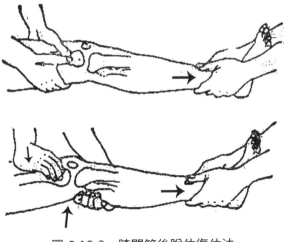

圖 5-10-3　膝關節後脫位復位法

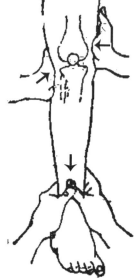

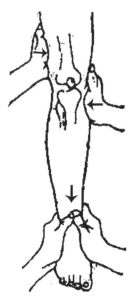

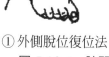

① 外側脫位復位法　　　② 內側脫位復位法

圖 5-10-4　膝關節側方脫位復位法 ①～②

（二）固定

　　整復後無血液循環障礙者，可採用夾板固定膝關節在屈曲 15 ～ 30°位置 6 ～ 8 週；有血循環障礙徵象者，採用輕量（1～2 公斤）的皮膚牽引，暴露患肢以便密切觀察，直至血運穩定後，再改用夾板固定。傷後經 6 ～ 8 小時觀察，血循環仍無改善者，應及時探查血管，並作相應處理。

（三）練功活動

　　在固定期間應積極鍛鍊股四頭肌、踝關節及髖關節，6 週後可在夾板固定下作扶拐不負重的步行鍛鍊。解除固定後，練習關節屈伸活動，待四頭肌肌力恢復後及膝

關節屈伸活動較穩定的情況下，才能負重行走。如有膝關節尚不穩定的徵象時，應繼續延長固定時間，以防止滑膜損傷及創傷性關節炎。

（四）藥物治療

藥物的治療基本上同於肩關節脫位。

第十一節　蹠跗關節脫位

蹠跗關節由前部跗骨（包括三個楔骨與骰骨）與五個蹠骨基底部的關節面所構成。

其位置相當於從足的內緣中點、外緣中點畫一連線亦即足背的中部斷面。由於外力作用，使蹠跗關節間正常位置發生分離，即引起脫位，並可波及諸蹠骨基底部之間所構成的蹠骨間關節。

一、病因病理

多因直接暴力所致，如墮墜、重物擊壓、車輪輾軋等均可引起，亦可因間接扭轉暴力造成，尤其是前足受到扭、旋外力時，易發生蹠跗關節脫位。由於外力作用方向不同，蹠骨基底部可向內、外、背、蹠的任何一側脫位。脫位的蹠骨可分為一個或數個，臨床中可見到第一蹠骨向內側脫位並第一蹠骨基底外側骨折，第 2～5 蹠骨向外側脫位，或兩者同時出現。直接暴力所致者則以開放性骨折脫位居多，見圖 5-11-1 ①～④。

蹠跗關節脫位常伴有局部軟組織嚴重的挫裂傷，有時損傷足部動脈，導致前足缺血壞死。

449

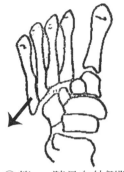

① 第 2-5 蹠骨向外側脫位

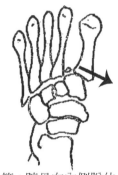

② 第 1 蹠骨向內側脫位
伴第 1 基底骨折

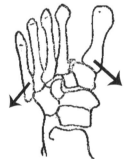

③ 第 1 蹠骨向內側脫位伴第
2-5 蹠骨向外側脫位，同時
存在第 1 蹠骨基底骨折

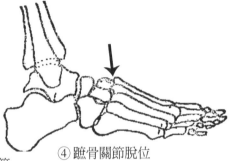

④ 蹠跗關節脫位

圖 5-11-1　蹠跗關節脫位的類型 ①~④

二、診斷要點

　　前足部有外傷史，尤其是擠壓傷史。局部明顯疼痛、腫脹，不能下地行走。足弓塌陷，足變寬畸形並呈彈性固定，在足內側或外側可觸及突出的骨端。X 線攝片檢查可顯示蹠骨移位的方向，程度及類型，並可瞭解是否並有骨折。同時注意檢查前足血循環是否障礙。

三、辨證論治

（一）整復手法

復位前行血腫內麻醉、腰麻或坐骨神經阻滯麻醉；患者仰臥，屈膝 90°，一助手握足跟，一助手握蹠骨頭，沿蹠骨縱軸向遠側拔伸牽引，術者按脫位的類型選用拇指按壓法、對掌擠壓法，將脫位蹠骨推回原位，然後按摩理筋，見圖 5-11-2 ①~③。

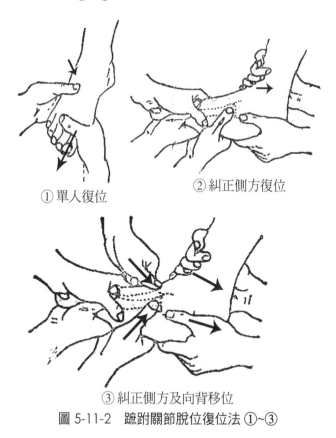

① 單人復位　　　② 糾正側方復位

③ 糾正側方及向背移位

圖 5-11-2　蹠趾關節脫位復位法 ①~③

（二）固定

脫位整復後容易再移位，有效的固定是治療的關鍵。可在足背及其兩側相應的部位放好薄棉墊，取兩塊瓦形硬紙殼內外相扣覆蓋，用紮帶縛兩道。如不穩定且有足弓塌陷者，紙殼固定後以繃帶包紮數層，再將患足置於帶足弓的木板鞋中，紮縛固定，將踝關節置於背伸 90°的中立位置。

整復固定以後，應密切觀察前足的血運，調整紮帶之鬆緊，並將患足抬高，以利腫脹的消退。一般固定時間 4～6 週，若固定不能控制再脫位者，應手術治療。

（三）練功活動

固定後，可作踝關節的屈伸練功活動。解除固定後，逐步練習不負重活動，8 週後方可逐步練習負重活動。

（四）藥物治療

早期可選用損傷鎮痛膏外敷；內服活血祛瘀，舒筋活絡藥物，可用損傷活血丸；中、後期應補肝腎、利關節，內服開弓大力丸，外用二號薰洗藥薰洗，損傷鎮痛酒外擦。

第十二節　蹠趾關節及趾間關節脫位

因蹠骨頭與近節蹠骨構成的關節發生分離者，稱蹠趾關節脫位；臨床以第一蹠趾關節脫位為常見；因趾骨與趾骨之間的關節發生分離者，稱趾間關節脫位，好發於拇趾與小趾，見圖 5-12-1。

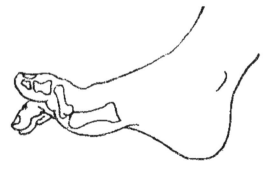

圖 5-12-1　第 1 蹠趾關節脫位外形

一、病因病理

蹠趾關節與趾間關節脫位，多因奔走急迫，足趾踢碰硬物或重物碾壓而引起。其他使足趾過伸的暴力，如由高墜下、跳高、跳遠時足趾先著地，也可發生。由於第一蹠骨較長，前足踢碰時常先著力，外力直接砸壓亦易損及，故第一蹠趾關節脫位較常見。

脫位的機理多因外力迫使蹠趾關節過伸，近節趾骨基底脫向蹠骨頭的背側所致。趾間關節脫位的方向亦多見遠節趾骨向背側移位，若側副韌帶撕裂，則可向側方移位。

二、診斷要點

（一）蹠趾關節脫位

有明顯的踢碰、壓砸等外傷史。局部疼痛、腫脹、活動功能障礙，足蹠短縮、蹠趾關節過伸、趾間關節屈曲畸形，移位嚴重時蹠趾骨相垂直。從近節趾骨蹠側可觸及蹠骨頭，在蹠骨背側可觸及脫位的近節趾骨基底，關節呈彈性固定。X線攝片可明確診斷，並觀察是否伴有骨折。

（二）趾間關節脫位

有明顯外傷史，局部疼痛、腫脹、功能障礙，關節前後徑增大、畸形，足趾短縮畸形，呈彈性固定。X線檢查可明確診斷並發現有無撕脫骨折存在。

三、辨證論治

（一）整復手法

蹠趾關節脫位一般不需麻醉。助手握住小腿下段並固定。整復蹠趾關節脫位時，術者一手握患趾，順近節趾骨的縱軸方向順勢拔伸牽引，並將患趾過伸，另一手拇指頂住脫出的趾骨基底，向遠側、向下方推按，食中指扣住蹠骨遠端向近側、向背側端提，牽引與推提手法配合運用，逐漸將跖趾關節屈曲，如有入臼聲，即已復位，見圖5-12-2①~②。

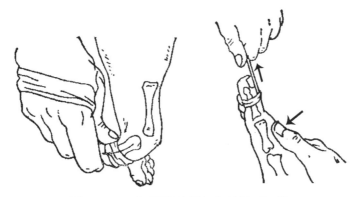

圖 5-12-2　跖趾關節脫位復位法 ①~②

趾間關節脫位整復較容易，同樣可採用上述拔伸牽引與推提手法，然後屈曲足趾，即可復位。

（二）固定

蹠趾關節整復後，用繃帶纏繞患部數圈，再用小木板固定蹠趾關節於伸直位 3 週左右。趾間關節脫位整復後，可用鄰蹠膠布固定於伸直位 2～3 週，見圖 5-12-3。

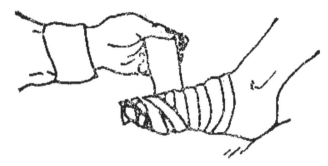

圖 5-12-3 蹠趾關節脫位的固定外觀

（三）練功活動

早期可作踝關節伸屈活動，一週後若腫痛減輕，可扶拐用足跟行走。

解除固定後，可開始鍛鍊蹠趾關節及趾間關節的功能活動，4～6 週後可棄拐練習負重行走。

（四）藥物治療

藥物治療同蹠跗關節脫位處理法處理。

第十三節 尾椎骨折脫位

尾椎雖位於脊柱末端，並且骨塊較小，但發生骨折脫位後嚴重影響病員的生活起居，工作學習。或可長期出現骶尾部的疼痛，經久不癒。

一、病因、病機

多因突然滑到，臀部以坐姿落地，尾椎撞擊堅硬的地面，或撞擊在堅硬物件上，發生骨折脫位。骨折後折遠段常被肛提肌拉向前方發生移位。

二、診斷要點

有典型的受傷史，不能坐下及仰臥，翻身困難，觸診銳痛。肛內指診檢查時，尾椎部發生劇烈疼痛，有明顯的骨性隆起，觸診可發現折遠段前後移動，漂浮。在坐立、彎腰、下蹲及起立、大便時，疼痛加劇。局部無明顯腫脹，無瘀斑青痕。

因尾椎解剖變異較多，在參考 X 線攝像的同時應更多結合臨床以明確診斷。

三、整復手法

（一）向前移位型

1. 扶病人俯臥在「楊氏特製專用整復凳」上，以下腹部接觸凳面，兩腿左右分開成八字形，尾椎部、肛門暴露於外，頭、手、腳向下懸垂。

2. 醫者囑病員緊握雙拳、閉口屏息，用力向腹腔鼓氣，就像便秘時盡力努責，醫生一手拇指下壓尾椎近折段，固定骨折近端。另一手戴好醫療橡膠手套，食指塗上凡士林潤滑油插入肛門深處，扣住向前移位的遠折段向背側方及遠端用力扳拉，令其復位。在折段復位過程中醫生能夠明顯地感覺到折段移動及復位時的手感。

如有側方移位存在，可將插入肛內的食指扣在移位的同側方向進行反向扳拉，糾正移位。

（二）向後移位型

採用同前的伏凳位及整復準備。整復時肛內食指用力頂緊近折段，用拇指從肛外用力，將遠折段對向前側方推壓，至骨折斷端對合復位。

整復成功後，囑患者停止屏息鼓氣，全身放鬆，調勻呼吸。

醫者以拇指指腹緩緩向近側方向推摩近側段及骶尾部兩旁肌肉，再以大小魚際肌按摩該部位。最後以兩手拇指指腹向左右方向輕柔推摩。

四、固定

由於尾椎位於脊柱末端，呈現游離狀況，所以不可對遠折段稍有擠壓，以免發生滑移錯位。

正因其體位特殊不易固定，所以在臨床上摺端不作固定處置，而著重以護理調養，維繫對位為主。

五、藥物治療

（一）外用藥物

外用活血化瘀，消腫止痛藥物，製成薄貼，以膠布條黏貼固定。

（二）內服藥物

注意保持大便通暢，避免便秘。可內服潤腸通便藥物。待局部炎症、腫脹消除後，服用補益肝腎，接骨續筋藥物，促進骨折癒合。

六、宜忌

（一）嚴禁擠壓，不能直接坐於凳上。坐時臀部墊用氣墊圈將尾椎置於圈內空隙中。臥床保持側臥，不能仰臥，避免遠折段遭受擠壓而移位。

（二）不宜行走、下蹲，避免因受肌肉牽拉導致移位。宜側身臥床休息。

（三）保持大便通暢，防止便秘發生。

（四）如有斷端再移位發生，應及時予以復位。

（審校：楊宏）

第六章

傷 筋

一、定義

因暴力或勞損等原因而導致筋的損傷，稱之為傷筋。

二、傷筋的範圍

筋包括人體的皮膚、皮下組織、肌肉、肌腱、韌帶、筋膜、腱鞘、關節囊、滑膜、關節軟骨、神經、血管等。傷筋包括閉合性和開放性損傷兩類，此章只介紹閉合性損傷和勞損等。

楊氏認為，皮肉能將所有的組織器官遮蓋起來，如「室之有壁，戶之有牆」，起到保護內部組織器官，抵禦外邪侵襲等作用。肌肉、韌帶等具有連接骨、組成關節的作用。

筋有大小剛柔之分，大筋聯絡關節，小筋附著於骨外而互相聯繫，剛的能夠束骨，柔的則共同維繫肢節的活動。連接關節的各筋，都循一定的部位排列和行，這叫之筋位；在正常情況下，筋各守其位，一旦發生損傷，即可引起筋位的改變。

三、傷筋的病因

傷筋的原因很多，臨床上常見於跌打、墜落、擠壓、碰撞等，這類屬直接暴力。另外，如扭傷、閃岔、拉吊等損傷，屬間接暴力。

除以上說到的以外，勞傷是筋傷的一大因素。如強力負重、疲勞過度、積勞成損等，都會造成筋傷。風、寒、濕邪的侵襲，也是引起筋傷的另一因素，臨床中不可忽視它。

四、傷筋的分類

　　因本書中只討論閉合性損傷，所以可將其分成以下四類。

（一）挫傷

　　因鈍性暴力直接作用於機體所致的閉合性筋傷，稱之為挫傷。傷部表現為腫脹、瘀血、疼痛和壓痛及功能障礙等。

（二）扭傷

　　因間接暴力引起肢體關節超範圍的運動而導致閉合性的筋傷，稱之為扭傷。傷部表現為瘀血、腫脹，保護性肌肉痙攣及功能障礙。

（三）震盪傷

　　因暴力引起空腔內器官功能急性暫時性的喪失，而該器官無器質性的損害者，稱之為震盪傷，如腦震盪、脊髓震盪等。

（四）勞損

　　因久行、久坐、久臥、久立或長期在不正確姿勢下勞動，工作或生活習慣而使人體某一部位長時間的處於某種姿勢而造成的積累性損傷，稱之為勞損。

　　以上損傷，在 3 週以內者為急性傷筋，3 週以上者，稱之為慢性傷筋。

第一節　頸部扭挫傷

頭頸部遭受各種暴力作用，包括受突然加速或減速外力作用時均可引起頸部傷筋，嚴重時可伴隨出現骨折，脫位甚至合併頸脊髓損傷，故臨證時應認真加以鑑別，以免誤診誤治導致嚴重後果。

一、病因病機

頸部活動度大，在一般正常功能活動時不會受到損傷。但如頸部突然扭轉或前屈後伸過猛即可使其受到損傷。如車靜止時突然快速啟動，或高速行駛時突然減速或停止，使頭部猛烈後伸或前屈；激烈的體育運動或嬉戲時突然過度扭頭均可使頸部因過度扭轉使其發生扭挫傷。

二、診斷要點

一般為急性傷筋，有明確外傷史，扭傷輕者一側頸部痛且有壓痛點，頸部活動輕度受限。重者局部可出現腫塊，疼痛較劇，並可向枕、肩、臂部放射，如同時伴有手臂麻痛等神經症狀，則應注意攝片以排除脫位或骨折。

三、治療方法

（一）理筋手法

患者取正坐位，施術者立其後，左手扶住患者額部，先以右手拇指從百會穴起沿督脈從上而下用點、按、揉手法移行至命門點撥缺盆穴為止，反覆三遍，重點在百會、天柱、大椎、命門等穴，其次則在頸部痛點部位施以輕柔

的推、按、揉手法，再於風池穴施以點、按、提、拿、捏手法並順兩側頸部至肩，接著以雙手點、按並提拿肩井穴數次，之後採用輕柔手法旋扳頸部 2～3 次，再以拇指或大魚際部在痛點及其周圍採用點、揉、推、摩手法 1～2 分鐘，最後以掌根部叩擊大椎部數次而結束治療。如頸部傷筋棘突偏歪嚴重者，可加用拔伸手法後令其墊枕臥床休息，或作頜枕帶牽引以輔助治療，見圖 6-1-1、圖 6-1-2。

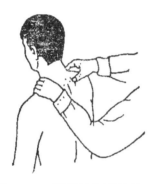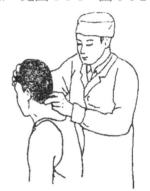

圖 6-1-1　頸部筋傷點按法　　　圖 6-1-1　頸部筋傷拿捏法

（二）藥物治療

內服損傷活血膠囊或接骨丸。外敷接骨散或生藥散。

（三）功能鍛鍊

每日練習楊氏壯元益壽功之望月探海、轉運戶樞、風搖天軸及旋肩鬆臂。

第二節　落　枕

又名「失枕」，多見於 20 歲後的成年人，尤以冬春季易發。

一、病因病機

睡眠時枕頭過高、過低、過硬，或酣睡狀態下頭頸部睡姿不良，過度偏轉使頸部肌肉長時間處於過度緊張狀態而發生靜力性肌肉損傷。遭受風寒侵襲可為本病的誘因或加重因素，同時也可成為獨立的致病因素。如嚴冬受寒，盛夏貪涼，風寒外邪侵襲頸背部，使局部肌肉氣血凝滯，經絡痺阻而發生僵直疼痛，功能受限。

二、診斷要點

一般與睡眠關係密切。如睡後頸背部，出現僵直疼痛，俯仰屈伸不利，頸部旋轉活動受限，頭部向患側歪斜、側頭或往後看時往往整個軀體同時向側方或向後轉動，頸部有明顯的壓痛點，並可觸及條索狀痙攣性肌肉硬塊。如是因風寒外束致頸項強痛，則同時伴有惡風、身微熱、頭痛等表證，一般起病急而病程短，大多於 1 週內可治癒。

三、治療方法

（一）理筋手法

患者取坐位，醫者站其後，首先按頸部扭傷治療法治療，手法部位可擴展至肩背部，治療時配合輕緩的手法使頭部作前屈後伸及左右旋轉活動，活動幅度由小到大。其次，醫者用手托住枕部和下頜，囑患者放鬆並緩緩向上端提，利用患者自身體重達到牽引作用，端提時輕輕旋轉患者頭部，見圖 6-1-3。

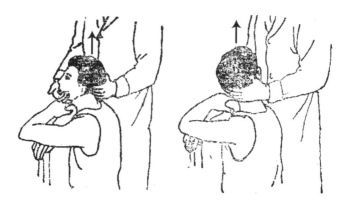

圖 6-1-3　落枕端項旋轉法

　　然後使用拔伸法，即醫者用雙大拇指壓風池穴，雙
手掌根托住患者兩側下頜角下方，並用兩臂壓住患者雙
肩，雙手用力向上，兩前臂則用力下壓，同時作相反方向
用力，逐漸將頭扶正，並作輕緩的環繞搖晃動作，接著提
拿風池、肩井，最後在患側頸部作拿、揉、滾、搓法結束
治療。

　　（二）藥物治療

　　用葛根湯或桂枝湯等疏風散寒，宣痺通絡或外貼損
傷鎮痛膏。

　　（三）功能鍛鍊

　　練楊氏壯元益壽功之：望月探海、風搖天軸、轉運
戶樞等，以達舒筋活絡目的。

第三節　頸椎病

　　又稱頸椎綜合徵，是中老年人的常見病和多發病。由

於人到中年以後，頸部發生漸進性的勞損，或頸椎骨質出現增生，或頸項韌帶鈣化，或頸椎間盤發生退行性萎縮的改變等。當此類勞損性改變刺激或壓迫神經根、脊髓、椎動脈或交感神經時，即可發生痺痛型、癱瘓型、眩暈型、混合型等頸椎病。臨床上統稱為頸椎綜合徵或頸椎病。因痺痛型最為常見，以肩臂疼痛麻木為主要症狀。下面主要介紹痺痛型頸椎病的診斷與治療，見圖 6-3-1、圖 6-3-2。

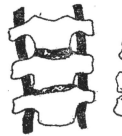 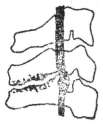 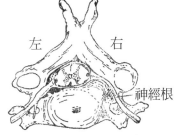

圖 6-3-1　椎動脈受壓示意圖　　圖 6-3-2　頸神經根受壓

一、病因病機

本病以 40 歲以後中老年患者居多，且多與長時期從事埋頭性工作者有密切關係，如縫紉、刺繡、書寫等職業從事者較易發生。人到中年後，機能漸衰，肝腎不足而致筋骨疏懈，椎間盤退化，尤其在頸椎部分，可因職業原因表現更為明顯。如頸部出現肥厚性韌帶鈣化，或椎骨出現骨質增生等，這些病變可導致椎間孔變窄使神經根受擠壓，臨床上則可出現因受壓部位不同而表現出頸椎病的多種不同症狀。一般第 5～6 頸椎和第 6～7 頸椎因活動度大，故其發病率也較高。

二、診斷要點

臨床症狀較為複雜,一般無明顯外傷史,但少數可因受涼或外傷而誘發。多數患者常有頸部痠沉不適之感,並可逐漸出現背部疼痛,轉頭不利,或一側肩、臂、手的麻木疼痛,部分患者可有頭暈、耳鳴、耳痛、握力減弱和肌肉萎縮等症。臨床檢查中可發現多數患者的頸椎生理前凸減少甚或消失變直,相關的頸椎棘突常有壓痛點,部分患者可摸到條索狀硬結,頸部僵硬,活動受限;或上肢和手部在頸部後伸或向病側彎曲時出現放射狀麻木和疼痛;臂叢牽拉試驗陽性,見圖 6-3-3。

醫者一手扶住頭部患側,另一手握住患側上肢使其外展 90°,兩手同時作反向牽拉出現放射痛或麻木者為陽性。必要時作頸部正側位 X 線攝片以協助診斷。

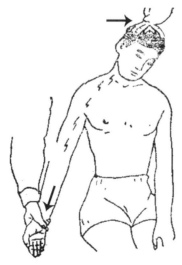

圖 6-3-3　牽拉試驗

三、治療方法

（一）理筋手法

患者正坐位，醫者立其後，在患者頭、枕、頸部及頸部兩側，肩部及上肢等處採用點、按、揉、推、滾、拿、捏等手法依次使用，重點穴位可取風池、天鼎、肩井、肩中俞、肩外俞、肩髃穴、曲池、手三里、外關、合谷等，反覆數遍，力度先輕柔，而後逐漸加重深達肌肉，以患者能忍受為度，壓痛部位可作重點治療，時間略長一些，從而使頸、肩、臂部軟組織得以初步放鬆。

在此基礎上採用旋轉復位手法，即患者取正坐位，醫者立於其後，用右手托住患者下頜，左手則托住枕部，輕輕用力上提同時作左右旋轉 3～5 次以使頸部肌肉放鬆。

然後再用力上提以牽引頸部且使頭部略向後伸，與此同時將頭頸部慢慢向右旋轉至有較大阻力感時，右手再稍加用力向右旋扳頸部，一般可聽到「咯嗒」彈響聲，此為頸椎關節復位的標誌見圖 6-3-4。

但旋扳過程中，手法一定要輕巧，不能用暴力，也不要刻意追求聽到彈響聲而反覆旋扳。之後以相同手法向對側旋轉復位一次即可。

如患者頸部肌肉僵硬明顯，則可使用頸部拔伸法，即患者正坐位，頭略向前傾，術者立於其後，以兩手拇指頂住枕骨下方，雙手掌根則托住兩側下頜角，兩前臂則壓住患者雙肩，當兩手用力向上時，兩前臂則同時用力下壓以拔伸頭頸部。

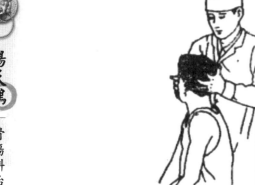

圖 6-3-4　端提運搖法

　　在維持此種拔伸牽引狀態時，雙手腕部作左右環繞動作各 5～10 次，時間約 3～4 分鐘。

　　上述手法結束後，再以推、拿、揉手法為主對頭、頸、肩、臂各施術 2～3 次，最後以輕度叩擊拍法結束治療。

　　在對頸椎病的綜合治療中，對頸椎進行頜枕帶牽引也是一個輔助治療措施，其作用時可減低椎間盤壓力，並可使頸部痙攣的肌肉得以鬆解。可作坐位或臥位牽引。坐位牽引以頭部略為前傾為宜，牽引重量為 2～8 公斤，一般從 2 公斤開始，逐漸加到 6～8 公斤，最多不超過 10 公斤為宜，見圖 6-3-5。

　　（二）藥物治療

　　治宜補肝腎、祛風寒、活血通絡止痛為主，可配合內服補肝腎氣血，祛風活血藥如開弓大力丸或虎穴散等。頸肩臂痛較劇者，可用葛根湯加減。麻木明顯者，可用羌活勝濕湯加全蠍粉、三七粉沖服。

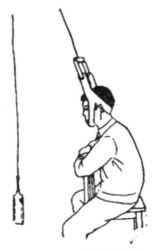

圖 6-3-5　頸頜帶牽引

（三）功能鍛鍊

是很重要的輔助治療措施，也是鞏固療效的重要手段，但其取效的關鍵是貴在堅持，應每天堅持練功 1～2次，每次 10～20 分鐘左右。練功可練楊氏「壯元益壽功」，重在頸肩部的運動，如「望月探海」、「轉運戶樞」、「風搖天軸」、「旋肩鬆臂」等。

第四節　胸部傷筋

胸部傷筋往往與背部相聯繫，胸廓由胸骨、肋骨、胸椎等構成的胸腔外廓。胸廓的損傷，是胸部或背部受到外力的作用所引起的一種損傷，多見於重體力勞動者或用力不當引起損傷的伏案工作者，亦可繼發於肋骨骨折。因胸廓內係人體的重要器官，所以在外力的作用下致傷時，

亦常傷及內臟。根據損傷的程度不同，臨床的症狀就不一致，現介紹於下：

一、病因病機

胸廓傷筋的原因，多因在用力提拉，抬損、推壓重物時，由於用力過度或負重過大，屏氣而致傷，亦可因打擊或咳嗽，倒洗臉盆等輕微動作而損傷，多發生於胸部，亦有發生於背部者。根據損傷的臨床表現，可分為傷氣、傷血和傷內臟三型，以前兩型為常見，在此主要介紹傷氣和傷血兩型。傷氣者多痛無定處，範圍較廣泛，壓痛點不明顯，多伴有咳嗽、氣緊、呼吸不暢等症。傷血者疼痛侷限，壓痛點固定，腫脹明顯，痰中帶血及咯血。氣血本相互為用，故傷氣可傷及血，傷血又必傷及氣，二者之間往往很難截然劃分，應當相互兼顧考慮。

二、診斷要點

（一）胸部屏傷

常發生於青壯年，男性多見。多因過度屏氣致傷，所以主要是傷氣，損傷後除胸脅痛外，常出現咳嗽，氣緊，胸悶和腹脹等氣滯症狀。輕者症狀較緩，其痛游竄，常無定處，異常可牽拉至肩及背部，咳嗽噴嚏時，常使疼痛加劇。重者可傷氣及血，疼痛尤為劇烈，常使患者腰不能伸直，胸部不能挺起，呼吸不敢用力，還可出現痰中帶血和咯血等症狀。

（二）胸部挫傷

暴力直接作用於胸部所造成的損傷，輕者為單純性

挫傷，重者多引起氣血兩傷。傷後疼痛明顯且侷限，並可見到腫脹和瘀斑等。

嚴重者，可併發肋骨骨折或氣血胸。

三、理筋手法

損傷初期，多是以氣滯為主，兼有血瘀，手法宜以行氣通絡，消瘀止痛為主，具體手法操作步驟如下：

第1步，患者正面端坐在方凳上，兩手自然下垂。先在鎖骨上窩中部點穴1次，患者肩、胸部頓覺痠麻，繼而患側胸部即有輕鬆之感。

第2步，患側胸部採用四指撥絡法4～6次。

第3步，將患者過伸位仰臥於術者膝上（術者坐凳上）囑其深呼吸後閉氣增加胸腹內壓力，採用單手空心掌拍擊4～5次。

單手空心掌拍擊法是指術者手掌呈微屈曲狀，掌指與指間關節均微彎曲形成半弓形，大小魚際稍內收，手心隆起成為一個窩（即八字分拍法的單手），然後在局部或損傷四周進行拍擊，拍擊時的著力點主要在大小魚際，此法完畢後全部手法結束。一般輕、中度損傷僅用手法即可收到病除之效果。

四、固定方法

如果手法後仍有症狀不能完全消失者，不論傷氣還是傷血，均可用生藥散作局部敷貼，再以繃帶作外固定，可減輕疼痛和促進損傷組織的修復。如合併有骨折，應按骨折處理。

五、藥物治療

以傷氣為主者，治法以行氣為主，佐以活血化瘀之法，可用柴胡舒肝散或金鈴子散加減應用。以傷血為主者，應以活血化瘀為主，佐以行氣止痛之法，可用血府逐瘀湯與柴胡舒肝散化裁應用。

第五節　腰部扭挫傷

腰部扭挫傷是臨床上常見的腰部損傷，以從事運動和體力勞動的青壯年多見。

一、病因病機

腰部損傷分扭傷和挫傷兩類。前者多見，病情較輕；後者相對較少，病情較重。扭傷病因多為身體負重時用力不當，用力過度，或物體過重肌力不足，或體位姿勢不正，動作不協調引起腰部筋肉受損，肌腱韌帶部分撕裂或滑脫移位，或筋膜扭閃，或骨節錯縫等致腰部瘀血鬱滯，氣機不通，形成急性損傷性疾病。損傷後局部可有輕微的瘀血、肌肉痙攣僵直疼痛。

治療不當、不及時可形成瘀結或黏連，遷延而成慢性腰痛。

腰部挫傷一般多見於直接暴力傷，如高處墜地，超常重物突然重壓和車輛高速撞擊等均可使肌肉挫傷或斷裂，筋膜嚴重受損，血脈破裂，局部出血引起瘀血腫脹，疼痛較劇，活動明顯受限等。

二、診斷要點

根據病史、症狀和體徵，診斷一般不難。但對於嚴重挫傷者，宜拍腰骶部正側斜位 X 片，以排除合併骨折等其他病症。如腰部受傷後即出現持續性疼痛，不能直腰，行走不利，嚴重者甚至臥床難起，輾轉困難。噴嚏、咳嗽、深呼吸、大便時可加重疼痛。

檢查時腰部僵硬，腰部功能活動受限。如為腰肌扭傷，在棘突旁骶棘肌，腰椎橫突或髂崤後部有壓痛，如為韌帶損傷，損傷部位位於棘上、棘間韌帶時，相應部位有明顯壓痛，且脊柱屈曲時疼痛加劇烈；如椎間小關節損傷時，不僅旋轉腰部活動受限，活動時疼痛加重，可伴有棘突偏歪，脊柱側彎，少部分患者可出現直腿抬高試驗陽性，但加強試驗為陰性，可與神經根受壓相區別。

三、治療方法

（一）理筋手法

患者取俯臥位，醫者立床旁。先採用按、揉、滾法從胸椎至腰骶部兩側自上而下以輕柔的手法進行治療，時間約 3～5 分鐘。接著採用點、按、擦、摩手法施治於腰陽關、腎俞、次髎等穴，再用掌根部或大小魚際揉法自傷處四周緩慢向中心，改用拇指由淺及深稍加力度揉按痛點，再沿肌肉和韌帶作左右撥動，舒理筋肉，然後在腎俞、上髎、次髎、腰陽關、環跳、委中等穴用點、揉、按手法進行治療 1～2 分鐘。之後則採用壓腰後伸法治療。即醫者用一手壓住患者腰部痛點，另一手托住患者大腿，

使髖部被動後伸，壓與伸的手法進行向背側扳腿拔伸的同時，大腿則作被動的搖晃拔伸動作，兩側各作 5～10 次，見圖 6-5-1 至圖 6-5-4。

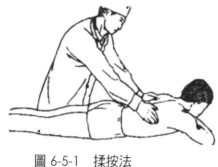

圖 6-5-1　揉按法

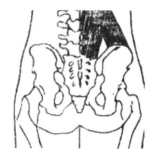

圖 6-5-2　推理腰肌

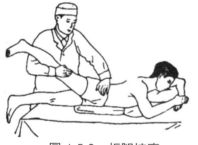

圖 6-5-3　板腿按摩

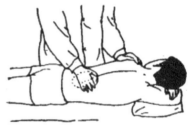

圖 6-5-4　揉摸疏筋

對椎間小關節錯縫或滑膜嵌頓者，可採用立式背法，仰臥對抗牽引法或坐位脊柱旋轉法治療均可有較好的療效，臨床可根據不同病情予以選用。

1. 立式背抖法

醫者與患者背對背站立，囑患者挺直腰部，醫者雙肘部彎曲以挽住患者兩上臂後，將患者反背於背上，然後緩慢弓身屈膝，醫者以背腰骶部頂住患者相應部位，使患者呈反弓狀，腰部因自身重力下垂而呈牽引狀，囑患者儘

量放鬆，此時小幅擺動懸吊著的下肢數次後，再稍稍鬆動雙上臂，使患者向下略有滑動，當醫者骶部正對患者腰部痛處部位時，醫者突然屈膝挺臂抖動，此時可聽到腰部有「咔嚓」聲響，如無響聲則可再抖動數次，然後將患者緩緩放下，使之俯臥，雙手在脊柱兩側自上而下按壓揉推數遍後，以掌叩擊腰骶部 4～6 次結束治療，見圖 6-5-5。

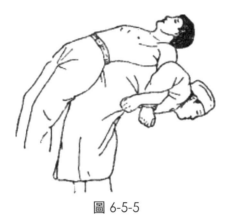

圖 6-5-5

2. 仰臥（或俯臥）位對抗牽抖法：

一人操作，病人兩手拉住床頭，術者站於床尾，兩手緊握患者踝關節上部，同時作反向牽拉用力，對抗牽拉約 1 分鐘即可抖動，重複 2～3 次結束治療，見圖 6-5-6。

3. 坐位脊柱旋轉法（推旋手法）

以患者左側位痛治法如下：患者取端坐位，兩腳自然分開同肩寬，醫者立於患者後面左側，同時醫者將左手經患者左側腋下至患者頸部稍加壓力按住頸 7 到頸 3 節段，四指併攏扶持住右頸，大拇指向下，然後醫者以右手拇指頂住錯位的腰椎棘突左側壓痛部位，此時使一助手固

定患者兩小腿，並使骨盆固定不動，接著醫者用力壓住患者頸部，使上身前屈 50°～90°，而後在保持前屈的同時使患者向左轉體，一般應大於 45°，當側彎旋轉至最大限度時則立即將患者軀幹向後向內側旋轉，同時醫者將右拇指用力向右頂推棘突，一般於此時可聽到「咔嗒」聲，是復位的標誌。

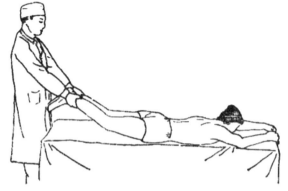

圖 6-5-6　牽抖法

（二）藥物治療

扭傷者以行氣止痛為主，宜通筋散加減應用。挫傷者則宜用桃紅四物湯加土鱉蟲、血蠍等可取活血化瘀止痛之效，局部可敷生藥散或消炎散。

（三）功能鍛鍊

受傷初期宜臥硬板床為宜，可減輕疼痛，緩減肌肉痙攣，後期可練楊氏壯元益壽功，並著重於腰部的各種功能鍛鍊，如轉腰、收腰、壓腿、仰臥屈膝拉臀等活動，可以促進氣血循行，防止黏連，增強腰部肌力，調整腰部動力平衡，從而避免形成慢性腰痛。

第六節 腰肌勞損

腰肌勞損主要指腰骶部肌肉、筋膜、韌帶等軟組織的慢性損傷，在慢性腰腿痛中，這是最常見的疾病。

一、病因病機

引起腰部勞損的因素較多，可以大致歸納為如下幾種：

（一）在日常工作或活動中，腰部長期處於不平衡狀態，或腰部長期持力較重，如一側肩部扛抬重物，或長期從事彎腰工作，可引起腰部軟組織包括肌肉、筋膜、韌帶出現疲勞性損傷，以致腰痛難癒；

（二）急性腰部損傷以後，如腰部軟組織扭挫傷甚或腰部骨折，未及時治療或治療不當，或治療不徹底從而遷延形成慢性腰痛；

（三）先天性畸形，如單側性腰椎骶化，骶椎隱裂，椎間關節不對稱等，可使腰骶部兩側活動不一致而誘發腰痛。

（四）體弱多病，50 多歲的老者，因肝腎漸虧，骨髓不足，氣血失調，筋骨懈惰，脊柱出現退行性變甚或發生老年性骨質疏鬆而引起腰痛。此類病員易受寒濕侵襲，痹阻帶督二脈，久而不散，使肌肉筋膜漸趨弛弱而易於勞損，則勞損與寒濕並病而加重腰痛。

二、診斷要點

有長期腰痛史，且多有程度不同的外傷史。一般為

腰骶部隱痛或痠痛，時輕時重，反覆發作，纏綿不癒。

勞累後骶痛加劇，休息後減輕。彎腰活動困難，喜用雙手捶腰。檢查脊柱一般無異常，因腰部勞損部位的不同可出現相應的壓痛點，但痛不劇烈。如復有寒濕侵襲，則腰痛如折，不能直立，但對五旬以上老人，如為退行性變而致腰痛者，X 光線可見腰椎椎體邊緣有骨質增生並伴有骨質疏鬆症。

三、治療方法

（一）理筋手法

病員取俯臥位，醫者立於一側，先用點、按、揉法沿腰部兩側膀胱經由輕至重往返治療 5～6 遍，重點刺激部位是大腸俞、腰陽關、八髎、委中和承山 4～5 遍，然後雙手八指併攏沿脊柱兩側膀胱經自上而下進行按壓彈撥 2～3 遍，再用較重刺激的滾法在腰背部往返治療 5～6 遍，之後用摩擦法作用於背腰部；並揉擦腰骶部，均以微熱為度，重點為腎俞、命門、氣海等穴。

最後以八字分拍法作用於腰骶部 10 餘次，以皮膚出現微紅為度，從而結束治療。

（二）藥物治療

因外傷所致腰痛可服損傷活血膠囊或伏水丸。對腰椎退行性變者，宜用養氣血、補肝腎、壯筋骨之壯力丸或開弓大力丸等。對寒濕偏勝者宜用羌活勝濕湯，或獨活寄生湯加減。

（三）功能鍛鍊

可練太極拳和楊氏壯元益壽功，著重於加強腰背肌

的鍛鍊，在做腰背部順逆時針方向的環繞動作時要緩慢，幅度要由小到漸大，楊氏壯元益壽功法「鬆胯展腰」、「動肢搖節」和醫療練功對腰肌勞損有較好療效，但貴在堅持。

第七節　腰椎間盤突出症

又稱「腰椎髓核突出症」，是一種常見而多發的腰腿痛疾病，一般以 20～50 歲的青壯年多見，發病率男性高於女性。

一、病因病機

人體腰部脊柱由 5 個椎體組成，腰椎間盤則位於相鄰的上下兩個椎體之間起連接，穩定和緩衝振動的作用，椎間盤由髓核、纖維環和軟骨板三部分組成，其中髓核是椎間盤的主要組織，位於纖維環內上下軟骨板之間，是一種半透明黏液狀流體。椎間盤這種特殊結構猶如彈簧一般，可以減緩由地面傳來的衝力，以保護內臟和大腦免受劇烈的振盪衝擊，從而能適應人類各種複雜活動的要求。

隨著年齡的增長，一般在 20～30 歲左右，椎間盤即開始發生退行性變，髓核水分逐漸減少而喪失流體特性，纖維環發生透明樣變而出現薄弱環節。

此時如因擠壓、扭轉等劇烈外力作用，則易使髓核被擠入纖維環薄弱環節而向外膨出，或纖維環破裂，髓核向外突出，這種膨出或突出物，可程度不同地擠壓周圍組織或神經根而發生相應的臨床症狀，見圖 6-7-1。

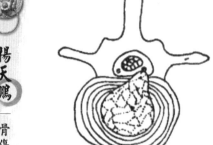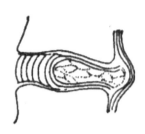

圖 6-7-1　腰椎間盤突出示意圖

少數患者因腰部受寒而使腰部肌張力增高，導致椎間盤壓力增高，促使已發生明顯椎間盤退變的髓核向外突出而罹患本病。由於腰椎負重量和活動度最大，故腰椎間盤突出症最為多見，尤其是腰 4～5、腰 5～骶 1 之間是全身承力和活動度最大部位，因而也最易引起腰椎間盤突出。

二、診斷要點

患者一般均有腰部用力不當或腰部外傷史。臨床主要症狀是腰痛伴一側或雙側下肢放射痛。腰部疼痛一般侷限於腰骶部附近，在相應的腰椎節段棘突旁和棘突之間有深壓痛，並往往有患側經臀部、大腿後部向下放射至膕窩、小腿外側，足跟部或足背外側牽扯樣痛感。

咳嗽、噴嚏、排便等使腹壓增高時均可使疼痛加重，劇烈疼痛有時可影響睡眠甚至臥床難起。相當一部分患者伴有患肢發涼、發脹感等。病程長者患肢放射痛部位有麻木感，臨床檢查時可發現以下依據和體徵。

（一）體態

患者在行走、下蹲、彎腰、轉身等活動時可見不同程度的腰部功能活動障礙。多數患者可見脊柱側彎，腰部生理前屈減小或消失，少數嚴重者可出現後凸畸形。

（二）椎旁壓痛

患者俯臥位，在腰椎間盤突出的棘突旁 1～2 公分處用大拇指深壓有痛感，並可引起同側下肢放射痛者為陽性，壓痛點即腰椎間盤突出的部位。

（三）直腿抬高試驗

取仰臥位，兩腿伸直，患肢直腿緩緩抬高至 20°～30°即引起腰腿部疼痛為陽性。當抬腿到剛引起疼痛時，即在此位置使踝關節被動背伸，如引起疼痛加重為加強試驗陽性，見圖 6-7-2。

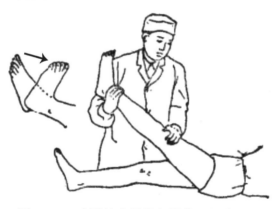

圖 6-7-2　直腿抬高試驗和踝背屈加強試驗

（四）X 線照片

具有輔助診斷價值，可診斷退行性病變及椎間隙有無變窄情況，骨質增生和有無其他骨傷骨病存在，對椎間盤

突出無確診價值，一般僅作參考。X 光造影有診斷意義，但因其對神經組織有一定影響，故不宜作常規檢查項目。

（五）CT 掃瞄

有確診價值，必要時可作核磁共振檢查確診，但缺點是費用昂貴。

二、治療方法

（一）理筋手法

楊氏對腰椎間盤突出症根據發病時間分三型，即急性型，發病 1 月以內；遷延型，發病 1 月以上 3 月以內；慢性型，發病 3 月以上經年不癒者。根據病情的輕重和不同類型採用相應的理筋手法治療。

急性型，一般有明顯外傷史，時間短，疼痛劇，故此型病員不宜用過強的手法。患者取俯臥位，醫者雙手十指併攏彎曲，指力凝聚於指腹，從頸部始，在脊柱兩側施以一定壓力，自上而下移行拔筋，至骶部結束，連續 3～4 遍，繼之在背腰部採用點、按、推、揉、滾等手法治療 3～4 分鐘，以舒筋活血，鬆筋解痛；然後令患者取側臥位，患側在上，醫者立於其後，一手托住患者小腿使之屈髖，並使大腿儘量與腹壁緊貼，另一手則推患者肩部向前屈曲，逐漸加大屈腰的力度，連續 3～4 次後即做後伸腰動作，即一手抓住腰部，另一手則拉腿後伸，並逐漸加大腰部後伸幅度，後伸動作連續數次，在患者腹部較放鬆時，突然加大力度，使患者腰部作較大的向後過伸運動，最後取俯臥位，用掌根部叩擊腰部數 10 次即可。對於急性型病員，往往幾次即可治癒，見圖 6-7-3、圖 6-7-4。

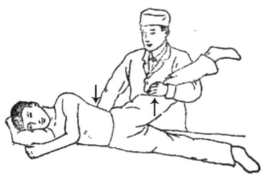

圖 6-7-3　側臥位泛腰法

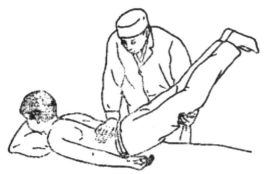

圖 6-7-4　俯臥位泛腰法

　　遷延型病員病程一般未超過 3 月，理筋手法除力度稍加強外，尚需加用萬能包墊頂法和抖腰法治療。先令患者取仰臥位，將一特製的小沙包墊於腰椎患部，靜躺 10〜15 分鐘，其後則採用急性型治療法，然後再取俯臥位採用牽拉抖腰法。其要領是令患者雙手拉住床頭，醫者緊緊握住患者雙踝，雙腳則緊蹬診療床橫檔，向後作對抗牽拉，並上下抖動腰腿部十餘次後，將患腿緩緩放於床上，最後採用較大力度掌擊腰部結束治療。隔日 1 次，一般10〜15 次即可痊癒。

慢性型病員一般為早期失治或治療不當導致經久不癒，理筋手法可輕重相間使用。一般可在前兩型治療的基礎上增加骨盆牽引，並配合蹬腰法治療。

蹬腰法的要領是：與搬腰法相比，不同之處是用足代替按推腰部的手，而用雙手握住患者的踝部，並緩緩向後牽拉，反覆幾次至患者腰部基本放鬆，後伸腰幅度至後腰部最大限度時，醫者突然用力，足蹬腰部用力向前，同時雙手用力拉腿向後，使腰部作 1 次較強力度的過伸，蹬腰後即刻還原，取俯臥位用揉法滾法理筋後以較重的掌擊法結束治療。隔日 1 次，一般需 20～30 次可望治癒。

（二）藥物治療

急性期宜通經活絡為主，可用通筋散加減。慢性期應以強筋健骨，調補肝腎為主，用開弓大力丸加減應用。

（三）功能鍛鍊

對急性期患者配合骨盆牽引再加針灸治療，亦有較好輔助治療作用，急性期患者應嚴格臥床休息，對腰椎間盤突出症患者宜以臥硬板床為佳。症狀減輕時，可用腰圍帶護腰下床活動，並逐漸開始練楊氏壯元益壽功，著重鍛鍊腰背肌，以鞏固療效，並可避免復發。

第八節　肩部扭挫傷

一、病因病機

肩關節是人體活動範圍最大的部位，如遇外力打擊或劇烈碰撞可引起肩部脈絡受損、肌肉受傷甚或嚴重撕裂

導致瘀腫疼痛，功能障礙。肩關節如因外力作用過度扭轉，亦可引起關節囊、筋膜的損傷或撕裂而使功能受限。如外力突然作用於外展狀態下的上肢並使之突然下降，則可導致岡上肌腱部分或全部斷裂，輕者在數日內瘀血吸收可在短期內痊癒，重者因筋膜受損面大，瘀腫難消，氣血不暢，易形成慢性過程，繼發肩周炎。

二、診斷要點

一般均有明確外傷史，外力作用部位有瘀腫、壓痛、活動受限。如岡上肌嚴重損傷甚至斷裂者可出現特徵性外展肌力消失，即無力主動外展上臂，但患者能在醫生幫助下患肢外展到 60°以上後能自動抬舉上臂。

應當注意的是引起本病一般為暴力性外傷，故確定診斷時一定要排除肱骨外科頸嵌入型骨折或大結節撕脫性骨折，還要注意與肩關節脫位和肩鎖關節分離相鑑別，必要時需作 X 光線攝片以明確診斷。

三、治療方法

（一）理筋手法

早期治療以輕手法在患者及其周圍採用推、摩、揉 3～5 分鐘，使肩部肌肉儘量放鬆，然後術者以一手托患肘，另一手則握住患者腕部，將患肢緩緩上舉，而後又緩緩下降，重複 5～6 遍後，再使用搖肩手法，即術者一手握住患肩，另一手則握住腕部緩慢地作環轉搖動，幅度由小漸大以能忍受為度，順時針和反時針各作 5～6 次；最後，術者以雙手握住患腕，使上肢外展 60°，並使肘關節

伸直，用輕手法抖動治療約 1 分鐘左右結束治療，見圖
6-8-1①~②。

　　對於本病的中後期治療，理筋手法同肩周炎，可參
看肩周炎治療章節。

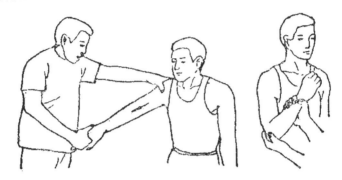

圖 6-8-1　肩部傷筋理筋手法 ①~②

（二）藥物治療

　　損傷初期相當部分患者懼痛精神緊張，樂於接受藥
物治療，故早期外敷、內服用藥是主要手段。前期一般以
散瘀消腫，通絡止痛為主，內服可用通筋散加減，外敷消
炎膏或生藥散等。後期以舒筋補腎為主。服開弓大力丸，
並配合二號薰洗藥薰洗。

（三）功能鍛鍊

　　爭取早期練功是預防急性傷筋遷延成慢性傷筋的重
要手段。結合練楊氏壯元益壽功，著重於肩關節外展、外
旋、內旋、前屈、後伸及肩部聳動等鍛鍊。但對嚴重傷
筋、腫痛劇烈者應作肩人字繃帶包紮，再用三角巾將患肘
屈曲 90°懸於胸前，限制患肩活動 2 週，待瘀血吸收，腫
痛減輕即行早期練功活動。

第九節　肩關節周圍炎

簡稱肩周炎，又名「五十肩」、「露肩風」等，好發年齡在 50 歲左右，女性患者略多於男性。

一、病因病機

年屆五旬，為壯年進入老年之交界期，腎氣漸虧，氣血不足，加之長期勞累引起慢性勞損，在此基礎上肩部受濕受涼則可引發本症。一部分患者因肩部外傷失治或治療不當遷延形成本病。

二、診斷要點

無明顯外傷史或僅有輕度外傷後，開始肩周隱隱作痛，而後疼痛逐漸加重，並伴有肩關節進行性功能受限。檢查時肩部前、後、外側均可有壓痛，但局部外觀不見紅腫。如外展時肩部高聳，且肩胛骨向外上轉動，則提示肩關節已有黏連。病情較重且有遷延時長者，肩臂肌肉可見萎縮，以三角肌的萎縮最為明顯。病程短者約 1～2 月，長者可達 1～2 年。

三、治療方法

（一）理筋手法

患者取正坐位，術者立於患側，先以點、按、揉法施治於肩前、肩後、肩外，重點穴位可取肩髃、臂臑、肩貞、中府、天宗、手三里、曲池和阿是穴，其次則採用滾法在上述部位治療 2～3 分鐘，再用拿、揉二法結合治療

1～2分鐘，然後對三角肌作垂直於肌束走向的撥動手法5～6次，而後再撥岡上肌、胸肌各5～6次，復用按、揉和推、摩手法相結合治療1～2分鐘，最後以左手扶住患者患部，右手握住患手，作抖動、牽拉、旋轉活動和作外展、內收、前屈、後伸等動作。復日或隔日治療一次，10次為一療程，見圖6-9-1①~⑤。

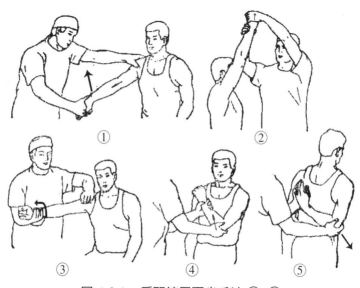

圖 6-9-1　肩關節周圍炎手法 ①~⑤

（二）藥物治療

以益肝腎、溫經絡、祛風濕為主。可服用獨活寄生湯，或桂枝湯加減。

（三）功能鍛鍊

可練楊氏壯元益壽功，著重於肩臂部，並作以下功法：原地動手、聳肩環繞、雙手托天和前後擺動，可避免

軟組織黏連並促使炎症消失和症狀好轉。

🍃 第十節　肱骨外上髁炎

又稱「網球肘」，是一種慢性勞損性肘部疾病。以往因網球運動員易患此病，故名。其實，只要是經常屈伸腕關節並作前臂內外旋的人，均易患本病。

一、病因病機

一般為慢性起病，開始為偶爾痛，以後逐漸加重。有較長期從事伸腕工作史。由於伸腕肌反覆強有力的收縮，日久可使肱骨外上髁伸肌總腱起點發生慢性炎症造成部分撕裂並累及肱橈關節之間的滑膜、滑囊，使之發生炎性變化，常見於從事磚瓦工、木工、乒乓球和網球運動等特殊工種的人員。

二、診斷要點

一般無明顯外傷史。起病均較緩慢。往往於早期勞累後在肘外側有隱隱作痛或酸困不適感，常於某一特定動作時出現，遷延日久疼痛加重，掃地、擰毛巾甚至提水瓶均感疼痛，並可出現患臂乏力，握力下降，有時手中持物可因無力而突然脫落。

局部一般無紅腫，但肱骨外上髁壓痛明顯，少數患者壓痛可延及肱橈關節間隙，環狀韌帶等處。肘關節伸屈、旋轉功能無異常，但作前臂旋後和腕關節背伸的抗阻力運動時則引起疼痛是為病變在伸腕肌起點的證明。

三、治療方法

（一）理筋手法

患者取正坐位，醫者坐於病者患側，在肘部痛處及其周圍穴位點、揉、推、拿、滾、摩手法進行治療，手法輕柔，由淺入深，反覆數次，時間 2～3 分鐘，可使局部微熱，血行通暢從而得以解除前臂肌肉的緊張與痙攣。然後術者一手托握患肘，另一手握住患者腕部，並使掌心向上，作屈伸肘關節運動，先慢後快，並同時作前臂旋後運動，時間約 1～2 分鐘。而後則放慢屈伸肘關節運動速度，醫者則用托握肘部的手的大拇指按壓患者肱骨外上髁；並同時在該部作上下來回撥動。撥動時拇指要緊貼皮膚，作用深透，患者可有痠脹痛感。

最後用掌推、揉 1～2 分鐘後，再用雙手搓上臂、肘部、前臂，以抖法抖動上肢數次結束治療，復日一次，10 次為一療程，見圖 6-10-1。

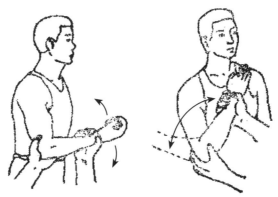

圖 6-10-1　肱骨外上髁炎理筋手法

（二）藥物治療

可配合藥物薰洗。外敷可用消炎膏。疼痛劇烈者可內服伏水丸。

（三）功能鍛鍊

練楊氏壯元益壽功，其次可配合練習放鬆性的主動運動。取坐位，上肢平放於桌角，手部垂於桌邊，作伸腕動作數次，然後依次作橈側伸腕，尺側伸腕，屈腕，輕度的腕部環繞，最後作旋前、旋後及肘部的屈伸活動。但應注意活動量不宜過大，次數不宜過多，同時注意患肢的休息，避免手提重物。

第十一節　橈骨莖突腱鞘炎

腱鞘炎是一種較為常見的病症，凡有腱鞘局部活動頻繁的部位均可罹患此病，故在指、腕、趾、踝等處均可發生，但以橈骨莖突部腱鞘炎最為多見，其病因、病理及治療原則大致相同。

一、病因病機

凡經常持續地作外展拇指的動作，使手腕部過度勞累則可導致本病的發生。如洗衣、切菜、手工作業等；使外展拇長肌及伸拇短肌的肌　在共同的腱鞘中過度地來回摩擦。

久之則使腱鞘發生損傷性炎症，纖維管發生充血、水腫、肥厚進而使管腔變窄，肌腱在管內滑動困難而產生相應的症狀。

二、診斷要點

腕部及拇指周圍疼痛，重者可使前臂痠脹乏力，甚至不能作提水瓶倒水動作。橈骨莖突部輕度腫脹、壓痛明顯，甚或出現結節。將拇指屈曲於掌心，再同時將腕關節向尺側斜掰，可引起患處劇痛為陽性徵，見圖 6-11-1。

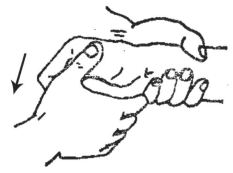

圖 6-11-1　橈骨莖突腱鞘炎檢查法

三、治療方法

（一）理筋手法

醫患相對而坐，醫者一手托住患手，先用點、按、揉等手法作用於手三里、偏歷、陽谿、列缺和合谷等穴，再在前臂背側和橈側用滾法及掌根摩揉法，上下來回推拿數遍，以放鬆前臂肌肉。其後用三指捏拿法作用於前臂橈側並著重於局部痛點，手法由輕漸重。而後用拇指推法自橈骨莖突部沿肌腱走向推至前臂，反覆 5～6 遍。之後，醫者以一手握患腕，另一手握住手指作對抗牽引的同時使患腕作背伸、掌屈和緩緩的旋轉動作。最後，醫者用拇、食二指捏住患手拇指末節，向外突然拉伸，可聽到彈響

聲。以上手法可收到舒筋活血消腫止痛之效。

（二）藥物治療

可用桂枝湯加當歸、首烏、靈仙等以調養氣血、舒筋活絡，局部可使用損傷鎮痛膏敷貼。

疼痛嚴重時，手法治療後，可用一號熏洗藥或二號薰洗藥薰洗。其後用小夾板或硬紙板，包紮固定腕關節於橈側傾斜位，拇指呈伸展狀，限制活動 3～4 週，可使症狀明顯緩解。

🐾 第十二節　髖部傷筋

髖關節是下肢與軀體連接的負重關節，由於其周圍的肌肉和韌帶比較堅韌牢固，所致傷筋的機會較少，此病兒童發生率高於成人，所以又謂小兒髖部傷筋、閃髖、小兒髖關節假性脫位或半脫位等。成年人則多因外力衝擊及扭擠所致。

一、病因病機

髖部傷筋多由摔跤、跳繩、滑冰、扭轉、高處墜落或擠壓、打擊等發生，可造成髖部周圍肌肉和韌帶撕傷或斷裂，出現充血、水腫、瘀血等。如果平素髖部有風寒濕等，若稍加損傷即可造成損傷而加重病情。反過來，髖部傷筋後，局部抵抗外邪能力下降，會導致風寒濕邪乘虛而入，也是造成纏綿不癒的原因之一。

肌肉損傷後，可因疼痛的刺激而痙攣，痙攣則又可引起疼痛，互為因果而痙攣不易解除。患側肌肉痙攣時，

可牽拉骨盆向健側傾斜，患肢相對變短，使股骨頭在髖臼處於非正常位置，如長期在位置不正下負重，則圓韌帶會受到反覆摩擦擠壓，出現充血、水腫、股骨頭的供血受到影響，有可能導致股骨頭缺血性無菌壞死。

二、診斷要點

受傷後局部疼痛、腫脹、功能障礙，患肢呈保護性姿勢，如跛行、拖拉步態等。檢查時應讓患者仰臥，兩下肢伸直，以內踝尖為標誌進行比較，往往會發現患肢變短，患側腹股溝部可有明顯的壓痛點，髖關節的被動活動可出現疼痛加重。

三、治療方法

（一）理筋手法

無明顯血腫者，可取仰臥位，採用楊氏揉摩法先舒理筋位，然後再使用楊氏推拉手法鬆弛髖部痙攣，整復假性脫位，見圖 6-12-1 ①~③。

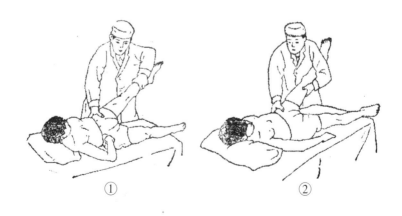

①　　　　　　　　②

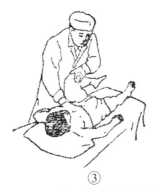

③

圖 6-12-1　髖關節理傷順筋法 ①～③

（二）藥物治療

　　早期治法宜活血化瘀，通絡止痛，可內服復元活血湯加減，外敷伏水散，局部有瘀血發熱時，可用乾薑粉與消炎散各一半調勻外敷。中期宜舒筋活絡，養血和營為主，局部可用二號薰洗藥薰洗。後期應重在補肝脾腎，可用開弓大力丸加減，以促進損傷組織的早期修復。

（三）固定

　　早期宜臥床休息，暫不作患肢負重。出現股骨頭病變時，宜作皮膚牽引，以利儘早恢復其功能。

（四）功能鍛鍊

　　髖部損傷的功能鍛鍊宜由輕至重，循序漸進地進行，不宜操之過急。

第十三節　半月板損傷

　　半月板是膝關節內半月形的纖維軟骨盤，分為內側

半月板和外側半月板兩部分，內側較大，前後徑寬，左右徑窄，呈「C」型，因其後半部與內側副韌帶相連，故後半部固定；外側半月板略小，前後角距離較近，呈「O」形，因其不與外側副韌帶相連，故活動度比內側大，半月板具有減震緩衝和穩定膝關節的功能。

一、病因病機

本病大多為外傷引起，多見於運動員和重體力勞動者。當膝關節處於半屈曲位，半月板向後移位，此時如遇旋轉撞挫性外力超過其耐受限度，則可使半月板邊緣部發生撕裂性損傷。

另外，由於外側半月板負重較大，如長期受關節面的研磨損傷（如長期下蹲位工作等），則可使外側半月板產生慢性無菌性炎性改變，並呈分層破裂狀。

二、診斷要點

一般均有膝關節扭傷史。根據損傷史、症狀、體徵一般可作出初步診斷。但急性期因關節腫脹、疼痛劇烈、功能障礙難於作詳細檢查故早期確診較困難，此時宜積極治療創傷性滑膜炎，加強觀察，待腫脹消退後再認真檢查，慢性期者，經久不癒，病程較長，以行走活動痛，特別是上下坡時膝關節疼痛明顯為主症。

部分患者在行走時突發疼痛，關節不能屈伸，呈交鎖狀，此係本病的主要佐證。另外，檢查膝關節無明顯紅腫，膝關節不能過伸過屈，關節間隙處有明顯壓痛點等，均為診斷半月板破裂的主要依據。

　　同時作膝關節仰臥旋轉檢查和俯臥屈膝旋轉檢查，陽性者有助診斷。必要時 X 光線攝片或（MRI 檢查）以助確診，見圖 6-13-1、圖 6-13-2。

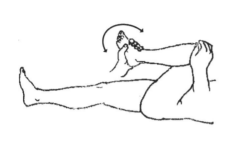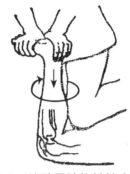

圖 6-13-1　膝關節仰臥旋轉檢查　圖 6-13-2　俯臥屈膝旋轉檢查

三、治療方法

（一）理筋手法

　　急性損傷者，令患者取仰臥位，患肢放鬆，緩緩作被動膝關節伸屈一次，然後在膝關節上下及其周圍採用點、推、揉、滾法，力度適中進行治療，以促進關節周圍血液循環和經脈通暢，從而加速局部血腫的消散和吸收。之後則以左手大拇指按壓膝部痛點，右手握住踝部，緩緩屈曲膝關節，並以輕柔手法輕輕內外旋轉小腿，幅度不宜過大，旋轉次數以不超過三次為度，最後伸直膝關節，此法可使局部疼痛得以減輕。

　　對於慢性期的患者，則在施用上述手法的同時，需在關節部、關節間隙和痛點部位施以點、按、揉、捏、拿、推等手法，以使患部經脈通暢，氣血流通，而使疼痛得以減輕。

對於處於交鎖狀態的患者，需用手法予以「解鎖」方法如下：囑患者俯臥位，患肢膝下墊一枕，用點、按、揉、滾手法由輕而重施治於膝關節上下，以使大小腿肌肉放鬆，其後，醫者左手握住膕窩部，右手握住踝部緩緩屈伸膝關節，屈伸幅度先小後大，接著作小腿內外小幅度搖擺數次，並在屈伸膝關節過程中使小腿作內外旋動作，手法輕柔，一般於此手法後即可「解鎖」。

（二）藥物療法

早期宜服桃紅四物湯或復元活血湯加減，並可用活血中草藥汁濕敷（24 小時後）或外敷損傷鎮痛膏，慢性期患者可服開弓大力丸加減，患部用二號薰洗藥薰洗。

（三）功能鍛鍊

急性期禁止膝部活動，一般須用夾板將患肢固定在屈膝 10°左右位置 3 週，解除固定後，先練習膝關節屈伸活動和步行鍛鍊，並作半蹲位靜力性肌緊張阻抗訓練，以後逐步作跑步和跳躍練習。對於半月板邊緣性損傷患者，通過以上手法一般均可治癒。但其他類型半月板損傷遷延不癒者，則以手術治療後再配合手法治療為佳。

第十四節　踝關節扭挫傷

在關節扭挫傷中，踝關節扭挫傷較為常見，本病可發生於任何年齡段，一般多見於活動量大的青壯年。

一、病因病機

踝關節周圍的韌帶主要有內側副韌帶、外側副韌帶

和下脛腓韌帶。內側副韌帶由距脛前、後韌帶、跟脛韌帶、脛舟韌帶部分重疊形成堅強的三角形韌帶，故不易損傷。而外側韌帶較內側相對薄弱，且外踝細長靠後低於內踝，由腓骨下端所構成的外踝踝穴並不十分穩固，加之外踝內面的關節面有一定傾斜度，腓骨下端能作向上或向外活動。故在行走於凹凸不平的道路上，或騎車跌倒，上、下樓不慎扭歪，多因距骨可向兩側輕微活動使踝關節不穩而發生扭傷，且以內翻扭傷多見。主要傷及外側韌帶和距腓前韌帶，跟腓韌帶損傷次之。由於三角韌帶堅韌，且足外翻機會少，故外翻三角韌帶損傷少見。

二、診斷要點

踝部急性損傷後立即出現腫脹、疼痛、行走功能受限或不能行走，2～3 日內皮膚出現瘀斑。內翻損傷時，可見外踝前下方明顯腫脹，疼痛較劇，此外將足被動輕輕內翻即可引起外踝前下方痠痛加重。如為外翻損傷，則可見內踝前下方出現腫脹、局部明顯壓痛，此時將足被動外翻，可引起內踝前下方疼痛加劇。X 光線檢查有助於排除骨折、脫位，並輔助診斷有無韌帶斷裂。

三、治療方法

（一）理筋手法

對急性踝關節扭傷（24～48 小時）的治療，手法宜輕柔靈巧，尤其在疼痛瘀腫局部，忌用暴力性重手法。

患者取仰臥位，醫者取陽陵泉、足三里、太谿、崑崙、絕骨、丘墟、解谿、太衝等穴位施以點、按、揉手法

以疏通經絡之氣，接著用輕柔的推、按手法自踝遠端向近端沿足、小腿至大腿推拿治療 2～3 分鐘，然後以靈巧的揉摩手法在小腿及局部施術治療 1～2 分鐘，再以輕柔的手法小幅度搖動踝關節，緩緩作踝關節的蹠屈、背伸、內翻、外翻，其後用兩掌心對握內外踝並稍稍用力加以按壓並緩緩向小腿推移，最後再由下向上採用點、按、揉、推等手法理順筋絡，反覆 1～2 分鐘結束治療，見圖 6-14-1 ①~④。

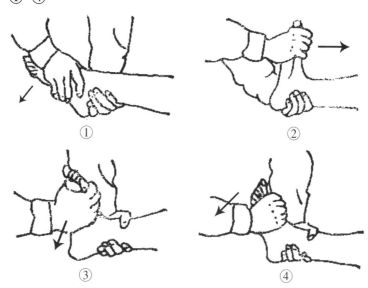

圖 6-14-1　踝關節傷筋理傷手法 ①~④

對急性期之後病員，治療手法稍重，以散瘀結，止疼痛，鬆黏連，動關節為主。在點、按、揉、推手法基礎上加用滾、撥等手法。用推、拿、滾、揉法作用於踝、小腿 1～2 分鐘，可收鬆筋解痙、活血止痛之功。用大拇指按壓、推撥痛點和瘀結痙攣處，可收消瘀散結之效。最後

以左手持握踝部，右手握住足部遠端，作踝關節內、外翻、背伸、跖屈及左右環轉動作，手法由輕到重，幅度由小到大，重複 3～5 遍，以提法作用於小腿，踝關節部結束治療。

（二）藥物治療

早期宜用活血祛瘀、消腫止痛藥，如桃紅四物湯加減。外敷生藥散或金黃散等。後期宜用舒筋活絡、溫筋止痛，如小活絡丹等。

（三）固定和功能鍛鍊

早期手法治療後用治傷散予以敷藥尚須將踝關節置於受傷韌帶相對鬆弛的位置加以固定後包紮，並限制走動 3 週。固定踝關節位置一般原則為中立位，但內翻損傷可略向外，外翻損傷可略向內。如確認韌帶有完全斷裂損傷時，固定時間可延長 1～2 週。

初期固定狀態時，臥位作趾、膝、髖等活動各 10～20 次，每日 2～3 遍；解除固定後先作原地高抬腿練習 1～2 分鐘，每日 3～4 次；其次可作前後弓步壓腿動作 6～8 次，每日 2～3 遍，然後作下蹲起立活動練習。

第十五節　外傷性截癱

外傷性截癱皆因脊髓損傷所致。脊椎骨折與脫位最嚴重的併發症就是脊髓損傷。脊柱各部位骨折與脫位均可併發脊髓損傷，但胸腰椎段最為多見。截癱在治療上比較困難，且療效不夠滿意，致使不少患者終生病廢，甚至造成死亡。

一、病因病機

脊髓損傷可分為開放性和閉合性兩種。脊髓損傷程度可分為：脊髓震盪，脊髓受壓和脊髓斷裂等。其功能障礙，可分為暫時性、不完全性和完全性三種。

（一）脊髓震盪

亦稱為脊髓休克。主要特點是脊髓雖然受損，卻無器質性改變，但可能有出血和水腫。脊髓功能處於暫時性生理停滯狀態，臨床表現為損傷平面以下弛緩性癱瘓，一般經過數日至 2～3 週後可逐漸恢復，不留任何神經系統的後遺症。

（二）脊髓受壓

脊椎骨折與脫位後，可因骨折碎片壓迫脊髓，或硬膜內、外出血以及脊髓水腫等原因造成脊髓受壓。

（三）脊髓斷裂

脊髓骨折與脫位後，致使骨碎片及黃韌帶、椎間盤等，直接損傷脊髓，造成脊髓本身不同程度破壞，可產生神經纖維束的斷裂及神經細胞的破壞，甚至脊髓完全斷裂等病變。可出現肢體麻木，感覺、運動障礙及大小便失調。臨床初期則表現為弛緩性癱瘓。如損傷平面在脊髓圓錐以上者，則傷後數週逐漸轉為痙攣性癱瘓。

二、診斷要點

可透過臨床神經系統障礙表現，腰椎穿刺，奎根試驗，X 光線照片，肌電圖，CT 掃瞄等來瞭解脊髓損傷與馬尾神經損傷的程度和平面。其中，應重點從感覺、運

動，反射，植物神經功能等方面進行檢查和瞭解，見圖
6-15-1①~②。

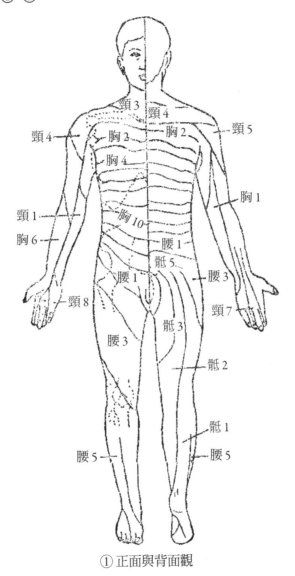

① 正面與背面觀

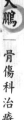

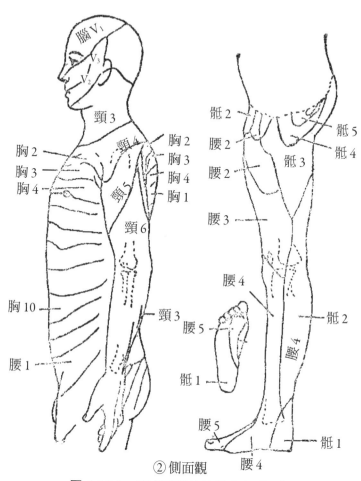

② 側面觀

圖 6-15-1　皮膚感覺的節段分布 ①~②

（一）感覺

　　檢查病人的觸覺、痛覺、溫度覺、震動覺、關節位置覺、兩點分辨覺等。一定區域感覺消失，減退或過敏均表示一定節段的脊髓或神經損傷。

（二）運動

應按各部位不同肌群及不同的功能進行檢查。頸段脊髓損傷，應檢查四肢；頸段以下脊髓損傷，則檢查兩下肢即可。

（三）反射

其中包括淺反射、深反射及病理反射。淺反射應檢查腹壁反射、提睪反射及肛門反射等。深反射在上肢應檢查肱二頭肌反射、肱三頭肌反射及橈骨膜反射等；在下肢應檢查膝腱反射及跟腱反射等。

病理反射在上肢有霍夫曼氏徵；在下肢有巴彬斯基氏徵、戈登氏徵及髕陣攣、踝陣攣等。

（四）括約肌功能

脊髓、馬尾神經完全橫斷早期和脊髓休剋期，括約肌功能完全喪失。

病人無尿意，尿瀦留，尿液失禁。肛門括約肌完全鬆弛，大便乾燥時則秘結，大便稀時則失禁。括約肌功能喪失的程度和脊髓損傷程度成正比。

（五）植物神經功能

脊髓損傷的早期，損傷平面以下表現為：無汗、皮膚劃痕試驗陰性，血管舒張收縮功能障礙，可致靜脈及淋巴回流不暢。下肢可有水腫，胃腸蠕動減弱，產生不同程度的腹脹。

三、整復手法

此類脊髓損傷患者，應首先正確處理其脫位和骨折，使椎管恢復正常或接近正常，儘早解除脊髓的壓迫。

對穩定性骨折，無嚴重合併症，X 光線照片椎管內無骨片，感覺障礙無進行性加重趨勢者，可採用閉合復位。如腰部枕法，雙踝懸吊法等整復移位的椎骨。對非穩定性骨折脫位，採用閉合性復位特別慎重。

　　無論採取何種方法復位，動作都要輕巧柔和，避免加重脊髓損傷。應注意對截癱病員的護理，預防和治療其褥瘡併發症和保潔護理。

四、功能鍛鍊

　　截癱病員的練功可促進全身氣血暢通，加強新陳代謝，提高機體抵抗力，防止腦部感染、褥瘡、尿路感染等併發症。在保護脊柱的穩定性的同時，在醫護人員的指導下，加強功能鍛鍊，可預防關節僵直，加強肌力，防止肌萎縮，見圖 6-15-2 ①~②。

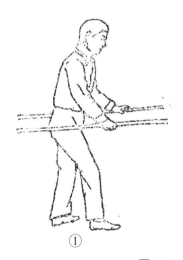

①

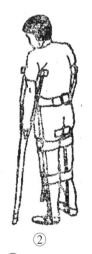

②

圖 6-15-2　功能鍛鍊 ①~②

在練功活動的同時，可配合針灸、按摩、理療等康復治療。

五、藥物治療

（一）早期

治宜活血化瘀，疏導督脈，兼以續筋接骨。可選用血腑逐瘀湯加減應用。

（二）中期

腫痛減輕，腹脹消退，治宜補養氣血，續筋接骨藥物。可用接骨丸等。

（三）後期

2～3 月後，多為脾腎陽虛，督脈傷阻，治宜溫補脾腎、溫經通陽，可用補腎壯陽湯加補骨脂、穿山甲等。如出現痙攣性癱瘓，屬血虛風動，治宜養血柔肝，鎮痙息風，可選用天麻鉤藤飲加蜈蚣、全蠍等。

（審校：楊宏）

🏵 第 七 章

骨 病

🏵 第一節 股骨頭缺血壞死病

　　股骨頭缺血壞死是由於股骨頭的血液供應被破壞，造成股骨頭缺血壞死直至塌陷，髖關節失用的病症。這一直是骨傷科中的一個難題，它難以被早期發現，而發現後多屬中後期，非手術治療效果不佳。

　　此病多進行性加重，最終導致患肢的廢用，帶來殘疾，給病員個人及家庭造成痛苦和負擔。

一、病因病機

（一）股骨頭缺血壞死分類

　　股骨頭缺血壞死分為創傷性股骨頭缺血壞死及非創傷性股骨頭缺血壞死。創傷性股骨頭缺血壞死多與髖部骨折、髖關節脫位以及無骨折及脫位的髖關節損傷有關。非創傷性股骨頭缺血壞死多與過度飲酒、長期服用激素、減壓病及多種相關疾病有關。

（二）創傷性股骨頭缺血壞死的因素

　　創傷性股骨頭缺血壞死的出現與患者全身條件、骨折條件、復位情況、固定情況及負重時間的早晚均有關係。

二、診斷要點

　　股骨頭缺血壞死早期多不出現症狀，但我們可以透

過分析存在的股骨頭缺血壞死因素，預判股骨頭壞死出現率的大小，早期跟蹤預防，提前介入治療。最早出現的症狀多表現為髖關節及膝關節的疼痛，疼痛可呈持續性或間歇性，並進行性加重。疾病早期的發現可借助於 X 光、電腦斷層掃瞄（CT）、磁共振成像技術（MRI）、放射性核素掃瞄，可早期發現細胞及骨結構的異常。

股骨頭缺血壞死分為 6 期，從 0～5 期。0 期：有骨壞死，但無臨床所見，X 線及骨掃瞄均正常。1 期：有臨床症狀和體徵，但 X 線及骨掃瞄正常。2 期：X 線片已有骨密度減低、囊性變、骨硬化等表現。3 期：X 線片可見「新月征」、軟骨下骨塌陷，但股骨頭沒變平。4 期：X 線片可見股骨頭變平，但關節間隙仍舊保持正常。5 期：X 線片可見關節間隙狹窄，髖臼有異常改變。

三、股骨頭缺血壞死的防治

股骨頭缺血壞死的治療重在壞死出現之前的預防上，特別對於創傷性股骨頭缺血壞死，在創傷早期的治療尤為重要。楊氏在長期的臨床診治中對 0～2 期的股骨頭壞死的治療有一定療效。

（一）提高復位成功率

對於髖部的骨折及脫位應做到成功復位，有效改善幹頸角及前傾角，更重要的是糾正股骨頭的旋轉，防止因股骨頭旋轉導致的圓韌帶被牽拉卡壓而使血供受阻，從而加大股骨頭缺血壞死機率。

（二）有效的固定

成功復位後要維持有效的固定，不致再移位的發

生，從而降低股骨頭缺血性壞死的風險。最大功效的利用好夾板外固定，必要時可借助於現代醫療技術，以三根空心加壓螺釘固定骨折斷端。

（三）負重的問題

建議避免早期負重，減少股骨頭受到的壓力。醫者必須要加強對病員的宣教及監督，讓其理解晚負重的意義及目的，並不圖一時之快而留下終生遺憾。

（四）補腎藥物的使用

楊氏認為外傷骨折致骨斷筋傷，血溢脈外，瘀血腫脹，傷精耗血致肝腎虧虛，故有傷即有虛。早期即可使用補益肝腎的藥物，並將此運用於整個治傷過程，肝腎之精充盈則筋強骨健不致出現股骨頭缺血壞死，或有壞死跡象也可加強其修復能力。內服開弓大力丸、在三期辨證施治中恰當加入補益肝腎藥物，特別是如豹骨、猴骨、龜板、海馬、碎蛇、河車粉等血肉有情之品的運用更為重要。

第二節　骨折延遲癒合及不癒合

骨折遲癒合是指骨折後超過一般正常癒合時間，骨斷端尚未出現明顯硬化、吸收、間隙以及髓腔閉塞現象，但骨斷端周圍也無明顯連續骨痂生長。

骨折不癒合是指骨折的修復進程完全停止，骨斷端出現硬化、吸收、間隙以及髓腔閉塞現象。

一、與骨折遲癒合及不癒合的有關因素

正如影響骨折癒合的因素一樣，骨折不癒合出現的

因素也是多樣的。除全身因素而外，與局部血供、骨折斷面情況、組織損傷程度、感染因素、固定及運動因素等都有關。

在骨折遲癒合及不癒合的防治上楊氏認為防重於治，尤其注重骨折早期補腎藥物的使用，強調功能復位，不強求解剖復位以及適當的外固定和康復鍛鍊的及時介入。

二、骨折遲癒合及不癒合的防治

（一）骨折治療全過程補腎藥物的使用

楊氏認為骨折遲癒合的治療防重於治，強調早期的干預及預防。「腎主骨」的理論在《內經・素問》中就有「腎之合骨也」，「腎生骨髓」，「其充在骨」，「腎者主蟄，封藏之本，精之所處也」等記載。早已闡明肝腎同源、精血同源的道理。楊氏認為外傷骨折致骨斷筋傷，血溢脈外，瘀血腫脹，傷精耗血致肝腎虧虛，故有傷即有虛。「治傷重在固腎」，「腎強則骨堅，腎衰則骨羸，肝虛則筋弱。」在骨折早期治療方案的確定時，就早期融入「填補肝腎」的治療理念，早期即可使用補益肝腎的藥物。並將此精神貫穿於整個治傷過程，再根據病員具體情況結合骨科三期用藥原則配合用藥。

根據「腎主骨」理論，楊氏骨傷科內服方藥裡大多含有補腎藥物。在長期的臨床應用中，確實取到奇效，大大降低了骨折遲癒合及不癒合情況的出現。

楊氏常用補腎填精，滋水涵木之藥，如熟地、棗皮、杜仲、巴戟、狗脊、蓯蓉、續斷等補益肝腎之藥物，

而且十分注重對豹骨、猴骨、龜板、海馬、碎蛇、河車粉等血肉有情之品的運用。楊氏認為：血肉有情之品之功效不是一般草木之品可比的，常能力起沉疴，收到奇效。

楊氏認為治傷期間應忌房事，房事必耗損精氣，致腎不藏精，精氣外洩，腎虧精耗，而骨失濡養，出現骨折的遲癒合和不癒合現象。

（二）手法整復骨折對骨折遲癒合及不癒合的影響

楊氏在骨折的整復上強調功能復位，並不強求解剖復位，要求軸線的連續性，糾正斷端的旋轉畸形，允許順生理弧度的一定範圍的成角。一味追求解剖復位而反覆施術將加重骨折周圍軟組織的創傷，局部充血水腫，骨筋膜室內壓力增高，靜脈回流受阻，導致骨折處滋養血管的破壞，骨折斷端出現失養或缺氧狀態，將影響骨折的癒合導致骨折遲癒合及不癒合的出現。

另外，骨內膜及骨外膜在骨折癒合中起著重要作用，然而反覆復位將導致骨膜的損傷加重，從而影響局部血供，而與骨折遲癒合及不癒合的發生有著必然聯繫。

（三）有效固定的意義

在骨折固定方面楊氏主張力度適宜的有效固定，提倡自製紙夾板的運用。紙夾板可根據病員具體體形的胖瘦、身材的高矮而定製寬度及長度合適的夾板。

紙夾板的彈性高於木製夾板，在固定中對腫脹的軟組織有一定的緩衝度，避免軟組織受到強力擠壓。固定時應做到鬆緊適度，包紮過緊將影響局部血供而將骨折遲癒合及不癒合的發生率大大提高。若骨折斷端失去有效的內固定將不能有效地控制骨折斷端的剪力，導致骨折再移位

楊天鵬—骨傷科治療真傳—

的發生，從而出現骨折的延遲癒合及不癒合。

（四）適當的康復運動

骨折早期加入肢體的康復運動。根據骨折的復位情況，在有效外固定的前提下，早期進行功能康復鍛鍊，透過骨折斷端上下關節的屈伸運動以及肢體肌肉的收縮運動促進血液回流，減少局部靜脈淤血，改善骨折斷端的血供情況，增強骨斷端的滋養，促進骨折癒合。在骨折經復位及有效的固定後，經過 2～3 天急性炎症期後即可進行患肢的功能康復運動。循序漸進，從肌肉的靜力性鍛鍊到遠骨折端關節的鍛鍊，再到近骨折端關節的鍛鍊。

應勤於複查，適時根據恢復情況加入垂直於骨折斷端的輕微觸碰練習，刺激骨折斷端的骨痂生長，這對預防及治療骨折的遲癒合及不癒合均有著積極意義。

第三節　骨髓炎

骨髓炎是由一種用肉眼看不到的微生物——細菌侵入機體而致的一種化膿性感染病，並不是人們通常所理解的單純骨髓發炎，而是指整個骨組織，包括骨膜、骨皮質、骨髓均受細菌感染而產生的一系列病變，因此單稱骨髓炎也不恰當，而應稱為骨、髓炎。但由於「骨髓炎」這個名稱習用已久，所以臨床上仍以「骨髓炎」命名。

骨髓炎為一種骨的感染和破壞。由需氧或厭氧菌、分枝桿菌、真菌引起。骨髓炎好發於椎骨、糖尿病患者的足部、或由於外傷或手術引起的穿透性骨損傷部位。兒童最常見部位為血供良好的長骨（如脛骨或股骨的幹骺

端）。骨髓炎的中醫學中屬於「附骨疽」或「附骨流毒」。

（一）機理

感染由血源性微生物引起（血源性骨髓炎）；從感染組織擴散而來（包括置換關節的感染、污染性骨折及骨手術）。最常見的病原體是革蘭氏陽性菌。

革蘭氏陰性菌引起的骨髓炎可見於吸毒者；鐮狀細胞血症患者和嚴重的糖尿病或外傷患者。真菌和分枝桿菌感染者病變往往侷限於骨，並引起無痛性的慢性感染。危險因素包括消耗性疾病、放射治療、惡性腫瘤、糖尿病、血液透析及靜脈用藥。對於兒童，任何引起菌血症的過程都可能誘發骨髓炎。

骨的感染伴發血管阻塞時，會引起骨壞死和局部感染擴散。感染可穿過骨皮質播散至骨膜下，並形成皮下膿腫。後者會自發性穿透皮膚引流。

（二）分類

根據它發病原因，一般可以分為三種：血源性骨髓炎、外傷性骨髓炎、鄰近組織的感染蔓延至骨骼而發生的骨髓炎。臨床上可分為以下五大類：

1. 硬化性骨髓炎

硬化性骨髓炎表現為一段骨幹或整個骨幹的進行性、廣泛性增生和硬化的炎性改變。因炎性反應的刺激，導致骨髓腔內發生廣泛纖維化，甚至骨髓腔消失，血液循環發生障礙，有竇道形成等。

2. 急性血源性骨髓炎

急性血源性骨髓炎是化膿菌由身體其他部位的感染灶進入血流傳播並定位於骨組織而引起的炎症。它的病理

特點是骨質破壞、壞死和反應性骨質增生同時存在。80%以上是由金黃色葡萄球菌引起的。

3. 慢性化膿性骨髓炎

慢性化膿性骨髓炎一般是由於急性血源性骨髓炎治療不當或延誤治療而發生的結果。它有典型的急性血源性骨髓炎的病史，死骨、死腔、竇道的形成。

4. 外傷性化膿性骨髓炎

外傷性化膿性骨髓炎常繼發於開發性骨折，隨著現在的交通事故和大型建築的工傷事件的發生，呈上升趨勢，屬高能量骨折後的常見併發症。

其特點是，感染的病灶始終以骨折部位為中心，向兩端發展蔓延，同時多在骨折部位形成死腔。而在其骨與軟組織形成膿腫，常反覆破潰，成為長期不癒的竇道。這也是慢性骨髓炎開始的標誌。

5. 醫源性骨髓炎

醫源性骨髓炎大多發生於手術中，由於醫務人員過分依賴抗生素而放鬆無菌操作，使患者的抵抗能力低下，招致了細菌的侵犯。複雜大手術的實施，使患部有機會接觸細菌，而抗生素的不正確使用和不及時有效的治療所造成的骨內感染，就是醫源性骨髓炎。

（三）感染途徑

骨髓炎的主要感染途徑有以下三種：

1. 血源性感染

發病前大多有一個未曾正確處理的化膿性感染病灶，如膿腫、疔癤、扁桃體炎等。細菌由血液循環被帶到骨組織而發生骨髓炎，是最常見的、最主要的感染途徑。

在臨床上，由血源性感染途徑而發生的骨髓炎稱為血源性骨髓炎。據我們治療中觀察，這種類型的骨髓炎約佔51%。

2. 創傷性感染

如刀傷、彈傷、開放性骨折或閉合性骨折，或關節手術時無菌操作不嚴等情況，病原菌直接由傷口侵入骨組織，引起骨髓炎。

臨床上稱為創傷性骨髓炎，約佔33.3%。

3. 蔓延發生感染

即直接由鄰近的化膿病灶蔓延到骨組織而引起骨髓炎，如指（趾）端感染引起的指（趾）骨髓炎。臨床上稱為感染性骨髓炎，約佔15%。

（四）症狀

急性骨髓炎症狀為病骨疼痛，並有發熱，嚴重的消瘦和疲乏，也可以出現局部紅腫熱痛。

脊椎骨髓炎通常有侷限性背痛，伴椎旁肌肉痙攣，休息，熱療和鎮痛劑不能使之緩解，活動使其加重。病人通常不發熱。

急性骨髓炎治療無效可形成慢性骨髓炎。通常引起間隙性（數月至數年）骨痛，壓痛和竇道排膿。慢性骨髓炎通常是多種微生物感染。

（五）診斷

1. 急性骨髓類的診斷

患者出現侷限性骨痛，發熱和不適則提示骨髓炎可能。血白細胞計數可以正常，但 ESR 和 C-反應蛋白幾乎總是增高。X 光線變化在感染後 3～4 週出現，可見骨破

壞，軟組織腫脹，軟骨下骨板侵蝕，椎間盤間隙變窄和骨質破壞伴椎骨變短。若X光線表現不明確，可行CT檢查以確定病變骨及顯示椎旁膿腫的形成。

放射骨掃瞄在病變早期即有反映，但無法區別感染，骨折和腫瘤。透過椎間盤間隙或感染骨的穿刺活檢和手術活檢，可行細菌培養和藥敏試驗。從竇道取到的標本培養結果對診斷骨髓炎是不可靠的。

2. 慢性骨髓炎的診斷

慢性化膿性骨髓炎並無時間限定，在小兒，大多由急性化膿性骨髓炎演變而來；在成人，其多為創傷後繼發感染而形成。有的病例因細菌毒力低，一開始便呈慢性骨髓炎表現。慢性化膿性骨髓炎依其臨床表現和X光線徵象，一般不難診斷。

有關專家稱骨髓炎早期是無法透過X光線診斷的，等到X光線有症狀顯示的時候已經發展的晚期，並且這時候骨髓炎的臨床症狀都具備了，X光片已經失去了意義，也錯過了治療的最佳時期。早期診斷主要是以臨床症狀為主，因為這個時候在X光片上並沒有顯示。

早期的症狀主要有：骨髓炎的早期症狀主要有寒戰高熱，腫痛，局部組織的血運障礙，有炎性膿腫，傷口流膿流水，長期不癒合等等，主要是傷口不癒合發炎深至骨骼就可以診斷為骨髓炎。

在臨床中往往把X光片作為診斷骨髓炎的重要依據。

(1)實驗室檢查

血白細胞計數可以正常。但ESR和C-反應蛋白幾乎總是增高。

(2) X 光線檢查

X 光線改變晚於臨床，初期僅有軟組織改變，發病 2 週後，病變部位有骨質改變：

A 骨質破壞：早期表現為局部骨質疏鬆，骨小梁模糊，消失，病變迅速發展，骨破壞呈多發性蟲蝕狀改變，邊緣模糊，骨皮質破壞，顯示皮質連續中斷或有不規則密度減化區。B 骨膜反應：表現為分層狀，花邊狀或不規則改變。C 死骨形成：死骨密度增高，死骨周邊為肉芽組織和膿液，構成環繞死骨的密度減低區，形成明顯分界。D 骨質增生：早期骨破壞的同時，常伴有新生骨的形成，以骨破壞區邊緣增生明顯。

(3) CT 檢查

若 X 光線表現不明確，可行 CT 檢查以確定病變骨及顯示椎旁膿腫的形成，放射骨掃瞄在病變早期即有反映，但無法區別感染。

(4) 活檢

對於骨折和腫瘤，可通過椎間盤間隙或感染骨的穿刺活檢和手術活檢。可行細菌培養和藥敏試驗，從竇道取到的標本培養結果對診斷骨髓炎是不可靠的。

(5) 碘油造影

為了明確死骨或骨腔與竇道的關係，可用碘油或 12.5% 碘化鈉溶液作竇道造影。

（六）治療

1. 有限有效的病灶清除

傳統上對於骨髓炎病灶主張徹底清除，七步連環療法則是有限有效的病灶清除，避免了因病灶清除而造成的

大段骨缺損，對於患者的遠期生活以及近期的後續治療都是非常有利。

2. 先進的持續沖洗術

使用國際上先進的川島式持續沖洗技術，雙回路沖洗管不容易閉塞，能有效避免交叉感染和上行性感染，可有效促進骨癒合和控制炎症。

3. 死骨保留及再植入

僅摘除完全游離的死骨，而對不完全游離而缺血壞死的骨給予保留，甚至對摘除的大段死骨進行中西醫滅活後再植入病灶中，充分解決了手術取骨造成的創傷及骨的來源問題。

4. Papineau 手術法

包括病灶徹底清除、開放性鬆質骨植骨以及反覆沖洗等內容，是目前最優秀的治療方法。

5. 骨剝皮手術法

把骨皮質的 2～3mm 附帶骨膜及周圍瘢痕組織共同剝離，能夠得到旺盛的新骨生骨能力，是目前國際醫學界通用的最好方法。

6. 微創外固定技術

損傷小、恢復快、併發症少、無需二次手術、符合美學要求、根據需要可調整固定強度，是一種療效顯著的生物學固定方法。

7. 骨延長手術

在病骨延長軸方向採取持續牽引並配合科學的藥物提高骨形成能力，使疾病得到良好修復，是目前被廣泛應用的先進技術。

8. 其他手術治療

(1)穿刺吸引術為減輕骨髓腔壓力，防止炎症在骨髓腔上下擴散，對病灶處可進行穿刺吸引，同時還可向腔內注入抗生素作為治療的一部分。

(2)開窗引流術在放射科照片顯示骨質局部已有破壞及骨髓腔陰影增寬者，可在骨髓腔內積膿的部位進行骨皮質鑽孔或開窗，防止炎症擴散，以利分泌物引流。或進行創腔的上下給抗生素閉式灌洗治療。

(3)死骨取出術對死骨較大，已具備手術時機，將死骨取出，是治療慢性骨炎最常見和最基本的手術方法。

(4)消滅骨空洞術因骨腔大，竇道久治不癒，將較近的正常肌組織有帶蒂肌肉瓣充填法、鬆質骨充填法等。

(5)截肢術適用於一肢多處骨髓炎，合併多數竇道，久治不癒或因慢性炎症長期刺激局部皮膚發生惡變者。

(6)大塊病骨切除術一般適用慢性血源性骨髓炎，病骨已明顯硬化，或局部疤痕多，久治不癒，某些不負重也無重要功能的慢性骨炎患者。

(7)病灶內留置藥物鏈法將抗生素預製成小球，用細不鏽鋼絲連起來，手術置於病灶內，每日將抗菌藥物球拉入腔內一顆，不斷釋放治療法。

(8)應用顯微外科技術治療慢性化膿性骨髓炎的方法。目的是改善病灶局部的血液循環。

（七）危害

1. 化膿性骨髓炎的危害

化膿性細菌侵入骨質，引起炎性反應，即為化膿性骨髓炎。病變可侵及骨組織各部分，但主要為骨髓腔感

染。致病菌大多數是金黃色葡萄球菌，其次是溶血性鏈球菌，其他如大腸桿菌，肺炎雙球菌等也可引起。細菌侵入途徑大多為血源性，但也可從外界直接侵入。

臨床表現可分為急性和慢性，慢性化膿性骨髓炎大多是因急性化膿性骨髓炎沒有得到及時、正確、徹底治療而轉變的。

少數低毒性細菌感染，如侷限性骨膿腫等，一開始就是慢性發病，急性症狀多不明顯。如急性期經過及時適當處理，可能痊癒而不形成慢性炎症。

全身症狀在急性血源性骨髓炎，全身症狀嚴重。前期症狀有全身倦怠，繼以全身痠痛，食慾不振，畏寒，嚴重者可有寒戰，多有弛張性高熱達 39～41℃，煩躁不安，脈搏快弱，甚至有譫妄，昏迷等敗血症現象，亦可出現腦膜刺激症狀。此病人往往有貧血脫水和酸中毒。

由於炎症反覆發作，多處竇道，對肢體功能影響較大，有肌肉萎縮；如發生病理骨折，可有肢體短縮或成角畸形；如發病接近關節，多有關節攣縮或僵硬。

2. 急性骨髓炎的危害

(1)化膿性關節炎

(2)病理骨折

(3)肢體生長障礙，如骨骺破壞，肢體生長長度受影響，患肢變短；或因骨骺附近炎症，血液供給豐富，使骨骺生長較快，患肢反而稍長。有時亦因骨骺部分受累，形成畸形生長，如膝內翻或外翻等。

(4)關節攣縮及強直

(5)外傷性骨髓炎常因感染而有骨折延遲連接和不連

接以及關節活動受限等。

3. 併發症

(1)畸形：由於骨骺受炎症的刺激使患肢過度生長而變長或因骨骺板破壞影響發育結果肢體短縮骨骺板一側受破壞發育不對稱使關節呈內翻或外翻畸形；由於軟組織疤痕攣縮也可引起屈曲畸形。

(2)關節強直：由於感染擴散到關節內關節軟骨面破壞使關節呈纖維性或骨性強直。

(3)癌變：竇道口皮膚由於不斷受刺激可合併癌變常見為鱗狀上皮瘍。

（八）護理

1. 一般護理

(1)急性骨髓炎症期，尤其是有全身中毒症狀如寒戰、脈快、頭痛等，要注意觀察體溫、脈搏、血壓等病情變化，有高熱休克者，給予氧氣吸入，激素治療和人工冬眠，有昏迷者應專人護理。

(2)體溫高於 39.5℃者，需要給予物理降溫，用冰敷或用酒精擦浴，如用藥物降溫時，可以大量出法，要注意有否出現虛脫，同時應及時擦洗及更換清潔乾燥的衣褲，以免受涼。

(3)加強營養，鼓勵病人進食營養豐富易消化飲食，一般給流質或半流質飲食，隨時給病人飲水或果汁，必要時適當補液，糾下貧血，增強機體抵抗力。

(4)抬高患肢，下肢用枕墊起，上肢用三角巾懸吊，以利靜脈回流，減輕腫脹。為了限制患肢活動，減少疼痛和減輕炎症，防止病理性骨折，一般用石膏托或皮膚牽引

楊天鵬—骨傷科治療真傳—

固定患肢。石膏固定及牽引要注意肢體血液循環，凡發現肢體皮膚發紫、發冷、腫脹、麻木等，說明有血液循環障礙，應找醫生及時處理。

傷口分泌物過多，膿血透過石膏，使石膏軟化破壞等，應及時更換石膏或開窗更換敷料。

(5)注意觀察鄰近關節有無出現紅、腫、熱、痛等情況或全身其他部位有無病灶轉移的徵象。因為當膿液穿過幹骺端進入關節腔時，可引起化膿性關節炎或炎症擴散，引起心包炎、心肌炎、肺膿腫等，若診斷穿刺證實有膿液者，常需切開排膿減壓，放置引流條或引流管充分引流。應及時更換敷料，並保持床單清潔，注意對傷口的隔離和敷料處理，防止交叉感染。

(6)氣血不足者，除同服氣血雙補藥物外，還就選用腐肌收口散，撒於創口內，使肉芽生長，而逐漸癒合。

2. 慢性骨髓炎病人的傷口處理

慢性骨髓炎病人保持傷口排膿通暢，病變部位死腔的擴大引流，使死骨與病骨完全分離後，施行手術清除死骨，刮除肉芽組織，消滅死腔，同時進行全身治療。部分患兒因病變部位血液循環增加，促使肢體過長，相反骺板受炎症破壞可致肢體縮短或發生病理性骨折後的畸形癒合。小兒患了骨髓炎，家長要耐心配合醫生，定期複診並進行傷口換藥，爭取早日康復。

3. 急性骨髓炎患者的注意事項

得了急性骨髓炎的患者一般都是小兒或是抵抗力差的老人，病情一般比較急迫，所以，臨床處理中一定要注意好相關的問題：

(1)急性骨髓炎症期（發病期），尤其是有全身中毒症狀如寒戰、脈快、頭痛等，要注意觀察體溫、脈搏、血壓等病情變化，有高熱休克者，給予氧氣吸入，激素治療和人工冬眠，有昏迷者應專人護理。

(2)體溫高於 39.5℃者，需要給予物理降溫，用冰敷或用酒精擦浴，如用藥物降溫時，可以大量出法，要注意有否出現虛脫，同時應及時擦洗及更換清潔乾燥的衣褲，以免受涼。

(3)抬高患肢，下肢用枕墊起，上肢用三角巾懸吊，以利靜脈回流，減輕腫脹。為了限制患肢活動，減少疼痛和減輕炎症，防止病理性骨折，一般用石膏托或皮膚牽引固定患肢。石膏固定及牽引要注意肢體血液循環，凡發現肢體皮膚發紫、發冷、腫脹、麻木等，說明有血液循環障礙，應找醫生及時處理。

傷口分泌物過多，膿血透過石膏，使石膏軟化破壞等，應及時更換石膏或開窗更換敷料。

(4)加強營養，鼓勵病人進食營養豐富易消化飲食，一般給流質或半流質飲食，隨時給病人飲水或果汁，必要時適當補液，糾下貧血，增強機體抵抗力。

(5)注意觀察鄰近關節有無出現紅、腫、熱、痛等情況或全身其他部位有無病灶轉移的徵象。因為當膿液穿過幹骺端進入關節腔時，可引起化膿性關節炎或炎症擴散，引起心包炎、心肌炎、肺膿腫等，若診斷穿刺證實有膿液者，常需切開排膿減壓，放置引流條或引流管充他引流。應及時更換敷料，並保持床單清潔，注意對傷口的隔離和敷料處理，防止交叉感染（尤其是結核性的骨髓炎）。

　　急性骨髓炎，屬於臨床的急症，處理上注意好以後，癒後一般都是很好的，但是不恰當或是不全面的處理，容易留下後遺症，導致以後的慢性骨髓炎的發作！所以建議患者選擇有經驗的醫院就診。

　　4. 飲食指導骨髓炎患者在施治的早期強調並提倡清淡可口的素食。

　　因素食能提供最天然最易消化，最能直接吸收之營養素。如素食配置合理，人體所需要的糖、脂肪、蛋白質這三大營養要素都非常豐富，足夠人類機體的合理需要。因骨與軟組織的修復又離不開維生素、微量元素與宏量元素和具有保護作用的植物荷爾蒙、纖維質等，它們都主要是來自新鮮的穀類、蔬菜與水果；又因處在病理狀態下的患部組織的修復需要一個偏鹼性的生理環境，才能有修復的條件。素食中所含鹼性物質最豐富，如在體內最活躍的鈣、鉀等離子，水果之中含量很高。

　　在慢性骨炎期，患者不能缺少了鹼性物質在血液中的恆定濃度。有些病人怕營養缺乏，每餐大量吃肉類，少吃了蔬菜與水果，使血液帶酸性，患部組織因循環障礙，酸性物質更多，於是體內的「鈣搬家」運動就此開始，血液將骨骼和牙齒中的鈣，尤其是處在病理環境中的骨組織的鈣搬走，病骨出現脫鈣或骨質疏鬆現象，這可能就是因其食肉過多，導致酸性血液使骨質代謝發生紊亂的結果，所以提倡素食就在於此。

　　（九）預防

　　1. 一般感染性疾病的預防。

　　癤疔瘡癰以及上呼吸道感染都是最常見的感染性疾

病，且最易繼發感染而致血源性骨髓炎的發生。因此，預防癤瘡癰及上呼吸道感染的發生，對預防骨髓炎的發生是十分重要的。其預防的主要措施是：

(1)保持室內氣流通注意環境衛生和個人衛生保持皮膚清潔。

(2)青春期應多食蔬採水果少用油劑潤膚以防止皮脂腺分泌物堆積或腺管阻塞。

(3)加強體育鍛鍊增強身體素質防止感冒發生。

(4)扁桃體炎反覆發作者應積極預防和治療，必要時考慮手術摘除。

2. 預防外傷感染

外傷感染包括組織損傷後感染和骨骼損傷後感染，也是引起骨髓炎的常見原因，因此，在日常生活中也應注意積極預防。

3. 及早發現和及時治療感染

無論何種原因引起的感染，其嚴重程度影響範圍的大小與全身和局部的條件都有著密切的關係。而且與發現的遲早處理的及時與否也有很的大的關係。因此對於感染性的疾病，應及早發現、及時治療。這對於預防骨髓炎的發生有著積極的作用。淺表的感染，局部表現明顯容易發現。深部感染常難以診斷。

除體溫和血象異常以及患處疼痛較重外，局部皮膚並不一定表現為炎症的浸潤，但卻有明顯腫脹。臨床必須認真檢查綜合分析，以便及時發現和處理。

4. 開放性骨折的處理

開放性骨折首先要防止感染。我們一般不主張內固

定。因骨折後局部軟組織損傷，充血水腫若再施內固定所採用的鋼針等異物繼續刺激，局部可能成為繼發感染的重要因素。所以我們常選用止血、清創、整骨，外用自制的止血生肌之類的藥物，用小夾板固定以減少感染的機會。已行內固定的開放性骨折，一旦發生感染並蔓延到髓腔後，炎性感染常沿髓內針向兩端擴散，在髓內針穿入或穿出部位的皮下也可能形成感染，一旦發生，應特別注意首先取出內固定物以控制感染。

具體的講，骨髓炎的預防要飲食有節，起居有常，還要適當進地進行體育鍛鍊。

（十）楊氏對骨髓炎治療的觀點

楊氏治傷的觀點認為骨髓炎的發生和發展無論是何種原因，何種階段及何種表現，總有自體正氣虛弱，邪氣入侵的原因，因此在治療骨髓炎的過程中應該隨時注意「扶正」的治療。具體治療除常規治療外予以口服藥物本院經驗方開弓大力丸及參川生骨膠囊，幫助扶正祛邪，促進新骨的生成。

（審校：潘良春）

第八章

楊氏骨傷科練功法

　　具有中醫骨傷科傳統特點的肢體康復運動亦稱「練功療法」，是患者在醫護人員的具體指導下進行的，針對疾病特點的，有計劃地透過運動肢體來逐漸恢復肢體功能的體育療法。

　　它起到防治疾病，促使損傷加速癒合，防止肌肉萎縮，關節僵硬，促進新陳代謝的作用。在現代醫學中稱為「功能鍛鍊」，在傳統醫學中稱為「練功療法」，沿承於古代的導引術。

　　早在《內經》中即有了「導引」的論述。明代張介賓在《類經》註解中說：「導引，謂搖筋骨，動肢節，以行氣血也」，「病在肢節，故用此法。」

　　中國現存最早的傷科專著唐代《仙授理傷續斷秘方》就非常重視骨折固定後及早進行肢體的康復運動，並將其作為重要治則之一。

　　歷代中醫傷科醫師多有精於武藝者，更是重視肢體康復的練功療法，將醫學與武學結合起來運用於臨床，收到很好的治療效果。

　　現代傷科更將練功療法作為調動患者積極性，配合、貫徹「動靜結合」治療原則的一項重要手段，是防治傷科疾病，加速功能康復的主要方法之一。

第一節 楊氏康復運動的實施原則和要求

一、康復計劃的制訂及實施的條件

(一) 計劃的制定

瞭解患者的病情，分析疾病的發展過程及轉歸，制定適宜各階段的康復運動方案。法之所施要因人而異，據病員體質差異，理解接受能力的不同及環境條件差異等各個不同的具體條件而制定出最佳方案。

(二) 醫患合作

1. 醫患溝通

提前告知患者目前病情現狀，將康復運動的積極意義和必要性以及預期達到的康復目標向患者講明。在醫患充分溝通思想，達成共識後，患者才會積極配合，達到事半功倍的效果。充分瞭解康復對象，化被動接受為主動配合。因人而異，對膽怯的患者應當鼓勵，而對於急功冒進者應勸導他循序漸進，避免再次受傷，貽誤治療時機。在練功過程必須向患者作出示範，講解說明，指導患者熟悉動作，掌握要領。對老年及理解力較差的患者要耐心、反覆講解、示範動作，使其能夠正確地地掌握運動方法。

2. 醫者的督促

當患者主動地堅持康復運動鍛鍊後，醫者必須經常檢查其運動狀態，及時糾正偏差動作，適時調整運動方法及運動負荷，以適應病情的發展變化。當運動取得一定的成效後，應向患者說明之所以取得療效的醫學原理，指出今後的康復目標，從而增強患者戰勝疾病的信心和對康復

的期盼性，更主動的堅持配合治療，積極進行鍛鍊。

二、楊氏康復運動的主要特點及要求

（一）康復運動重在「牽筋」

在有意識的狀態下進行肌肉運動，從而牽筋動骨，移動關節。在柔緩連續、有節奏、有程序的肢體運動中，逐漸增強肌肉的張縮能力，恢復肢體的內在平衡與協調能力，消除關節的運動障礙，恢復骨骼的承重能力。

（二）氣息的要求

運動中應注意呼吸暢通，氣沉丹田，集中注意力，不受外界干擾。站立時須平穩端正，全身放鬆，發力在「巔梢」（即肢體的末端）。關節在恢復活動度及靈敏度後，重在恢復骨骼的承重能力。

（三）環境的要求

練功環境宜清淨衛生，光線明朗，空氣流通。鍛鍊時要選擇環境，趨利避害，注意防寒、防暑，避雨、防曬。

（四）康復運動的注意事項

1. 避免暴力

需要強調的是，整個康復運動都應在患者自覺主動的條件下進行。禁止旁人對患肢施加暴力，造成肢體新的損傷。

2. 趨利避害

針對病情加強有利運動，避免不利有害運動。如骨折須先避免與折端移位同方向的運動；軟組織撕裂傷患者應當避免再度拉開裂口的運動。

3. 循序漸進，貴在堅持

康復運動重在循序漸進，持之以恆。動作由緩到快，從簡易動作到組合動作，在保證正確動作的前提下逐漸增加動作幅度、運動時間、運動次數及運動力度。

三、楊氏康復運動的目的和作用

（一）目的

上肢運動著重恢復手的運動功能，保持各個關節的靈活性，恢復手的握力，手指的精細動作以及前臂的旋轉功能。下肢運動著重恢復負重行走功能，保持各個關節的穩定性。

（二）作用

1. 活血化瘀，消腫止痛

損傷出血後離經之血壅滯絡道，氣血壅滯不通而致疼痛、腫脹，肢體運動鍛鍊能起到推動氣血流通，調暢氣機的作用，從而達到活血化瘀，消腫止痛的目的。

2. 促進骨折癒合

練功療法的活血化瘀作用為接骨續筋贏得了先機，加速了骨痂的生長。

此外，在功能鍛鍊時肌肉的收縮起到軟夾板的作用，可以矯正輕度的殘餘移位，促進斷面的對合，使斷端得到有利的應力刺激，促進骨折癒合。

3. 防治肢體廢用，恢復關節功能

堅持功能鍛鍊使肌肉、關節得到經常的運動，並且推動氣血運行可以濡養筋絡肢體，避免了因肌肉萎縮、關節僵硬和骨質疏鬆導致的運動功能喪失。

4.壯陽強身而抵禦外侮，充血益精而加速康復

練功療法能疏通氣血，調暢氣機，避免因靜多動少而產生的陰盛陽衰不利康復的狀況。透過作強、技巧的訓練，能協調陰陽而健身，使肝血充盈，腎氣旺盛，外能抵禦外邪入侵，內能使筋骨強勁，加速功能康復。

第二節　肢體康復運動的各部位練習

一、頸部鍛鍊

雙腳橫開與肩同寬站立（或取坐位），雙手反叉腰際，挺胸拔背，雙肩外展下垂，目視前方。

（一）頭向後伸

全身肌肉放鬆，頭向後方作平行於水平面的舒緩自如的運動，至最大限度時做短暫停頓，再逐漸放鬆緊張的肌肉使頭部回復至原位，稍緩後再繼續此動作練習，反覆多次。

為頸部康復運動很重要的首項練習項目，必須重點練習，貫穿於頸部運動的始終。

（二）左右轉頭

緩緩將頭平行地轉向左側，目視左側方，稍停頓，再將頭平行的緩緩轉回正中位，稍停頓，再將頭平行的緩緩轉向右側，目視右側方，稍停頓，再將頭平行的緩緩轉回正中位。稍停頓再反覆地做左右轉頭動作多次。

緩慢的速度是為了避免迅猛的暴力致傷。動作過程中稍作停頓，是為了使頸部稍事休息，能夠做好內力調

整，避免粗野的甩頭撕扯動作。

（三）前俯後仰

緩緩向前低頭屈頸，儘量使下頜接觸胸骨柄上緣，稍停頓；再緩緩抬頭至正中位，稍停；再緩緩後仰，目視上方，稍停。再反覆的練習前俯後仰動作。

（四）左右側屈

頸項肌肉放鬆，在保持頸椎生理弧弓的狀態下，徐緩自然地將頭傾向左側，再回復到正中位置，稍停；在保持頸椎生理弧弓的狀態下，徐緩自然將頭傾向右側，再回覆到正中位置，稍停；再重複左右側側傾的動作練習，隨著一次次的練習，逐漸鬆弛頸項肌肉、增加活動範圍，儘量讓耳朵接近肩部。

（五）左右迴環

頭向後仰，目視上方，稍停；徐緩自然地將頭作順時針方向的圓形轉動一圈，再回復正中位置，稍停；再將頭後仰，稍停；徐緩自然地再做逆時針方向的圓形轉動一圈。如此反覆左右迴環轉動練習，逐漸恢復頭部轉動的靈活性。

頸部鍛鍊可舒緩頸肌痙攣，消除頸肌的緊張程度，恢復頸椎生理弧弓弧度，防治頸椎病、失枕、頸部扭傷。

二、腰部鍛鍊

（一）黑虎伸腰

雙腳分開與肩同寬，垂手直立（或取坐勢），雙手向上伸直高舉，背伸手腕，掌心向天，頭向後仰，目視上方。儘量牽伸上肢、頸、腰肌肉牽拉腰椎椎間隙。停頓兩

秒時間，再將雙臂自然垂下，然後再做上舉後仰、上望伸腰動作，反覆多次練習。

（二）白雲獻蓮花

動作與裡虎伸腰相同，當雙臂上舉至盡時，將雙掌掌心向上，上下相互重疊，盡力抬掌上伸。此勢對腰脊的後伸力度有所增強，加大了伸腰效率。

（三）弓步撩掌

左腳向前跨出一步，屈膝下蹲，左股向下傾斜約45°，右側下肢蹬直，呈左側半弓箭步。向右轉身，左掌向前用力撩出，左上肢伸直，指尖向上與眉相齊，掌心向右，目視左掌，右拳拳心向上抱於右側腰際。左掌五指末節撮攏呈「勾手」，用力從身前勾摟向身後，指尖向上，與此同時身向左轉，右拳變掌用力向前撩出，右肢伸直，指尖向上與眉相齊，掌心向右，目視右掌。向右轉身，右上掌再化勾手勾摟至身後，左勾手再化掌轉由腰際向前用力撩出。

如此左右勾摟交換撩掌，練習轉腰換步活動。然後再換右側半弓箭步，作同樣的動作練習多次。

（四）側腰兩勢

1. 叉腰側彎

雙腳橫開與肩同寬站立（或取坐勢）。雙手反手叉腰，身體向左側彎，再回復正中位置。身體再向右側彎，再回復正中位置。如此徐緩交替地進行左右側彎練習，逐漸增加活動範圍，不可求急。

2. 舉臂側彎

準備姿勢與前勢相同，雙手握拳，屈臂上舉，上舉

至兩側前臂平行時，拳心向前，拳眼向下，兩手拳面貼近耳旁。雙拳握緊，力注肘尖，抬臂亮脅，身體向左側儘量側彎，再回復至正中位置。再將身體向右側儘量側彎，再回復至正中位置。如此反覆進行左右側彎練習。

（五）搖髖活腰

雙腳橫開與肩同寬站立，全身放鬆，骨盆以順時針方向水平地搖轉一次，再次逆時針方向平行的搖轉一次。如此左右交換搖動雙髖，活動腰部，逐漸增加腰部的活動範圍。

（六）躬腰通脊

準備姿勢與「搖髖活腰」相同。

雙手直臂上舉，然後隨身體向前彎腰之時向前垂下，儘量下伸，爭取能夠觸摸地面，腰儘量前躬，至最大限度時向左轉體，雙手儘量觸摸左腳前的地面，至最大限度時再向右轉體，雙手儘量觸摸右腳前的地面，至最大限度時，再繼續反覆交替躬腰左右轉體的屈腰動作練習，如此逐漸加大活動度。

（七）腰部大迴環

準備姿勢與前相同。雙手直臂上舉，然後隨身體向前彎腰之時向前垂下，至腰部前屈至最大限度時，雙臂與身體向右作順時針方向的迴環一圈，再向左做逆時針方向的迴環一圈。如此左右交替，反覆練習。全身要放鬆，動作要徐緩，運動範圍逐漸隨之加大。

（八）壓牆推肩

雙腳橫開與肩同寬，距牆約 1 步半站立，雙手掌心觸牆，身體前傾，雙掌向上移動略高於頭，雙臂伸直支撐體

重。身體伸直，全身放鬆，身體有意識的前傾，將身體的重力由雙臂經兩掌掌心傳達至牆後，再由牆面透過雙側上肢返回的反作用力推動雙肩，在這種反作用力的影響下，使脊柱後伸，鬆解胸腰段脊椎的鄰近肌肉，理順筋絡韌帶，推動滑移變位的椎體重歸正常位置。這對脊柱小關節交鎖有著主動復位的作用。

（九）仰臥拱腰勢

亦稱五點支撐鍛鍊，即仰臥木板床（或沒有彈性床墊的床）上，雙上肢放於胸腰兩側，屈肘，以肘尖支撐床面，兩腳橫開與肩同寬，屈髖屈膝，以雙腳支撐床面。以頭枕後部、雙肘、雙腳五點作為支撐，用力抬臀、拱腰挺肚，將腰、臀儘量抬高至最大限度時，停頓數秒再徐緩地放下臀部，輕置床上。再反覆做此動作練習。逐漸增加五點支撐的鍛鍊次數及抬高弧度。

三、肩部鍛鍊

（一）靜力抬肩

站位、坐位均可，亦可以健手托住患肢肘底進行。徐緩地抬升雙肩，至最高處放鬆肌肉讓雙肩徐緩降落。如此反覆將雙肩升高、降下，多次練習。

（二）托肘搖肩

站位、坐位均可，患肢肘部屈曲，讓健手托住患肢肘底用力將患肩作升降及前後轉動動作多次。

（三）前後活肩

站位、坐位均可，兩手反手叉腰，兩肘徐緩向前移動，儘量內合，牽動雙肩向前內合。兩肘再徐緩的向後移

動，儘量外展，牽動雙肩向後外展。如此反覆多次練習。

（四）搖肩迴環

站位、坐位均可，兩手反手叉腰，雙肩同時配合作前後、上下的圓形轉動，如此反覆進行前旋轉及後旋轉的圓形轉動練習。

（五）前後搖肩

站位、坐位均可，兩手輕輕握拳，屈肘橫臂於胸前，拳面相對、拳心向下。輕鬆自然的上抬、前移、下沉、後移、上抬膀臂，如同前後划槳多次，在搖動肩部的過程中逐漸抬高膀臂，擴大運動範圍。之後再做逆向的同樣搖肩動作。

（六）左右搖肩

預備姿勢同「前後搖肩」，兩手膀臂在胸前作徐緩的順時針方向的劃圓動作，搖動肩部多次。再做逆時針方向的劃圓動作，搖轉肩部多次。在搖轉的過程中逐漸抬高膀臂，擴大運動範圍。

（七）白鶴亮翅

坐位、站位均可，兩手自然下垂大腿外側。兩手橫開，徐緩的甩動手臂，外展肩部，屈伸肘、腕關節，如白鶴展翅一般，逐漸展開雙翼，兩臂愈抬愈高，直至兩臂平舉高度，再輕輕放下雙臂，手垂在大腿外側。如此反覆多次練習。

（八）雙雲手

坐位、站位均可，雙手同時在身前作輕鬆徐緩的向外用手動作多次，逐漸加大雲手範圍。再做向內雲手動作多次，如此反覆練習。

（九）掌指爬牆

兩腳橫開對牆站立，用患側手掌貼住牆壁。然後腕、指用力將掌根和指梢緩慢地向上爬行升高，使上肢高舉到最大限度時，稍作停頓再向下緩慢地爬回原位。如此反覆練習多次，康復上肢上舉的功能。之後，再側身向牆做多樣的動作練習多次，康復上肢外展的功能。

四、肘部鍛鍊

（一）屈伸手肘

坐於桌邊，桌上平鋪軟墊，患肢前臂平放軟墊上，主動徐緩地屈伸肘部，逐漸加大活動範圍。屈肘到最大限度時，有意地讓手指觸摸肩部外側，當伸直到最大限度時，有意地儘量外旋前臂。反覆練習增加肘部的屈伸程度。練習時也可用健手幫助進行。

（二）旋轉前臂

準備姿勢與「屈伸手肘」相同。主動徐緩地前旋、後旋前臂，逐漸增加旋轉程度。至前旋到最大限度時，有意的屈曲肘部，試圖讓手背觸及肩頭，反覆屈伸肘部，康復前臂的旋前功能。當後旋到最大限度時，有意的屈曲肘部，試圖讓手觸及肩部外側，反覆的後旋前臂屈曲肘部，康復前臂的後旋功能。練習時也可用健手幫助進行。

（三）肘部迴環

準備姿勢與前兩勢相同。以肘尖為支點，前臂為半徑，做平行於水平面的順時針迴環旋轉活動，力爭將手摸到肩頭，逐漸加大劃圈範圍，練習多圈後再作逆時針的劃圈練習多次。

五、腕部鍛鍊

（一）腕部屈伸

坐位，桌緣鋪平軟墊，將患肢前臂平放軟墊上，將手、腕、前臂遠端 1/5 段伸出桌緣，掌心向下，以健手下壓前臂，固定前臂位置使之緊貼桌面。患手作腕部過伸運動，至最大限度時，再屈曲作腕部的極屈運動，至最大限度。反覆練習，逐漸加大運動範圍，以康復腕部的屈伸功能。

（二）左右擺腕

將患肢手、腕及前臂平放於桌面的軟墊上。固定前臂貼於桌面，患手作尺偏、橈偏運動多次練習，逐漸加大運動範圍，康復腕部的側偏功能。

（三）左右轉腕

準備姿勢與「腕部屈伸」勢相同，患手反覆左右的順時針方向、反時針方向的搖轉手腕，逐漸加大搖轉範圍。

（四）擰腕、翻腕

坐位，桌面鋪平軟墊，患肢前臂平放軟墊上，健手下壓患肢前臂近肘部使其貼緊軟墊。患手掌心向上，逐漸前旋前臂，同時屈指握拳，如擰濕毛巾一般用力將拳心擰轉向下。

之後，再用力外旋前臂，同時伸直五指，還原掌心向上位置，反覆練習，逐漸增加手腕的靈活性和擰轉力量。

六、指部

（一）握橘練習

患手握住一個小橘子，反覆捏揉、轉動；逐漸加大難度，改為患手握住兩個核桃作各式花樣轉動，目的是增加手指的靈活度。

（二）握拳練習

患手掌背緊貼桌面上，努力將手指伸直，再努力屈指握拳，至最大限度時稍停兩秒時間，再逐漸伸直手指。如此反覆地練習手指的伸屈功能。

適用於掌指部功能受限後的功能康復以及上肢腫脹後促進血循以利消腫的功能鍛鍊。

在掌指部功能康復的後期，可加大鍛鍊的速度和力度。患手五指張開繃直，迅速捲指，用力握拳，將拳攢緊，再將五指儘量分開彈出繃直。反覆進行彈指攢拳練習，增加手指的靈活性及握力。

注意此鍛鍊僅適於功能康復的後期，如在早中期階段，切忌操之過急。

（三）屈伸練習

健手握緊所須練習指間關節的近端骨骼固定位置，然後患指反覆的進行手指的屈伸練習。此鍛鍊適用於指間關節脫位及指骨骨折後期的康復。

（四）拇指劃圈

準備姿勢同「腕部屈伸」。患手拇指反覆作順時針方向的劃圓運動，恢復第一腕掌關節的屈伸內收、外展功能。

七、髖部

（一）搖膝活髖

患腳跨前半步，雙膝微屈，兩手扶住膝蓋，搖動膝蓋作順時針、逆時針的反覆交替的旋轉劃圓運動，搖膝活髖。

（二）仆步伸胯

雙腳橫開比肩稍寬，兩手掌心支撐雙股下 1/3 段，左腿屈曲、下蹲，右腿隨之伸直，再還原正中站立位。右腿屈曲、下蹲，左腿隨之伸直，再還原正中站立位。如此左右仆步，逐漸加大伸胯程度，直到一腿折髖屈膝至極度時，另一腿也能隨之繃直。

本法著重恢復大腿的外展功能。

（三）抬腿練習

仰臥位患腿徐緩的向上抬舉，至最大限度時再緩緩放下，如此反覆練習，逐漸恢復抬腿高度。此法適於恢復下肢伸肌肌力。

（四）伸屈練習

仰臥位，患腿徐緩屈膝、折髖至最大限度時，再緩緩伸直，如此反覆練習，逐漸恢復屈伸程度，儘量使大腿貼近胸壁、小腿貼近大腿、腳跟貼近臀部。

八、膝部

（一）滾木練習

坐位，雙腳踩住橫放的圓木棍或圓竹筒上，前後來回地滾動木棍，逐漸增加滾動的距離及速度，目的是恢復

膝踝關節的屈伸度。

（二）下蹲練習

雙足後跟併攏站立，身體保持正直，雙手扶持椅凳，逐漸屈膝、下蹲至最大限度時，再伸直雙膝至直立位。爭取做到大腿觸及胸壁，臀部觸及足跟。如此反覆練習，目的是恢復下肢各關節的屈伸及承重功能，對行走功能的康復尤為重要。

九、踝部

（一）伸屈練習

仰臥位、坐位均可。緩緩地伸屈患肢踝關節。目的是逐漸恢復踝關節的伸屈度以及在下肢腫脹時促進血循以利消腫的功能鍛鍊。

（二）迴環練習

仰臥位、坐位均可。將患腳作順時針、逆時針反覆交替的旋轉畫圓的迴環運動，逐漸恢復踝關節的旋轉功能。

十、趾部

（一）伸屈練習

立位、仰臥位、坐位均可。徐緩的用力屈伸患足趾，反覆練習屈伸功能。此法用於趾骨骨折後期的功能康復。

（二）閒庭散步

站立位，雙足放平，患足向前跨出一小步，讓足跟首先著地承重受力，然後將足趾外側方著地承重，再伸直

楊天鵬──骨傷科治療真傳

足趾著地放平，隨後將健足抬起跨前一小步，換健足承重受力，如此左右開步練習行走。本法為恢復行走功能的必選練習。

十一、靜力性肌肉鍛鍊

以上說所的是各部位肢體的練功療法。此外也應當注意到某些因臥床治療的患者，或因為固定的限制導致肢體不能進行有運動軌跡的活動，則應教會病員使用自己的意念促使患部及其鄰近肌肉進行靜力性運動鍛鍊，即僅使肌肉出現收縮運動，而不至於拉動關節產生運動弧度。

此法可以改善血循，預防肌肉萎縮，加強斷端吻合以及起到軟夾板的作用，對一些長骨骨折的細小移位也起到一定的矯正作用。此法多用於骨折和脫位整復後固定的早期，鍛鍊次數可逐漸增多，強度可逐漸加強。

（審校：楊宏）

第九章
楊天鵬長壽養生法

第一節　概論

養生法就是根據生命發展的規律，採取能夠保養身體，減少疾病，增進健康，延年益壽的手段。

在 100 餘年的生活中，楊老先生非常注重養生益壽，並在生活實踐中積累了豐富的經驗，創立了既有系統理論、又有多種調養方法的養生學，為人類的保健事業作出了傑出貢獻。

自古以來，人們把養生理論和方法叫做「養身之道」。例如《素問·上古天真論》說：「上古之人，其知道者，法於陰陽，和於術數，食飲有節，起居有常，不妄作勞，故能形與神俱，而盡終其天年，度百歲乃去。」此處的「道」，就是養生之道。

能否健康長壽，不僅在於能否懂得養生之道，而更為重要的是能否把養生之道貫穿應用到日常生活中去。歷代養生家由於各自的實踐和體會不同，他們的養生之道在靜養、動形、固精、調氣、食養、調神及藥餌等方面都各有側重，各有所長。

從學術流派來看，又有道家養生、儒家養生、醫家養生、釋家養生和醫術家養生之分，他們都從不同角度闡述了養生理論和方法，豐富了養生學的內容。

楊老先生的養生法，是在中醫理論的指導下，探索

研究和總結了傳統的頤養身心、增強體質、預防疾病、延年益壽的理論和方法，創立了獨具一格的飲食與起居、三寶與三通論、壯元益壽功法等。提出了一系列的養生原則，如飲食有常、節慾固精、益氣調息、形神共養、謹慎起居、和調臟腑、通暢經絡、動靜相宜、寬容豁達等。

《莊子‧知北遊》中說：「人之生，氣之聚也，聚則為生，散則為死。」這就是說，生命活動是自然界最根本的物質──氣的聚、散、離、合運動的結果。活著的人體，是一個運動變化著的人體。

《素問‧六微旨大論》進一步指出了物質運動的基本形式是「升降出入」，並強調指出生命的運動重要性為「出入廢則神機化滅；升降息則氣立孤危。故非出入，則無以生長壯老已，非升降，則無以生長化收藏。是以升降出入，無器不有。」這些充分說明，只有運動，才能化生萬物。宇宙間的一切物質，儘管有大小和生存時間長短的不一致，但運動是一致的。

關於生命的維持和死亡問題，楊氏認為，人體的生命運動，是以體內臟腑陰陽氣血為依據的，臟腑陰陽氣血平衡，人體才會健康無病，不易衰老，壽命才能盡其天年，這與《素問‧生氣通天論》中「陰平陽秘，精神乃至；陰陽離訣，精氣乃絕」的理論是一致的。為了維持陰陽的平衡，氣血的通調，那就首先要做到「三通」，即「氣血通、二便通、思想通」，這三通含義非常深刻，後面將專門敘述。

那麼，怎樣才叫陰陽平衡呢？迄今為止，人們發現，影響人類盡終其天年的因素雖然很多，但有兩點是非

常重要的，其一是衰老，其二是疾病。那麼，推遲衰老的
到來，防止疾病的產生，是延年益壽的重要途徑。因此，
研究健康人的生理特徵，是十分必要的。

一般來說，一個健康無病，沒有衰老的人，應該具
備下列生理特徵（參考有關資料）。

一、生理健康特徵

（一）眼睛有神

眼睛是臟腑精氣彙集之處，眼神的有無反映了臟腑
精氣的盛衰。因此，雙目炯炯有神，是一個人健康的最明
顯的標誌。

（二）呼吸平穩

呼吸急促或微弱都是異常表現，平穩是指呼吸從容
不迫，不快不慢。《難經》認為，「呼出心與肺，吸入肝
與腎」，說明呼吸與人體臟腑的功能是密切相關的。

（三）二便正常

《素問：五臟別論》說：「魄門亦為五臟使，水穀不
得久藏。」此是說經過胃腸消化吸收後的糟粕不能藏得太
久，久藏則會大便秘結。而大便通暢則是健康的表現。小
便是排除水液代謝後的廢物的重要途徑，與肺、腎、膀胱
等臟腑的關係極為密切。二便的通暢與否，直接關係著人
體臟腑的功能活動。

（四）形體壯實

指體格健壯結實，不肥胖，不消瘦，過胖太瘦皆為
病態；另外，皮膚要滋潤有光澤，肌腠緻密，肌膚有彈
性，不鬆弛下垂。

（五）面色紅潤

面色是五臟氣血的外榮，而面色紅潤是五臟氣血旺盛的表現。

（六）牙齒堅固

因齒為骨之餘，骨為腎所主。而腎又為人體先天之本，所以牙齒堅固是先天之氣旺盛的表現，腎之精氣不足則齒牙鬆動脫落。

（七）雙耳聰敏

《靈樞・邪氣臟腑病形篇》說：「十二經脈，三百六十五絡⋯⋯其弊氣走於耳而為聽。」說明耳與全身組織器官有著密切關係，若聽力減退、遲鈍、失聰、耳鳴等是臟腑功能衰退的象徵。

（八）腰腿靈便

肝主筋、腎主骨，「腰為腎之府」，「膝為筋之府」，四肢關節之筋皆賴肝血以養，所以腰腿靈便、步履從容，則證明肝腎功能良好。

（九）聲音洪亮

聲由氣發，《素問・五臟生成篇》說：「諸氣者，皆屬於肺」，「腎主納氣」，聲音出於肺而根於腎，聲音洪亮，說明肺腎功能良好。

（十）鬚髮潤澤

髮為血之餘，髮的生長榮枯與血的關係非常密切。同時，又依賴腎臟精氣的充養。

《素問・六節臟象論》說：「腎者⋯⋯其華在髮。」因此，鬚髮早白、脫落、枯黃是一種早衰的徵象，反映出肝血不足，腎精虧損。

（十一）脈象和勻

指正常人的脈像要從容和緩，不疾不徐。「心主血脈、腎主元氣」，氣血在脈道內運行，所以脈象的正常與否，反映出氣血的盛衰及運行情況。

（十二）食慾正常

中醫學認為，「有胃氣則生，無胃氣則死，」飲食的多少直接反映出脾胃功能的強弱，食慾正常，則氣血旺盛，這便是健康的重要保證。

二、心理健康的特徵

（一）精神愉快

《素問・舉痛論》說：「喜則氣和志達，營衛通利。」可見良好的精神狀態，是健康的重要標誌。七情和調、精神愉快則臟腑功能活動正常。

現代醫學研究證實，人若精神恬靜，大腦皮質的興奮與抑製作用就能保持正常狀態，從而發揮對整體的主導作用，達到內外協調，形神合一，疾病就不易發生。

（二）記憶良好

腎藏精，精生髓，而「腦為髓之海」、髓海充盈，則精力充沛，記憶清晰；反之，腎氣虛弱，不能化精生髓，則記憶力減退。

怎樣才能使人永葆青春活力，既健康又長壽，研究探討人體衰老過程中的生理、病理改變及導致早衰的原因，尋找防止衰老的更有效措施，是當今人們健康意識提高增強後普遍關注的問題。

下面我們介紹楊氏在養生方面的一些理論和經驗。

第二節 楊氏三寶三通理論

一、三寶論

三寶，是指天地人之間自然形成的三種重要物質，在此主要是指人體的三種寶與自然界的依賴關係。

楊天鵬老先生根據自己 100 餘年的生活經驗與臨床實踐，總結出「治病必求其本」的施法規律，其中的關鍵就是要注重「三寶」，他常說：「天地人謂之三才，這是從粗的來講，但從細、從深來講，天地人都各有其三寶，即天有三寶日月星；地有三寶風火水；人有三寶精氣神；臟有三寶肝脾腎。」

楊老先生充分應用了「天人合一」的基本原理和規律，以「三寶」學說，制定出益壽延年的養生法則，即從起居、飲食、精神、藥物等全方位地進行自我調節，從而達到精足、氣旺、神明的效果。

這樣就可以充分發揮「三寶」之間相互依賴、相互制約、相互調節的多方面作用，使人體的生理變化向好的方向轉變。

楊老先生當年已 95 歲，仍耳聰目明、思維敏捷、身輕體健、行動自如、聲音洪亮，而且自 94 歲起，楊老頭髮、眉毛等開始由白轉黑，這便是他將「三寶」理論應用於養身延年的明證。

除此之外，究其長壽之源，「三寶」與「三通」又是息息相關的，他常說，長壽還要健康才行，這樣才能幸福，那麼，健康則離不開「三通」。

二、三通：即思想通、二便通、氣血通。

（一）思想通

就是心胸要寬闊，遇事要冷靜，情志要舒暢。七情六慾，人皆有之，在一般情況下，屬於正常的精神活動，喜怒哀樂各種感情的表露乃人之常情，是人的天性和本能的表現，而且各種適度的情志活動都有抒發內心積鬱的各種情緒，起到協調臟腑生理活動的作用。因為憤怒、悲傷、憂思、焦慮、恐懼等不良情志壓抑在心中而不能疏洩排解，對人體健康是十分有害的，甚至導致各種疾病。但是，如果情志活動過激，或過於持久，比如，大怒、大悲、大喜、大恐，長時間地憂愁焦慮，這些超過常度的七情，直接可引起機體多種功能的紊亂而發生疾病。此時，七情便成了致病因素。因此，情志對人體的損害，不只取決於情志本身，而關鍵在於人們如何主動地去把握控制自己的不良情緒。凡事應看得開，想得通，不要在心裡打結，思想不通，直接受到傷害的是你自己的身體，這等於拿別人的過錯懲罰你自己。

現代醫學研究發現，一切對人體不利的因素中，影響最大，最能使人發生疾病或夭亡的就是不良的情緒。人的精神狀態正常，機體適應環境的能力以及抵抗疾病的能力都會增強，從而起到防病的作用。患病之後，精神狀態良好，可加速康復。所以現代對「健康」的概念，不僅僅指身體無病，它還包含著一個人的心理是否健康。持久地憤怒、怨恨、憂愁等是心理障礙，即心理不健康的表現。那麼，這種人即或身體無病，也不能算是健康的人。因此，

心理保健與其他養生方法同樣需要，它直接關係到人的健康和壽數。

要使人心理健康，首先得正確對待人生中的不順心、不如意。萬事皆看得開，做到思想通達，「怒上心，忍最高；事臨頭，三思為妙。」

（二）二便通

即指大便、小便要保持正常的排泄功能。二便，是排除人體新陳代謝的廢物的主要渠道。二便正常與否，直接影響到人體的健康。

漢代王充在《論衡》中指出：「欲得長生，腸中常清，欲得不死，腸中無滓。」蘇東坡在《養生雜記》中說：「要長生，小便清；要長活，小便潔。」二便不調是人體臟腑功能失調的表現。下面將分別敘述：

1. 大便通暢能將腸中的殘渣、濁物及時地排出體外，從而保證了機體正常的生理功能。

如果經常大便秘結不暢，可阻礙胃腸的消化功能，使濁氣上擾，氣血逆亂，致使整個機體的生理功能失調，並同時誘發許多疾病。現代研究引起衰老的原因中，有一種自身中毒學說，認為衰老是由於生物體在自身代謝過程中，不斷地產生毒素，逐漸使機體發生慢性中毒而出現衰老。而大便不通暢，食物代謝後的殘餘廢物不能儘快清除體外，天長日久，自然會出現機體自身的慢性中毒現象──衰老。為了保持大便通暢，必須養成定時排便的良好習慣。飲食上注意多吃蔬果及含纖維素多的食物，辛辣動火之物易致大便結燥，應儘量少吃。排便時要順其自然，可配合做深呼吸使氣以下行，來幫助排便暢快。便後

應注意肛門的清潔衛生。老年人因為全身的機能活動衰減，胃腸的運轉功能亦減慢，加之多靜少動，所以很容易出現大便秘結不暢，除了飲食調養外，可採用腹部按摩法來增強腸蠕動以助排便。

2. 小便通利是指小便的量、色、質無異常、無疼痛、無滯澀感。

如果小便量少，同時又出現肢體腫脹；或尿色黃、紅、質地渾濁不清，尿時滯澀疼痛等均屬病態。

小便是排除水液代謝後的廢物的主要途徑，小便通暢與否，與肺脾腎膀胱等臟腑的關係極為密切。在水液代謝的整個過程中，腎氣是新陳代謝的原動力，調節著每一環節的功能活動，故有「腎主水」之稱。

水液代謝的正常與否反映了機體臟腑功能的好與壞，特別是腎氣的強與弱。小便通利，則人體健康，反之，則說明已經發生了某臟腑的功能障礙。小便的正常，證明機體水液代謝通暢和調，故《素問・經脈別論》有「通調水道」之說。

老年人由於腎氣漸虧，腎與膀胱的氣化功能減弱，常出現排尿異常，除了到醫院查明原因外，可服一些補腎壯陽之品以增強腎與膀胱的氣化功能，同時可配合按摩小腹或熱敷，加強氣化以助小便排除。另外，有尿時要及時排除，不要有意識控制小便，否則會損傷腎與膀胱之氣，引起病變的發生。

《千金要方・道林養性》中即有：「忍尿不便，膝冷成痺」之說。因此，排小便一定要順其自然，強忍不排或努力強排，都會對身體健康造成損害。

（三）氣血通

1. 氣是人體生命活動的物質基礎

中醫學裡所說的氣有兩種含義：一是構成人體和維持人體生命活動的精微物質，如水穀之氣、呼吸之氣等；二是指臟腑組織的生理功能，如臟腑之氣、經脈之氣等。但兩者又是相互聯繫的，前者是後者的物質基礎，後者為前者的功能表現。由於人體的氣分佈於不同的部位，有不同的來源與功能特點，因而又有元氣、宗氣、營氣、衛氣等不同名稱。

元氣，又稱真氣。它是人體各種氣中最重要、最基本的一種，由先天之精化生而來，稟生之後，又要水穀精微的滋養和補充。它通過三焦分佈於全身，內而臟腑，外達腠理肌膚無處不到。所以《靈樞·刺節真邪篇》說：「真氣者，所受於天，與穀氣並而充身也。」人體各個臟腑組織得到元氣的激發，才能各自發揮其不同的功用。所以，元氣可以說是人體生命活動的原動力。因此，元氣愈充沛，臟腑組織功能愈健旺，身體便健康少病。

宗氣，是由肺吸入的清氣與脾胃運化的水穀之氣結合而成，它主要是推動肺的呼吸和心血的運行，並且對人的視聽言動各種機能都有關，所以又稱宗氣為「動氣」。

營衛之氣，皆為脾胃中的水穀精微所化生。《素問·痺論》說：「營者，水穀之精氣也，和調於五臟，灑陳於六腑，乃能入於脈也；故循脈上下，貫五臟，絡六腑也。」「衛者水穀之悍氣也。」《靈樞·本藏篇》說：「衛氣者，所以溫分肉，充皮膚，肥腠理，司開闔者也。」氣對於人體具有十分重要的作用，所以《難經·八難》指

出：氣者，人之根本也。」分佈於人體不同部位的氣，各有其功能特點，但概括起來有推動、溫煦、防禦、固攝、氣化五個方面的作用。

人體的氣是一種活動力很強的精微物質。它不斷地運行，流行全身，無處不到。不同的氣，有不同的運動形式。而「升降出入」是氣的基本運動形式。《素問·六微旨大論》說：「升降出入，無器不有。」就說明了人體各個臟器都在進行著升降出入的活動。

氣的升降出入是人體生命活動的一種表現。氣的升降出入一旦停止，也就意味著生命活動的停止。所以《素問·六微旨大論》說：「非出入，則無以生長壯老已，非升降，則無以生長化收藏。」氣的升降出入，具體體現於各個臟腑的功能活動以及臟腑之間的協調關係。

只有全身各個臟腑的功能協調配合，也就是臟腑氣機的升降出入處於相對平衡的狀態即氣通，才能維持機體正常的生理功能。

而如果氣的運行阻滯不通，或運行逆亂，或升降失調，出入不利，便要影響五臟六腑、上下內外的協調統一，而發生種種病變。諸如：肝氣鬱結、肝氣橫逆，胃氣上逆、脾氣下陷，肺失宣降，腎不納氣，心腎不交，等等。

2. 血是由脾胃水穀之精微所化生

正如《靈樞·決氣篇》所說：「中焦受氣，取汁變化而赤，是謂血。」血循行於脈中，對人體各臟腑組織器官具有濡養作用，是人體不可缺少的營養物質。血液由脈管，流布全身，環周不休，運行不息，內至五臟六腑，外達皮肉筋骨，對全身組織器官起著營養和滋潤的作用。

這種作用表現於眼和四肢運動方面尤為明顯。《素問‧五臟生成篇》說：「肝受血而能視，足受血而能步，掌受血而能握，指受血而能攝。」《靈樞‧本臟篇》說：「血和則……筋骨勁強，關節清利矣。」

如果血不足或運行受阻，失去了濡養作用，就可能出現視力減退，眼睛乾澀，關節活動不利，四肢麻木，皮膚乾燥，作癢等病症。

血的運行正常，有賴於心氣的推動，肺氣的敷布，肝氣的疏洩，及脾氣的統攝作用，即所謂「氣行則血行」。氣又能生血，氣盛，則化生血的功能自強；血以載氣，氣不附於血中則將渙散不收而無所歸。由此可見，氣與血是相互滋生、相互促進、相互依賴又相互制約的統一體，如果氣虛必致血不足；氣滯便會引起血行瘀阻；氣逆則血不行常道等氣血不和的病變。如《素問‧調經論》所說：「血氣不和，百病乃變化而生。」治療時，應調整氣血之間的相對平衡關係，正如《素問‧至真要大論》所謂「疏其血氣、令其條達，而致和平。」

氣血的通暢與否，與情志關係十分密切，一般來說，排除疾病因素，只要做到了思想通，即沒有氣鬱、氣滯、氣結，氣血便通達和順，各臟器組織功能協調正常，讓機體長久處於這種最佳狀態，才能使人身輕體健，精力充沛，思維敏銳，這樣，健康長壽將會屬於你。

綜上所述，「三寶」是人體生命活動的基礎和主宰，「三通」是護衛「三寶」的關鍵，精氣神強，百病不生，神衰氣弱則萬病生焉。這樣，又將中國醫學的「腎為先天之本，脾胃為後天之本」的理論向更高深層次推進了一步。

第三節　楊氏飲食起居養生

楊氏認為，為了保持健旺的精力和強健的體魄，對於日常生活起居，也列為議事日程，並倍加重視。起居有節主要是指起臥休息和日常生活的各方面要有一定的規律，並應合乎於自然界與人體的生理常度，這是強身健體，延年益壽的重要原則。

一、合理的作息

《素問・上古天真論》說：「食飲有節，起居有常，不妄作勞，故能形與神俱，而盡終其天年，度百歲乃去。」人們若能起居有常、合理作息，就能保養神氣，養精蓄銳，使你體強精充，精力旺盛，面色紅潤光澤，耳目聰明，神采奕奕。對於中老年的睡眠時間，楊老強調不可過多，亦不可不足，一般晚上睡 6～8 小時，中午小眠 30～60 分鐘即可。反之，若起居無常，違背自然規律與人體生物鐘的常度來安排作息，就不能有效地消除工作中的疲勞，天長日久，則會神氣衰敗，表現出精神萎靡不振，面色無華，目光失神，氣短無力，疲乏睏倦。

正如古人所說，起居無常，便將「半百而衰也」。也就是說，在日常生活中，若起居作息逆於自然與人體的規律，不合於道，恣意妄行，以妄為常，這樣，就足以導致人早衰而減少壽數。

二、減少思慮

這是養生中極為重要的一方面，清代醫家徐靈胎認

為，嗜欲、過勞、思慮是促使早衰的重要原因。並指出：「能絕嗜欲、戒勞作、減思慮，免於疾病夭折則有之。」減少思慮，是人們精神、情志調養的一條重要原則。人們在生活的道路上曲折坎坷、不盡如人意是常有的，甚至要承受來自各個方面的壓力和負擔；事業、愛情、家庭、老人、孩子，對於這些，我們每個人都得盡職盡責地扮演好各種不同的角色；而喜怒哀樂憂愁思慮乃人之正常情緒，如果我們終日繁忙奔波，又被生活中的煩事困擾，憂愁煩惱佔據了你的整個心理，那你必定是身心疲憊不堪，傷精耗氣又傷神，必致早衰無疑。

所謂減少思慮，就是要保持和平寧靜的心境，不為瑣事煩惱，世間一切所謂憂愁痛苦皆取決於你去如何看待，境由心造，自己的心境是歡樂是憂愁，全在於你自己如何去想，你想你現在好痛苦好憂傷，那麼痛苦憂傷將增加十倍，你覺得你現在好歡快好幸福，痛苦和憂傷將減少十倍。一個人如果心胸狹窄，患得患失，斤斤計較，嗜金錢名利如命，慾壑難填，這些不健康的心理，是很難讓人不早衰不減壽的。所以要使人長壽不衰，就必須做到心胸開闊，性格開朗樂觀，處事豁達大度。所謂「大肚能容，容天下難容之事；開口便笑，笑世上可笑之人。」名利得失不要過分計較，隨時保持寧靜淡泊的心境。正如諸葛亮在《誡子書》中所說：「非淡泊無以明志，非寧靜無以致遠。」保持輕鬆愉快的心情，可以使睡眠安穩、食慾增加、精力旺盛、頭腦靈敏。

現代醫學研究表明：當人體機能處於內外協調、統一和諧的最佳狀態時，內分泌機能和免疫系統機能皆會出

現上升趨勢，反之則下降或紊亂。這也是使人衰老過快的重要因素。

三、節嗜慾

節慾保精是抗衰防老的重要一環。正常人都有七情六慾，這是一種生理現象。但要有所節制，更不可放縱。根據人的年齡的逐漸增長，體力也就不斷下降，加之工作、學習、家務及親朋好友間的禮尚往來，必然要消耗很多體力、精力和時間，特別是中年人，他們肩負各種重擔，扮演著社會和家庭中各種難演的角色，這些，都不同程度地消耗著他們的精、氣、神，所以在房事上，更應謹慎有節，當然，房事是夫妻生活中的重要部分，有節制有規律的性生活，可以愉悅身心，增進感情，還可調節人體內分泌功能，對身體健康是有益的。反之，如果無節無制，像青年時一樣放縱自己，必然會使腎氣損傷，腎精大耗，最終導致體內陰陽失衡，臟腑功能失調，陰陽氣血虧損，於增壽延年是百害無一益的。

房事不節，一是指不節制，縱慾無度；二是指不懂房事事宜，房事不謹慎。《三元延壽誇讚書》中指出：「欲多則損精，人可保者命，可惜者身，可重者精。肝精不固，目眩無光；肺精不交、肌肉消瘦；腎精不固，神氣減少；脾精不堅、齒髮浮落。若耗散真精不已，疾病隨生，死亡隨至。」臨床上常見到房事過度的人表現出腰膝痠軟，頭暈耳鳴，倦怠乏力，面色晦暗，小便頻數，男子臨房不舉，女子月經不調。

房事不節，還可引起很多疾病的發生，因為「正氣

存內，邪不可干」，「邪之所湊，其氣必虛。」

現代醫學研究證明，失精過多，人體激素水準下降，人體免疫功能減退，人體組織蛋白形成能力低下，血液循環不暢，內分泌功能失調，人體新陳代謝低下。不僅是身體虛弱，而且容易引起許多疾病。這充分說明，「縱慾催人老，房勞促短命」的傳統說法是有科學依據的。

四、飲食養生

飲食養生包括科學飲食和飲食禁忌兩方面，合理地攝取食物，是增進健康、益壽延年的重要保證。

飲食是給機體提供營養物質的源泉，是維持生命、保存生存的最基本物質，也是促使人生長發育，完成身體各種機能活動不可缺少的條件。飲食養生的目的在於透過合理而適度地補充營養，以補益氣血，填精補髓，並透過對飲食的合理調配，來糾正臟腑陰陽的偏盛偏衰，從而增進機體健康，達到抗衰防老的作用。

飲食養生必須遵循一定的原則和規律，楊老常說：「食要和五味」，即食不可偏，要合理配膳，全面營養；二是「食有節制」，即不可過飢，亦不可過飽，食量適中，方能達到養生的效果；三要注意飲食衛生，防止病從口入；四要因人因時而異，即根據不同的情況，不同體質，採取不同的配膳營養。

五、食後漱口

食後還要注意口腔衛生，進食後，口腔內殘留的一些食物殘渣，若不及時清除，容易引起細菌繁殖，而出現

口臭，齲齒及牙周疾病。早在漢代《金匱要略》中即有「食畢當漱口數遍，令牙齒不敗口香」的論述。可見，古人亦十分注重口腔衛生。

六、食後散步

進食後，不宜立即臥床休息，飯後宜做一些從容和緩的活動，才有益於健康。俗話說：飯後百步走，活到九十九。《攝善枕中方》中說：「食止、行數百步，大益人。」進食後，稍微活動身體，有利於胃腸的蠕動，促進消化吸收，而散步又是活動的最好方式。

第四節　楊氏藥物養生

飲食養生包括科學飲食和飲食禁忌兩方面，合理地攝取食物，是增進健康、益壽延年的重要保證。藥物養生的具體應用是著眼於平衡陰陽，調養氣血，強筋健骨，在一定程度上可起到益壽延年的作用。

益壽延年的方劑大多是針對年老體弱而設，因而，補益之法往往成為其組方的主要方法。益壽延年之方劑，應以補脾胃，補肝腎為主，這是根據中老年人脾腎易虛之特點而設的。然而，方劑的組成是以辨證為依據，藥物間的配伍有君、臣、佐、使之分，要求有機配合，互相協調，因而在方劑的組成上是有一定的法則的。組方上應有補有瀉、有塞有通、動靜結合，內外兼治的原則。

楊老大夫常用的中藥，可分為補氣血、益肝腎、調陰陽、理脾胃、強筋骨5個大類。

一、常用藥物

（一）人參

味甘微苦，性溫。本品可大補元氣，生津止渴，對年老氣虛，久病體虛者效佳。

近代藥理研究證明，人參可調節網狀內皮系統功能，其所含人參皂貳，具有抗衰老作用。

（二）黃耆

味甘，性微溫。可補氣升陽，益氣固表。常服可壯骨強身，治諸氣虛。

近代研究證明，黃耆可增強機體抵抗力，具有調整血壓及免疫功能，有類激素樣作用，可改善冠狀循環和心臟功能。另外，黃耆具有延長某些原狀細胞和某些細胞株壽命的能力。這都是對黃耆具有抗衰老作用的很好說明。

（三）茯苓

味甘淡、性平。具有健脾和胃、寧心安神、滲濕利水功效。

近代研究證明，茯苓的有效成分 90%以上為茯苓多糖，其不僅能增強人體免疫功能，常食可以提高機體的抗病能力，而且具有較強的抗癌作用，是延年益壽之佳品。清代宮廷中，將茯苓製成茯苓餅，作為日常服用的滋補佳品，成為祛病延年的名點。

（四）山藥

味甘、性平，具有健脾補肺，固腎益精之作用，肺脾兩虛，體弱多病的中老年人，經常服用，好處頗多。

近代研究證明，山藥營養豐富，內含澱粉酶、黏液

質、糖蛋白和氨基酸、脂肪、維生素 C、碳水化合物等，故其調補效果較好。

（五）熟地

味甘、性微溫、有補血滋陰之功效。

近代研究，本品有很好的強心、利尿、降血糖作用。

（六）紫河車

味甘鹹、性微溫。有養血、補氣、益精等滋補強壯作用。

近代實驗研究及臨床實踐證明，紫河車有激素樣作用，可促進乳腺和子宮的發育，由於有胎盤球蛋白，含抗體及干擾素，故能增強人體的抵抗能力，具有增強免疫和抗過敏等作用，可預防治療諸多疾病。

（七）何首烏

味苦甘澀，性溫。具有補益精血、澀精止遺、補益肝腎的作用。明代醫家李中梓云：「何首烏老年尤為要藥，久服令人延年。」

近代研究認為，何首烏含有蒽醌類、卵磷脂、澱粉、粗脂肪等。而卵磷脂對人體的生長發育，特別是中樞神經系統的營養，起到很大的作用。其對心臟的強心作用亦很明顯。另外，何首烏還能降低血脂，緩解動脈粥樣硬化的形成。

由此可見，何首烏的益壽延年作用是通過強壯神經，增強心臟機能，降低血脂，緩解動脈硬化等作用，達到增強人體體質的作用。

（八）龍眼肉

味甘，性溫。《本經》謂其：「久服強魂聰明，輕身

楊天鵬──骨傷科治療真傳──

不老。」本品具有補心脾，益氣血之功效。

近代研究證明，龍眼肉的成分內含有維生素 A 和 B、葡萄糖、蔗糖，對神經衰弱、心悸失眠療效較好。經試驗，龍眼肉有延壽的作用，這是因為它能抑制使人衰老的一種酶的活性，這種酶和機體的衰老有密切關係，它的活性升高可加速機體的老化過程。

（九）枸杞

味甘、性平。《本經》謂其：「久服堅筋骨、輕身不老。」本品具有滋腎潤肺，養肝明目之功效。

近代研究證明，枸杞含有甜菜鹼、胡蘿蔔素、核黃素、煙酸、鈣、磷、鐵等成分，具有抑制脂肪在肝細胞內沉積，防止脂肪肝，促進肝細胞的新生等作用。還能降血壓、興奮呼吸中樞等。

（十）黃精

味甘、性平。本品具有益脾胃，潤心肺、填精髓之功效。

近代研究證明，黃精具有降壓作用，對防止動脈粥樣硬化及肝臟脂肪浸潤都有一定效果。所以，常服黃精，對肺氣虛損患者有好處，而且還能防止心血管系統疾病的發生。

（十一）龜板

味甘、鹹，性寒。本品具有滋陰潛陽，益腎健骨，養血補心之功效。

近代研究證明，龜板含有豐富的蛋白質，軟骨及氯化物等，能增強人體內分泌功能和免疫功能，提高新陳代謝的活力。還可治療淋巴結核及肺結核的潮熱盜汗等。

（十二）鹿茸

味甘鹹，性溫。《本經》謂其：「益氣強志，生齒不老。」《本草綱目》謂：「生精補髓，養血益陽，強筋健骨。」本品具有補腎陽、益精血、強筋骨之功效。

近代科學研究證明：鹿茸含鹿茸精，係雄性激素，又含磷酸鈣、碳酸鈣、膠質、軟骨及氯化物等。它能減輕疲勞，改善食慾和睡眠。並可促進紅細胞、血紅蛋白、網狀紅細胞的新生，從而促進創傷骨折和潰瘍的癒合加快。

（十三）菟絲子

味甘、辛，微溫。本品具有補肝腎、益精髓、堅筋骨之功效。《本經》謂其：「補不足、益氣力」；《名醫別錄》謂之：「久服明目，輕身延年。」

現代研究證實，菟絲子含樹脂樣的糖體，澱粉酶，維生素 A 類物質等。是一種良好的調補性藥物。

（十四）杜仲

味甘，性溫。本品有補益肝腎，強壯筋骨及安胎功效。《本經》謂其能「補中，益精氣，堅筋骨，久服輕身耐老。」

近代研究證明：杜仲含有杜仲酸，為異戊己烯的聚合體，還含有樹脂。另外，經動物實驗證明，杜仲有鎮靜和降壓的作用。

（十五）大棗

味甘、性溫，本品具有補中益氣，養血安神之功效。大棗的營養極其豐富。

據研究證實，它不僅含有大量的糖、蛋白質和脂肪，而且還含有比一般果品多 $2 \sim 12$ 倍的鈣和磷，含有

多種維生素和鐵。其中豐富的維生素 C，能健全人體的毛細血管，對高血壓、心血管疾患及出血性疾病大有好處。

（十六）肉蓯蓉

味甘鹹，性溫。本品具有補腎助陽，潤腸通便之功效。《本經》謂其：「養五臟，益精氣。」《藥性論》云：「益髓、悅顏色、延年。」

近代研究證明：肉蓯蓉含有列當素，微量生物鹼，甙類，有機酸類等物質。具有性激素樣作用。另外還有降壓、強心、增強機體抗病能力等作用。

（十七）山茱萸

味酸、澀，性微溫，本品具有補益肝腎，澀精固脫功效。

近代研究證明：山茱萸含有莫忍冬甙、獐牙菜甙、番木鱉甙、7-0-甲基莫忍冬甙、熊果酸、蘋果酸、酒石酸、沒食子酸等。所以山茱萸是收澀固精的常用藥物。

（十八）補骨脂

味苦、辛、性溫。本品具有溫補腎陽、固精止瀉功效。《藥性論》：「治男子腰痛膝冷囊濕，逐諸冷痹頑，止小便利，腹中冷。」《本草綱目》：「治腎洩，通命門，暖丹田。」

近代研究證明：本品含有補骨脂乙素，補骨脂內脂，白芷素及其甙類，所以本品是常用的助陽養身藥品。

（十九）淫羊藿

味辛、甘，性溫。具有補腎陽、強筋骨作用。《本草備要》：「補命門，益精氣，堅筋骨、利小便。」《本經》云：「主陰痿絕傷，莖中痛，利小便，益氣力，強志。」

近代藥理研究證明：淫羊藿的莖和葉中含淫羊藿甙。根及根狀莖中含去－0－甲基淫羊藿甙、木蘭花鹼。箭葉淫羊藿全草含淫羊藿甙、皂甙、苦味質、鞣質、此外尚含揮發油、蠟醇、三十一烷、植物甾醇、軟脂酸、油酸、亞油酸，是臨床常用的助陽強筋藥物。

（二十）鎖陽

味甘、性溫。本品具有補腎壯陽，益精潤腸作用。《本草衍義補遺》中說：「大補陰氣，益精血，利大便。」《本草從新》說：「益精興陽，潤燥養筋，治痿弱，滑大腸。」

近代藥理研究證明：本品全株含鞣質，另含三　皂甙和花色甙。是補腎助陽、溫而兼潤的常用藥物。

（二十一）當歸

味甘、辛、性溫。本品具有補血活血，調經止痛、潤腸通便功效。《日華子本草》：「破惡血、養新血及主症癖，腸胃冷。」《本草綱目》：「治頭痛，心腹諸痛，潤腸胃，筋骨，皮膚，治癰疽，排膿止痛，和血補血。」

近代研究證明：當歸內含蒿本內酯、正丁烯酞內酯、阿魏酸、煙酸、丁二酸、尿嘧啶、蔗糖、氨基酸、膽鹼、揮發油中含倍半萜A及B、香荊芥酚、當歸芳酮、棕櫚酸等。是最為常見的補血藥物。

（二十二）白朮

味甘，性溫。本品具有健脾益氣，燥濕利水，止汗安胎作用。《珍珠囊》：「除濕益氣，補中補陽、消痰逐水，生津止渴，消足脛濕腫。」《別錄》：「消痰水，除皮間風水結腫，暖胃消穀嗜食。」

近代藥理研究證明：白朮含揮發油約 1.4%，油中主

要成分為蒼朮酮、白朮內酯 A、白朮內酯 B、3—B—乙醯氧基蒼朮酮、3—B—羥基蒼朮酮、芹烷二烯酮、倍半萜等。為補氣健脾要藥。

（二十三）天門冬

味甘、微苦，性寒。本品具有養陰生津、潤肺滋腎功效。《本經》：「主諸暴風濕偏痹，強骨髓，殺三蟲，去伏屍。」《本草綱目》：「潤燥滋陰、清金降火。」

現代藥理研究證實：天門冬含天門冬氨酸、瓜氨酸、絲氨酸、蘇胺酸等多種氨基酸和多種低聚糖。是較為理想的補陰養顏藥物。

（二十四）麥門冬

味甘、微苦，性微寒。本品具有養陰生津，潤肺止咳功效。《別錄》：「療虛癆客熱，口乾煩渴，保神，定肺氣，安五臟。」《本草拾遺》：「去心熱、止煩熱。」

現代藥理研究證明：麥門冬含多種甾體皂甙 C、麥冬皂甙 A、B、B_1、C、C_1、D、D_1。其中以甙 A 的含量最高，還含有 B—谷甾醇、豆甾醇、B—谷甾醇—B—L—葡萄糖甙。本品是常用的補陰潤燥藥物。

二、藥物養生注意事項

上面介紹了楊氏常用的藥物，只要用之得當，它對人們的健康大有好處。但應該引起注意的有兩點。

（一）不盲目進補

藥物有補瀉，體質有虛實，「虛則補之」，「實則瀉之。」如果身體虛弱當用補養藥；若身體壯實，或雖患病，但不存在體虛的症狀，就不宜補用。

中藥補養藥不同於一般營養藥，應遵循「以偏治偏」的原則，即以藥物能「補」這一偏性，治療體「虛」這一偏性。如果不存在「虛」的偏性，就不宜用「補」的偏性。

很多中藥補養藥都是透過調整人體各臟器組織的機能，使之達到陰陽平衡來維持人體的健康。如果人體氣血和調，再妄用補藥，反而會破壞機體的和調平衡，引起一些疾病。例如，健壯之人服用人參、鹿茸，常會引起頭暈、失眠、口乾舌燥，甚至流鼻血等。

（二）用藥緩圖

衰老是個複雜而緩慢的過程，任何益壽延年的方法，都不是一朝一夕即能見效的。藥物養生也不例外，不可能期望在短時間內依靠藥物就能達到養生益壽之目的。因此，用藥緩圖其功，要有一個漸變過程，不宜急於求成。若不明白這些道理，則反而欲速不達，非但無益，反而有損健康，應當予以重視。

第五節　楊氏壯元益壽功法

楊老先生年逾九十高齡時仍舊精神矍鑠，面色紅潤，頭髮由白轉青，輕鬆從事醫療工作，百歲高壽時思路仍保持清晰。楊老常說，因為目前醫療技術的發展，人類活到百歲已不是奢望，但雖然長壽卻不健康，這不是幸福，既健康又長壽才是人們追求的目標。楊老總結自己近一個世紀的養生實踐，形成了獨具一格的長壽功法：楊氏壯元益壽功。

此功法具有平衡陰陽、調和氣血、填精補髓、強壯

筋骨、消除疲勞、提神醒腦、通經活絡等功效。此法簡單易行，廣泛適用於各類人群。但凡事貴在堅持，每日認真鍛鍊，堅持不懈，必收奇效。

「壯元益壽功」共十一步，前十步是動功，最後一步是靜功，現分別介紹於下：

一、吐故納新

站立位，雙腳分開，調勻呼吸，放鬆全身肌肉。兩肘屈曲成 90°左右，雙手握拳交叉，拳心向上置於胸前，先吸氣後，再向下彎腰，伸腰時向外吐出廢氣，同時雙拳與前臂向外旋動，並將拳心旋向外，雙手上舉與耳基本平行。見圖 9-5-1。

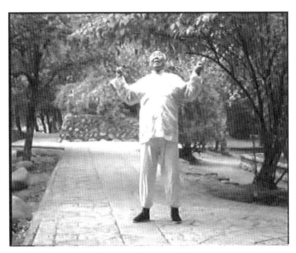

圖 9-5-1　吐故納新

【動作要領】：呼氣、吸氣要與動作協調配合，速度大約每分鐘 10～15 次。

吐故納新法具有排除廢氣，吸入新鮮空氣，改善肌體循環的作用，可連續進行 10～15 次。

二、望月探海

　　站立位，雙腳分開，雙手叉腰，全身肌肉自然放鬆，先稍靜立片刻，調勻呼吸，然後作頭向後仰，抬頭望月與往下俯視探海動作。見圖 9-5-2。

　　【動作要領】：頭往下俯視時，儘量讓下頜部貼近胸部，抬頭時應儘量往後仰。動作要快慢適中，並帶有一定節律性，每分鐘進行 20 次左右。

　　望月探海功法具有調節氣血，醒腦開竅，流通督脈等作用，可連續進行 5～10 遍。

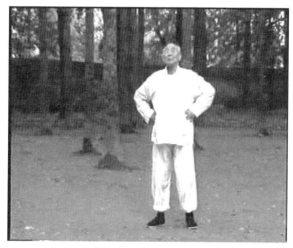

圖 9-5-2　望月探海

三、轉運戶樞

　　站立位，雙腳分開，雙手叉腰，全身肌肉自然放

鬆，調勻呼吸後稍靜片刻，雙目微閉，頭向左右不同的方向進行轉運。見圖 9-5-3。

【動作要領】：轉運時要有節奏感，快慢適中，不可過速，每分鐘約進行 15～20 次。

轉運戶樞功法具有放鬆肌肉，消除疲勞，調整筋位等功效。每次可進行 5～10 遍。

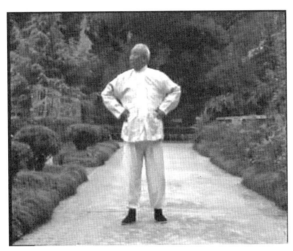

圖 9-5-3　轉運戶樞

四、風搖天軸

站立位，雙腳分開，雙手叉腰，微閉雙目，頸部肌肉自然放鬆，頭部以頸椎為中軸，先進行順時針方向搖轉，然後再進行逆時鐘方向搖轉，搖轉應順時針與逆時鐘交替進行。見圖 9-5-4。

【動作要領】：搖轉動作快慢適中，不可過速，每分鐘約轉 10～15 次。

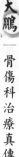
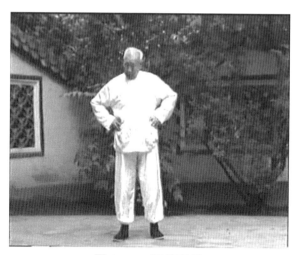

圖 9-5-4　風搖天軸

　　風搖天軸功法具有放鬆肌肉，消除疲勞，調通血脈，提神醒腦等作用。

　　以上為楊老先生的「壯元益壽功」前四步，其中第一步功法「吐故納新」是預備功法，對改善機體的呼吸與循環尤為明顯。二、三、四步功法能改善頸部的血液循環，消除頸部肌肉疲勞，增強頸部肌肉與韌帶的彈性與韌性。

五、旋肩鬆臂

　　站立位，雙腳自然分開，雙手叉腰，放鬆全身肌肉，呼吸隨肩部的旋動而自然調節。雙肩依先後次序交替向前方旋動 3～5 次後，再向後方旋動 3～5 次，可依次交替進行 4～6 遍。見圖 9-5-5。

　　【動作要領】：旋動時要帶有節奏感，速度應快慢適中。

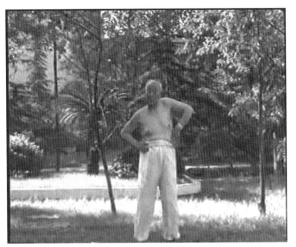

圖 9-5-5　旋肩鬆臂

旋肩鬆臂功法具有調節氣血，理順筋位，通利關節，鬆弛肌肉，解除黏連和痙攣等作用，練習此功法對治療肩部疾患和預防肩周炎等有很好的作用。

六、鬆胯展腰

站立位，雙腳分開，雙手叉腰，全身肌肉自然放鬆，呼吸自然調節。先將胯部向左右搖擺放鬆 3 ～ 5 次後，再向前後舒展旋動腰胯部。鬆胯與展腰旋動應交替進行，並應內旋動與外旋動相互交換。見圖 9-5-6。

【動作要領】：旋動要有寬鬆、自然、舒展、隨意而帶節奏感。

鬆胯展腰功法具有通經活絡，調和氣血，鬆弛肌肉，調節陰陽平衡，強壯筋骨，改善機體抗病能力及滑利關節等功效。可連續進行 5 ～ 10 遍。

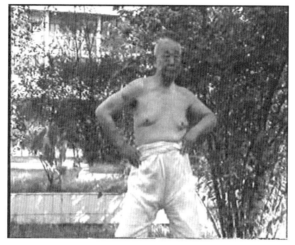

圖 9-5-6　鬆胯展腰

七、動肢搖節

雙腿自然分開成八字，彎腰護膝，頭部自然下俯，雙目俯視腳尖。隨呼吸的運動而旋動雙膝關節，以膝帶動髖、腰、肩、肘等全身主要的關節的運動。見圖 9-5-7。

【動作要領】：旋膝關節要內旋動與外旋動交替進行。旋動不可過速。

動肢搖節功法具有調節氣血，通利關節，鬆弛肌肉，通經活絡，防止關節老化等功效。可連續進行 10～20 次。此法不僅對髖、膝關節的退行性改變有防治作用，而且對促進全身各關節的靈活性都有積極作用。

八、馬步翻臂

雙腿分開成馬步位，雙上肢向前方伸直，雙手背相

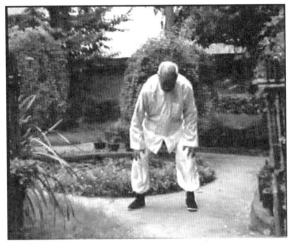

圖 9-5-7　　動肢搖節

靠，掌心向外。以上準備就緒後，有節奏的翻動上肢，翻
動過程中同時用力握拳。見圖 9-5-8。

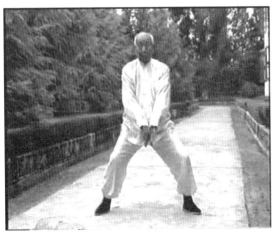

圖 9-5-8　　馬步翻臂

【動作要領】：隨呼吸的運動，有節奏的由內向外旋轉整個上肢，以此帶動肩關節的旋轉運動。可連續進行10～40次。

馬步翻臂功法具有增強腰、腿和上肢肌力及關節韌帶的彈性和韌性作用。此法的關鍵在馬步位，它可鍛鍊腰腿部和小腿的肌力。

九、左右推掌

站立位，雙腳分開，雙手自然下垂，全身肌肉放鬆，呼吸自然調勻。以上準備就緒後，雙手掌分一前一後左右交替推出，頭與身體隨手掌的推出而自然轉動。見圖9-5-9。

【動作要領】：推出手掌時要有力，並要略帶輕鬆、隨意。

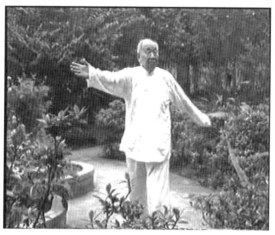

圖 9-5-9　左右推掌

左右推掌功法具有調和氣血，平衡陰陽，消除疲勞，通利關節等功效。此法可連續進行 10～20 次。

十、腳蕩碧波

單手扶持支撐物站立後，呼吸自然均勻，稍靜立片刻後，雙腳交替提起蕩動。見圖 9-5-10。

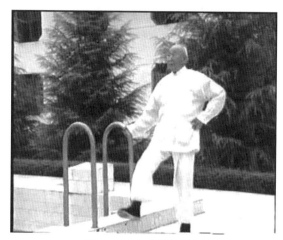

圖 9-5-10　腳蕩碧波

【動作要領】：蕩動時要自然有力，猶如蕩水一般，雙腳可交替蕩動 5～10 次。

腳蕩碧波功法具有平衡陰陽，消除疲勞，鬆弛肌肉，舒筋通絡等功效。

十一、靜功

十步動功練完之後，再信步回到安靜的室內，靠坐沙發上，雙腿自然分開，雙手合抱放置於丹田，閉目養神

10～20分鐘，以達到「以靜制動」、「動靜結合」、「陰生陽長」、養神固精之效果，所以，楊老先生稱此為靜功。見圖 9-5-11。

　　只要堅持練習「壯元益壽功」，定能收到袪病強身，延年益壽、防止衰老的奇特效果。

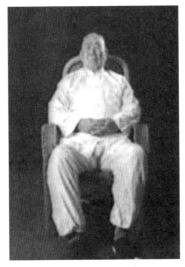

圖 9-5-11　靜功

（審校：楊宏）

第十章
楊氏骨傷科醫生體功鍛鍊法

　　楊老先生早年便拜師習武，熱衷於武功鍛鍊，一生之中從不間斷，精神飽滿，身手矯健。手中關刀重達 47 斤，卻運轉如風，刀法精奇，絕響於武林。楊老老年頭髮由白轉青，面色紅潤，皮膚滑嫩如孩童，記憶不減，思維敏捷，講學時聲如洪鐘，每日診治病人多名，毫不覺累。曾有許多年輕人欲與他扳手勁試他力道大小，均敗下陣來，悻悻而歸。

　　楊老認為骨傷科治療均需要具體的操作，是一種腦手結合度較高的工作。正因為其特殊性所以對醫者的體力、精力的要求較高，只有擁有強健的體魄，充沛的體力，飽滿的工作熱情，才能更好地醫治疾病。須知「動則生陽」，好動則血脈暢通，筋骨強健，陽氣旺盛，自然能夠健康長壽。「靜則生陰」，靜多動少則陰氣太盛，體弱多病，缺乏精神。

　　楊老強調體功鍛鍊能夠起到強身健體、增強體力的作用，保證醫者在臨床治療工作中不致體力透支，甚而發生自我損傷；同時在診治病員時醫者就可輕鬆勝任，一次到位，從而減輕病員痛苦、節約醫療時間。

　　楊老不僅自己常年不懈的進行體功鍛鍊，並且在教授徒弟學習中醫骨科技術之時，就把體功鍛鍊作為中醫骨科醫生的第一課。

　　楊老認為功夫是練出來的，必須認真打磨筋骨，煉

精化氣，才能具足精氣神，功勁力氣自然成也。尤其對於女徒弟更是要求嚴格，強調體功鍛鍊，易筋換骨，彌補先天性別之不足。

第一節 體功鍛鍊的注意事項

一、節制房事

「腎為先天之本」，必須「積精全神」，深藏腎精而不洩。房事必耗損精氣，致腎不藏精，精氣外泄，腎虧精耗，而不能使其腎精充盈、筋強骨健。故單身青年必須戒絕房事，提倡晚婚。已婚者也應節制房事，提倡晚育。

二、練功環境及時機

練功環境宜清淨衛生，光線明朗，空氣流通。適宜早晨練功，避免大霧籠罩、雷雨交加、大風之時以及飲酒或飯後飽脹之時也應避免練功。

三、練功時調順氣機

練功過程中，必須注意力集中，心不外騖，調順呼吸，氣沉丹田，做到心情平靜，不可心浮氣躁。只能是「力透肢體」，切忌咬牙切齒，鼓動「心力」，事倍而功半也。

四、練功重在堅持

易筋換骨，轉弱為強，並非一朝一夕之事。必須長年累月堅持不懈，逐漸增益，積少成多，終有大成。楊老

將此句作為座右銘：「乾元亨利貞，功成法自修。」就是取像年年春夏秋冬四季連續不斷的天氣運轉，堅持練功的意思。醫者對體功鍛鍊的作用應有清楚的認識，自覺地堅持鍛鍊，若是疏於練功則是對於一個骨科從醫者的不該。

第二節　體功鍛鍊介紹

一、翻把勁

本法出自中國南派武術岳門的「十二辰功」。「把」，是指翻腕練功的次數。因為是以反覆翻腕練習勁力的次數多少計算功力的漲進情況，所以稱為「翻把勁」。

歷代武師要求練功者每日認真地翻把千次以上，所以又稱為「千把勁」。

第一步驟：

練功者雙腳橫開與肩同寬，半馬步站立，雙肩內合，雙側上肢下垂胸前，雙臂內旋至極度，雙掌反背緊貼，掌心向外。

第二步驟：

雙掌同時猝然用力握拳猛然外旋至極度位置，使雙拳小魚際緊緊相靠，拳心向前。

第三步驟：

猛然用力彈開雙手十指，化為掌形，在彈指到化掌的過程中，雙手必須緊緊貼靠回覆到雙掌反背緊貼，掌心向外的起勢姿勢。再重複第二、三步驟，持續練習。

注意做到沉肩、直肘。此功能夠訓練上臂、前臂、

腕、掌、指各部肌群力量。

二、翻裹勁

本功法是楊老根據傳統武功「地滑子」的功法原理衍生變化而成的獨創功法，對骨科徒手牽引力量的增長最有好處。

「翻裹勁」，是指透過連續不斷的屈腕，轉動木棍纏繞麻繩，引重物上升及連續不斷的翻腕，轉動木棍，放伸麻繩，懸墜重物下落的功力練習，逐漸增長勁力。

（一）器械準備

將一根稍長於兩肩橫徑，直徑約五公分的圓木棍，在長度的中央位置鑽穿一個小孔，穿過麻繩打好結頭，另一端繫上紅磚或石塊等重物。

麻繩長度以練功者直立、雙手前平舉握棍時，重物放於地面剛好能將麻繩牽直而不被提起為宜。重物重量以練功者能勝任為宜。

（二）練功動作

練功者站立，雙腳分開與兩肩同寬，雙臂伸直向前平舉，掌心向下握住木棍兩端，雙手間距與兩肩間距等長，雙側上肢相互成平行狀態，練功者雙手相互交替用力作屈腕動作，將木棍在掌心中不斷向前翻轉，隨著木棍向前方的轉動，麻繩不斷的繞在木棍之上，重物也同時不斷地向上方升舉。直至木棍繞盡麻繩之時，雙手再相互交替用力做與前相反的伸腕動作，逐漸將重物降至地上，此時為翻裹一次，再以相同方法繼續翻裹練習。

在翻裹過程中，不能聳肩，肘關節要求伸直，雙臂

不能抖、搖、擺動，要做到「沉穩有力」，節奏規律，交替進行。此功法能夠訓練上肢肌群的力量，特別是手腕關節的屈伸肌力。

三、抓梭邊石

武術常有抓沙袋、拋沙袋的爪勁練習，目的是在搏擊時以爪、劍（指尖）制敵。而骨科鍛鍊指勁旨在按摩療傷，兩者相互不同，武醫有別。楊老常常教導：「傷者求醫，若再以指尖用力穿鑿傷處，必然加重傷情，增加疼痛、腫脹，所以必須避忌。採用指腹按摩是因為指腹接觸面比指尖的接觸面寬，壓強較小，指腹柔軟，指尖硬銳。按摩時使用指腹不易致病員產生銳痛，不似指尖戳傷病員以致加重傷情或增加損傷。」所以，楊老特別重視此功的訓練。

此功是楊老所獨創，目的是能夠訓練醫生在臨床按摩時，有足夠的力量來突出**楊氏的指腹按摩特色**以及在手法復位時按壓復位的作用。

（一）器械準備

「梭邊石」是一邊厚、一邊薄，有個傾斜坡度的石塊，表面越平整光滑越好。重量以練功者足以勝任為宜。隨著長期的指腹抓提鍛鍊，指力隨之增長，可以逐漸更換重量漸重的石塊練習。

（二）練功動作

練功者半馬步站立，右手以五指指腹抓緊石塊有傾斜度的薄邊，用力將石塊上提至胸前。再鬆手讓石塊下墜至小腹前，此時左手急收五指指腹抓緊石塊的薄邊，勿讓

石塊落地，用力將石塊上提至胸前。再鬆手讓石塊下墜至下腹前，再以右手緊抓。雙手相互交替輪換地抓提——墜放——抓提——墜放，不斷的循環重複練習動作。

四、雙拳俯臥撐

本法由中國武功「雙拳臥虎伸」簡化而來。訓練前應剪淨指甲，以免攢拳撐地承重時被指甲挖破手心。

練功者屈身下蹲，緊握雙拳向前以拳面（第 2～5 指的近節指骨背側面）撐在地上，拳面一定要平整。身體向前俯伏，雙側下肢伸直，雙腳腳尖輕觸地面。雙拳用力支撐身體上舉，同時伸直肘部。再屈肘讓身體下降，降至將接觸地面之時，再直肘支撐身體上升。如此反覆進行肘部屈伸及身體升降動作。

此功同樣是訓練上肢各部肌群力量。另外，此功的練習也是為了給隨之而來的較為強烈的「鰲魚插劍」打好基礎，切記不可忽視。

五、鰲魚插劍

古時稱海龜為「鰲魚」。在中國古代神話傳說中，鰲魚是世間最龐大、最有力量的動物，被神聖拘令承載大地，不使大地沉入海中毀滅眾生。故民間至今還有「鰲魚眨眼，大地翻身」的神話傳說。「鰲魚插劍」是因為練功者的身姿極像斜身倒立撐地的海龜，更藉鰲魚強大無比的神力傳說激發練功者的勇氣，加強毅力。故以此定名，好似鰲甲將劍完全插入地下。

此功屬於較為強烈的硬氣功鍛鍊。又稱「太子功」，

「十三太保功」，是武術界最具盛名的《鐵漢碑》（又稱「總功」、「金鐘罩」、「鐵布衫」）其中的一個功法。不僅是訓練練功者的肌肉力量，更能考驗練功者的意志毅力，能夠鍛鍊人的體魄，體現出「內練一口氣，外練筋骨皮」的練精化氣思想。

練功者下蹲，右手握拳，拳面撐地，拳心向前，身體向右拳方向側向傾斜。雙下肢與身體成直線伸直，右腳外側面輕觸地面，左腳向左側盡力抬起，將左腳內側面放在「練功槓」（或桌上、肋木上），左手握拳伸肘抬高左上肢，與右上肢在同一直線上，拳心向前。雙下肢彼此間要叉開呈八字形。整個人體看來呈一個「大」字形狀側身倒立。

保持身形，反覆進行屈肘、伸肘的支撐鍛鍊。再換左拳撐地，進行反覆的鍛鍊。左、右雙側相互交換訓練。

隨著練功的進展，逐步做到高抬之腳不依附任何攀附物，獨立抬起。再後，逐漸緩加沙袋或重物，逐漸加大難度，增添上肢勁力。

六、運木球

本法類似於太極拳訓練中的「運轉太極球」，旨在鍛鍊雙拳推摩綿長的力道，便於臨床按摩所用。

選一個直徑約 37 公分的木球。練功者面對較為平整光滑的牆面之前，雙手將木球貼靠在牆石之上，以雙掌不停地運轉木球在牆面上不停滾動，勿使木球墜地。可自選多種方式運轉木球，練習上肢的協調性，加強推動重物的力道和耐力程度。

此功能訓練上肢各部肌群力量，尤其是在臨床使用手掌按摩時體力強度和耐力程度能大大增強。

七、收功勢

凡作完激烈的強壯訓練後，必須認真地做好收功勢練習，才能納氣歸元，精神內斂，蓄氣養力，功夫才能迅速見長。

（一）塞精勢

雙腳橫開與肩同寬，腳尖略向內扣呈「內八字」形站立。雙手緊握雙拳以拳面塞緊兩側腰眼，收肛提臀，身向後仰，仰面朝天，向前挺胸凸肚，呈一彎弓形體，弓向前方。保持姿勢，不歇勁力，守氣調息，候一呼一吸 7 次。

（二）填海式

繼「塞精勢」後姿勢不變，移左拳拳面塞緊「命門」穴位，腹部用力向前方鼓氣。右拳離開「腰眼」穴改握「虎拳」（即將拇指移至食指中節指骨橈側緣上，扣緊食指），攢緊拳頭，揮動虎拳以拳心對準肚臍眼，叩擊腹部七拳。再以右拳拳面塞緊「命門」穴位，以左拳變換虎拳同樣的叩擊腹部 7 次。

緩緩直立，解除雙腳內扣姿勢，雙拳放開緩緩放於大腿外側，全身放鬆，徐緩散步少頃。

（審校：楊宏）

楊天鵬──骨傷科治療真傳──

第十一章
楊氏骨傷科現代研究

第一節 四川名老中醫楊天鵬骨傷學術思想及治療經驗的總結（節選）

作者：陳翔　江蓉星
來源：《成都中醫藥大學碩士研究生畢業論文》

【摘要】本文總結四川名老中醫楊天鵬的內治法、理筋手法、正骨手法、養生法、體功鍛鍊，旨在整理、發掘出骨科名老中醫楊天鵬的學術思想及治療經驗的精髓，並提煉出楊派治療筋傷、骨傷的獨特治療方法，以指導目前教學、科研、臨床工作。

【關鍵詞】學術思想治療經驗楊天鵬

楊天鵬生於 1902 年 5 月 24 日，四川安岳人。青年時期，正值清末民初，目睹國勢淪喪，政府腐敗，社會動盪，廣大勞苦群眾飽受戰亂動盪之苦，為求生存勞碌奔波而辛勞成疾或傷損，且每每因無錢醫治而致殘，貧病交加。楊天鵬深感痛心疾首，遂立志研習岐黃醫術。1940年楊老先生在自貢創立「天元堂」診所。1943 年「天元堂」遷址成都東門城門洞（即成都骨科醫院前身）。十年動亂，楊天鵬蒙難，身陷逆境，但他仍時刻關心著民眾的疾苦，他不避風險，利用夜間開展義診，為求治病人妙手施術，立解傷痛且不取分文。為了中醫骨傷事業後繼有人，他以誨人不倦的精神，為社會培養了上千的骨科專業技術

人才，他們許多人在本地區、本單位都成長為主要技術骨幹、學科帶頭人、名中醫。楊氏從醫七十餘年，深研博究，醫理精探，又善採眾家之長，故在骨科損傷治療上形成了一套獨具特色的理論和治療方法〔1〕。

一、楊氏學術思想

（一）內治法

楊氏內治法可歸結為重視調補肝腎和氣血，攻邪必先扶正，活血尤重行氣，通竅首重逐風幾個方面。這是他嫻熟運用中國醫學治療損傷所取得的寶貴經驗，其具體分為以下幾個方面：

1. 治傷重調肝腎

滋調固腎法是採用固腎為主，調養肝脾為輔的治法。在治療骨折，脫位或筋傷時，除了早期應給予一定的活血化瘀藥物外，重點應放在滋調固腎上。此法可用於損傷後的各期及損傷後遺症等。代表方如「滋調固腎丸」。

【處方】：熟地、淮牛膝、龜板、當歸、白芍、枸杞、黃蓍、紅參、砂仁、陳皮、茯苓、鎖陽、杜仲、黑故子、河車粉、菟絲子、淮山藥、知母、鹽黃柏、猴骨。

方中田龜板，熟地、杜仲、枸杞、淮牛膝以滋陰補腎。填精補髓；當歸、白芍、紅參、黃蓍補血調肝養筋；猴骨強筋健骨；鎖陽、黑故子、菟絲子、河車粉補腎壯陽，陳皮、茯苓，淮山藥、砂仁調脾益氣；黃柏、知母作為反佐，以防溫燥太過反灼陰精。全方共呈調肝益脾。固腎補精之功。本方煉蜜為丸較佳，每丸重量為 10g，方中紅參宜單獨熬水吞服此丸，每日服 2 次，每次 1 丸。

2. 通竅首當逐風

凡血病在巔頂，除用活血之法外，應當重視逐風祛邪。因腦為奇恆之府，神靈之所在，宜靜不宜動，血壅滯不流則痛，風邪侵襲則眩暈。所以應以逐風通竅之法治之。主此法要用於腦部損傷後遺症及頸椎病等。代表方如「虎穴散」。

【處方】當歸、紅花、乳香、沒藥、桂枝、木瓜、羌活、牛蒡子、細辛、天麻、藁本、猴骨、麝香等組成。

【製用法】先將十二味各等份共研極細末，然後按100g 藥末，3g 麝香的比例，研勻後裝入瓷瓶密封貯存備用。成人用醪糟水兌開水各半早晚沖服 6 至 8g；幼童則酌量用開水沖服。服藥期間應忌食油膩之品及避免受風寒。

方中用紅花、當歸、乳香、沒藥、麝香以活血通竅，鎮痛安神，羌活、藁本、天麻、牛蒡子、細辛、木瓜、桂枝逐風祛邪；猴骨用來調肝養腎，促進其主骨生髓以養「髓海」，統帥諸陽之逕。在用本法治療腦震盪時，尚應在損傷局部敷貼「損傷藥膏」以促使離經之血盡快吸收回歸其經。

3. 治傷切忌寒涼

損傷後應用中藥治療，無論是內服藥物，還是採用外治法，楊氏都主張切忌用寒涼藥物。他認為，「熱則行，寒則凝。」凡損傷之症都會有瘀血，若誤飲或敷貼寒涼之品則會導致瘀血凝滯，氣道不通不能將瘀血散除。根據筋喜溫而惡寒的生理特徵。在臨床用藥中理當以溫通經絡之法為主。其代表方如「溫經散瘀散」。

方中桂枝、乾薑、麻黃、細辛、艾葉以溫經散寒；

紅花、桃仁、蘇木、澤蘭、乳香、沒藥、三七活血散瘀，消腫鎮痛；陳皮、厚朴、枳殼、烏藥、理氣止痛。局部敷貼溫經通絡、散瘀消腫之「溫筋散」或「乾薑粉」。

4. 活血尤重行氣

損傷之初。多從瘀血論治，一般都以活血破瘀之法為主，楊氏則認為：氣為一身之主，血無氣不行，瘀血證必致氣機阻滯，氣滯則血瘀，故他強調活血重在行氣，令氣行血暢而瘀自散；即使使用散瘀活血藥，楊氏也不主張用竣猛攻下之法。他認為：攻下太過容易傷人正氣，不利於損傷組織的修復。故根據「氣為血帥」，「氣行則血行」，「氣滯則血瘀」的理論，提出了治扭傷瘀血應當以行氣為主，以活血為輔的治療法則。其代表方如「通氣散」。

方中以柴胡、枳殼、香附、青皮、陳皮、檳榔理氣；當歸、桂枝、川芎、赤芍、白芍、甘草養血通經和營；紅花、蘇本、澤蘭、三七、乳香、沒藥以活血化瘀，消腫鎮痛；細辛、麻黃、乾薑以溫經散寒。煎湯或製成丸散劑服用。

5. 方能通痹溫養（治痹法當溫養）

痹是痹阻不通之意。外邪襲人體，痹阻經絡，氣血運行受阻，引起肌肉、經絡、筋骨等處發生疼痛、重著、麻木、腫大和屈伸不利等。楊氏認為，損傷性關節炎亦屬痹證範疇，是由於損傷後正氣不足，腠理空疏，外邪則乘虛而侵襲肌體，流注於經絡，留邪於筋骨與關節，此症屬正虛邪實。因筋賴血以養，血得溫則行，得寒則凝滯。故在治療上楊氏主張用溫養通痹法。以達到溫通經脈，扶正祛邪之目的。其代表方如「溫筋通痹散」。

方中以地龍、松節、桂枝、北細辛、製川烏、製草烏、製附子、烏梢蛇祛風散寒、溫經通痺；當歸、五加皮、雞血藤、白芍養血和營；茯苓、陳皮、白朮健脾除濕。煎湯或作丸散劑內服。

二、楊氏手法

（一）楊氏手法三大特點

楊氏的治療手法中，尤以理筋手法擅長，已自成別具一格的理筋治傷體系。其思想體系主要由以下三點構成。

1. 辨位施法，因人而異

楊氏說：「人的差別很大，既有稟賦、營養、性別、年齡、職業、習性、臟腑功能等差異，又有皮肉肥瘦、堅嫩以及疾病新舊之別。故對外力的承受能力各有不同，切不可千篇一律。」至於手法的輕重應用，楊氏認為，病有表裡內外之分，理筋則有深淺、輕重之別。

一般來說，輕手法為補法，重手法為瀉法；皮肉肥堅者宜以重手法，瘦嫩者宜以輕手法；稟賦不足、營養不良、臟腑功能低下者，多為虛候，宜以補法，小兒皮肉嬌嫩，骨骼未堅，臟腑未充，氣血未旺，易虛易實，宜以輕手法。以部位來說，頭頸部宜輕手法，四肢、臀部等宜以重手法。重手法後，在收尾階段宜以輕手法。此法楊氏又稱之為「回手法」。

2. 醫患協作，借力發揮

楊氏既要求詳察病情，又要求調動病人的主觀能動性，做到醫患合作，借病人身體的力量來作手法的輔助。在此方面，楊氏創立了「內牽拉力」與「外牽拉力」學說。

所謂「內牽拉力」，是指在施行某些手法時，須先與患者講明治療中的協助要領。

譬如在作脊柱後關節突凹陷症時，要求病人先鼓氣增加腹內壓力，然後再施以手法。所謂「外牽拉力」，是指患者本身肢體重力的牽拉力。譬如在施行椎間盤突出症等脊柱病變所引起的腰腿痛時，不是採用在床上先作骨盆牽引或麻醉下人功牽拉而是讓患者以腹部俯臥在凳上，人體上下兩端垂吊，而使病變部位椎間隙拉鬆拉寬，得到拔伸牽引的作用，然後再施以手法。

3. 手法熟練，剛柔適中

楊氏除要求醫生要有熟練的技巧外，而且要求達到「知其體相，識其部位，手隨心轉，法從手出。」施法時著力點要準確，力量要均勻、集中。根據病人的具體情況，要剛柔相濟。這就要求醫生平素多練功，尤其是手指功、手掌功及手腕功。楊氏不僅自己練功，對某些患者，尚要教其回去以後的練功方法。手法與術後練功相結合，能收到事半功倍之效果。

（二）常用手法介紹

1. 拍擊法

用手掌或掌根在一定部位擊打。根據病變的差異，又分為以下幾種方法。

2. 空心掌拍法

所謂空心掌拍法，是指術者雙手掌指關節微屈曲，五指微彎；大小魚際稍內收，使手心成為一個窩狀。力點主要在大小魚際，其餘五指稍輔助著力。此法主要適用於腰部疼痛中的諸症，如腰肌勞損、腰椎間盤病變、腰部陳

傷等。此法的步驟為患者俯臥，鼓氣增加腹內壓，形成內牽拉力（或叫內撐開力）；術者雙手在病變部位旁開 2 公分，向左右兩個不同的方向分拍，猶如「八字形。」後再換為上下兩個方向的「八字」分拍。動作要領為雙手動作要協調，剛柔相濟，快慢適中。

3. 掌根拍擊法

術者五指稍向上撬，掌根突出，用掌根突出部分在病變部位拍擊。此法適用於脊柱因某種原因致軟組織產生痙攣之症，臨床上可見病變部位微突畸形者最為宜。此法步驟為患者俯臥，四肢伸展，背部放鬆，用掌根在病變部猛擊打 3～4 次；要求著力點準確，用力稍剛而略帶柔。

4. 推旋法

是指推法與旋法的合併。操作時，左手（或右手）推抵局部，另手抱握患者軀體作往返的旋動。此法多用於頸部傷筋、腰背部的側彎畸形等。動作要領為推指有力，旋轉動作協調。本法有解除痙攣、交鎖、剝離黏連之功。

5. 牽抖法

是指牽法與抖法的並用。牽是指將病變關節向相反方向牽拉；抖是指抖動肢體。根據病變部位、性質的不同，又分為以下五種抖動法。

6. 近節牽抖法

術者把握牽抖之手要緊靠病變關節，然後牽而抖之。此法多用於各個關節的急性扭挫傷。要牽拉有力，要穩；抖牽動作要協調。

7. 離節牽抖法

操作時，者把握之手遠離病變關節，在牽拉下顫抖

3～4次。此法多用於陳舊性扭挫傷、勞損、風濕等。

8. 提抖法

提抖法是將患者抱住提起，雙腳離地垂吊，以術者的身體上下運動而帶動患者隨之抖動，可連續抖動4～6次。此法多用於腰部扭挫傷，尤以急性損傷效果最佳。

9. 反提抖法

在患者俯臥於硬板床上，雙手抓穩床沿，放鬆全身肌肉，術者將患者雙踝握穩向上提起，有節奏地在過伸位提抖。此法多用於腰肌損傷，腰部小關節錯縫等。

10. 反背抖法

術者和患者背靠背站立，醫生兩肘套住患者肘彎部。然後將患者反背起，其雙腳離地，再作有節奏的抖動。以抖4～6次為宜。此法多用於腰部陳舊性損傷、腰肌勞損及急性腰部扭傷。

11. 托點法

托是術者用力將患者某端向上托起，其上下兩端形成一個反牽拉力。點是指點穴位。

托點法的步驟為：患者端坐，軀幹伸直；術者將一手肘部與肩前側部將患者頭部夾住向上提托，另一手在一定穴位上點穴。

亦可適當配合推旋法使用。此法多用於頸椎病，頸部傷筋，頸椎半脫位等。

12. 撥絡法：常又分為兩種使用。

13. 單指撥絡法

術者用一手的拇指在一定部位或穴位往返來回撥動，以撥至肌肉有酸麻脹感為宜。

14. 四指撥絡法

除拇指外的其餘四指。掌指關節與指間關節均屈曲（呈半屈曲形）。然後在一定部位往返撥動。主要用於肩胛下肌勞損、陳傷或痹痛。亦可用於胸部傷筋。

15. 揉法

用手指或手掌在皮膚上揉動。楊氏以之用於整個理筋手法的準備和結尾手法，所以又稱為備回手法。此法操作時揉動的指或掌不移開接觸的皮膚，僅使該處的皮下組織隨指掌的揉動而滑行。一般都用單手操作，用力較輕。

16. 按壓法

雙手重疊，用力下壓。此法主要用於腰背部損傷。

17. 搖轉法

術者一手托住被動關節的近端，手握住遠端，作伸屈、環形轉動。轉動時須按關節的生理活動範圍進行，範圍由小到大，力量由輕到重，轉動速度由慢而快，但不可過速。此法多用於關節病變後的功能活動受限。如肩周炎、關節骨折或脫位後的黏連等。

18. 墊頂法

墊頂法是「萬能包」墊頂於脊椎高突畸形部位，起到「高者平之」的作用。「萬能包」是內裝川烏、草烏、菟絲子、補骨脂、北細辛等中藥末製成的大小不等的布袋。墊頂前應先進行體格檢查，查準病變部位後，再確定「萬能包」的安放位置。囑患者充分放鬆肌肉，然後將「萬能包」和與之配套用的小墊板，小墊板用一小薄木板外包軟布製成，約 30 公分，約 20 公分，可加強「萬能包」的墊頂效果，放置於患部的高突之處，然後再將病人平臥

於硬板床上。在「萬能包」內藥物的滲透造成的藥效、經絡的傳感和墊頂的作用力下，便會將高突的畸形逐漸矯正。每次墊頂20～30分鐘，每日可墊2～3次。墊頂法具有通督脈、開關竅、鬆弛肌肉、解除痙攣、矯正高突畸形之功效。

（三）骨折的治療原則、整復手法。

1. 治療原則

骨折整復時必須掌握「來路即是去路」的手法原則。

2. 骨折的整復手法

中醫主要應用手法、藥物和體功鍛鍊三個方法；而其中手法尤屬首要，骨折斷端是否能正確復位，這與手法有密切的關係現將具體的骨傷臨症手法歸納為牽、卡、擠、三個方面。

3. 牽

即牽引，古稱「拔伸」，目的是使重疊，錯位，嵌入之骨斷端互相分離，以便予以正確對位。

牽引的方法：一般術者一手握骨折的遠側端，一手握骨折的近側端進行牽引；但如果骨折發生在肌肉肥厚處可由助手協助。牽引時須順骨幹的縱軸進行；如果骨折處有鋸齒狀交錯時，可於牽拉同時再輕作滾磨以助其效。

4. 卡

古稱「用力收入骨」，即將劈裂，分離的碎骨片卡嚴，牢附於主骨之上，或將重疊錯位之斷端，經牽開後用卡法可使其平復。操作時一般皆用拇食二指鉗住骨折處，逐漸加大力量，以達整復的目的。另外尚須注意在卡的手法結束時必須緩緩鬆手，如鬆手太快則已被卡好之骨容易

重複彈出。

5. 擠

古稱「捺正」，即擠壓骨傷局部，使骨折斷端嚴密吻合，特別適用於粉碎性骨折的成形及加強骨折後瘀血的吸收。擠的手法形式因部位而有所不同，一般可用拇食二指上下左右擠之，或用手握患部抓捏擠之。如為下肢骨折，醫者攙扶患者站立，借患者本身體重壓迫患部亦為擠的方法之一，同樣也可收效。

（四）楊派養生法

1. 三寶論和三通論

2. 三寶論

三寶，是指天地人之間自然形成的三種重要物質，在此主要指人體的三種寶與自然界的關係。楊天鵬提出：「天地之謂之三才，這是從粗的講，但從細，從深來講，天地人都各有其三寶，即天有三寶日月星；地有三寶風火水；人有三寶精氣神；臟有三寶肝脾腎。」楊老先生充分應用了「天人合一」的基本原理和規律，以「三寶」學說，制定出益壽延年的養身法則。

3. 三通論

即指思想通、二便通、氣血通。

4. 壯元益壽功

楊老先生認為養生的秘訣是：養身宜動，養心宜靜。他在繼承其師傅圓空長老「長壽功」的基礎上，結合自己近一個世紀的養生實踐，大大發展和提高了「長壽功」法，並形成了獨具一格的長壽功法「壯元益壽功」。（詳見本書第九章第五節相關內容）

5 體功鍛鍊（詳見本書第十章相關內容）

（五）典型病案

1. 內治法典型病案

病案：劉某，男，38歲。1991年9月18日就診。患者因酒後騎車跌傷頭部，當即昏迷，甦醒後出現劇烈頭痛，眩暈，嘔吐不止，在某醫院攝片有「顱骨線型骨折伴血腫形成」。臨床考慮因其外傷至血瘀於巔頂，頭為諸陽之會，傷後局部氣血運行失暢，風邪則會乘虛而入居之不去，故患者常常表現為頭痛、眩暈。是因為外傷導致經脈淤滯作祟，法當活血通竅。

因為頭既是諸陽之會，又是髓海所居之處；既有經絡與臟腑相連，又有諸竅與內外相通，且三陽經脈均循頭面，而厥陰肝經又與督脈會於巔頂，五臟六腑之陰精、陽氣，皆上奉於頭，頭部受傷後，經脈鬱滯，氣血痺阻，髓海失養，風邪則乘虛入侵，故有「有傷必有風」之說。「通竅首當逐風」，所以，治療方面除了應用適量的活血化瘀藥外，重點應當放在逐風祛邪上。

綜上所述，臨床給予腦震散以醪糟水沖服，三日頭痛大減，嘔吐已止，頭痛基本消失，唯感時有眩暈和走路不穩。繼服上方半月後恢復正常，追蹤未見任何異常。

2. 理筋手法典型病案

病案：趙某，男，42歲，患者因腰痛伴左下肢痛近三年。於1992年3月12日來診。查其第四腰椎略後突，脊柱側彎，骶棘肌痙攣，局部叩壓痛，CT顯示有第四腰椎間盤膨出。楊氏先用撥絡法放鬆肌肉，再用墊頂法治療。一次後症狀明顯減輕。經上法連續治療五次即痊癒。

第二節　楊氏骨傷科學術傳承情況

作者：陳翔　江蓉星

來源：《成都中醫藥大學碩士研究生畢業論文》

（一）楊氏骨科第二代傳人周太安

1. 周太安簡介

周太安，男，1946 年 10 月出生，漢族，四川省德陽市人，中共黨員，主任中醫師，四川楊氏骨傷科流派主要代表之一，四川省、市名中醫藥專家學術經驗繼承指導老師，中華中醫藥學會骨傷分會委員。曾任四川省成都骨科醫院副院長、中華中醫藥學會骨傷科分會第三屆理事會理事，《中醫正骨》第二屆編輯委員會委員，《中國骨傷》編輯委員會委員，成都中醫藥大學兼職教授，四川省中醫骨傷科專業委員會委員，四川省中西醫結合骨傷科專業委員會委員等職；曾任中國中西醫結合學會骨傷科外固定學組委員，中華中醫藥學會骨傷科分會脊柱病學組理事，成都市衛生高級、中級技術職稱評委會委員，成都市錦江區醫療事故鑑定委員會委員等職。

2. 周氏中醫骨科正氣理論

「正氣存內，邪不可干」，是周氏在骨科疾病預防醫學方面理論的中心思想。周氏相信，骨科疾病的發生，以慢性勞損為多，且多受生活環境，時令季節，工作性質的影響，外傷性疾病雖多由於突發外力損傷所致，但多數還是存在反應不當，躲避不及的情況，腎氣充足則反應靈敏，肝血充足則筋骨弛張有度。先天稟賦足，後天營養發育較好的，就不易治病。

同時周氏還認為：病人正氣充足，疾病恢復也較正氣虧虛者快。故周氏用藥，處處以補腎活血為綱。周氏經常說：「對治傷而言，補腎是根本，脾胃是關鍵，活血行氣是主要綱領。

3. 周氏中醫骨科邪氣理論

「邪之所聚，其氣必虛」，周氏宗危一林《諸病源候論》邪氣致病學術觀點，認為骨科疾病多與外邪入侵機體，正氣不能抵抗所致。與正氣理論相輔相成，人之患病不外乎正虛邪實，「虛則正虛，實則邪實。」周氏認為，外邪的致病力是主要的。風寒暑濕燥火，均能傷人致病。或發於皮肉為腫為痛，或發於筋骨為廢為萎。當代骨科中常見的退行性骨關節炎，扭挫傷，痛風性關節炎，骨感染，骨腫瘤等疾病，無不與外邪入侵有關。

4. 周氏闡述楊氏「治傷重在固腎」的學術意義和臨床意義

5. 印證腎主骨理論

在楊氏「治傷重在固腎」原則的指導下，周氏在臨床應用補腎藥物治療骨折、脫位、筋傷、骨病，大多獲得康復，且臨床觀察到，無論年齡，身體狀況、有無腎虛及腎虛的程度，服用補腎藥物均能影響康復週期。從一方面印證了「腎主骨」，「治傷重在固腎」理論的正確性。

6. 確定中醫骨科基本治療原則

「治傷重在固腎」理論的確定，為中醫骨科的治則治法排定了「座次」，在活血化瘀、接骨續筋、舒筋活絡、強筋健骨、補氣養血、補益肝腎等內治法中，確定了「填補腎精」法的首要地位。

7. 在骨科傳統三期用藥法則基礎上的創新

近年來，周氏對年老體虛骨科疾病患者不拘泥三期用藥，都常規配用固腎為主的藥物，均能獲效，而這種現象對傳統的骨科三期用藥法則而言是一個創新。

8. 確定治療方案

周氏在楊氏「治傷重在固腎」的指導下，確定了骨科疾病用藥方向，即不論何種骨科疾病，均有不同程度的腎虛，治療時應圍繞該中心遣方用藥，要想提高骨科療效，填補腎精的藥物必不可少。

9. 簡化骨科用藥

周氏理論的貢獻在於，按照「治傷重在固腎」的原則，眾多骨科疾病均可異病同治。正因為腎的特殊性，只有虛證而無實證，如果在立方製藥時注意平補陰陽，則可選一主方製成成藥，未學中醫的西醫骨科醫生也可參照說明常規使用。這樣更利於中醫中藥在更大範圍的推廣。

10. 周氏正骨手法

周氏對正骨手法頗有研究，力求與科學技術相結合，以揭開正骨手法的神秘性，周氏提出一些反傳統的學術觀點：「其中，手摸心會應視為診法而不應列入正骨手法，推拿按摩雖有用，但應歸入理筋手法；氣鼓是辦法而非手法，傳統的歸納略顯雜亂，基礎手法與復合手法含混。周氏認為正骨手法是指基礎手法，而不是過程手法，正骨＝手法＋過程。」

11. 周氏進一步分析正骨手法的力學實質

正骨手法的實質是遠近端骨在外力的作用下產生的相對位移，而位移的目的是恢復遠近端的相對解剖位置，

使之正常，在三維空間中，物體的運動可以成是 X、Y、Z 軸上運動的合成。既然手法的實質是使遠近骨端發生相對運動，那麼這些運動軌跡和作用力均可分解成 X、Y、Z 軸上的投影，骨折斷端的相對運動不外乎是軸向運動，繞軸運動，側向運動，施行手法者的力亦可分解為軸向用力，旋轉用力和切面側向用力。

周氏以此對傳統正骨八法進行分析，他認為除去手摸心會，其中屬於縱向用力的手法有拔伸牽引和觸碰；而屬於旋轉用力的有旋轉屈伸，搖擺，迴旋；而屬於側向用力的有提按端提，夾擠分骨。

12. 縱向分力分為對象用力和反向用力

對象用力如觸碰，其作用是使兩折端縱向位移減少，甚至為負；反向用力如拔伸牽引，其作用是使兩折端軸向位移增大或由負變正。

例如骨折的重疊移位，則用反向用力法，使重疊的折端由負增大，直至分離為正；而對有分離移位的骨折如肱骨中下段骨折，則用對向用力法，使分離的斷端由正變小，甚至相互嵌入為負。

13. 旋轉用力分為繞軸旋轉和繞端旋轉

繞軸旋轉首先要分清是繞近端軸還是繞遠端軸旋轉。一般以近端為參照物的話，繞軸旋轉多指遠端繞自身軸旋轉和遠端繞近端軸旋轉。

如股骨粗隆間骨折遠端自然外旋的情況下，手法應以旋轉用力法使遠端繞自身軸旋轉才能糾正畸形；而在長骨背向旋轉移位的情況下，一般應使遠端繞近端軸旋轉糾正；繞端旋轉指的是以遠端或近端為圓心，遠端為半徑的

楊天鵬──骨傷科治療真傳──

繞點旋轉，一般用於骨折的成角畸形。如肱骨髁上骨折伸直型向前成角時，被動屈伸遠端則是施以繞斷端旋轉的力量，類似於合頁的遠動。

14. 側向用力分為垂直或分解後垂直於縱軸的手法

在遠近端軸平行的情況下，側向用力的作用是使兩軸的平面距離增大或縮小。如提按端提實際上是遠近端在垂直面上相對用力，糾正骨折兩端的側方移位；分骨和合骨手法是在平行的兩骨間施加相向或相反的作用力。

15. 周氏強調復位手法的程序化

周氏認為：骨折的復位手法程序一般是受傷機制的逆過程，即楊老所述「來路必是去路。」正骨臨症時，醫者常需使用多個手法才能取效。但這些手法的安排順序常使初學者手足無措。周氏主張在實施手法前應該仔細分析受傷機制，骨折移位情況，軟組織和骨的空間相對位置，阻撓骨折復位的因素，然後根據分析擬定正骨手法的選擇和使用順序，這種程序化的正骨方法在臨床上有較大的實用價值，可廣泛用於橈骨遠端骨折、尺橈骨骨折、肱骨髁上骨折、肱骨外科頸骨折等。

16. 周氏常用理筋手法

(1) 點

① 拇指點

【操作要點】拇指指腹點壓特定部位，穴位，用力深透平穩不移動，刺激很強烈，多用於腰部，腿部。

② 拇食指點

【操作要點】拇食指相對用力或與另一手對抗用力按壓特定部位，穴位，用力深透平穩不移動。

③中指點

【操作要點】使用中指勾點特定部位，穴位，用力深透平穩，不移動。

(2)揉

①拇指揉

【操作要點】與拇指點手型相似，不同之處在於力度稍弱，拇指在於皮膚部不發生滑動的前提下迴旋運動，作用點為皮下深部組織，刺激較強烈。可用於全身多數部位。

②三指揉

【操作要點】以第 2、3、4 指伸直操作，在特定部位進行壓揉，一般用於脊柱正中線督脈及華佗夾脊穴。

③掌根揉

【操作要點】以掌根和大小魚際著力，在特定部位進行順時針或逆時針按揉，與皮膚之間不發生移動，作用部位在皮下骨上，作用面積達，多用於軀幹部及筋肉寬闊部肥厚處。

④掌根揉拍

【操作要點】掌根揉後著力點不變，以掌根大小魚際處拍擊特定部位，五指稍向上翹成反張。一般用於脊柱部位，起到震盪脊柱，調節微小錯縫的作用。

⑤掌按

【操作要點】雙手同向相疊，按於特定部位，雙肘微曲，進行衝擊按壓，一般用於腰背部，特別是用於胸腰椎壓縮性骨折的復位，該手法為主要手法。

(3)撥

①四指撥

【操作要點】四指撥絡是楊氏骨科比較有特色的手法之一，也是周氏臨床常用的手法。以 2、3、4、5 指伸直位頂於特定部位，與筋垂直進行撥動，應往返推彈條索狀軟組織，力度以患者能忍受為度。作用是調理筋位，舒筋活絡。

②三指撥

【操作要點】四指撥絡法的簡化，區別在於第五指不參與。用於頸部等狹小部位，也因醫者手的大小靈活運用。

(4) 拍

①掌根拍

【操作要點】以掌根大小魚際處拍擊部位，五指稍上翹成反張。一般用於脊柱部位，起到震盪脊柱，調整微小錯縫作用。

②空心掌拍（八字分拍）

八字分拍法是楊氏骨科最有特色的手法，也是周氏臨床較常用的手法。

【操作要點】以雙手空心掌為基本手型，在寬闊的部位拍擊。拍擊方向為向下向外，驟然發力，類似於音樂指揮動作。

(5) 叩

①四指叩

【操作要點】手部休息位，腕部放鬆自然搖動，以 2、3、4、5 指尖叩擊特定部位，一般用於頭部。

②空心拳叩

【操作要點】手握空心拳，以小魚際尺側及第五掌指關節尺側為接觸面，叩擊患部，一般用於肩頸部。

(6)提拿

【操作要點】以拇指與 2、3、4 指相對用力進行拿捏提彈筋肉，用力深透，主要用於肩頸部等條索狀深部軟組織，刺激強烈。

(7)摳

【操作要點】這是楊氏骨科中比較特色的一個理筋手法。醫者的食中指（特別是中指）深入軟組織特定部位，趁患者不備，急速摳彈周圍神經，直至患者出現觸電樣放射。主要功效是通絡，體現了楊氏的「以通為順」的指導思想和學術主張。一般摳彈臂叢神經肌間溝處和腋下部位，下肢可摳彈腹股溝股神經，臀下坐骨神經，膕窩脛神經等。

(8)牽抖

①同向牽抖

【操作要點】一般用於肩肘關節的衝擊性牽引。以上肢為例，醫者站於患者身後患側，手握患者同側的腕關節，另一手握住患肩。採用被動衝擊性牽抖方法突然拉直上肢，作用於肩肘關節，起到鬆解黏連的作用，治療強度較大，主要用於肩周炎及髖關節錯縫的治療。

②逆向牽抖

【操作要點】醫者雙手緊握患者腕關節或踝關節，與患者對抗牽拉，並快速抖動。主要用於肩周炎和腰腿痛的治療，強度較同向牽抖稍弱。

③運搖

【操作要點】對關節進行被動全方位活動，目的是鬆解黏連，主要用於肩周炎和膝關節僵硬的治療。

④運搖牽抖

【操作要點】主要用於小關節的治療。在動搖的同時使用一定牽引力量，主要作用是鬆解關節黏連和關節僵硬的康復治療。

（二）周氏中醫骨科衷中參西觀點

1. 對所有專科病人採用標準西醫骨科體格檢查，西醫骨科特殊實驗檢查，配合傳統中醫望聞問切診療方法，對骨科疾病做出全面、準確的診斷；

2. 對疾病診斷採用中醫病名證型診斷和西醫病名診斷；

3. 認為「西醫治標，中醫治本；急則治其標，緩則治其本」；

4. 開放性損傷，主張及時清創抗感染治療；

5. 對手法難以復位，外固定效果差的骨折及中醫治療效果差的骨科疾病主張手術治療並配合中醫藥治療；

6. 主張利用現代科學對傳統骨科進行研究。

①臨床經驗

②重力懸吊牽引法治療鎖骨肩峰端骨折伴喙鎖韌帶斷裂

鎖骨肩峰端骨折伴喙鎖韌帶斷裂是中醫骨科非手術治療比較困難的疾病。由於鎖骨近端有向上移位的趨勢，而喙鎖韌帶已經斷裂，無法對抗鎖骨近端的上移，臨床上除了進行切開復位內固定和韌帶修補外，無法在體外進行有效的外固定。常用的鎖骨雙圈外固定對該類型骨折的固定效果不太好，患者也很難耐受。為此周太安設計了一套簡單可行的裝置利用重力進行懸吊牽引。

③ 方法

用繃帶連接兩端各 1kg 的砝碼，中部用紙殼和棉墊襯墊。軀幹直立位時懸垂於患肩骨折以近，壓住向上移位的近端。經複查 X 光線復位滿意後，維持該裝置 3～4 週，待骨折臨床癒合後拆除，治療期間不得平臥，只可半臥位休息。

④ 總結

因為重力懸垂法重力的特點是始終向下，與鎖骨近端的移位方向正好相反，可以作為復位力的來源。由於該裝置不是封閉的圓圈，且作用力點準確定位在繃帶的頸部，不會對腋部的重要組織造成威脅，並且還可以透過調節砝碼重量隨意調節復位固定力的大小。因為重力加速度 g 是一定的，所以軀幹體位不變時作用力的大小基本不會變化，則與圈式固定中由於肩部的活動導致固定力的失效是根本不同的。該法存在的缺點是，由於利用了重力，治療早期必須保持軀幹相當的直立，睡眠時體位不能平躺，可能有少部分患者不能耐受。

（三）周太安運用斜向折頂手法整復小夾板固定治療 Colles 骨折

1. 手法復位

以右側為例。患者坐位，患肢上臂外展約 60°。肘關節屈曲 90°。前臂旋前位，一助手握住其前臂上段，術者握腕掌部，左拇指置橈骨遠端背側，右拇指置橈骨遠端橈側，其餘四指分別緊握患者大小魚際，先順勢拔伸牽引約 2～3 分鐘，待重疊移位基本矯正後，將前臂逆時針方向旋轉約 45 度。雙手拇指同時向掌尺側按壓，加大向掌尺側的成角，當指下感覺骨折斷端平齊時，雙手食指抵住骨

折近端向上托提，由於受到食指向上托提和雙拇指向掌尺側的作用力，腕關節也隨之掌屈尺偏，即可復位。然後理順肌腱。

2. 固定方法

復位成功後，我們選用與患者前臂相匹配的可塑性柳木夾板（河北省安平縣新政骨科器材廠提供）固定。在維持牽引下，腕部外敷消腫止痛散，痛臂及腕部用繃帶纏1～2層，再在橈骨遠端背側、橈側、下尺橈關節掌側以近處分別放置1個平墊，然後放置4塊小夾板，背側、橈側夾板遠端稍超腕關節，掌側、尺側夾板遠端平腕關節，用3條繫帶捆紮，外纏繃帶。最後用三角巾旋後位垂吊於胸前。

3. 特點

本手法符合骨折復位是移位反過程的原則，兩拇指分別置於橈骨遠端背側、橈側，同時向兩個方向施力，其產生的合力與骨折移位方向相反，一次性地糾正了兩個方向的移位。牽引屈腕時力量柔和持久，不施用猛力，使掌傾角得到恢復，且不易造成更大程度的移位或骨折碎片進入關節內，對骨折的癒合和腕關節功能恢復有利。本手法瞬間復位，動作連續性強，1次完成，病人痛苦小，易於耐受。

4. 小夾板固定的優勢

材料輕便，價格便宜，病人經濟負擔少。由於固定不越上、下關節，故早期即可開始練功活動，符合骨折治療「動靜結合」的原則。橈骨遠端背側、橈側放置壓墊，可以防止再移位，並能糾正殘餘移位；下尺橈關節掌側處放置平墊，可以避免因尺骨小頭塌陷而遺留腕部畸形、尺側疼痛等後遺症。不足是為防止繫帶過緊、過鬆所引起的

不良後果，需要不時地觀察調整固定。

楊氏骨科第二代傳人曾一林

一、曾一林簡介

曾一林，男，1950 年 11 月出生於中國四川省瀘州市瀘縣。畢業於成都中醫藥大學中醫專業。曾任成都中醫藥大學骨科教授、碩士研究生導師、四川省中醫藥學會骨科專業委員會副主任委員。現任全國高等中醫藥院校骨傷研究會副會長、中國人才研究會骨傷人才分會副會長、中華中醫藥學會骨傷科分會委員、四川天鵬長壽研究所所長、《中華大典·骨科總部》主編、《高等中醫藥院校骨傷研究生系列教材》編委、《中醫題庫叢書》編委、《中醫正骨》雜誌編委等。

1982 年拜師於全國著名骨科專家楊天鵬教授，得到師傅真傳。先後為楊氏整理出版著作 1 部，電視片 2 部，文章 37 篇。先後被收錄入《當代中國骨傷人才名錄》、《中國專家大辭典》、《世界華人文化名人》等。

重點研究退行性骨關節病、骨結核、骨與關節化膿性感染、股骨頭壞死、骨質疏鬆症、強直性脊柱炎、損傷內證、風濕病、手術後遺症及損傷後遺症等疑難雜病，已取得了階段性成果。作為研究生導師，已培養出碩士研究生 28 名，先後被授予成都中醫藥大學 2003、2004、2005 年度研究生華神基金導師獎。被成都市委宣傳部、成都市教委、共青團成都市委授予 1991、1992 年度「堅定社會主義信念，走實踐成長之路」主題社會實踐先進個人。並先

後獲成都中醫藥大學附屬醫院 1982、1992、1996、2006
年度先進工作者。成都中醫藥大學 1992 年度優秀共產黨
員、1997 年度先進工作者、2006 年度優秀共產黨員稱號。
2005 年被全國高等中醫藥院校骨傷研究會、中國人才研
究會骨傷人才分會授予《中國百名傑出骨科專家》稱號。

先後出版專著 15 部，編導出版了電視教學片 7 部，
發表論文 67 篇。先後參加國際和國內學術講座及學術交
流 56 次，曾受邀請赴德國、北京等地講學。承擔國家和
省廳級科研課題 7 項，獲得國家專利 1 項。

二、曾一林關於骨病的學術思想及臨床經驗

（一）內治法配合外治法治療股骨頭缺血性壞死

1. 疏理氣機，首重氣血

中醫治療疾病非常講究治病求本，正如《素問·陰
陽應像大論》中所述：「治病必求於本。」在中醫理論中，
氣是構成人體最基本的物質，如《素問·寶命全形論》
說：「人以天地之氣生，四時之法成」，「天地合氣，命之
曰人。」血具有營養和滋潤全身的作用，更是機體精神活
動的主要物質基礎，如《素問·八正神明論》說：「養神
者，必知形之肥瘦，榮衛血氣之盛衰。血氣者，人之神，
不可不謹養。」《靈樞·平人絕穀》說「血脈和利，精神
乃居。」而氣血又存在著「氣為血之帥」、「血為氣之母」
的密切關係。因此曾一林在處方用藥時非常重視氣血。

常用的理氣藥有陳皮、青皮、枳殼。養血藥有當
歸、熟地、川芎、雞血藤。補氣藥有人參、黃蓍、白朮。
活血藥有三七、血竭、丹參等。

2. 以腎為本，肝腎同治

曾一林常以《素問‧寶命全形論》：「人生有形，不離陰陽」的論點來指導股骨頭缺血性壞死的治療。他強調：「腎陰和腎陽是五臟陰陽的根本，所以腎陰和腎陽的盛衰，會導致五臟陰陽的盛衰與平衡，而任何臟腑陰陽的虛衰，日久都會引起腎陰或腎陽的不足。」腎與肝之間關係極為密切，有「肝腎同源」之說。肝藏血，腎藏精，實際上是精和血之間存在著相互滋生轉化的關係。常用的補益肝腎藥有：山茱萸、枸杞子、淫羊藿、補骨脂、肉蓯蓉、菟絲子、杜仲、續斷等。

3. 整體調治，兼護脾胃

中醫學的基本特點之一就是整體觀念，《素問‧靈蘭秘典論》中記載：「主明則下安……主不明則十二官危」，「凡此十二官者，不得相失也。」而曾一林在治療過程中又非常強調顧護脾胃，中醫認為脾胃為後天之本，氣血生化之源，如《醫宗必讀》說：「一有此身，必資穀氣，穀入於胃，灑陳於六腑而氣至，和調於五臟而血生，而人資之以為生者也，故曰後天只本在脾。」李杲在《脾胃論》中也指出：「百病皆由脾胃衰而生也。」因此曾一林認為脾胃運化功能正常，則氣血健旺，正氣充足，邪難勝正；如脾胃運化不利，則氣血生化無源，正氣虛弱，治療起來就比較困難。曾一林常用的調理脾胃藥有：茯苓、白朮、麥芽、穀芽、懷山藥等。

4. 正虛邪實，溫通為先

曾一林認為本病的其中一大因素是由於人體氣血虧虛，風寒濕等外邪會乘虛侵襲經絡，滯留不去所致，屬於

正虛邪實之證。而又因筋賴血以養,「血得溫則行,得寒則凝」,故曾一林喜用溫通之法,以達到扶正祛邪、溫通筋脈的目的;其中又以重調氣機為該法之關鍵,《難經‧二十二難》指出「氣主煦之」,如果氣的溫煦作用失常,則風寒濕邪乘虛而入致病。常用的溫裡藥有:川烏、附片、桂枝、細辛、鹿角膠等。

三、曾一林將股骨頭缺血性壞死分為三型辨證論治

(一)腎元虧虛型

曾一林認為該型多見於中老年人,病因不定,病程較長,外傷、激素以及酒精等病因所致均可見,患者多由虛勞久病,耗損腎元,或先天稟賦不足,或後天失養所致。除髖部症狀外,尚可見腰膝痠軟,神疲乏力,頭暈、耳鳴、目眩等症狀,舌淡紅,苔薄白,脈細。治宜補腎填髓,接骨續筋。

方用右歸丸或左歸丸加減。常用的加減藥有:狗骨、鹿角片、地鱉蟲、自然銅、血竭、骨碎補等。

(二)氣滯血瘀型

曾一林認為該型多見於外傷所致,年輕患者佔大部分,創傷後骨斷筋傷而致氣滯血瘀,脈絡瘀阻,骨失濡養則發生壞死。患者以髖部症狀為主,關節刺痛,痛處固定,舌質紫暗或有瘀斑,脈沉細或細弦。治宜行氣止痛,活血化瘀。方用身痛逐瘀湯加三七、薑黃、甲珠等通絡之品。

(三)陽虛寒凝型

曾一林認為該型多見於嗜酒、過食肥甘或長期服用激素的患者,腎陽不足,命門火衰,骨之生長或修復困

難，除髖部症狀外，尚可見肢體重著，隨天氣變化而加重，晝輕夜重，得熱痛減，遇寒痛增，舌淡，苔白，脈沉細無力。治宜溫陽，散寒，止痛。用陽和湯加減。氣虛重者加黨參、黃耆，血虛重者加歸身、熟地，氣滯重者加香附、厚朴，血瘀重者加三棱、莪朮，女性患者可加紫河車、肉蓯蓉，男性患者可加淫羊藿、鎖陽等。內治藥均為每天 1 劑，10 天為 1 個療程，3 個療程後可將所用藥物研成粉末，每次 10g，每日 3 次沖服。

（四）外治法

曾一林治療股骨頭壞死，除中藥內服外，常給予棄杖散加減外敷，藥用川烏 30g、半夏 30g、獨活 30g、淫羊藿 30g、冰片 20g、白芷 60g、牛膝 20g、澤蘭 30g、蘇木 30g、杜仲 30g、伸筋草 30g、透骨草 30g、陳艾 40g。對於腫脹畸形嚴重者加藤黃、全蟲；關節冷痛者加麻黃、乾薑；伴膝部疼痛者加松節、白芷，伴腰背疼痛者加靈仙根、仙靈脾等。方法是諸藥混勻，裝入布包內，先浸泡30 分鐘，然後煎開 10 分鐘，直接在病變部位作濕熱敷，每日 2 次，每次 30 分鐘。

四、中西醫結合治療骨結核

（一）陽虛寒痰型

症見畏寒肢冷，面色蒼白，局部隱隱脹痛，皮色不變，小便清長，舌質淡，苔白滑，脈細弱。治以溫陽散寒，化痰托毒。陽和湯加味，藥用熟地 20g、麻黃 10g、肉桂 10g、鹿角膠 12g、白芥子 10g、薑炭 10g、黃耆20g、白朮 12g、製附子 15g、生甘草 3g，水煎服，每天 1

劑。年幼者可酌情減量。

（二）氣陰兩虛型

症見全身乏力，潮熱盜汗，局部脹痛，小便黃，舌質紅，脈沉細。治以益氣養陰，化痰托毒。用四君子湯與六味地黃丸加味，藥用人參 30g、白朮 12g、茯苓 12g、炙甘草 6g、熟地黃 20g、懷山藥 12g、澤瀉 10g、山萸肉 12g、牡丹皮 10g、龜甲 15g，每天 1 劑，水煎服。年幼者可酌情減量。

（三）局部處理

局部膿腫形成者不予切開引流，局部給予煮拔筒方（《外科正宗》）外敷，藥用羌活 30g、獨活 40g、紫蘇 30g、艾葉 30g、石菖蒲 20g、甘草 20g、白芷 40g、生蔥 20g。諸藥裝入布袋內，先浸泡 30 分鐘，水煎至沸後在病變局部濕熱敷，每天 2 次，每次 30～40 分鐘。

已形成竇道者，用生理鹽水清洗局部後，再以中藥七星丹（成都中醫藥大學附屬醫院成品藥）局部換藥，膿性分泌物多者，每天換藥 1 次。

（四）西藥抗癆

目前多以異煙肼、利福平、鏈黴素、乙胺丁醇、吡嗪醯胺作為首選藥物。異煙肼（INH）5mg／日／kg，0.3g／日最大劑量。利福平（RFP）10mg／日／kg，0.6 g／日最大劑量。鏈黴素（SM）15 mg／日／kg，1g／日最大劑量。乙胺丁醇（EMB）15～25mg／日／kg，2.5g／日最大劑量。吡嗪醯胺（PZA）15～30 mg／日／kg，2g／日最大劑量。早上空腹頓服。為了提高療效和防止長期單味抗結核藥物產生耐藥性，目前多主張聯合用藥，可連續服用 6 個月，

再視病情控制情況，分別再給予 3～6 個月的聯合用藥。

（五）驗方應用

蜈蚣 1～2 條（大者 1 條，小者 2 條），雞蛋 1 個，將蜈蚣研成極細末，將雞蛋頂部敲一小孔，再將蜈蚣粉放入雞蛋內並搗勻，用濕紙將雞蛋孔封嚴，然後放入鍋內隔水蒸熟，去掉蛋殼服用。晨間空腹服用抗癆西藥 30 分鐘後，再服用藥雞蛋 1 個，3 個月為 1 個療程。

（六）臥床休息、飲食調養

一旦確診，囑患者臥床休息，3 個月內儘量少下床，以減少機體的自我消耗和防止病灶的擴散。3 個月後可適當下床作一些戶外活動。飲食宜清淡，以富含蛋白質及維生素之品為宜。

五、內治法配合薰洗療法治療退行性骨關節炎

（一）辨證論治

曾一林認為本病發病與年老體衰、長期勞損、外感風寒濕邪有關，病機當為肝腎虧虛，氣血不足，筋骨失養，而致風寒濕邪浸淫留滯，痹阻經脈而成。肝腎虧虛為本，挾痰、瘀、濕為其標。

當屬本虛標實，臨床多見虛實夾雜之證，故其內治用藥重在調補肝腎、溫經活絡、益氣活血、化瘀利濕，同時結合臨床辨證靈活選擇方藥。

（二）腎虛挾濕

治以補腎除濕，方用右歸丸合獨活寄生湯加減。

【組成】當歸 20g，熟地 20g，懷山藥 20g、菟絲子 15g、枸杞 15g、杜仲 15g、吳茱萸 15g、桂枝 15g、細辛

楊天鵬—骨傷科治療真傳—

10g、羌活 15g、獨活 15g、川牛膝 15g、川芎 15g、白芍
15g、桑寄生 15g、人參 30g、甘草 3g。

（三）腎虛挾瘀

治以補腎祛瘀，方用右歸丸合身痛逐瘀湯加減。

【組成】全當歸 20g、熟地 20g、山藥 20g、菟絲子
15g、枸杞 15g、杜仲 15g、吳茱萸 15g、桂枝 15g、秦艽
15g、桃仁 15g、紅花 12g、沒藥 12g、五靈脂 15g、香附
15g、地龍 10g。

（四）腎虛挾寒

治以溫腎散寒，方用右歸丸與陽和湯加味。

【組成】熟地 20g、肉桂 15g、麻黃 12g、鹿角膠
20g、白芥子 12g、炮薑 12g、黃蓍 30g、製附片 20g、淫
羊藿 15g、陳皮 15g、巴戟天 15g、川牛膝 15g、川斷
15g、甘草 3g。風勝者加防風、川芎；瘀血重者加三棱、
莪朮；氣滯者加陳皮、桔梗、香附；寒勝者加製川烏、製
草烏；若濕重筋脈拘急、麻木不仁者加用威靈仙、宣木
瓜、脆蛇、烏梢蛇等。

（五）中藥薰洗

中藥薰洗濕敷具有舒松關節經絡、疏導腠理、流通
氣血、活血止痛的作用，以棄杖散煎水薰洗患處。

【藥物組成】生川烏 30g、生草烏 30g、生半夏 30g、
羌活 30g、獨活 30g、冰片 20g、樟腦 30g、白芷 60g、川
牛膝 60g、艾葉 30g、麻黃 30g、澤蘭 30g、乳香 30g、沒
藥 30g、杜仲 30g、伸筋草 30g、透骨草 30g。

【方法】將藥物（冰片後下）裝入布袋，開水煎煮 20
分鐘，先用熱氣薰蒸患處，待藥液稍涼，將藥物熱敷患

處，每日 2 次，每次 30 分鐘，10 次為 1 個療程。

六、治療創傷後慢性骨髓炎伴難癒合創面或竇道的經驗總結

曾一林認為創傷後慢性骨髓炎伴創面不癒合或竇道屬於中醫所述之附骨疽的範疇。在對該病深入觀察和長期治療的基礎上，曾一林提出本病「因損致病」、「因邪致病」的病因學說，「因損留邪，邪傷正氣，久病則虛，痰瘀膠雜，膿腐骨肉，瘀入經絡，不榮不通，肌膚不長」的病機，形成局部創面「不榮不通」惡性循環的病理改變，從而在傳統「祛腐生肌，煨膿長肉」的治療方法上，又提出「以肉養骨、因骨生肌」的治療觀，和「溫陽養氣血以生肌」、「化濕祛痰瘀以生肌」的治療方法。

故選方用藥「非甘溫而清陽不升，氣血無源；非辛溫而戀邪不透，經絡不通；非溫燥而寒濕不化，痰濕不消」的法則。

（一）病因

曾一林認為，隨著現代社會高能量的創傷越來越多，創傷所致肢體的損傷多樣性、嚴重性增加了創傷處理的複雜程度。

由創傷造成的肢體皮膚軟組織缺損、骨缺損、復合組織缺損，患肢受到創傷後，血運差，組織脆弱，再加上內固定的因素，可影響傷口癒合和感染控制，易導致創面、骨與關節感染、肌腱壞死、疤痕攣縮、骨壞死、骨不連合併慢性骨髓炎等嚴重併發症。曾一林對此因而提出「因損致病」、「因邪致病」的病因說。

（二）因損致病

曾一林認為，雖然導致本病的因素是外來的損傷，但是不同的損傷以及年齡性別職業各不相同導致的結局也是不同的。古有瘍科，有折瘍、金瘍之分，但是更多論述的是火熱毒邪內侵，甚少單獨論述損傷致病的。而且古時的創傷較之現代的創傷要單純。

曾一林認為：在開放性骨折之中，皮肉筋骨，皮肉為城牆，衛外而為固，一旦受損，邪毒順勢而入，攻城奪地，必將勢不可擋。而在閉合骨折之中，如果不合適的外科手術破壞了皮肉，機體免疫力下降，抗邪無力，也易致外邪來犯。故皮肉為損，失衛外之能，此其一也。或者在複雜的創傷中，即使患者局部的皮肉筋骨創傷不嚴重，但是患者體質欠佳，驟受打擊，機體難以承受，情緒低落、心理異常，那麼，患者的抗病能力就會進一步下降。以致創傷或者手術後感染毒邪而導致創傷後骨髓炎伴難癒合創面或竇道。

（三）因邪致病

曾一林認為，不管是開放性的損傷直接導致骨髓炎還是手術後出現，都必然會有一個邪毒外侵的過程，這是本病的關鍵，只是創傷後慢性骨髓炎常常伴有軟組織或者骨缺損，容易出現難癒合的創面或者竇道，使得處理的難度增加。

文獻報導，創傷後慢性骨髓炎是開放性骨折的常見併發症，療效常不滿意，治療失敗率在 20% 以上，常造成致殘甚至截肢的後果。正如《靈樞・癰疽第八十一》所說：「熱氣醇盛，下陷肌膚，筋髓枯，內連五藏，血氣

竭，當其癰下，筋骨良肉皆無餘，故命曰疽。疽者，上之皮夭以堅，上如牛領之皮。」所謂熱氣醇盛，下陷肌膚就是感染外邪，何以得下陷肌膚，總因皮膚肌肉受損，衛外之能喪失的原因。

總之，在創傷後慢性骨髓炎伴難癒合創面或竇道的發病過程中，皮肉筋骨外損，致使衛外之能喪失，而邪毒得以外侵是發病的原因。

（四）病機病理

「不榮不通」與「虛、瘀、痰、濕」。

曾一林認為本病在中醫屬於「附骨疽」，「不榮不通」是本病的病機，「虛、瘀、痰、濕」是病理變化的結果。《靈樞經·癰疽第八十一》云：「夫血脈營衛，周流不休，上應星宿，下應經數。寒邪客於經脈之中則血泣，血泣則不通，不通則衛氣歸之，不得反覆，故癰腫。」「血枯空虛，則筋骨肌肉不相榮，經脈敗漏，薰於五藏，藏傷故死矣。」又曰「熱氣醇盛，下陷肌膚，筋髓枯，內連五藏，血氣竭，當其癰下，筋骨良肉皆無餘，故命曰疽。疽者，上之皮夭以堅，上如牛領之皮。」

清許克昌、畢法合撰之《外科證治全書·癰疽證治統論》云：「人之一身，氣血而已，非氣不生，非血不行。氣血者，陰陽之屬也。陰陽調和，百骸暢適，苟六淫外傷，七情內賊，飲食不節，起居不慎，以致臟腑乖變，經絡滯隔，氣血凝結，隨其陰陽之所屬，而攻發於肌膚經脈之間，此癰疽之所以發也。」

元·楊清叟在《仙傳外科秘方》中曰：「如病發於陰而極冷，則內用平補之藥，以宣其氣，滋其血，助其元

陽，從其脾胃，侍其飲食進，精神回，然後順氣、勻血如常法。外用熱藥，以潮會一身之氣血，回死肌，拔毒氣，然後用溫藥以散之。」正如《素問・調經論》所云：「血氣者，喜溫而惡寒，寒則泣而不能流，溫則消而去之。」氣血得溫則行，遇寒則凝。故「不榮不通」是該病病機，局部「虛、瘀、痰、濕」是病理結果。

在臨床上，我們也觀察到創傷後慢性骨髓炎難癒合創面或竇道的患者，全身情況多不佳，患者常有消瘦、貧血等變化，而創傷局部多有創面或者竇道下陷，膿液稀少，肉芽組織灰白或黯淡，瘡周皮膚色暗黑、板滯木硬等症狀，符合局部組織「失氣血溫通，骨肉肌膚失養，經絡不通，變生痰濕瘀滯」的「不榮不通」病機變化。

（五）脾胃為氣血生化之源

其次，創傷後慢性骨髓炎伴難癒合創面或竇道還與脾胃為氣血生化之源有關。創傷或者手術之後，機體已弱，如果又有邪毒外侵，耗損機體正氣，也將使機體的氣血受損，損傷難以迅速修復，或者成纏綿難癒合的狀態，患者的心理負擔就會加重，機體受損和情志為患，患者憂心忡忡，不思飲食，久則傷其脾胃，脾胃生化不足，氣血之源漸枯，從而使損傷的修復更加困難。

陳實功曰「蓋瘡全賴脾土，調理必要端詳。脾胃者，脾為倉廩之官，胃為水穀之海。胃主司納，脾主消導，一表一裏，一納一消，運行不息，生化無窮，至於周身氣血，遍體脈絡、四肢百骸、五臟六腑，皆借此以生養。」「氣血者，人之所原稟，人之命脈，全賴於此。」「潰膿則無真陰相滋，則瘡根不能收束，色亦不能紅活收斂。」「又

膿水清稀，脾胃虛弱，不能收斂者，滋腎氣、急補脾胃。」

我們臨床發現創傷後慢性骨髓炎難癒合創面或竇道的患者，常有精神欠佳，心理負擔重，害怕不能治癒而終身殘廢，對手術持懷疑態度，飲食上聽信不實之言，禁忌過多，飲食量減少等全身變化，局部創面色不變紅活，雖無膿亦不生肌收斂。故認為脾胃為後天之本，氣血生化之源。脾胃盛，氣血壯，正氣足，抗邪有力，托毒於外，氣血通暢，故肌膚皮肉筋骨得到營養，氣血充足，運化正常，使局部之痰濕瘀滯得以消除，肌生肉長，最終恢復正常。因此，認為創傷後慢性骨髓炎伴難癒合創面或竇道的修復需要依賴脾胃主清氣生氣血的功能。

（六）辨證特點

曾一林對創傷後慢性骨髓炎伴難癒合創面或竇道的辨證，注重整體辨證，尤其注重局部的辨證。認為雖然觀察全身情況要以「得神者昌，失神者亡」為原則，同樣觀察局部也應以「神」之存亡為原則。

（七）辨局部之神——肌膚色澤

觀察局部的「神」，重在觀察體現神的色澤，色澤反映了人體尤其是局部精氣的變化。正如《醫門法律·望色論》所說「神藏則色藏，神露則色露。」

曾一林結合清代醫家汪宏的「望色十法」總結瞭望創傷後慢性骨髓炎伴難癒合創面或竇道的要點，即「明黯、枯潤、散搏」。凡是創面或竇道周圍皮膚顏色明亮潤澤，表示氣血充足，局部的微循環正常，肌膚的生長力強；如果顏色黯淡乾枯，則是局部的循環障礙的表現，肌膚得不到營養則生長力弱。當明黯枯潤以創面或竇道為中

心聚散的變化反映了癒合的趨勢。

我們在臨床觀察中也注意到：創面或者竇道周圍的皮膚顏色在治療前常常呈現一種黯淡無光澤，有如魚鱗樣變，即使是創面有清稀濃液或者竇道流膿者，周圍皮膚也會有部分表現得乾枯。而在治療之後，黯淡乾枯的周圍組織就變得有明亮潤澤了，並逐漸收縮，最後隨創面或竇道的癒合消失或者侷限。

（八）辨局部之神——膿液肉珠

清代王洪緒指出「然毒之化必由膿，膿之來必由氣血」，曾一林認為膿液反映了正邪的變化。創傷後或者手術後感染邪毒，邪毒化熱，熱盛則肉腐成膿，故無熱肉不成腐，非濕血不化膿。傳統有「煨膿長肉」之說，現代研究表明膿液是人體組織化膿性感染的滲出物，主要成分為嗜中性粒細胞、液化的壞死組織、細菌、紅細胞和纖維素等，煨膿長肉之膿具有營養、增強局部免疫和抗感染的能力。所以正氣來復，氣血充足的時候，膿液就會由清淡腥臭或黃稠腥臭變得無臭濃稠適當。

創傷後慢性骨髓炎伴難癒合創面或竇道膿液分泌很少，甚至沒有，曾一林認為這種情況是創傷局部痰瘀阻滯經脈，致使局部氣血不足，不能營養創面或者竇道，不能化膿促進創面或竇道的修復。我們在臨床也觀察到，當經過治療後，乾枯的創面變得逐漸濕潤，有時出現淺薄的膿性分泌物在創面形成結痂。

肉珠即肉芽組織，陳自明在《外科精要·卷中》已經描述「癰潰之後，敗肉漸去，新肉漸生，日漸堆阜，方成白膜新肉，當滋養平復無虞。」曾一林認為肉芽組織是

反映氣血來復的徵象，在局部創面如果沒有充足的氣血，或者由於痰濕瘀阻而氣血不通，就不會有新生得肉芽組織，即是有，沒有氣血滋養，也會瘢痕化，影響創面的癒合。而肉芽組織的顏色，形態是辨彆氣血榮枯的要點。如果肉芽組織微赤紅活，由四圍向中心蔓延，甚至可見到細小的毛細血管，然後在四圍生出一層白膜，底下的肉芽緻密紅活，顆粒較小，說明胃有生氣，氣血漸充；如果肉芽組織色淡白不鮮，顆粒較大，淺淡浮腫，甚至灰白，乃是氣血不足，陽氣失溫，濕濁不去所致；如果肉芽組織紅赤較甚，顆粒不大，周圍皮膚無紅腫疼痛，曾一林不作熱論，而為血虛，以補血方中加參蓍調之。

（九）辨局部之神——麻木疼痛

在局部辨證中，曾一林還重視疼痛與麻木的辨證，認為痛者多實、麻木多虛，可以辨別局部之虛實，也是組織修復的變化的一個指針。在創傷後慢性骨髓炎伴難癒合創面或者竇道的疼痛中，引起的原因可能有熱邪、瘀阻、痰濕或寒濕為患，也有認為不榮則痛的，然而歸根為不榮致經絡閉阻。因此伴隨的兼症各不相同。在修復中有時出現的一過性疼痛是不具有臨床意義的。

對於麻木，總是氣血不足，肌膚無榮所致，明申拱辰在《外科啟玄·卷之一》說「麻木而不知痛癢者是氣虛不運，又兼瘡毒壅塞，經絡不通，致令麻木而不知有無也，亦分輕重耳。」疼痛麻木只是虛實的兩個方面，實際上都有兼及，只是孰多孰少的問題。

在創面修復的時候，如果由疼痛轉麻木是氣血不足的表現，是病情加重的表現；如果由麻木轉疼痛，是由虛

致實的表現，修復可能會更難。

（十）脾腎同治，偏重健脾──以肉養骨，因骨生肌

創傷後慢性骨髓炎伴難癒合創面或竇道根源在骨髓炎，骨髓炎導致骨的損傷，因此曾一林認為治療本病重在治根源。中醫理論認為，腎主骨生髓，所以多從腎入手治骨之病，而曾一林根據《仙授理傷續斷秘方》中「凡損藥必熱，便生血氣，以接骨耳」，結合創傷後慢性骨髓炎具有骨質破壞和新生骨形成的特點，方中多以溫腎肋骨之生長，如菟絲子、補骨脂、狗脊、杜仲、續斷、骨碎補等補肝腎、強筋骨溫而不燥之藥，甚至動物骨類入藥，同時「陽得陰助而生化無窮，陰得陽生而泉源不竭」，所以在用溫熱助陽時稍加滋養陰精的藥物，如熟地、龜板等以資生化源泉不絕。合而肋骨之生長。

現代藥理研究表明補腎中藥可以促進成骨細胞的增殖，間接抑制破骨細胞活性，減少骨吸收。而且曾一林尤善用藥對，如續斷與杜仲、補骨脂與骨碎補、仙靈脾與威靈仙等。杜仲甘溫能補肝腎強筋骨；續斷苦微溫也能補肝腎強筋骨；杜仲偏入腎經氣分，長於補養；續斷偏入腎經血分，長於活血通絡。兩藥合用，補肝腎，壯腰膝之力倍增。骨碎補苦溫歸肝腎經，有補腎強骨、活血續傷之功。能促進骨對鈣的吸收，提高血鈣和血磷水準，有利骨折癒合；補骨脂苦辛溫歸脾腎經，也能補腎助陽。補骨脂重在助陽而骨碎補重在強骨活血療傷，相互為用，力量更強。

曾一林認為溫陽補腎而不補健脾助運化，療效欠佳，因為「便生氣血，以接骨耳」之關鍵在氣血的充足，而脾胃為氣血生化之源。尤其在治療創傷後慢性骨髓炎伴

難癒合創面或竇道的時候，應以健脾胃生氣血促進運化為主。《素問・痿論》曰「脾主身之肌肉」，張志聰在註釋《素問・五臟生成篇》也說「脾主運化水穀之精，以生養肌肉。」再則《素問・經脈別論篇》「飲入於胃，游溢精氣，上輸於脾，脾氣散精，上歸於肺。」可見肺之氣血也來源於脾胃，而「肺主皮毛」。所以脾胃生化氣血的能力減弱時，必然會導致肌肉和皮毛的失養，出現肌肉痿軟，皮毛焦枯，正如《靈樞・陰陽二十五人第六十四》所謂「血氣盛則美眉，眉有毫色；血多氣少則惡眉，面多小理；血少氣多則面多肉；血氣和則美色。」可見，健脾胃以生氣血對肌膚的生長的重要。

曾一林常以黃蓍、白朮、茯苓、人參、當歸、陳皮等健脾養血，氣血充足，達於經脈肌膚，促進肌膚骨骼的生長。現代藥理研究證實黃蓍人參可增強機體的防禦能力，獲得較高的免疫功能；人參、白朮、茯苓、陳皮能改善機體的消化分泌能力，促進機體對營養物質的吸收，增加機體蛋白膠原含量，調整水鹽代謝；黃蓍、當歸可改善機體的尤其是局部組織的微循環狀態，促使肉芽組織生長。從而從整體上提高了患者的全身狀況，營養條件，提高機體的免疫力，最終激發了機體自身修復能力。

曾一林認為脾胃為後天之本，腎為先天之本。先後天之本在人的生長發育互相為用，腎透過脾為肌肉提供了先天之精，脾透過肌肉為腎供應了後天氣血。脾主肉腎主骨，肉為骨之牆，骨為肉之柱。因而正常的肌肉不僅保護骨不受外邪侵犯，也保證了骨的營養；同樣正常的骨骼不僅是肌肉的支架，也是肌肉之精的來源。這種觀念也被現

代科學證實，多能骨髓幹細胞可以在一定條件下轉化為肌細胞，表皮細胞等。為「以肉養骨，因骨生肌」的想法提供了現代實驗依據。

（十一）內外合治，重在扶正－內以扶正，外以驅邪

曾一林認為內治和外治是統一的，遵「外治之理，即內治之理；外治之藥，亦即內治之藥，所異者法爾。」《理瀹駢文》中敘述：「外治非謂能見臟腑也，然而病之在，各有其位，各有其名，各有各形。位者陰陽之定也，名者異同之判也，形者凶吉之兆也。位不能移也，名不能假也，形不能掩也，此即臟腑告我者也，外也皆內也，按其位、循其名、核其形，就病以治病，皮膚隔而毛竅通，不見臟腑，恰直達臟腑也。」

創傷後慢性骨髓炎伴難癒合創面或竇道是正氣虧虛，不足以驅邪外出，以致居留骨骼和肌膚不去，同時局部損傷嚴重時，氣血亦虛，久則肌膚得不到濡養，形成不榮不通的變化，產生「痰濕瘀」等病理產物，為毒邪的常居久留提供了條件。因此，要治療本病，就要培養正氣，補養氣血，同時除去痰濕瘀等病理產物，為氣血流通打開通道，而能驅邪外出，也使肌膚得到營養而生長。

同時，曾一林認為，像創傷後慢性骨髓炎伴難癒合創面或竇道，只是內扶正氣，補養氣血，即使有加以驅邪之藥，也難以很快消除局部創面的痰瘀，和膠結其中的毒邪，肌膚生長緩慢，因此，常常內外合用藥物。

外用之法，比較推崇中藥煎劑濕熱外洗，一則中藥煎水外洗可以是一個簡單的清創術，雖然這種清創術不是西醫的無菌清創術，但是很多中藥煎劑對細菌有抑製作

用，實踐未見有導致感染的情況出現；二則藥力能直達病所，蕩去邪毒痰瘀，三則熱性開泄，使局部瘀阻的氣血得以運行，營養肌膚促進生長。

近年創面濕性癒合的研究得到一些進展，認為一個濕潤的環境可以調節氧張力與血管生成，有利於壞死組織與纖維蛋白溶解，促進多種生長因子釋放，從而加快創面的癒合。而中藥煎劑濕熱外洗後的創面也保持了一個濕潤環境，而中藥煎劑中的複雜成分也將促進創面的癒合。

在經常選用來外洗的中藥，曾一林比較喜歡由黃蓍、白及、枯礬、爐甘石、白芷、當歸、艾葉等，組成了一個具有補氣活血溫經通絡收斂的驗方。

黃蓍甘微溫歸脾肺經，重用補氣分以生肌肉，金元張元素高度概括其作用有五：補諸虛不足，一也；益元氣，二也；壯脾胃，三也；去肌熱，四也；排膿止痛，活血生血，內托陰疽，為瘡家聖藥，五也。現代研究表明，黃蓍具有增強機體免疫功能、利尿、抗衰老、加速遭受放射線損傷機體的修復等作用，也證實其能補血活血。白及消腫止血收斂生肌，當歸養血活血，白芷燥濕消腫排膿，艾葉溫經，枯礬外用解毒殺蟲止癢，爐甘石收濕生肌斂瘡。研究證實上述藥物外用均有一定的抑菌能力，而白及、爐甘石能收斂保護創面，促進癒合。

（十二）氣血雙補，氣在血先－氣以補虛，血以生肌

正如《靈樞經・癰疽第八十一》所云：「熱氣醇盛，下陷肌膚，筋髓枯，內連五藏，血氣竭，當其癰下，筋骨良肉皆無餘，故命曰疽。疽者，上之皮夭以堅，上如牛領之皮。」創傷後慢性骨髓炎伴難癒合創面或竇道最後是筋

骨良肉無餘，究其原因是血氣竭。

　　曾一林認為，導致本病的原因中，不管是開放性骨折、邪毒直接侵犯發展致病，還是閉合性骨折手術後所致，都有氣血經脈的損傷。因此，治療要氣血雙補，但是不同患者偏重不同。但認為總的原則是：雖血是肌肉生長的物質，但是補氣先於補血，因為氣能速生血卻不能，氣能生血，氣能推動血的運行，不致瘀阻。曾一林常用當歸補血湯中另加人參、白朮、茯苓、陳皮、木香等健脾益氣之品，而其中黃蓍、人參的量常至 25～30g。

（十三）痰瘀膠雜，久則治絡－凝予動藥，結於開劑

　　張仲景首創蟲類搜剔通絡的治療方法，借蟲類蠕動之力和唶血之性，走竄攻沖，深入隧絡，袪瘀除痰。清代醫家葉天士提出了：「然經年累月，外邪留著，氣血皆傷，其化為敗血、凝痰，混處經絡」的絡病說以及「豈區區蕩散可效」，「須以搜剔動藥」的治法。吳鞠通也說：「以食血之蟲，飛者走絡中氣分，走者走絡中血分，可謂無微不入，無堅不破。」

　　曾一林認為創傷後慢性骨髓炎伴難癒合創面或竇道病之初，多屬邪氣壅塞，氣滯絡阻，可以草本類藥物加以調理，但日久不癒，邪氣久羈不解，氣血凝滯不暢，痰濁瘀血內生，血傷入絡，凝痰敗瘀，混處絡中，非表非裏，就不是一般的草本類藥物攻逐可以收功的。曾一林常在患者初次來診時就開始酌情應用蟲類藥物，用得多的是穿山甲配合角刺，認為山甲是血肉有形之物，通絡袪瘀力強，而角刺也能通達阻隔，直達病所除絡之病。

　　傳統偏重於山甲排膿除邪的作用，而忽視其搜剔通

絡以開凝結，無所不至，無所不達之性。《醫學衷中參西錄》描述其「氣腥而竄，其走竄之性，無微不至，故能宣通臟腑，貫徹經絡。透達關竅，凡血凝血聚為病，皆能開之。」實驗表明可改善局部微循環。

另有蜈蚣、全蠍、土鱉蟲、水蛭、地龍之品，也時有所用，但是不多。對於凝結的痰濕，以健脾除濕治療同時也常加一二效佳力宏的祛痰藥，通常在使用了皂角刺後不再用其他，因為皂角刺本身具有很強的排膿除痰之能。臨床實踐證明合理應用蟲類藥不僅能增進療效，而且有明顯的止痛作用，確能逐頑痺起沉疴。

（十四）喜用溫藥

曾一林認為本病多有寒凝久不得治，並非都是熱氣淳盛。患者來時，已經多方求治無效，尤其是抗生素的濫用，控制了局部炎症。抗生素多具有寒涼之性，寒性凝遏，致使氣血運行受阻，不能濡養皮肉筋骨，骨則不生，肌膚不長。

比如《外科理例》認為附骨疽是流注敗證，當用溫藥，指出「骨附乃流注之敗證也，如用涼藥，則內傷其脾，外冰其血。脾主肌肉，脾氣受傷，飲食必減，肌肉不生；血為脈絡，血既受冰，則血氣不旺而愈滯。宜用理脾，脾健則肉自生，血氣自運行矣。」

曾一林多用製附片、桂枝、煨薑、黃蓍等溫熱藥，更擅長製附片的運用，認為「該藥用之得當，能起沉疴痼疾。」用的時候，小劑量漸增，甚者用至 20～30g，一般 12～15g 就有很好的療效了。如果患者有熱象而不甚，稍加一二味如銀花、紫丹參等清熱涼血之品。

七、曾一林關於筋傷的學術思想及臨床經驗

（一）中西醫結合治療腰椎間盤突出症

曾一林在治療腰椎間盤突出症臨床實踐中形成了自己獨特的理論依據，結合西醫療法，獲得了很好的療效。

（二）扶正固本，肝腎為先

《素問‧陰陽應像大論》說「腎生骨髓，在體為骨。」骨的生長、發育、修復均須依賴腎藏精氣的滋養和推動。當腎精虧虛，不足以養骨時，則可出現骨質病變。而腎與肝之間關係極為密切，有「肝腎同源」之說。腎藏精，主骨，屬水，為母。肝藏血，主筋，屬木，為子。筋束於骨，水生木。精血不足，腎虛肝虧，母病及子，筋骨失於濡養。故曾一林在治療諸如腰椎間盤突出症一類的退行性疾病時，以溫腎補肝作為其貫穿始終的治療法則，並選用以右歸丸為基本方藥，如菟絲子、杜仲、附子、肉桂，酌情佐以鎖陽、仙茅、肉蓯蓉、巴戟天、紫河車等，以增減溫補之功。

（三）疏理氣機，氣血為先

在中醫理論中，氣是構成人體最基本的物質「人以天地之氣生，四時之法成」，「天地合氣，命之曰人」《（素問‧寶命全形論》）；血具有營養和滋潤全身的作用，更是機體精神活動的主要物質基礎，「血氣者，人之神，不可不謹養」（《素問‧八正神明論》）；「血脈和利，精神乃居」（《靈樞‧平人絕穀》）。而氣血又存在著「氣為血之帥」、「血為氣之母」的密切關係。

因此，曾一林在處方用藥時非常重視氣血，並在溫

腎壯筋湯中酌情加以白芍、川芎，實為四物湯養血之意。在此基礎上或再加人參、黃耆補氣生血；或加青皮、陳皮行氣理氣；或加三七、丹參活血化瘀。均為臨症加減，不拘泥一方。

（四）祛寒除濕，溫通為先

曾一林認為，腰椎間盤突出症是由於人體氣血虧虛，肝腎不足，風寒濕外邪乘虛侵襲經絡，滯留不去所致，早期就診多表現為正虛邪實之證。而又因筋賴血養「血得溫則行，得寒則凝」，故曾一林喜用溫通之法，以達到扶正祛邪、溫通筋脈的目的；其中又以重調氣機為該法之關鍵。《難經・二十二難》指出：「氣主煦之」，如果氣的溫煦作用失常，則風寒濕邪乘虛而入致病。

故曾一林在治療腰椎間盤突出症急性發作期，多採用溫裏散寒之法治標，並選用以陽和湯為主方溫陽散寒通滯。並隨症選用羌活勝濕湯或麻辛烏附桂薑草湯祛散在表之寒濕，以迅速緩解患者症狀。

（五）重視脾胃調治

《景岳全書・雜證謨・脾胃》云：「凡欲察病者，必須先察胃氣；凡欲治病者，必須常顧胃氣，胃氣無損，諸可無慮。」慢性期多反覆發作、遷延不癒、或出血之後失治、誤治，使臟腑氣血虧損，脾胃受傷。一方面，脾主運化，脾為「後天之本」，氣血生化之源。另一方面，脾主統血，《難經・四十二難》：「脾裏血，溫五臟」，沈目南《金匱要略注》曰：「五臟六腑之血，全賴脾氣統攝。」李杲在《脾胃論》中也指出：「百病皆由脾胃衰而生也。」曾一林認為，脾胃運化功能正常，則氣血健旺，正氣充

楊天鵬——骨傷科治療真傳

足，邪難勝正；如脾胃運化不利，則氣血生化無源，正氣虛弱，治療起來就比較困難。

故曾一林在治療腰椎間盤突出症中後期或年齡較大患者時，喜加用茯苓、白朮、懷山藥、麥芽、穀芽等，以和基礎方成四君子之意。

八、綜合療法治療馬尾神經綜合徵

曾一林在長期的臨床實踐中探索出一條中醫藥治療腰椎間盤突出症及術後伴馬尾神經綜合徵的途徑，取得很好的療效，其要點總結如下。

（一）重視辨證論治

整體觀念和辨證論治是中醫學的精髓，對證用藥，方能奏效。馬尾神經綜合徵病雖相同，但症候有所不同，不能用同一方治療所有的馬尾神經綜合徵的患者。曾一林深諳中西醫兩套醫學理論和治療方法，在臨床診治當中取長補短，衷中參西，強調發揮中醫藥特色和優勢，尤其強調辨證論治。

曾一林認為，論治應遵循《素問・骨空論》「督脈生病治督脈，治在骨上，甚者在齊下營」的論述，患有馬尾神經綜合徵的患者，病情有輕重之分，對於慢性壓迫，時間久，症狀嚴重，或者急性損傷，如車禍傷，火器傷，墜落傷等合併馬尾神經綜合症的患者，並不適於中醫治療，不可耽誤患者病情；但如壓迫時間不長，症狀較輕，或經手術及其他侵入性治療後，症狀沒有完全緩解，但又無必要再做手術的患者，我們應該發揮中醫治療的優勢，這是我們中醫藥治療馬尾神經綜合徵的基本原則。

該類患者，其典型臨床症狀，如鞍區麻木、大小便失禁、性功能障礙等，皆由屬於中醫的虛症範疇，如《素問・逆調論》曰：「榮氣虛則不仁，衛氣虛則不用，榮衛俱虛，則不仁且不用，肉如故也。」《景岳全書・非風》又說：「氣虛則麻，血虛則木。」而腰痛、下肢放射痛等等，則是虛中夾實，因此對馬尾神經綜合徵的治療原則是固本為主，驅邪為輔，主要分為以下兩型。

（二）氣虛血瘀型

患者除有上述典型的馬尾神經綜合徵表現外，尚可見少氣懶言，面色晦暗，其疼痛性質如針刺刀割，痛有定處，拒按，常在夜間加劇，舌淡苔白，舌邊可見瘀斑瘀點，脈象多見沉澀。患者少氣懶言，為氣虛之症；氣虛則運血無力，血行緩慢，終致瘀阻絡脈，故面色晦暗；血行瘀阻，不通則痛，故疼痛如刺，拒按不移；氣虛舌淡，血瘀則舌邊有瘀斑瘀點，沉脈主裡，澀脈主瘀，是為氣虛血瘀症的常見脈象。治以益氣活血為主，方以《醫林改錯》之補陽還五湯加減。

（三）腎虛絡阻型

由於「久病之傷窮必及腎」，患者除有上述典型的馬尾神經綜合徵表現外，尚可見耳鳴健忘，頭暈目眩，失眠多夢，咽乾口燥，腰膝痠軟，脅痛，五心煩熱，顴紅盜汗，患病日久者腰痛不甚明顯，下肢萎軟，行走不利，舌紅苔少，脈細數。病程日久，耗傷腎陰，水不涵木，肝陽上亢，則頭暈目眩，耳鳴健忘；虛熱內擾，心神不安，故失眠多夢；津不上潤，則口乾舌燥；筋脈失養，故腰膝萎軟無力；陰虛生內熱，熱蒸於裏，故五心煩熱；火炎於

上，則兩顴發紅；內迫營陰，使夜間盜汗；舌紅苔少，脈細數俱為腎虛絡阻之象。治以補腎通絡為主，方以右歸丸（《虎潛丸》）加減。

（四）強調經方運用

曾一林在治療上非常強調經典方劑的運用，補陽還五湯出自王清任的《醫林改錯・癱痿論》，方中重用生黃蓍，大補脾胃之元氣，令氣旺血行，瘀去絡通，為君藥；當歸長於活血，且有化瘀而不傷血之妙，是為臣藥；川芎、赤芍、桃仁、紅花助當歸活血袪瘀，地龍通經活絡，均為佐藥。本方的配伍的特點是大量補氣藥與少量活血藥相配，使氣旺則血行，活血而不傷正，共奏補氣活血通絡之功。而虎潛丸出自朱丹溪的《丹溪心法》，方中重用黃柏配知母以瀉火清熱，熟地、龜板、白芍滋陰養血，以補肝腎之陰，虎骨改用猴骨、鹿角片（或鹿茸），發揮其強筋壯骨之功；鎖陽溫陽益精，養筋潤燥；再加陳皮、乾薑溫中健脾，理氣和胃，既可防止因知、柏苦寒而敗胃，又能使滋養甘潤補而不滯。諸藥配伍，共奏陰陽雙補，強壯筋骨之功。

曾一林在運用經典古方治療疾病，非常強調隨症加減，對於該疾病常用的加減運用如下：氣血兩虛者重用黃蓍，加生曬參、當歸等；瘀血阻絡者加血竭、甲珠（或生甲片）、乳香、沒藥、三七、牛膝等；寒凝經絡者加桂枝、製川烏、白芷等；挾有風邪者加防風、秦艽、羌活、獨活；腰部痛甚者加威靈仙、淫羊藿；臀部痛甚者加松節、白芷；肢體疼痛發冷者加麻黃、乾薑；有陽痿、輕度性功能障礙者加菟絲子、肉蓯蓉、杜仲、淫羊藿、韭子等。

（五）提倡內外兼治

曾一林認為內治和外用藥是統一的，正如《理瀹駢文》中敘述：「外治非謂能見臟腑也，然而病之在，各有其位，各有其名，各有各形。位者陰陽之定也，名者異同之判也，形者凶吉之兆也。位不能移也，名不能假也，形不能掩也，此即臟腑告我者也，外也皆內也，按其位、循其名、核其形，就病以治病，皮膚隔而毛竅通，不見臟腑，恰直達臟腑也。」對於馬尾神經綜合徵的外用藥治療，曾一林常用溫陽通痺法，採用《和劑局方》的四生散作為外用藥的基礎方，隨症加減。

曾一林認為，在中醫治療痺證的用藥當中，一些有毒藥物，如生川烏、生草烏、生南星、生半夏等，經臨床驗證，有較好療效。而現代藥理研究認為：烏頭中含有多種生物鹼，主要是烏頭鹼、異烏頭鹼、次烏頭鹼、素馨烏頭鹼等，其中烏頭鹼和中烏頭鹼均具有鎮痛作用，東莨菪鹼可以增強之，其作用是中樞性的，部位主要在脊髓以上的中樞去甲腎上腺素系統，同時和阿片系統也有關係。另外烏頭鹼還有鎮靜、局部麻痺和抗炎的作用。但其毒性作用不能忽視，因其品種、採集時間、炮製、煎煮時間等不同，毒性差別較大。炮製過程其烏頭鹼可損失 80％以上，實驗研究證明，疲勞、出血、飢餓的動物毒性可減弱，交感神經系統機能亢進者易中毒。其內服的中毒劑量：烏頭 5～15g，烏頭鹼 0.2mg。中毒症狀：口舌及全身麻木，噁心、嘔吐、腹瀉，頭暈，口唇四肢及全身發紺，脈搏緩慢，呼吸抑制，手足抽搐，神志不清，大小便失禁，體溫血壓下降，心律失常等。

因此曾一林均以此類藥物為外用，避免了因內服而造成的這些不利因素；再加入諸如樟腦、冰片等透皮性較好的藥物，藥物作用直達患處，療效更佳。但運用時也應注意，本方採用了十八反中的烏頭與半夏為伍，且為生用，因而藥性毒烈，切忌內服；有外傷皮膚破損者及皮膚過敏者禁用。

（六）注意功能鍛鍊

對於功能鍛鍊治療疾病的問題，早在秦代就有所記載，如《呂氏春秋・古樂篇》中記載：「昔陶唐之始，陰多滯伏而湛積，水道壅塞，不行其原，民氣鬱而滯著，筋骨瑟縮不達，故作為舞以宣導之。」而漢代的華佗更首創五禽戲，以求「穀氣得消，血脈流通，病不得坐。」

曾一林認為，隨著科學技術的進步，醫療水準的不斷提高，各種先進的醫療手段的引進，使我們對疾病的治療手段有了更多的選擇，但是任何一種治療方式都不能取代功能鍛鍊的作用。功能鍛鍊，是在醫師的正確指導下，患者循序漸進地進行加強肢體功能活動，從而能夠防治疾病的一種有效的治療手段。

對於馬尾神經綜合徵的治療，曾一林認為從中醫學的角度來看，既然馬尾神經綜合徵屬於中醫痺證和痿證的範疇，存在著腰痛不舉，腳軟無力等症狀，那麼功能鍛鍊對於它的治療就不能忽視。

對於具體鍛鍊的方法，曾一林採用臨床常用的拱橋式和飛燕式，在鍛鍊時向患者強調，動作必須到位，不可敷衍了事，鍛鍊的時間和次數要逐漸加量，不能急於求成，剛開始時一日 2 組，每組 5～6 個，以不加重症狀為

度，視具體情況而定，可逐漸加至一日 4～5 組，每組 15～20 個，一般功能鍛鍊要堅持半年至一年的時間，在症狀緩解後，再維持一日 3 組，每組 10 個的鍛鍊量，對於防復發有積極的意義。

九、參楂湯治療骨折便秘

曾一林認為，骨傷患者，多需長期臥床，久臥傷氣，中氣虛則胃腸運化功能下降，肺氣虛則宣降失司，故常見便秘。臨床有許多醫生見此情況多用下法，殊不知，下法更易耗精傷氣，致使中氣不足，排便更加困難，不利於基礎疾病的治療和恢復。運用開塞露，雖可解一時之急，但不能解決根本問題。且運用起來也不方便。

根據本病的氣虛為主的病機，運用參楂湯治療可取得很好療效。方中人參甘、平，人手足太陰經，補中益氣、和脾胃、除煩渴；山楂酸、甘、微溫，入脾、胃、肝經，消食積、散瘀血。黨參與山楂相伍，補中益氣、消食化積、暢中利下。若兼見面色無華、頭暈目眩、心悸、唇舌淡、脈細澀等血虛表現，可加生地、當歸、麻仁、桃仁等兼以養血潤燥、潤腸通便；若兼見面色㿠白、四肢不溫、喜熱怕冷，舌淡苔白、脈沉遲等陽虛表現，則應加以肉蓯蓉、牛膝溫補腎陽，潤腸通便。

值得注意的是若出現大便乾結，小便短赤，面紅身熱，兼有腹脹腹痛、口乾口臭、舌紅苔黃或黃燥，脈滑數等熱秘表現；或大便秘結，欲便不得，噯氣頻作，胸脅痞滿，腹中脹痛，納食減少，舌苔薄膩，脈弦等氣秘表現時，為實證，則應清熱或行氣，不屬本方討論範圍。

楊氏骨科第二代傳人張繼祥簡介

張繼祥,男,1954 年 11 月出生,中共黨員,副主任博士醫師,原成都骨科醫院院長,成都錦江區衛生局局長,四川省及成都市中醫骨科、中西醫結合骨科專委會委員,成都中醫藥大學客座教授。

師從全國著名骨科專家楊天鵬教授,深諳楊氏治傷精髓。是繼承和發揚楊氏學術思想的主要帶頭人,成都市中醫藥青年技術骨幹。作為楊氏骨科思想的主要繼承人之一努力發掘偉大的中國醫學寶庫,主持參與了「繼承和發揚楊天鵬教授的學術思想及七十年行醫經驗交流」,指導了楊氏學術思想、學術特點的系統研究和總結,為楊氏骨科學術流派的發展和人才培養做出了突出貢獻。

楊氏骨科第二代傳人秦克楓簡介

秦克楓,男,1955 年 4 月出生,1982 年畢業於河南中醫學院,獲學士學位。現工作於洛陽正骨醫院,主任醫師。於 90 年代根據國家中醫藥管理局「對名老中醫師的學術經驗要抓緊搶救繼承」精神,拜楊天鵬老師為師,熟悉楊天鵬主任醫師骨傷學術思想、治傷特色、用藥經驗及養身保健、功能康復療法,尤其是在宣傳楊氏骨傷流派及培養楊氏弟子方面做了大量有益的工作,為楊氏骨傷流派在國內外知名度的提高做出了突出的貢獻。

楊氏骨科第二代傳人楊文忠簡介

楊文忠,男,1944 年 4 月生於,自幼隨父楊天鵬老

先生研習岐黃之術，專供中醫骨傷科，頗得先生真傳，在學習研究楊氏骨科學術思想方面頗有造詣，現任成都中醫藥大學兼職副教授，中華醫學會四川省骨科專委會會員，從事中醫骨科臨床、教學、科研 30 餘年。

參與《楊天鵬理筋手法》電教片的示教工作，撰寫專業論文多篇分別參加國際、全國和省市專業會議的交流或刊載國家級雜誌和中醫院校刊物。

楊氏骨科第三代傳人周奉皋簡介

周奉皋，男，1960 年 8 月出生，副主任醫師，研究生學歷，成都骨科醫院院長，四川省及成都市中醫骨傷科，全國中西醫結合微創骨科專委會委員，成都市政協委員，政協第五屆錦江區委常委。

師從於曾光華醫師（楊天鵬主任醫師弟子），在長期的跟師學習中，熟練掌握運用楊氏理論，方藥處治骨科常見病和多發病，醫院的主要技術骨幹之一，在學習、繼承和發揚楊氏骨傷學術思想及其傳人的培養方面做了許多工作，為楊氏骨科流派的發展做出了貢獻，是楊氏骨科流派第三代傳人主要代表之一。

注重對骨科新理論、新技術、新方法的學習，對骨傷科疑難、危重疾病的診療形成自己獨到的見解。運用穴位二通法治療頸、肩、腰腿痛、骨性關節炎。運用中西醫藥物聯合血管封閉治療風濕、類風濕性關節炎，取得很好的臨床效果。

楊氏骨科第三代傳人潘良春

一、楊氏骨科第三代傳人潘良春個人簡介

潘良春，男，1972 年 4 月出生，全國中西醫結合微創骨科專委會青年委員，省市名中醫學術繼承人，中西醫結合骨科副主任醫師。中國農工民主黨成都市委委員，錦江區支部主任委員，政協第五屆錦江區委常委。1995 年畢業於成都中醫藥大學骨傷專業，之後一直在成都骨科醫院從事中西醫結合骨科臨床、科研工作。

師從於省、市名中醫，楊氏骨科首席學術繼承人周太安主任醫師，並於早年得到楊天鵬教授的親自教誨，深受楊氏骨科學術思想薰陶。工作期間曾到華西醫院骨科進修骨科手術一年。

二、主要學術思想

繼承了楊氏流派少林傷科的特點，認為外邪的致病力是主要的，認為「傷科症治，當以氣血為綱領，脾胃為基礎，肝腎為根本。」繼承楊氏、周氏總結出的「治傷重調肝腎」，「溫養方能通痹」，「通竅首當逐風」等重要學術觀點。

在內服藥物及外用藥物時，一般以溫通為治傷要旨。外用大辛大熱之「烏、附、辛、桂」之品，內服「巴戟、蓯蓉、鹿角片」等溫腎助陽之物，以溫通筋脈，調暢氣機。平常之用藥物或手法總以調暢氣機，除凝聚為主。

繼承沿用楊氏流派及周氏正骨外用成藥，體現了楊

氏流派「溫養方能通痺」的思想理念。

採用楊氏骨科自製的紙質小夾板等材料進行外固定，並將這種經驗性的技術進行研究，形成了具有相當特色的外固定理論，用於指導臨床。認為外固定的適應症包括：筋傷、骨折、感染性骨關節病；對外固定器材的設計，選材和製作方面都有研究；認為外固定要遵循固定可靠、鬆緊適宜、無創等原則。

潘醫師認為手法是筋傷診治中十分重要的組成部分。尤其對於近關節的損傷以及中醫傷科特有的「骨錯縫，筋出槽」疾病，手法診治常常是唯一的有效辦法。臨床常用的手法有點、揉、按、撥、拍、叩、拿、提、摳、牽、抖等，均以「準」、「穩」、「省」為要點。主張對新近筋傷患者也採用繃帶纏繞等外固定治療，目的是為其創造相對靜止的局部康復環境，利於筋傷的修復。

大量使用中西醫結合骨科診療方法，對骨科疾病的診斷採用中醫病名證型診斷和西醫病名診斷；認為「西藥治標，中藥治本；急則治其標，緩則治其本」；對中醫療效不確切或療效較差的中醫骨科難症大量採用手術，並配合中醫藥內服外用，均取得良好療效。尤其運用楊氏骨外科化腐生肌丹藥成功治癒數例手術後骨髓炎和化膿性關節炎的病人，顯示了中醫傳統骨科的獨特療效。

三、主要學術成就

在繼承楊氏骨科流派方面主要對楊氏骨科理筋、正骨手法尤感興趣，力求與現代科學技術相結合，進行了手法的歸納、分析、分類和簡化。

早在 1994 年久開始對楊氏理筋手法進行系統學習和研究，論文《理筋手法研究初探》在《中國骨傷》97 年第 3 期發表，在國內首先提出理筋手法的「治療強度」和「量化」概念。

論文《床面形狀對脊柱生物力學的影響》在《中醫正骨》2001 年 6 期發表。論文《正骨手法的現狀和探討》在《中醫正骨》2002 年 2 期發表，對楊氏等流派手法的進一步研究——論文《正骨手法的力學原理》一文在《中國骨傷》發表。

在繼承和研究楊氏骨科流派的 10 餘年中，共在國家級專業雜誌發表論文 10 餘篇；參加各種學術會議交流論文 20 餘篇；參編著作兩部；先後主持各級科研項目 4 項。具有較深的學術造詣和較高的專業學術聲譽，所著論文、論著被多家權威數據庫收錄並在多家專業雜誌上被多次引用。

楊氏骨科第三代傳人楊宏簡介

楊宏，女，1973 年 1 月出生，為楊天鵬老先生之孫女，自幼飽受家庭醫學氛圍薰陶，1996 年畢業於成都中醫藥大學，現為成都市中西結合醫院骨科主治醫師，常受祖、父兩輩的口授心傳，把手教導，完整地繼承了楊氏家傳的學術思想。

成為了楊氏家族中既能夠用現代醫學理論闡述楊氏學術，又能夠熟練地把楊氏傳統醫技與手術治療等現代醫療技術手段結合起來的第一人。彌補了傳統治療中一些不足部分，同時也為西醫治療中的空白之處作了補充。

📖 第三節　楊天鵬學術活動情況

一、楊天鵬參加學術交流會情況

1. 1982 年 06 月 2～5 日，參加了成都市首屆骨科學術會，並被發展為中醫學會首批正式會員，在會上作了手法演示。曾一林在此次會上，認識了楊天鵬老師。

2. 1982 年 10 月 11～14 日，受樂山地區中醫學會邀請，楊天鵬與曾一林、蒲英儒老師等赴樂山作講座，受到與會者的好評。此期間，邀覽了樂山大佛、烏尤寺、五通橋等。曾一林與楊天鵬老師增進了相互瞭解，決定拜師於楊天鵬。

3. 1985 年 01 月 28～02 月 02 日，再次受樂山地區中醫學會邀請，赴樂山作了「楊氏養生法」講座，住嘉州賓館 3 號樓。

4. 1984 年 5 月，應邀赴什邡參加了四川省慢性腰腿痛學術討論會，宣講了「急性腰部傷筋的治療經驗」一文。

5. 1985 年 6 月 5 日～12 日，赴長沙參加全國中醫骨傷科研究會議，會議期間楊天鵬與曾一林、李忠泉等前往岳麓山、南嶽衡山參觀。

6. 1985 年 11 月 08～12 日參加了在攀枝花市（後更名攀枝花市）舉辦的四川省中西醫結合骨傷科專題討論會，作了「楊天鵬理筋手法治療胸部傷筋經驗」演講，大會閉幕式上被點名表揚。

7. 1987 年 05 月 18 日～23 日，赴武漢參加全國中醫

骨傷科第四屆學術研討會，「楊天鵬理筋手法治療胸部傷筋經驗」一文入選。楊天鵬、曾一林、楊文忠等參會。

8. 1988 年 03 月 06 日，前往石家莊參加全國第一屆肩關節周圍炎學術研討會，楊天鵬、李普榮及彭科榮參會。撰寫的「楊天鵬治療肩關節周圍炎經驗介紹」一文入選論文彙編，作了大會交流。

9. 1988 年 08 月，前往江蘇參加全國中醫骨傷科無錫學術研討會。「急性腰部傷筋的治療經驗介紹」、「骨化性肌炎臨床治療探討」二文入選，參加了由彭科榮陪同楊天鵬、李普榮老師赴會，作了大會交流。

10. 1990 年 10 月 23 日～27 日，楊天鵬、李普榮老師赴宜賓參加四川省第三屆中醫骨科學術研討會。

楊天鵬撰寫的「秘製虎穴散治療腦震盪淺析」一文作了大會發言，並受到大會表揚，給楊天鵬老師發了榮譽證書。李普榮老師撰寫的「楊氏滋調固腎法探討」一文作了大會發言。

11. 1991 年 06 月 19～22 日，出席在都江堰師市召開的成都市中醫學會骨科年會，大會宣讀「精研博研，老驥伏櫪」論文。

12. 1991 年 11 月 19～24 日，參加了在成都華川賓館舉行的全國中醫骨傷科學術研討會。

13. 1994 年 10 月 12～21 日，前往洛陽參加洛陽國際骨科會議，楊天鵬在大會上了特別演講及專題講座。

14. 1995 年 11 月，《楊天鵬理筋手法》電視片及論文，在成都市中醫藥學會第四次會員大會暨中醫藥學術交流會上交流。

15. 1996 年 06 月 22～26 日，楊天鵬教授在成都市糧農大廈參加全國名醫學術會議，作了大會發言，楊氏學術思想被入《中國名醫錄》一書。

16.1996 年 10 月 10 日，「楊天鵬教授損傷內治法舉要」一文，參加了在樂山市舉行的四川省第六屆中醫骨傷科學術年會，作了大會發言。

17. 經積極籌備，「四川天鵬長壽研究所」1998 年 04 月 08 日正式成立。在四川教育賓館禮堂舉行了成立大會，楊天鵬、李克光、劉吉明等近 200 人參加了成立大會。楊天鵬教授作了大會演講，希望接受楊氏長壽法的指導者能祛病延年，益壽強身。

18. 2001 年 07 月 28～29 日，在成都市金牛賓館為楊天鵬教授舉辦百歲壽辰暨參加中華中醫藥學會骨傷分會學術會議，有三篇文入選。

二、楊天鵬發表文章情況

1. 秘製腦震散治療腦震盪後遺症經驗介紹，刊登於《中醫臨床經驗資料選編》1980 年 11 月。

2. 楊天鵬理筋手法治療胸部傷筋經驗，刊登於《成都中醫學院學報》83.4 期。

3. 楊天鵬理筋手法探討，刊登於《四川中醫》84.1 期。

4. 楊天鵬治療肩周炎經驗介紹，刊登於《中醫骨傷科雜誌》1986.02 期。

5. 骨化性肌炎的綜合治療，刊登於《江蘇中醫》1989.02 期。

6. 楊天鵬臨床經驗與學術思想研究，《中國中醫骨傷科‧百家方技精華》，1990 年 12 月。

7. 楊氏流派學術思想研究，《現代中醫骨傷科流派菁華》1990 年 11 月。

8. 損傷內治三法的臨床應用體會，刊登於《中國骨傷》1991.04 期。

9. 楊天鵬損傷內治法淺論，刊登於《中醫正骨》1992.01 期。

10. 楊天鵬老中醫治療頸椎病經驗。刊登於《中國骨傷》1993.01 期。

11. 楊天鵬固腎治傷法初析，刊登於《北京針灸骨傷學院學報》1995 年 1 期。

12. 楊天鵬教授損傷內治法舉要，刊登於《中醫藥成人教育》1996 年 04 期。

13. 骨傷科名家楊天鵬，刊登於《四川中醫》1996 年 07 期。

14. 楊天鵬教授論養生（一），刊登於《中醫藥成人教育》1997 年 3 期。

15. 楊天鵬教授論養生（二），刊登於《中醫藥成人教育》1997 年 4 期。

16. 楊天鵬教授論養生（三），刊登於《中醫藥成人教育》1997 年 4 期。

17. 楊天鵬教授論養生（四），刊登於《中醫藥成人教育》1997 年 6 期。

18. 楊天鵬教授損傷內治法舉要，獲 98 年度成都市優秀論文三等獎。

三、楊天鵬電視片拍攝出版情況

1. 1994 年 12 月，由曾一林編導的《楊天鵬理筋手法》電視片，由中華醫學音像出版社正式出版發行。作為全國中醫院校教材使用。

2. 1995 年 02 月，由曾一林編導的《壯元益壽功》電視養生片正式出版發行，03～05 月分別在 BTV-3《健康指南》節目、CETV-2 連續播出。

（審校：潘良春）

第十二章
楊氏骨傷科相關報導

一、《成都最後的中醫骨科泰斗走了》

摘自：2005 年 08 月 29 日 12：12《成都商報》

2005 年 8 月 26 日 18 時 36 分，103 歲高齡的楊天鵬，我國著名的中醫骨科泰斗、成都老中醫骨科時代的開創者，因肺部感染在成都市一醫院仙逝。

這位老成都所熟悉的醫學泰斗辭世，宣告了以他本人、鄭懷賢、杜自明為代表的成都老中醫骨科時代的結束。泰斗去世醫學界震驚，哀樂、花圈、黑紗，訴說著人們對一代醫學泰斗的哀思。

昨日，北馬道街楊天鵬的靈堂前來了一隊又一隊悼念的人。他們有成都市衛生部門的領導，有楊天鵬的弟子，有曾經在他的妙手下恢復健康的市民。

靈堂上，照片裡鶴髮童顏的楊天鵬顯得十分安詳。一副輓聯概括了他頗具傳奇色彩的人生：「骨科泰斗懸壺濟世八十春，杏林壽星門生弟子遍巴蜀！」

據家人介紹，身高 1.8 米的楊天鵬身體、精神一直不錯。8 月以來天氣變化較大，他不幸患了感冒。病情越來越嚴重，引起了肺部感染，不得不住進市一醫院治療。8 月 22 日，他陷入深度昏迷。雖經醫生全力搶救，還是在 26 日離開了人間。

他的去世震驚了我國醫學界。國家中醫研究院、中華醫學會中醫骨科學會、中國骨傷研究所紛紛發來唁電表

示哀悼。成都市衛生部門、成都各大醫院等近百家單位也送來了花圈,「楊老去世,宣告了成都老中醫骨科時代的結束!」

據悉,楊天鵬遺體告別儀式將於 8 月 30 日上午 9 時在北郊火葬場舉行。骨科傳奇楊氏自成一派。

20 世紀 50 年代,治療跌打損傷的鄭懷賢、杜自明和楊天鵬特別有名。3 位名醫分別創辦了成都體育醫院、西城區骨科醫院(現成都市第一骨科醫院)、東城區骨科醫院(現成都市骨科醫院)。其中楊天鵬的理筋手法名不虛傳,自成一派。

1961 年和 1982 年,杜自明和鄭懷賢相繼去世。隨後成都骨科界新人輩出,楊天鵬則繼續獨自研究中醫骨科,成為我國中醫骨科界的泰斗。

據說,楊家是楊家將的後人(其家譜早已遺失)。楊天鵬 1902 年 5 月出生於四川安岳,1 歲左右隨父親楊長興來到現在的致民路附近生活。楊長興力量驚人,據說他推「雞公車」時,連車軸都會冒火星,需要不停地澆水冷卻。

楊天鵬只上了兩年私塾。那時候武醫不分家,除了武術,楊天鵬還跟父親學了一些治骨傷的土辦法。

1922 年,楊天鵬拜當時有名的骨科醫生周雲武、劉元福為師,其間他常常往墳地裡跑,在人家遷墳時跑去看骨架,並拿著野狗刨出來的人骨仔細研究。

1930 年楊天鵬出師。他先後到內江、自貢、江津、遵義等地懸壺行醫,同時向當地名醫學習,還到河南嵩山少林寺學習少林武術和跌打損傷療法。

1940 年，楊天鵬在自貢開設了「天元堂」診所，1943 年遷到成都東門大橋附近。1956 年他把診所無私奉獻給國家，經多次更名現在為成都市骨科醫院。

百歲高齡老成都的平民醫生

楊天鵬被老成都人稱為「平民醫生」。據說，建國前成都突然流行霍亂，不少喝了楊天鵬的藥酒的苦力卻無人染病。上世紀，原鑌鈀街派出所兩位民警負了傷，昏睡了整整 4 天。楊天鵬為兩人開了名叫「虎骨散」的中藥，讓他們恢復了健康。

楊天鵬 100 歲高齡時還能坐診，一天的門診量高達 100 多人。老成都人都喜歡他，他走在街上，開車的司機會剎上一腳，載他一程。他進一些茶館和飯館，老闆不但服務得巴巴適適，臨走還不會收他的錢。

最讓家人津津樂道的，是楊天鵬的頭髮三次由白變青，第一次是 60 多歲時，最後一次則是 94 歲時。他的大兒子、15 歲就跟著父親習醫的楊文忠昨日告訴記者，父親是吃了自己研製的保健藥品才發生了這樣的奇蹟。

說到楊天鵬的長壽秘訣，他的弟子、成都市骨科醫院副院長周太安說，是楊老自己總結出來的「三通」：一是「思想通」，胸懷開闊，對事業精益求精，對名利與世無爭；二是「氣血通」；最後是「二便通」，即大小便通暢。

楊天鵬生前是中華全國中醫骨科學會顧問、成都骨科醫院名譽院長、成都中醫藥大學教授。他為我國中醫事業培養了上千名骨傷專業人才，他的個別秘方則傳給了大兒子楊文忠。他生前率弟子總結撰寫了《楊天鵬骨傷科治

驗心法》專著，拍攝了《楊天鵬理筋手法》、《壯元益壽功》專題片，為我國中醫骨傷學和民眾健康保健留下了寶貴的財富。

二、《破天荒 骨科四大派坐一堂 展絕技 談笑間 論劍斬疑難》

摘自：2006 年 07 月 12 日《成都商報》

日前，懷賢堂在四川省骨科醫院（成都體育醫院）開診。成都骨科四大流派鄭、杜、楊、何的後人聚集一堂，互相切磋，取長補短，共同為病患診病，這可是破天荒的第一次。

聽說，在此之前，成都的四大中醫骨科流派後人都在各自醫院，用獨門秘方為病人診病。這下好了，四大流派專家來名醫館坐診，對遇到的疑難病症共同會診，各派共同發展。那麼，四大門派到底有些啥子絕學高招呢？聽記者一一道來……

運動鄭派

創始人：鄭懷賢

絕學：運動醫學

傳人弟子：張世明

1958 年鄭懷賢在成都創建了中國第一所體育醫院。「當骨科醫生必須要練基本功，醫生有良好的指力、手力、腿力才能幫病人進行治療和功能鍛鍊。」40 多年過去了，當年一代武醫宗師鄭懷賢的話時常在其弟子、四川省骨科醫院院長張世明耳邊迴響。作為冬奧會醫療專家組成員，張世明曾為包括趙宏博在內的大部分冬奧會優秀運動

員會過診。不久前張世明還應邀為女排姑娘集體診療傷病，這其中就包括一直受傷病困擾的趙蕊蕊。

一顆木球浮在水裡，雙掌下壓，讓它沉入水中，微微發力，木球在掌心均勻滾動。練習者需雙掌左右交替，輪流讓木球在掌心上畫圓，一圈一圈連綿不絕，不能讓木球浮出水面。正是這套水上木球的功夫，練就了如今張世明嫻熟的推拿按摩手法。靠這套手法，他曾不施一針，不用一劑中藥，治好了一個美國警察長達 20 年的腰腿疼。

推拿杜派

創始人：杜自明

絕學：杜氏特色推拿按摩

傳人弟子：遍佈中醫附屬醫院、中醫研究院、東門街骨科醫院和鐵路中心醫院

在一部拍攝於 1961 年的科教片裡，一代中醫骨傷高手杜自明親自演示了少林功夫易筋經。當時已經 85 歲高齡的杜老肢體柔韌，雙足併攏，手心仍能觸地。

杜自明出身滿族醫術世家，自幼隨父習武學醫，是國家一級中醫骨傷專家。杜自明的獨女杜瓊書創立了省醫院、成都中醫藥大學附屬醫院和四川省中醫藥研究院的骨傷科。杜自明的第三代傳人杜麒已 70 歲高齡，他時常到祖父曾經開診所的地方——柿子巷坐坐，不用招牌也不去招攬，自然有人上門看病。

杜麒的兒子杜彬和女兒杜好則是杜氏骨科的第四代傳人。如今在中醫附屬醫院、中醫研究院、東門街骨科醫院和鐵路中心醫院都有杜瓊書的弟子。

在治療肩周炎病人時，弟子們至今仍用杜老傳下來

的獨特手法推拿按摩：

4指併攏，順著一根肉眼看不見的筋絡，緩緩捋過病人的肩膀。反覆4次之後，將手停在病人肩關節處，指尖發力按壓。靜止片刻，變指為掌，把病人的右手平推出去，作白蟒吐舌式，之後手掌外旋，突然間改變方向，把病人的右手向後反剪，以蘇秦背劍的姿勢靜止不動。隨後張開五指，如同彈琵琶一般在病人的筋絡和肌肉處一陣彈撥，最後用大拇指摁住病人的穴位靜止不動。

不少病人在治療幾個月後，病情得到好轉。

調補楊派

創始人：楊天鵬

絕學：骨傷中醫調補

傳人弟子：周太安

2005年8月26日世紀老人楊天鵬去世，他是4大骨科名醫中最長壽的一位，享年103歲。在百歲以前楊老都要到醫院親自坐診，曾創下一天為上百病人診療的紀錄。

成都骨科醫院副院長周太安跟隨楊老34年，是楊氏骨科流派的主要代表之一。周太安曾用一張楊老留下的驗方，救了一個5歲的小男孩。

10年前，一對農村夫婦把兒子背到周太安的面前時，小孩已不能走路。經過X光檢查，這個5歲男孩雙側股骨頭壞死。按照西醫的方法，股骨頭壞死需要作關節置換手術，可孩子太小，不適合作關節置換手術。

周太安按照老師治傷先調補肝腎的理念，給小男孩用了老師留下的一劑單方。一年以後，小男孩跑著來到周太安的面前，他的股骨頭壞死已經完全好轉。

楊天鵬——骨傷科治療真傳

藝術何派

奠基人：何仁甫

絕學：藝術醫學

傳人弟子：何天祥、何天佐、何天祺、何浚治

「出其不意，攻其不備。」孫子兵法變成了何氏骨科正骨秘訣。83 歲的何天祥向記者演示了其父何仁甫常用的瞬時正骨法。一個 20 多歲的小夥子肩關節脫臼，由於疼痛和緊張，小夥子肌肉僵硬，此時若強行牽拉復位，容易造成新的損傷。「你從哪裡來啊？當時是怎麼受傷的？」何仁甫和病人聊著天，突然，「啪」的一聲，拍了一下病人的右肩。

小夥子右肩很疼，埋怨醫生，「你幹嘛打我？」趁他扭頭看自己右肩時，何仁甫抓住他的左胳膊，以「四兩撥千斤」的巧勁，「喀」一下，脫臼的關節重新歸位。

何氏是蒙古族，祖輩是八旗軍醫。第四代傳人何仁甫把滿、蒙、漢醫術融合，奠定了何氏骨科發展基礎。何仁甫的兒子何天祥、何天佐和何天祺則把何氏骨科發揚光大。何天祥的兒子、四川天祥骨科醫院院長何浚治是何氏骨科第六代傳人。與鄭氏骨科重運動損傷不同，何天祥父子把重點放在藝術醫學上，通過他們的治療許多優秀的舞蹈演員重返舞台。

（審校：曾人傑）

附 錄 1
成都骨科醫院簡介

　　成都骨科醫院位於成都市市區內，毗鄰風景優美的府南河道錦江水畔，是一所聞名全國的「二級甲等」中醫骨傷專科醫院。古樸、優美、典雅的醫院環境，使傳統中醫文化底蘊得以充分的展現。醫院地處市中心地帶，方便、快捷的交通系統為廣大患者的就醫提供了便利。

　　成都骨科醫院是成都中醫藥大學、成都體育學院臨床教學、實習基地。

　　成都骨科醫院由已故中華中醫藥學會骨傷分會顧問、著名中醫骨傷專家楊天鵬主任醫師創建於 1943 年，其前身繫「天元堂」。由於醫院發展的要求，於 2002 年12 月由下東大街 73 號遷至均隆街 66-68 號新址。

　　醫院現佔地面積約 7.02 畝。院內機構設置完整，專業技術力量雄厚。門診部設有名醫工作室、骨傷、骨病、頸椎病、腰椎間盤突出症、股骨頭缺血壞死、小兒矯形、康復理療、中醫內外、西醫內外科等 30 餘個臨床科室；住院部共設立六個病區，其中有三個病區為市級重點專病病區，分別是「股骨頸骨折專病病區」、「胸腰椎骨折專病病區」、「脛腓骨骨折專病病區。」住院部病房內設施設備齊全。

　　醫院擁有西門子 6 排螺旋 CT 機、萬東高頻 X 線放射機、飛利浦 DR、JXG300 高頻移動式 C 型臂影像系統、肺功能檢測儀、邁瑞全自動生化分析儀、洗片機 HQ-

320、西門子彩超、GE 便攜彩超、細菌分析儀、奧林巴斯顯微鏡 CX31-322C02、自動血流變分析儀、除顫監護儀 APEX、便攜式呼吸機誼安 510、電腦骨折治療儀、手術無影燈、多功能手術台、ZF-620/JYT1 機械綜合手術台、宜安麻醉機、飛利浦監護儀、高頻電刀、血凝儀（BE 雙通道）、脈動真空滅菌器（−0.1−0.3）mpa、救護車 2 台、數字式心電圖機、DT-C-05CB 熱風循環箱、三氧機（臭氧消毒器）、包裝機等先進的現代化骨科醫療設備。

　　醫院製藥廠擁有先進成套的生產設備，能生產多種劑型的內服、外用藥品，以滿足臨床所需。藥廠製藥一貫秉承精細選料，按方遣藥，遵古炮炙這一原則；本著「對患者的健康高度負責任」的態度，嚴把每道工序的質量關，以確保本院製劑藥精力專，價廉效宏。藥廠主要生產「參川生骨膠囊」、「加味虎潛丸」、「山甲損傷鎮痛酒」、「損傷活血膠囊」、「十五味消炎散」等近二十種內服、外用製劑。

　　醫院業務範圍：以傳統的中醫骨科手法配合特色紙質小夾板外固定和中藥外敷、內服治療各型創傷疾患；同時開展骨折內固定、關節置換、脊柱創傷外科等現代骨科手術。運用中醫藥治療骨折遲緩癒合或不連接、骨質疏鬆症及骨關節的退行病變。

　　醫院以「承繼天鵬之志，懸壺濟世於民」的院訓；以「誠信、開拓、創新、發展」的醫院精神；以「古今並重　中西結合　承繼創新　誠信濟世」的醫院宗旨，教育、激勵每一位員工，積極進取，共求發展。為把醫院建設成為西南地區一流的中醫骨傷科醫院而努力。

醫院曾多次榮獲省市區各級各類行政機構頒發的先進單位和文明單位的稱號，是省、市、區醫保、工傷及保險公司定點醫療單位，是成都市首批「120」急救網絡中心成員單位之一。

一、成都骨科醫院（楊氏骨傷科）文化建設及釋義

醫院院訓：承繼天鵬之志，懸壺濟世於民。

（解釋：成都骨科醫院秉承首任院長楊天鵬老先生遺志，要求員工：刻苦習醫，精益求精，以誠待人，救死扶傷；以懸壺濟世、嚴謹認真、一絲不苟的態度，為人民大眾減輕疾病帶來的痛苦，戰勝病魔，重獲健康。）

醫院宗旨：古今並重，中西結合。承繼創新，誠信濟世。

（解釋：表明醫院建院宗旨是「古今學術並重，中西技術合璧。繼承傳統中醫骨科沉澱，並積極創新發展。以誠信為根本的懸壺濟世醫療活動。」）

醫院精神：誠信、開拓、創新、發展。

（解釋：表明醫院辦院宗旨是：以誠信為根本，富有開拓精神，並不斷創新技術，以發展為目的。）

醫院服務：您的健康，我的心願。

（解釋：表示醫院對病人的服務承諾是：「以病人為中心，以康復為願望，群策群力，優質服務的精神面貌」，全心全意為病員提供優質服務。）

醫院 VI 標誌：中藥赭色背景圓環，「成都骨科醫院1943」鑲嵌，內含半圈中醫紅揮毫效果，「CHENGDU. OR-THOPEDICS HOSPITAL」內鑲，篆書和奔跑效果「骨」字。

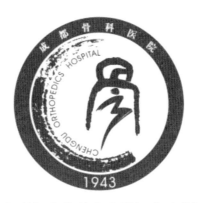

（解釋：色彩為中藥赭和中醫紅表示我院是一所中醫
醫院，1943 表示源於歷史悠久的「天元堂」骨科，揮毫
效果表示傳統文化的積澱和骨科醫生的豪放，「CHENGDU
ORTHOPEDICS HOSPITAL」表示我院與國際接軌的決
心，篆書「骨」字表示我院正骨技術歷史悠久，奔跑效果
表示療效顯著，病人康復後可以恢復行動能力，也寓意我
院全體員工只爭朝夕的進取節奏。）

醫院院旗：白底絲質面料，中心印刷我院應用標誌。

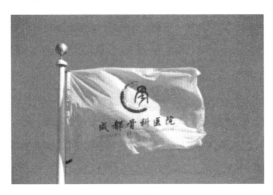

（解釋：白色表示醫院的顏色，應用標誌解釋同「醫
院標誌。」）

醫院院歌：《天鵬之志》

天府之都，錦江水畔，中華瑰寶在這裡世代流傳。

多少的希望，多少的期盼，誠摯的心帶來關愛與溫暖。

天鵬之志，濟世情懷，天使的笑容在這裡為你綻開。

心中的使命，肩上的重擔，您的健康是我最大的心願。

啊…新一代的骨科人，繼承著前輩的事業與時俱進，在科學的道路上起航揚帆。

啊…新一代的骨科人，恪守著健康所繫性命相托的誓言，

用我們的青春創造出輝煌與燦爛！

（解釋：院歌《天鵬之志》以年輕職工對醫院光輝院史的尊崇講述，用自豪的大調旋律將醫院的仁愛發展和美好憧憬向聽眾娓娓道來。）

醫院院刊：《東骨之聲》

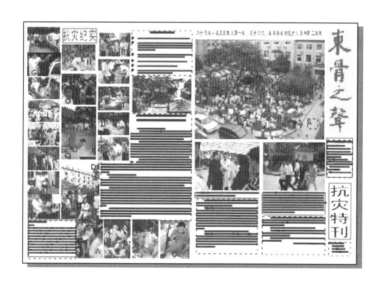

（解釋：醫院職工自己的報紙，給大家提供一個信息公開、平等交流、相互提高的學習交流園地。部分版面採用了仿古豎排文字體現我院傳統醫藥的悠久歷史，同時採用了比較生動活潑、時尚的版面，與現代科技接軌。）

二、成都骨科醫院（楊氏骨傷科）四川省名中醫診療室

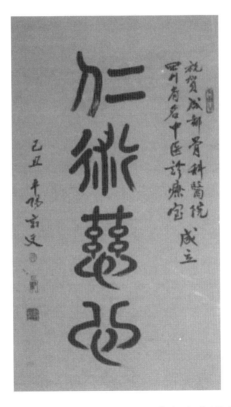

成都骨科醫院（楊氏骨傷科）「省名中醫診療室」帶教專家及學術繼承人

（一）成都骨科醫院「省名中醫診療室」醫訓：仁愛、傳承、求是、創新

（二）《成都骨科醫院「省名中醫診療室」主任工作職責》

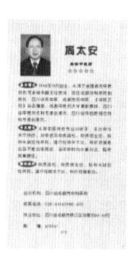
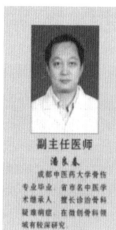
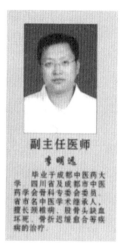

1. 在業務院長領導下，負責名中醫工作室醫療、科研、教學業務及行政管理工作。

2. 負責外聘名中醫的聯繫、預約出診、安排診室和助手。

3. 在診治過程中發揚中醫特色和優勢，發揮名中醫效應，增進群眾對中醫藥的信賴。

4. 開展名中醫師承帶教工作，系統整理、繼承老一輩名中醫學術思想和臨證經驗。

5. 創造良好的工作和學習條件，致力於培養新一代名中醫。

（三）《成都骨科醫院省名中醫學術繼承人工作職責》
1. 收集名醫診療的音像、文字資料。
2. 採集典型病例個案，組織開展研究型繼承工作。
3. 組織交流、分享名醫經驗。
4. 院內網上岐黃論壇的開設、管理和維護。
5.「名中醫經驗」專題數據庫的建設。
6. 楊氏骨科學術精髓的整理與繼承研究。

附　錄　2
四川省都江堰市興開骨科醫院簡介

　　該院是由周興開院長於 1987 年 5 月創辦，是改革開放後省內第一家民營醫院。為弘揚中醫骨科事業和發揚光大楊氏，建院 26 年來周興開院長和醫院全體同仁，共同努力，兢兢業業，團結奮進，堅持「技術精益求精，收費合理，待病人如親人」的辦院宗旨，運用中醫傳統的理法方藥，結合中西醫療法，先後治癒了成千上萬例嚴重骨傷骨病和疑難患者，受到廣泛好評和讚揚，中央電視台《西遊記》劇組中孫悟空、豬八戒演員的嚴重骨傷治癒後，聯名書寫《骨傷妙手》條幅送給該院。

　　《成都晚報》，《戰旗報》，《大眾健康報》，《香港醫藥報》，《阿壩報》等報刊雜誌，對該院的醫法，醫風，醫術進行了多次採訪報導。

　　該院出門診部，住院部擁 60 張床位，X 光照片機，電子治療機，遠紅外線治療議等手術設備齊全，曾施行過多台鋼板，鋼什內固定術，全髖置換術等，效果良好並已發展成以骨科為主的兼有婦科。

　　中西醫內外科等的綜合性醫院，該院現有副主任醫師 4 名，主任醫生 6 名，主治醫生職稱多名，先後在全國性雜誌及省、市全國骨科學術會議上發表了多篇有效高價值的學術論文，由周興開院長擔任執行副主編，由山西科技出版社出版發行的兩部醫學著作，受到省國內外醫學界高度的好評。

在 2008 年 5‧12 特大地震中，周興開不顧該院慘重損失，不顧個人安危在第一時間就率領了全院醫護人員，投入抗震救災工作中，夜以繼日，全力以赴，免費救治了 6400 多人。被省市衛生部門授予《抗震救災先進單位》。該院現正在省市衛生部門和都江堰市政府的大力關懷支持下，積極努力建成 100 張床位以上的綜合性醫院，並且成為富有傳統醫學特色，兼有道醫，養生講座，太極武學等和古香古色與古城區融為一體的亮麗旅遊醫療名片。

附 錄 3
作者簡介

張繼祥

張繼祥，男，出生於 1954 年 11 月，副主任中醫師，從師楊天鵬主任醫師，學習繼承楊氏學術思想的主要帶頭人。成都市中醫藥中青年技術骨幹。

對楊氏學術思想研究有較高造詣，曾任成都骨科醫院院長，成都市錦江區衛生局局長，成都中醫藥大學副教授，中華醫學會成都市中醫骨傷專委會委員，四川省醫院管理專委會委員，成都地區骨科協作組副組長，《中國骨傷》雜誌四川分部主任。全國軟組織疼痛學會秘書長。

負責主持《楊天鵬理筋手法》電教片的攝製並為主要示教人員和任監製工作。撰寫專業論文 10 餘篇，分別參加國際、全國和省市專業學術會議交流或刊載於國家級雜誌和中醫院校刊物。

曾一林

曾一林，男，1950 年 11 月生，教授。畢業於成都中醫藥大學，曾任成都中醫藥大學碩士研究生導師、四川省中醫藥學會骨科專業委員會副主任委員。

現任全國高等中醫藥院校骨傷研究會副會長、中國人才研究會骨傷人才分會副會長、中華中醫藥學會骨傷科分會委員、四川天鵬長壽研究所所長、《中華大典·骨科總部》主編、《高等中醫藥院校骨傷研究生系列教材》編

委、《中醫題庫叢書》編委、《中醫正骨》雜誌編委等。先後出版專著 15 部，電視教學片 7 部，發表論文 67 篇。承擔國家和省廳級科研課題 7 項，獲得國家專利 1 項。

　　1982 年拜師於全國著名骨科專家楊天鵬教授，得到師父真傳。先後為楊氏整理出版著作 1 部，電視片 2 部，文章 37 篇。

附 錄 4
《楊天鵬骨傷科治驗真傳》再版會議紀要

　　2011 年 8 月 16 日成都骨科醫院召開《楊天鵬骨傷科治驗真傳》一書（以下簡稱《真傳》）的主編，副主編及編委 10 人參加的關於該書再版的座談會議。

　　原責任編輯，現山西科學技術出版社趙志春編審、副總編專程由山西赴蓉參加會議。

　　會議在成都骨科醫院召開，成都骨科醫院院級領導全體出席會議。會議由成都骨科醫院周奉皋院長主持。

　　會上，趙志春編審、副總編對《真傳》一書的再版作了說明並提出了具體要求規定。

　　楊老是四川主要骨傷流派楊氏骨傷的創始人，全國著名骨傷專家，十五年前楊老及其弟子們毫無保留地將楊老治傷經驗和養生秘訣整理成冊奉獻社會，豐富了中醫藥寶庫，為治療骨傷患者及人們的健康長壽作出了積極貢獻。該書深受讀者歡迎，1996 年獲得北方十省優秀科技圖書「二等獎。」

　　目前，國家十分重視和支持中醫藥事業發展，對名老中醫的寶貴學術經驗要求認真學習、繼承並努力發展創新，適逢楊老先生 110 週年誕辰（2012 年），楊老的弟子們擬將《真傳》一書再版作為對先生最深切地懷念。再版《真傳》將在一版的基礎上增加楊氏及其弟子在近十五年學習研究楊氏學術方面新的內容和章節。再版《真傳》要突出楊氏治傷特色、治傷手法、外固定方法及體功鍛鍊、

養生方法，為中醫藥事業的振興和發展作出貢獻。

　　會議根據《真傳》再版工作需要，經與會全體編委研究並舉手錶決全票通過，同意增補：周奉皋、唐小波、馮樹生、曾勇、劉俊、楊宏、曾人傑七位同志為編委，其中周奉皋同志增補為副主編。

　　張繼祥、曾一林兩位主編根據《真傳》再版的要求將與全體編委共同商討，再作明確具體的分工和要求。

　　編委會 15 人，其中楊天鵬、李普榮二老已仙逝，張德孚、劉永平、周興隆三位同志未參加，10 人出席會議。

附　錄　5
楊氏骨傷科流派傳承表

楊天鵬

第一代（由右至左）

- 李翠紅 — 曹承琳
- 李普榮 — 秦克楓
- 李忠泉 — 姜仿華
- 李必莉 — 鐘德倫
- 李卜蘿 — 鐘世華
- 楊文忠 — 趙世春 — 潘再琳
- 許燦榮 — 官啟泰 — 謝忠成
- 劉俊 — 周興開 — 曾文華
- 劉明 — 周太安 — 曾一林
- 朱克鑄 — 范增源 — 彭科榮
- 毛建軍 — 張繼祥 — 彭敏

第二代

第二代（由右至左）

- 李一凡 — 趙純
- 李科 — 鄭建軍
- 李志 — 周奉皋
- 楊宏 — 周驥
- 劉永平 — 林素芳 — 潘胤娜
- 朱靜萍 — 張波
- 馮樹生 — 嚴從穎 — 潘良春
- 付欲新 — 肖偉
- 田榮 — 李忠厚 — 曾立君
- 文昌義 — 李明遠 — 曾勇
- 毛錦龍 — 李兆林 — 唐小波

第二代

以上名單以成都骨科醫院在編（含退休）人員為主。

（審校：曾人傑）

歡迎至本公司購買書籍

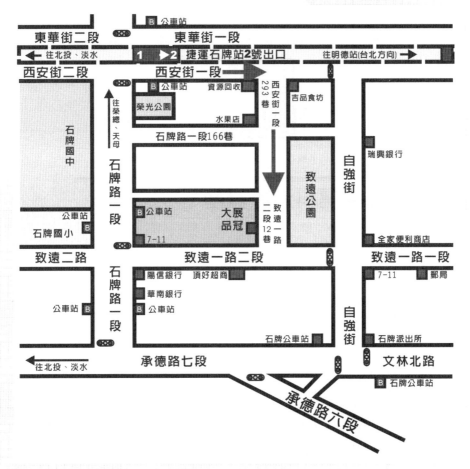

建議路線
1.搭乘捷運・公車

　　淡水線石牌捷運站下車，由石牌捷運站2號出口出站(出站後靠右邊)，沿著捷運高架往台北方向走(往明德站方向)，其街名為西安街，約走100公尺(勿超過紅綠燈)，由西安街一段293巷進來(巷口有一公車站牌，站名為自強街口)，本公司位於致遠公園對面。搭公車者請於石牌站(石牌派出所)下車，走進自強街，遇致遠路口左轉，右手邊第一條巷子即為本社位置。

2.自行開車或騎車

　　由承德路接石牌路，看到陽信銀行右轉，此條即為致遠一路二段，在遇到自強街(紅綠燈)前的巷子(致遠公園)左轉，即可看到本公司招牌。

國家圖書館出版品預行編目資料

楊天鵬骨傷科治療真傳 / 張繼祥、曾一林主編
——初版，——臺北市，大展，2014 [民 103.10]
　面；21公分—（中醫保健站；62）
　ISBN　978-986-346-041-1（平裝）
　1.骨傷科
413.42　　　　　　　　　　　　　　　　103015599

楊天鵬骨傷科治療真傳

主　　編 / 張繼祥　曾一林
責任編輯 / 趙志春
發 行 人 / 蔡森明
出 版 者 / 大展出版社有限公司
社　　址 / 臺北市北投區（石牌）致遠一路 2 段 12 巷 1 號
電　　話 / （02）28236031，28236033，28233123
傳　　真 / （02）28272069
郵政劃撥 / 01669551
網　　址 / www.dah-jaan.com.tw
E - m a i l / service@dah-jann.com.tw
登 記 證 / 局版臺業字第 2171 號
承 印 者 / 傳興印刷有限公司
裝　　訂 / 承安裝訂有限公司
排 版 者 / 菩薩蠻數位文化有限公司
授 權 者 / 山西科學技術出版社
初版 1 刷 / 2014 年（民 103 年）10 月

定價 / 500元

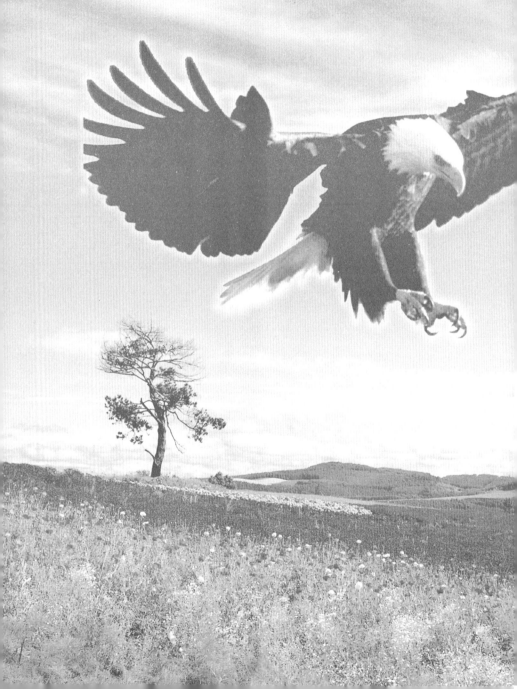

大展好書　好書大展
書嘗好書　冠群可期

大展好書　好書大展

品嘗好書·　冠群可期